全国高等职业教育护理专业"十三五"规划教材

内科护理学

NEIKE HULIXUE

主　编　许奇伟　蔡　莉　李运华

副主编　石文静　胡　燕　易　敏

　　　　胡　丽　杨红梅　伍名芳

编　者　（以姓氏笔画为序）

石文静　铜仁职业技术学院

伍名芳　铜仁职业技术学院

许奇伟　萍乡卫生职业学院

李运华　萍乡卫生职业学院

杨红梅　贵州健康职业学院

肖　敏　萍乡卫生职业学院

陈　林　乐山职业技术学院

邵春霞　萍乡卫生职业学院

易　敏　萍乡卫生职业学院

胡　丽　铜仁职业技术学院

胡　燕　乐山职业技术学院

喻淑敏　萍乡卫生职业学院

蔡　莉　四川卫生康复职业学院

华中科技大学出版社
http://www.hustp.com
中国·武汉

内 容 提 要

本书是全国高等职业教育护理专业"十三五"规划教材。

全书共分十章,包括绪论、呼吸系统疾病病人的护理、循环系统疾病病人的护理、消化系统疾病病人的护理、泌尿系统疾病病人的护理、血液系统疾病病人的护理、内分泌与代谢性疾病病人的护理、风湿性疾病病人的护理、神经系统疾病病人的护理、传染病病人的护理等内容。本书的编写紧扣护士执业资格考试大纲的要求,充分体现实用性、可读性和创新性的特点。

本书可供全国高等职业医药院校护理、助产及相关专业三年制或五年制学生使用,也可供临床工作者参考。

图书在版编目(CIP)数据

内科护理学/许奇伟,蔡莉,李运华主编. —武汉:华中科技大学出版社,2018.8
全国高等职业教育护理专业"十三五"规划教材
ISBN 978-7-5680-4169-0

Ⅰ. ①内… Ⅱ. ①许… ②蔡… ③李… Ⅲ. ①内科学-护理学-高等职业教育-教材 Ⅳ. ①R473.5

中国版本图书馆 CIP 数据核字(2018)第 189310 号

内科护理学　　　　　　　　　　　　　　　　许奇伟　蔡　莉　李运华　主编
Neike Hulixue

策划编辑:余　雯
责任编辑:谢贤燕
封面设计:原色设计
责任校对:刘　竣
责任监印:周治超
出版发行:华中科技大学出版社(中国·武汉)　　　电话:(027)81321913
　　　　　武汉市东湖新技术开发区华工科技园　　　邮编:430223
录　排:华中科技大学惠友文印中心
印　刷:武汉市洪林印务有限公司
开　本:787mm×1092mm　1/16
印　张:29.25
字　数:765 千字
版　次:2018 年 8 月第 1 版第 1 次印刷
定　价:79.00 元

为了实现高职高专护理目标,培养应用型护理人才,深化教学改革、提高教育教学质量,我们对《内科护理学》教材进行了重新编写。

本书的编写基本思路:一是践行以人的健康为中心的理念,体现生物—心理—社会医学模式和整体护理观,反映临床护理服务内容从疾病护理向心理护理、健康教育延伸,护理服务范围从人的疾病向患病的人到所有的人,从个体向群体,从医院向家庭、社区扩展。二是适应人们健康需求、人口老龄化和疾病谱的变化,紧跟临床实际工作的发展,注重知识的更新,反映临床医疗和护理的新知识、新技术、新进展。三是突出护理学专业特色及高职高专教学特点,体现护理职业能力的培养和岗位适应的要求,着重培养学生的整体护理观和科学的临床护理思维及工作方法。四是遵循教材编写的"三基五性"的基本原则,体现编写内容科学严谨,编写体例、编写风格一致。

在编写体例上,本教材以整体护理为指导,以护理程序为框架,将护理程序贯穿于教材的始终。全书涵盖了绪论、呼吸系统疾病病人的护理、循环系统疾病病人的护理、消化系统疾病病人的护理、泌尿系统疾病病人的护理、血液系统疾病病人的护理、内分泌与代谢性疾病病人的护理、风湿性疾病病人的护理、神经系统疾病病人的护理、传染病病人的护理。在编写内容上与全国护士执业资格考试大纲接轨,在各个系统疾病病人的护理中,每个疾病的编写内容包括护理评估、常用护理诊断/问题、护理目标、护理措施、健康教育、护理评价等。护理评估包括病因与发病机制、临床表现、心理和社会状况、实验室及其他检查、诊断要点、治疗要点等,并在疾病前以典型案例为基础,围绕全国护士执业资格考试考点提出问题,同时在相关系统编写了本系统疾病常用诊疗技术的护理。增加必要的知识链接,以拓宽学生的知识面,增加趣味性。

具体章节编写分工如下。萍乡卫生职业学院许奇伟编写第一、六章,四川卫生康复职业学院蔡莉编写第四、八章,萍乡卫生职业学院李运华、易敏编写第五章,铜仁职业技术学院石文静、伍名芳,贵州健康职业学院杨红梅编写第三章,乐山职业技术学院胡燕编写第七章,铜仁职业技术学院胡丽编写第二、七、九章,萍乡卫生职业学院肖敏编写第二章,萍乡卫生职业学院邵春霞、喻淑敏编写第十章,乐山职业技术学院陈林编写第九章。全书由许奇伟、蔡莉修改、补充和最后定稿。

由于时间较为仓促,加上编者水平有限,本书内容难免有不当之处,恳请各院校师生、临床护理工作者予以批评指正。

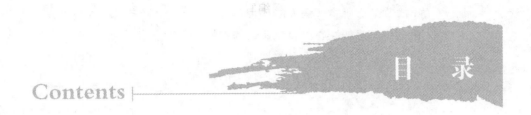

Contents

目 录

第一章 绪论

第二章 呼吸系统疾病病人的护理

第一节 急性呼吸道感染病人的护理　　　　　/6

第二节 肺炎病人的护理　　　　　　　　　　/11

第三节 支气管哮喘病人的护理　　　　　　　/16

第四节 支气管扩张病人的护理　　　　　　　/23

第五节 慢性支气管炎和慢性阻塞性肺疾病
　　　　病人的护理　　　　　　　　　　　/27

第六节 慢性肺源性心脏病病人的护理　　　　/35

第七节 肺脓肿病人的护理　　　　　　　　　/39

第八节 肺结核病人的护理　　　　　　　　　/43

第九节 原发性支气管肺癌病人的护理　　　　/52

第十节 自发性气胸病人的护理　　　　　　　/58

第十一节 呼吸衰竭病人的护理　　　　　　　/62

第十二节 呼吸系统常用诊疗技术的护理　　　/73

第三章 循环系统疾病病人的护理

第一节 心力衰竭病人的护理　　　　　　　　/76

第二节 心律失常病人的护理　　　　　　　　/85

第三节 心脏瓣膜病病人的护理　　　　　　　/103

第四节　冠状动脉粥样硬化性心脏病病人的护理 /110
第五节　原发性高血压病人的护理 /121
第六节　心肌疾病病人的护理 /129
第七节　感染性心内膜炎病人的护理 /136
第八节　心包疾病病人的护理 /140
第九节　循环系统常用诊疗技术的护理 /144

第四章　消化系统疾病病人的护理

第一节　胃炎病人的护理 /154
第二节　消化性溃疡病人的护理 /159
第三节　胃癌病人的护理 /163
第四节　肝硬化病人的护理 /167
第五节　原发性肝癌病人的护理 /173
第六节　肝性脑病病人的护理 /177
第七节　急性胰腺炎病人的护理 /183
第八节　炎症性肠病病人的护理 /188
第九节　肠结核和结核性腹膜炎病人的护理 /193
第十节　上消化道出血病人的护理 /198
第十一节　消化系统常用诊疗技术的护理 /204

第五章　泌尿系统疾病病人的护理

第一节　肾小球肾炎病人的护理 /210
第二节　尿路感染病人的护理 /217
第三节　慢性肾衰竭病人的护理 /221
第四节　泌尿系统常用诊疗技术的护理 /228

第六章　血液系统疾病病人的护理

第一节　贫血病人的护理 /233
第二节　出血性疾病病人的护理 /245
第三节　白血病病人的护理 /256
第四节　淋巴瘤病人的护理 /267
第五节　血液系统疾病常用诊疗技术的护理 /270

第七章　内分泌与代谢性疾病病人的护理

第一节　概述　/276

第二节　甲状腺疾病病人的护理　/284

第三节　糖尿病病人的护理　/296

第四节　腺垂体功能减退症病人的护理　/307

第五节　库欣综合征病人的护理　/310

第六节　痛风病人的护理　/313

第八章　风湿性疾病病人的护理

第一节　系统性红斑狼疮病人的护理　/317

第二节　类风湿关节炎病人的护理　/322

第九章　神经系统疾病病人的护理

第一节　周围神经疾病病人的护理　/328

第二节　急性脊髓炎病人的护理　/333

第三节　脑血管疾病病人的护理　/336

第四节　癫痫病人的护理　/354

第五节　帕金森病病人的护理　/360

第六节　神经系统常用诊疗技术的护理　/364

第十章　传染病病人的护理

第一节　概述　/368

第二节　病毒性肝炎病人的护理　/377

第三节　流行性乙型脑炎病人的护理　/386

第四节　传染性非典型肺炎病人的护理　/391

第五节　人感染高致病性禽流感病人的护理　/396

第六节　肾综合征出血热病人的护理　/400

第七节　艾滋病病人的护理　/405

第八节　狂犬病病人的护理　/410

第九节　伤寒病人的护理　　　　　　　　　　/414

第十节　细菌性食物中毒病人的护理　　　　　/419

第十一节　细菌性痢疾病人的护理　　　　　　/422

第十二节　霍乱病人的护理　　　　　　　　　/428

第十三节　流行性脑脊髓膜炎病人的护理　　　/434

第十四节　钩端螺旋体病病人的护理　　　　　/439

第十五节　阿米巴病病人的护理　　　　　　　/444

第十六节　血吸虫病病人的护理　　　　　　　/450

第十七节　钩虫病病人的护理　　　　　　　　/455

主要参考文献　　　　　　　　　　　　　　/459

第一章　绪　　论

学习目标

1. 掌握内科护理的一般原则。
2. 熟悉内科护理学的概念、内容。
3. 了解内科护理人员应具备的素质。
4. 了解内科护理学的发展趋势。

内科护理学是研究生物-心理-社会因素对内科病人的影响,介绍维护人类身心健康的内科护理理论、知识、技能和运用护理程序对护理对象实施整体护理的思维和方法,以达到减轻痛苦、促进康复、增进健康的一门临床护理学科。内科护理学是建立在基础医学、临床医学和人文社会科学基础上,是临床护理学中一门重要的综合性学科,与其他临床护理学有着密切的联系,是临床各科护理学的基础。随着社会文明的进步,医学科学技术的发展,以"生物医学模式"向"生物-心理-社会医学模式"的转变,"以人的健康为中心"的现代护理理念的建立和整体护理观的形成,内科护理工作正日新月异地发生着质和量的变化,内科护理学的内容也在不断地更新和拓展,内科护士的角色作用和素质要求也将得到扩展和提高。

一、内科护理学的范围和内容

内科护理学的知识体系整体性强,涉及临床领域广,内容丰富,所阐述的内容对临床各科护理具有普遍的指导意义。随着科技发展和学科分化,临床分科越来越细,相对于外科而言,内科主要是用非手术方法治疗病人。根据培养通科护理人才的需要,内科护理学以岗位需求为基础,以工作过程为导向,以岗位职业能力培养为目标,涵盖了呼吸系统疾病病人的护理、循环系统疾病病人的护理、消化系统疾病病人的护理、泌尿系统疾病病人的护理、血液系统疾病病人的护理、内分泌与代谢性疾病病人的护理、风湿性疾病病人的护理、神经系统疾病病人的护理、传染病病人的护理等内容。在编写内容上与国家护士执业资格考试接轨,在各个系统疾病病人的护理中,每个疾病的编写内容包括护理评估、护理诊断/问题、护理目标、护理措施、健康教育、护理评价等。护理评估包括病因与发病机制、临床表现、心理和社会状况、实验室及其他检查(或辅助检查)、诊断要点、治疗要点等。在各系统疾病前以典型病例为基础,围绕护士执业资格考试考点提出问题,同时在相关章节编写本系统疾病常用诊疗技术的护理。

内科护理学以整体护理的理念为指导,在编写病例时以护理程序为框架,突出护理学的专业特色,着重培养学生的整体护理观和科学的临床护理思维及工作方法。整体护理观是与生物-心理-社会医学模式相适应的护理理念或概念模式。在本书中,从护理评估、护理措施到健康教育等,都强调关注病人在生理、心理、社会等各方面对健康问题的反应和对护理的需求。护理程序是一种体现整体护理观的临床思维和工作方法,也是各学科、各专业通用的科学方法。应用护理程序去思考病人的问题,做出评估、判断和决策,据以计划、实施并记录护理活动,进而总结、评价护理工作的效果。这一过程进一步促使护士不断提高业务能力,使护士积极、主动地开展护理工作,增强护士的专业意识,界定护理学专业自主的、独特的工作内容,促进护士之间的沟通,向病人提供连续的整体护理,提高护理质量和病人满意度。

二、内科护理中护士的角色作用

内科护理学是认识疾病、预防和治疗疾病、护理病人、促进康复、增进健康的学科,涉及临床领域宽广,服务对象从青少年、中年、老年至高龄老人,因而各种健康问题和对卫生保健的需求高度复杂。随着向生物-心理-社会医学模式的转变,整体护理及责任制护理在临床护理中开展,内科护理人员的角色作用在扩展和延伸。因此,内科护士不仅是病人的直接护理者,还承担教育者、协作者、管理者、代言者、研究者的角色。

1. 护理者 直接护理病人是护士的基本工作职责,护理的过程就是护士把爱心、知识和能力转化为对服务对象的关爱和照护的过程。作为一个好的护理者要富有爱心、同情心,要具备耐心、细心的基本素质,具有宽广而扎实的人文社会科学、基础和临床学科的知识,注重专业能力的培养和发挥,掌握精湛、过硬的基础护理和专科护理的操作技能,注重对病人病情的观察和判断,重视生活护理、心理护理和健康教育。从整体的观念出发,对服务对象进行全面的评估,发现并判断服务对象对健康问题的反应,制订切实可行的护理计划并加以实施,满足服务对象在生理、心理、社会等方面的需求。内科护理过程包括基础护理、内科专科护理、心理护理等。

2. 教育者 护士作为教育者的角色越来越重要和被重视,特别在健康教育方面,因为随着健康观念的转变,人们对卫生服务的需求从治疗疾病向预防疾病、增进健康拓展,而健康教育能满足这一需求。内科疾病多为慢性病,在慢性病的病人管理和人群干预中,健康教育是主要手段。在住院病人的出院指导中,应指导病人和家属出院后的治疗和定期复诊,指导和教育病人如何进行自我保健护理、如何识别病情变化、如何及时就诊、如何现场急救等。健康教育的形式可以多样化,并贯穿日常护理工作,在护理病人的同时进行,也可以安排专门的健康教育讲座或出院指导。要使教育行之有效,内科护士要注意对服务对象进行评估,根据不同的需求及学习能力因材施教,可以选择适当的资料、教具和教学方法,运用恰当的表达和沟通技巧实施健康教育,以达到满意的学习效果。除了健康教育,护士还承担了对护士学生、低年资护士、辅助护理人员等的教育责任。

3. 协作者 在临床工作中,要求护理人员不仅要有广博的知识、能独立地对病人进行评估并提出计划和实施护理的能力,还要有沟通协调与合作能力和团队精神,能很好地与医生、护士、心理治疗师、营养师、康复治疗师、社会工作者等专业人员进行通力合作,探讨解决病人问题的策略,参与决策,使各种治疗方案及护理计划等得以顺利进行,对病人提供全面的、协调的、高质量的服务。

4. 管理者 在医院或社区中,护理工作除对病人的管理外,还涉及人员、时间、环境、资源等的管理。内科疾病医嘱量大、用药多、检查项目繁杂等,对内科护士的综合管理能力要求较高。要求护理人员学习和应用管理学的理论和技巧,具有合理的组织、协调与控制能力,能对时间、空间、人员、资源等进行合理的分配利用,有效地利用时间,安排好各班次工作,节省各种资源,管理好工作场所,提高工作效率,营造一个有利于护理实践的环境,保证护理服务的质量。

5. 代言者 在宏观层面上,护理界应积极参与国家医疗体制改革,为提高医疗服务质量,为护理事业的发展,提出建设性的意见和建议。病人和家属往往对卫生保健系统不甚了解,护士应尊重和维护病人或家属的知情权,帮助他们了解有关合法权益和信息,在需要时协助病人或家属与其他医务人员进行沟通和表达意见,使病人或家属在知情的情况下做出选择和决策。

6. 研究者 内科护理学是一门实践性与科学性相结合的学科,科学研究是内科护理专业实践的有机组成部分。要求内科护理人员具有敏锐的观察能力、周密的思考能力、冷静的分析能力,增强科研意识,注重对经验的总结和归纳,用科学的方法严谨地、实事求是地分析、探究护理实践中的问题,提出有说服力的结果和观点,从而丰富内科护理学知识体系。同时也应有应用科研成果的意识,用科研成果指导和改进内科临床实践。

三、内科护士的基本素质

21世纪的内科护士承担着护理者、协作者、教育者、代言者、管理者、研究者等诸多角色。护士对病人进行护理的过程,实质上是在掌握必要知识和技能的基础上,运用护理程序主动地、独立地为病人解决健康问题的全过程,这就为现代护士提出了新要求。要加强自身素质的修养,应具备如下基本素质,才能适应人类对健康日益增加的需求和护理事业的发展。

1. 职业道德素质 遵守公民道德规范和医学职业道德规范,树立高尚的职业道德情操,树立正确的人生观和价值观,有全心全意为人民服务的思想和自爱、自尊、自强、自制的品质,热爱护理工作、爱岗敬业、忠于职守、尊重和关爱病人,能正确地处理和协调各方面的关系。

2. 文化科学素质 为适应医学模式和整体护理模式的转变,21世纪的护士必须具有高中以上文化知识水平以及自然科学、社会科学和人文科学等多学科知识,掌握至少一门外语和计算机应用技能以及其他必需的现代科学发展的新理论、新技术,具有实事求是、开拓进取、勇于钻研的科学精神和应用科技成果的意识,用科技成果指导和完善护理临床实践。

3. 专业素质 具有合理的专业知识结构、较完整的护理专业理论和较强的护理操作技能,掌握基础医学和临床医学的基本理论知识;具有敏锐的观察能力和综合、分析、判断能力及护理教学和科研能力,能运用护理程序对内科病人实施整体护理,解决其身心健康问题。

4. 身体心理素质 具有健美的体魄和良好的职业形象,举止端庄大方、语言亲切真诚、动作轻盈敏捷、着装整洁素雅;具有健康的心理,乐观开朗、情绪稳定、心胸豁达;具有良好的人际沟通及人际交流能力,有较强的应急和应变能力、忍耐和自控能力以及自我发展能力。

四、内科护理学的发展趋势

1. 社会的发展推动医学进步 近年来,随着中国社会转型和现代化的飞速发展,城镇化、信息化、人口迁移、居住与交通的变化、工农业和各行业的生产方式变化以及随之而来的生态变化、环境污染、人口老龄化等,使人们的社会环境、生活习惯和行为方式都在发生着变化。例如,随着中国社会向小康社会的发展,人民的居住和饮食条件提高,全国范围内的寄生虫类疾病发病率降低,肥胖和生活方式改变引发的心血管疾病发病率升高。过去,几乎所有的肿瘤都会导致极高的死亡率;现在,随着诊断和治疗技术的迅速发展,越来越多的癌症可以被成功治疗。乙型肝炎曾经在社会上大规模流行,现在,通过接种乙型肝炎疫苗和应用相关诊断治疗技术,乙型肝炎、肝硬化和肝细胞癌都可以得到预防和有效治疗。过去,人们对人类免疫缺陷病毒(HIV)感染"谈艾色变",艾滋病被看成是一个席卷全球的致命灾难;现在,随着诊断技术的进展和新药的研发,艾滋病逐步成为一种可以被治疗的慢性疾病。总之,时代的变化强烈呼唤着医学理论的发展。

2. 现代科技的发展对医学的影响　历史告诉我们,医学最重要的进展均来自科技的重大突破,无论是抗生素的发现,还是预防天花、小儿麻痹症和许多其他传染病疫苗的发明,让艾滋病病人重获新生的抗反转录病毒药物的发明,或是能控制某些类型白血病的药物的发明,都毫无例外。20世纪后半叶至21世纪,现代医学进入高速发展的时代。分子细胞学、分子遗传学、分子生物学的出现,分子病理学的发展,使医学进入了分子时代。计算机图像处理技术与X射线、超声波、磁共振技术相结合,促进了新型复杂成像技术的发展。生物信息学、计算机辅助药物设计以及大数据分析在医学临床和科研中的广泛应用,从根本上改变了疾病的诊断、治疗和预防的理念与技术。20世纪人们还不曾想到的许多新技术,如微创冠状动脉搭桥术、肝癌选择性定位与导向治疗技术、肝脏肿瘤的磁共振成像诊断等,现已成为临床常规的医疗方法。数字制造技术、互联网技术和再生能源技术的重大创新与融合,将导致社会生产方式、制造模式甚至生产组织方式等方面的重要变革,也将深刻地影响现代医学的发展。例如,数字化医疗记录和互联网的广泛使用,已经全方位改变了医学信息的存储、分析、统计和交换方式,直接影响到医生的临床实践和整个医疗体系的运转方式;新材料的应用、3D打印、机器人、远程网络协作、个性化服务等全新生产方式,将导致医疗模式的变革。以生物3D打印机为例,这是迄今最具想象力和实用性的三维打印技术,可以用生物3D打印机来复制一些简单的生物体组织,如肌肉、皮肤、血管等,甚至可以为患者定制和打印出供人体手术置换使用的膀胱、肾脏等器官。

3. 其他　近年来,现代医学有了惊人的发展,通过基础医学和临床医学的研究,对许多内科疾病的病因和发病机制有了进一步的认识,从而带动了临床诊断水平的提高、治疗技术的进步和治疗效果的改观,也促进了内科护理学的发展。展望21世纪内科护理事业,将会出现如下发展趋势。

(1) 内科护理学的科学研究将会蓬勃发展:现在的内科护理学已基本成为和内科学相平行的、独立存在的一门实用性很强的护理专业学科。但是两者之间是紧密联系、相互促进发展的,内科学推动了内科护理学的发展,而护理科学研究则是内科护理学发展的基础和动力,只有充分应用科学研究成果才能建立和发展内科护理学的理论体系,丰富内科护理学的知识和技能,提高内科护理服务的质量和学术水平,确立其独立地位,开创内科护理学的新局面。如:心、肺、脑的电子监护系统用于危重病人病情的持续监测,促进了内科重症监护的护理研究和护理干预措施的完善,丰富了内科护理学的内容;血液透析、腹膜透析等血液净化技术的不断改进,心脏介入性诊断和治疗技术的进展,促进了相应的术前、术中、术后护理方案的研究和完善;心血管病、糖尿病、慢性支气管炎、恶性肿瘤等疾病的发生与生活方式、环境因素有关,给内科护理工作者带来了新的健康教育研究课题。因此,包括组成护理四大基本要素,即"人、健康、环境、护理"在内的各项内科护理科研工作,将会在我国各医疗、卫生、教学机构中蓬勃发展。

(2) 社区护理将成为内科护理的重要部分:随着社会的进步,人民物质生活水平的提高,人类对健康的需求也日益提高,加之受人口老龄化、社会文明和环境污染等因素的影响,老年病、慢性疾病日益增多,这些变化也大大增加了人们对护理的要求,但这些护理不可能集中在医院进行,医疗卫生工作必然向整个社区扩展,内科护理工作范围也将从医院逐渐向家庭和社区扩展。因此,不论学校或医院,都应加强对此类病人的护理概念的认识,护士应走出医院深入到社区、家庭为病人提供更完善的整体护理。

(3)心理护理将成为内科护理工作的重要内容:内科疾病大都病程较长,某些疾病易反复发作而迁延不愈,或因病人病情危重而需住进监护病房,加上住院治疗与家人分离,病人易产生焦虑、悲观、恐惧、抑郁等各种心理反应,不良的心理反应又可影响疾病的治疗和康复。可见,心理护理对疾病的康复具有至关重要的作用。因此,内科护士除了应对病人真诚、热情、关爱、宽容,遵医嘱进行精心治疗、护理外,还应注重心理护理工作,针对病人不同的心理反应,做好精神调适,使病人保持良好的精神状态,以利于疾病的治疗。

(4)加强对濒死病人的关心和护理:加强对濒死病人的临终关怀和护理,协助其顺利地度过哀伤期,从而平静而安详地死亡,这是我们的预期目标。目前欧美各国已非常重视此项目标的达成,在很多医院设有安息所,以为濒死病人提供生理和情绪的护理及支持,帮助病人在庄严而优雅的环境中离去。

(5)训练临床专科护理师:由于现代医学知识和技术的迅速发展,医学上分工也越来越细,医生的研究方向也越来越专,出现了大批的专科医生。为了协助医疗,也要求发展临床专科的护理师,这既是医疗发展的需要,也是整体护理对护士提出的更高要求。

(6)护理质量控制将成为内科护士的重要研究课题:随着临床护理工作独立性、自主性的日益增加和护理新技术的开展,内科护士将承担更重的责任和承受更重的工作压力。为确保高水平的护理质量,必须要有统一的护理质量评估标准和质量控制体系。因此,尽快研究、制订一套应用范围广、切实可行的、统一的护理质量评估标准、质量控制体系,已成为亟待研究的课题。

总之,学习内科护理学的基本理论、知识和技能,树立整体护理的理念,以护理程序为临床思维和工作方法,在临床实践中培养发现和解决临床护理问题的能力,是学习内科护理学的基本要求,也是为学生在今后的护理工作中进一步深造、发展专科护理能力打下坚实的基础。

第二章　呼吸系统疾病病人的护理

 学习目标

1. 掌握呼吸系统疾病的常见症状和体征的护理;掌握呼吸系统疾病的护理评估、护理诊断/问题、护理措施。

2. 熟悉呼吸系统疾病的病因和发病机制、治疗要点;熟悉呼吸系统常用诊疗技术的护理。

呼吸系统由鼻、咽、喉、气管、支气管、肺泡、胸膜等组成,其主要功能是进行气体交换。由于大气污染、吸烟、各种理化因子、人口老龄化等因素的影响,使呼吸系统疾病成为危害我国人民健康的常见病。近年来,原发性支气管肺癌、支气管哮喘的发病率明显增加,肺癌已成为我国大城市居民的首位高发恶性肿瘤;慢性阻塞性肺病居高不下;肺结核发病率虽有所控制,但近年又有增高趋势。据 2009 年全国部分城市及农村前十位主要疾病死亡原因的调查统计结果显示,呼吸系统疾病(不包括肺癌)在城市人口(10.54%)及农村人口(14.96%)的死亡原因中均占第四位,仅次于恶性肿瘤、脑血管疾病和心血管疾病。因此,呼吸系统疾病的防治与护理十分重要,护士应掌握呼吸系统疾病的发生、发展规律,能对病人实施整体护理,恢复和促进病人的健康。

第一节　急性呼吸道感染病人的护理

案例引导

张某,男性,25 岁。因咳嗽、咳黏液痰 2 天入院。查体:T 38.0 ℃,P 78 次/分,R 20 次/分,BP 100/70 mmHg,双肺呼吸音粗,可闻及散在干啰音。胸片示:双肺纹理增粗。

问题:1. 为进一步明确诊断,应做哪些检查?

2. 该病人存在哪些相关护理诊断/问题?

3. 该病人应采取哪些护理措施?

急性呼吸道感染通常包括急性上呼吸道感染和急性气管-支气管炎。

一、急性上呼吸道感染病人的护理

急性上呼吸道感染(acute upper respiratory infection)简称上感,是鼻腔、咽、喉部急性炎症的总称。主要病原体是病毒,少数是细菌。一般病情较轻,病程较短,预后较好,但发病率高,具有一定的传染性,部分病人可伴有严重并发症。本病全年皆可发病,冬春季多发,气候突变时可造成流行。

【护理评估】

(一) 健康史

1. 病因 有70%～80%是由病毒引起的,常见病毒为流感病毒(甲、乙、丙)、副流感病毒、呼吸道合胞病毒、腺病毒、鼻病毒、埃可病毒、柯萨奇病毒、冠状病毒等。细菌感染可直接发生或继病毒感染之后发生,以口腔定植菌、溶血性链球菌多见,其次为流感嗜血杆菌、肺炎链球菌和葡萄球菌等,偶见革兰阴性杆菌。

2. 发病机制 接触病原体后是否发病,取决于传播途径和人群易感性。当淋雨、受凉、过度劳累等导致全身或呼吸道局部防御功能降低时,原已存在于上呼吸道或从外界侵入的病毒或细菌可迅速繁殖而引发此病。人体感染后产生的免疫力较弱而短暂,无交叉免疫,故可反复发病。

(二) 临床表现

根据病因和临床表现不同,临床可分为不同的类型。

1. 普通感冒 俗称伤风,又称急性鼻炎或上呼吸道卡他,最常见的病原体为鼻病毒。起病较急,以鼻咽部卡他症状为主要表现,初期有咽部干痒或烧灼感,继而出现打喷嚏、鼻塞、流清水样鼻涕,2～3天后鼻涕变稠,可伴咽痛、声嘶、流泪、味觉迟钝、呼吸不畅等,还可有全身不适、不发热或有低热、轻度畏寒或头痛等。可见鼻腔黏膜充血、水肿、有分泌物,咽部轻度充血。本病常能自限,如无并发症,一般经5～7天可痊愈。伴并发症者可致病程迁延。

2. 急性病毒性咽炎和喉炎 急性病毒性咽炎临床特征为咽部发痒和灼热感,咽痛不明显,若有咽下疼痛,常提示有链球菌感染。急性病毒性喉炎表现为明显声嘶、说话困难,可有发热、咽痛或咳嗽,咳嗽时咽痛加重。体检可见咽、喉部明显充血、水肿,颌下淋巴结肿大且触痛。

3. 急性疱疹性咽峡炎 多为柯萨奇病毒A引起,夏季多发。临床表现为明显咽痛、发热,病程约1周。体检可见咽部充血,软腭、腭垂、咽及扁桃体表面有灰白色疱疹和浅表溃疡,周围伴红晕。多见于儿童,偶见于成人。

4. 急性咽结膜炎 主要由柯萨奇病毒、腺病毒等引起,常发生于夏季,儿童多见,多由游泳传播。临床表现为发热、咽痛、畏光、流泪、咽及结膜明显充血,病程为4～6天。

5. 急性咽扁桃体炎 多由溶血性链球菌感染所致,其次为流感嗜血杆菌、肺炎链球菌、葡萄球菌等。起病急,有明显咽痛、畏寒、发热,体温可达39℃以上。体检可见咽部明显充血,扁桃体充血、肿大,表面有黄色脓性分泌物,颌下淋巴结肿大、压痛。

6. 并发症 少数病人可并发急性鼻窦炎、中耳炎、气管-支气管炎、病毒性心肌炎、急性肾小球肾炎、风湿热等。

(三) 心理和社会状况

多数病人病情较轻,预后好,且不影响学习、工作与生活,病人一般无明显心理负担。部分病人因发热、头痛等症状或并发症可出现焦虑、不安情绪等。

（四）辅助检查

1. 血液检查 病毒感染时,白细胞计数正常或偏低,伴淋巴细胞比例升高。细菌感染时,白细胞计数与中性粒细胞百分数出现增高和核左移现象。

2. 病原学检查 因病毒类型繁多,且明确类型对治疗无明显帮助,一般无须明确病原学检查。需要用免疫荧光法、酶联免疫吸附检测法、血清学诊断法和病毒分离,以判断病毒的类型,区别病毒和细菌感染。细菌培养可判断细菌类型及指导用药。

（五）诊断要点

根据鼻咽部的症状和体征,结合血常规检查和阴性胸部 X 线检查可做出临床诊断。

（六）治疗要点

以对症治疗为主,辅以中医治疗,同时多饮水、注意休息,保持室内空气流通,戒烟和防治继发细菌感染。

1. 对症治疗 选用抗感冒复合剂或中成药,以减少鼻、咽部充血和分泌物,减轻发热、头痛等,如对乙酰氨基酚、双酚伪麻片、银翘解毒片等。干咳明显者可选用喷托维林等镇咳药;痰多不易咳出者,可选用复方氯化铵合剂、溴己新等,或雾化祛痰;咽痛者可含服清咽丸等药物或进行咽喉药物雾化治疗。

2. 抗病毒药物治疗 病毒感染者早期使用抗病毒药有一定疗效,可选用利巴韦林、奥司他韦、金刚烷胺、吗啉胍等。

3. 抗菌药物治疗 细菌感染时可选用青霉素类、大环内酯类、喹诺酮类、磺胺类和头孢菌素类等药物。

【护理诊断/问题】

1. 体温过高 与病毒或细菌感染有关。

2. 急性疼痛:咽痛 与咽喉炎症有关。

3. 潜在并发症 鼻窦炎、中耳炎、气管-支气管炎、急性肾小球肾炎、病毒性心肌炎等。

【护理目标】

（1）体温降至正常范围。

（2）咽痛减轻或消失。

（3）并发症得到有效预防或减少。

【护理措施】

（一）一般护理

1. 休息与活动 保持室内空气新鲜及适宜的温度和湿度,减少探视,防止交叉感染。适当休息,减少体力活动,发热病人应卧床休息,症状改善后逐渐增加活动量。

2. 饮食护理 鼓励病人多饮水,给予高热量、高维生素、清淡易消化的饮食,避免辛辣刺激性食物,戒烟。

（二）病情观察

注意病情变化,警惕并发症:出现发热、头痛剧烈、伴脓涕、鼻窦压痛等提示鼻窦炎;出现耳痛、耳鸣、听力减退、外耳道流脓等提示中耳炎;恢复期出现胸闷、心悸、眼睑水肿、腰酸等提示心肌炎、肾小球肾炎,应及时就诊。

（三）用药护理

遵医嘱用药，并向病人介绍药物的名称、作用、用法、不良反应及注意事项。观察病人用药后的反应，如应用青霉素应注意观察病人有无发生迟发性过敏反应，使用解热镇痛药者应避免大量出汗引起虚脱等。

（四）高热护理

高热者应及时为其测体温、脉搏、呼吸并及时记录。体温超过 39 ℃时应进行物理降温，如头部冰敷、温水或乙醇擦浴、冰袋置大血管处等，必要时遵医嘱用药物降温。病人出汗后应及时擦干、更换衣服和被褥，防止虚脱和受凉，并加强口腔护理。

（五）心理护理

告知病人本病预后良好，多数病人于 1 周内康复。对出现并发症的病人，应加强沟通，针对病因做必要的解释，消除病人的心理顾虑，使其积极配合治疗，促进身心康复。

【健康教育】

1. 疾病知识指导 指导病人和家属了解本病的诱因和相关知识。积极防治上呼吸道感染，症状改变或加重时应及时就诊。

2. 疾病预防指导 告知病人急性期应注意休息、多饮水。平时应加强锻炼和耐寒训练，增强体质，规律生活，加强营养，戒烟、酒，避免受凉和过度劳累，有助于降低病人的易感性。年老体弱易感者应注意防护，流行季节应避免去人群密集的公共场所。

二、急性气管-支气管炎病人的护理

急性气管-支气管炎（acute tracheobronchitis）是由感染、物理、化学刺激或过敏等因素引起的气管-支气管黏膜的急性炎症，多为散发，无流行倾向，年老体弱者易感。临床表现主要为咳嗽、咳痰，常发生于寒冷季节或气候突变时，也可由急性上呼吸道感染迁延不愈所致。

【护理评估】

（一）健康史

引起本病最主要的病因是感染，过度劳累和受凉是常见诱因。

1. 感染 可由病毒、细菌直接感染，或由急性上呼吸道感染迁延而来，或在病毒感染的基础上继发细菌感染。引起感染的病毒主要有腺病毒、流感病毒、冠状病毒、单纯疱疹病毒、呼吸道合胞病毒等，常见细菌有流感嗜血杆菌、肺炎链球菌、卡他莫拉菌等，亦可为衣原体和支原体感染引起。

2. 理化因素 过冷空气、粉尘、刺激性气体或烟雾的吸入使气管-支气管黏膜受到刺激引起急性损伤和炎症反应。

3. 过敏反应 吸入花粉、有机粉尘、真菌孢子、动物皮毛排泄物等致敏原，或对细菌蛋白质过敏，钩虫、蛔虫的幼虫在肺内移行等均可引起气管-支气管急性炎症反应。

（二）临床表现

起病较急，常先有上呼吸道感染的表现，全身症状一般较轻，可有发热，体温 38 ℃左右，多于 3～5 天降至正常。咳嗽、咳痰为最常见的症状，初为干咳或少量黏液痰，随后痰量增多、咳嗽加剧，可转为黏液脓性或脓性痰，偶有痰中带血。伴支气管痉挛时，可有程度不等的气急和喘鸣。咳嗽、咳痰可延续 2～3 周，若迁延不愈，可演变为慢性支气管炎。肺部听诊两肺呼吸音增粗,可有散在干、湿啰音,咳嗽后啰音可减少或消失,部位常不固定。支气管痉挛时可闻及哮鸣音。

(三) 心理和社会状况

咳嗽、咳痰严重时会影响病人的休息和睡眠,治疗效果不佳、病情迁延不愈时,可出现焦虑等不良心理反应。

(四) 辅助检查

1. 血液检查 病毒感染时白细胞计数正常或偏低,淋巴细胞比例升高。细菌感染时白细胞计数和中性粒细胞百分数增高,可有核左移。

2. 病原学检查 可做病毒分离和病毒抗原的血清学检查。细菌培养和药物敏感试验可判断细菌类型及指导临床用药。

3. 胸部 X 线检查 多无异常或仅有肺纹理增粗。

(五) 诊断要点

根据病史、咳嗽和咳痰等呼吸道症状,两肺散在干、湿啰音等体征,结合血常规检查和 X 线胸片,可做出临床诊断。

(六) 治疗要点

1. 一般治疗 多休息,多饮水,避免劳累。

2. 对症治疗 干咳明显者可用右美沙芬、喷托维林等镇咳药,有痰病人不宜给予可待因等强力镇咳药,咳嗽有痰不易咳出者可选用盐酸氨溴索、溴己新、复方甘草合剂等,或以雾化治疗帮助祛痰,有气喘时可用氨茶碱等平喘药。

3. 病因治疗 避免吸入粉尘和刺激性气体,及时应用药物控制炎症。细菌感染时可根据感染的病原体及病情轻重,选用抗菌药物如青霉素类、大环内酯类、磺胺类、喹诺酮类、头孢菌素类药等,或根据细菌培养和药物敏感试验指导用药。

【护理诊断/问题】

1. 体温过高 与气管-支气管炎症有关。

2. 清理呼吸道无效 与呼吸道感染、痰液黏稠有关。

【护理目标】

(1) 体温恢复正常。

(2) 能有效咳嗽,痰液易于咳出。

【护理措施】

(一) 一般护理

保持室内空气新鲜、流通,温、湿度适宜,嘱病人多休息、多饮水,注意保暖。

(二) 病情观察

主要观察病人咳嗽的性质、咳痰量及颜色,注意体温及 X 线胸片情况,警惕并发肺炎。对年老体弱病人应注意观察其脉搏、血压等的变化,防止病人发生虚脱。

(三) 用药护理

遵医嘱用药,观察药物的疗效,尽量减少药物的不良反应,如口服氨茶碱应在饭后服用或用肠溶片,避免刺激胃黏膜引起恶心、呕吐、胃部不适等不良反应。

（四）对症护理

指导病人采取舒适的体位,运用深呼吸进行有效咳嗽,必要时遵医嘱给予雾化吸入,帮助病人排痰,保持呼吸道通畅。发热病人加强口腔护理。

（五）心理护理

告知病人本病预后良好,应加强沟通,针对病因做必要的解释,消除病人的心理顾虑,使其积极配合治疗,促进身心康复。

【健康教育】

1. 疾病知识指导 注意休息,避免劳累,饮食应富于营养,宜清淡,遵医嘱用药,若2周后症状持续存在,应及时就诊。

2. 疾病预防指导 养成良好的生活习惯,参加合适的体育锻炼,增强体质,预防急性上呼吸道感染等诱发因素的出现,改善劳动和生活环境,减少空气污染,做好个人防护。

第二节　肺炎病人的护理

 案例引导

刘某,男性,30岁。两天前因淋雨后出现寒战,发热,伴咳嗽、咳痰、胸痛而入院。身体评估:T 39.8 ℃,P 108 次/分,R 31 次/分,BP 100/70 mmHg,神志清楚,呈急性病容,面色潮红,呼吸急促,右下肺触觉语颤增强,叩诊呈浊音,可闻及支气管呼吸音。实验室检查:白细胞计数 $26×10^9$/L,中性粒细胞百分数 0.91,有核左移。

问题:1. 为进一步明确诊断,应做哪些检查?

2. 该病人存在哪些相关护理诊断/问题?

3. 该病人应采取哪些护理措施?

肺炎(pneumonia)指各种原因引起的终末气道、肺泡和肺间质的炎症。肺炎是呼吸系统的常见病,在我国发病率、病死率较高,老年人或免疫功能低下者并发肺炎时死亡率更高。肺炎发病率、病死率高可能与人口老龄化、吸烟、病原体的变迁、医院获得性肺炎发病率增高、病原学诊断困难和不合理应用抗生素引起细菌耐药性增高等有关。

肺炎可按病因、解剖学或患病环境进行分类。以感染为最常见病因,还有理化因素、免疫损伤、过敏及药物等因素。

1. 按病因分类 按病因分类对肺炎的治疗有决定性意义。

（1）细菌性肺炎:最常见。需氧革兰阳性球菌有肺炎链球菌、金黄色葡萄球菌、甲型溶血性链球菌等;需氧革兰阴性杆菌有肺炎克雷白杆菌、流感嗜血杆菌、铜绿假单胞菌等;厌氧菌有棒状杆菌、梭形杆菌等。

（2）非典型病原体所致肺炎：如支原体、衣原体和军团菌等。

（3）病毒性肺炎：如冠状病毒、腺病毒、呼吸道合胞病毒、流感病毒、鼻病毒、麻疹病毒、巨细胞病毒等。

（4）真菌性肺炎：如白色念珠菌、曲霉菌、隐球菌、肺孢子菌等。

（5）其他病原体所致的肺炎：如立克次体、弓形虫、原虫、寄生虫等。

（6）理化因素所致的肺炎：如放射性肺炎、胃酸吸入引起的化学性肺炎等。

2. 按患病环境分类 按肺炎患病环境分类，有利于指导临床经验治疗。

（1）社区获得性肺炎（community acquired pneumonia，CAP）：又称院外肺炎，指在医院外感染的肺实质炎症，包括具有明确潜伏期的病原体在入院后发病的肺炎。常见的病原菌为肺炎链球菌、支原体、衣原体、流感嗜血杆菌、呼吸道合胞病毒等。

（2）医院获得性肺炎（hospital acquired pneumonia，HAP）：又称医院内肺炎，指病人入院时不存在炎症，也不处于感染潜伏期，而于入院 48 h 后在医院内发生的肺炎。也包括呼吸及相关性肺炎和卫生保健相关性肺炎。无感染危险因素病人的常见病原体依次为肺炎链球菌、流感嗜血杆菌、金黄色葡萄球菌、大肠杆菌、肺炎克雷白杆菌等；有感染危险因素病人的常见病原体依次为铜绿假单胞菌、肠杆菌属、肺炎克雷白杆菌、金黄色葡萄球菌等。

3. 按解剖学分类 肺炎按解剖学位置可分为如下几类。

（1）大叶性（肺泡性）肺炎：病原体先在肺泡引起炎症，继而导致部分或整个肺段、肺叶的实质性炎症，通常不累及支气管。最常见的致病菌是肺炎链球菌。

（2）小叶性（支气管）肺炎：病原体经支气管入侵，引起细支气管、终末细支气管和肺泡的炎症。常见病原体有肺炎链球菌、葡萄球菌、病毒、肺炎支原体以及军团菌等。常继发于支气管炎、支气管扩张、上呼吸道病毒感染以及长期卧床的危重病人。

（3）间质性肺炎：以肺间质炎症为主，累及支气管壁及支气管周围组织，有肺泡壁增生及间质水肿。可由细菌、支原体、衣原体、病毒或原虫等引起。

常见肺炎的症状、体征、X线表现和抗生素的选用见表2-1。

表 2-1　常见肺炎的症状、体征、X线表现和抗生素的选用

致病菌	症状、体征	X线征象	首选抗生素	其他抗生素的选择
肺炎链球菌	起病急、寒战、高热、咳铁锈色痰、胸痛、肺实变	肺叶或肺段实变，无空洞	青霉素G	红霉素、林可霉素、头孢菌素类、喹诺酮类
葡萄球菌	起病急、寒战、高热、脓血痰、气急、毒血症状明显	肺叶或小叶浸润，多变、早期空洞、脓胸、液气囊腔	耐酶青霉素加氨基糖苷类	头孢菌素类、青霉素G、克林霉素、红霉素、多黏菌素B等
肺炎克雷白杆菌	起病急、寒战、高热、全身衰弱、痰稠，可咳砖红色胶冻状痰	肺小叶实变、蜂窝状脓肿、叶间隙下坠	氨基糖苷类加半合成广谱青霉素	头孢菌素类、喹诺酮类
铜绿假单胞菌	毒血症状明显、脓痰可呈蓝绿色	弥漫性支气管肺炎、早期肺脓肿	氨基糖苷类加半合成广谱青霉素	头孢菌素类、喹诺酮类

续表

致病菌	症状、体征	X线征象	首选抗生素	其他抗生素的选择
大肠杆菌	原有慢性病、发热、脓痰、呼吸困难	支气管肺炎、脓胸	氨基糖苷类加半合成广谱青霉素	头孢菌素类、喹诺酮类、多黏菌素
流感嗜血杆菌	高热、呼吸困难、呼吸衰竭	支气管肺炎、肺叶实变、无空洞	氨苄西林	头孢菌素类、阿奇霉素
军团菌	高热、肌痛、相对缓脉	下叶斑片状浸润、进展迅速、无空洞	红霉素	利福平、大环内酯类、磺胺类、多西环素
厌氧菌	吸入病史、高热、痰臭、毒血症状明显	支气管肺炎、脓胸、脓气胸、多发性肺脓肿	青霉素 G 加甲硝唑	克林霉素、替硝唑、头孢菌素类、喹诺酮类
支原体	起病缓、可流行、发热、乏力、肌痛	下叶间质性支气管肺炎、3～4 周自行消散	红霉素	大环内酯类、喹诺酮类
念珠菌、曲霉	久用广谱抗生素或免疫抑制剂史、起病缓、黏痰	两肺中下野纹理深、空洞内可有球影	氟康唑、两性霉素 B	氟胞嘧啶、酮康唑

近年来,由于抗生素的广泛应用,肺部感染的致病菌及其毒性发生显著变化,金黄色葡萄球菌和革兰阴性杆菌肺炎比例增高,但仍以肺炎球菌肺炎为主,整叶实变已少见。本节仅叙述最常见的肺炎球菌肺炎病人的护理。

肺炎球菌肺炎(pneumococcal pneumonia)是由肺炎链球菌引起的急性肺实质的炎症,是最常见的感染性肺炎,占社区获得性肺炎的半数以上。近年来由于抗菌药物的广泛应用,临床上轻症或不典型病例较为多见。冬季和初春为本病高发季节,病人多为原先健康的青壮年男性,也可见于体质较弱的老年人、婴幼儿、吸烟者及患有慢性疾病的病人。

【护理评估】

(一) 健康史

1. 病因 肺炎链球菌又称肺炎球菌,为革兰染色阳性球菌,呈双排列或短链排列,有荚膜。根据菌体荚膜多糖体的抗原性,肺炎链球菌可分86个血清型,以第3型毒力最强。

2. 发病机制 肺炎链球菌是寄居口腔及鼻咽部的正常菌群。当机体免疫功能下降时,有毒力的肺炎链球菌侵入人体而致病。其致病力是由于细菌多糖荚膜对组织的侵袭作用,先引起肺泡壁水肿,使白细胞与红细胞渗出,细菌随渗出液经肺泡间孔向肺的中央部分扩展,甚至累及几个肺段或整个肺叶。因病变开始于肺的外周,故叶间分界清楚,且容易累及胸膜。少数病人可发生菌血症或感染性休克,老年人及婴幼儿的病情尤为严重。肺炎链球菌不产生毒素,故不引起原发性组织坏死和空洞形成,炎症消散后肺组织结构多无破坏,不留纤维瘢痕。典型肺炎球菌肺炎病理变化可分为充血期、红色肝变期、灰色肝变期和消散期四个阶段。

(二) 临床表现

1. 症状 发病前常有受凉、淋雨、疲劳、醉酒等诱发因素,多有上呼吸道感染的前驱症状。起病急骤,寒战、高热,体温在数小时内可达39～41 ℃,呈稽留热型,伴有头痛、全身肌肉酸痛。呼吸系统症状为早期有干咳,渐有少量黏液痰,以后咳黏液脓性痰,典型者咳铁锈色痰或痰中

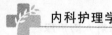

带血。约 75% 的病人有胸痛,咳嗽和吸气时加重,如炎症累及膈面胸膜时,可有病侧肩部或上腹部放射性疼痛。肺泡实变可引起通气不足,出现呼吸困难表现。少数可伴有恶心、呕吐、腹泻、腹胀、烦躁不安等全身症状,严重感染者可有神志模糊、谵妄、昏迷等症状。

2. 体征　急性病容,面颊绯红、呼吸浅快、鼻翼扇动、唇周可出现单纯性疱疹、皮肤干燥,实变广泛者可有发绀。肺部检查病侧呼吸运动减弱、语颤增强、叩诊呈浊音、听诊呼吸音减低或有管样呼吸音和湿啰音。累及胸膜时,可闻及胸膜摩擦音。休克型肺炎出现休克体征。近年来,由于早期诊断和及时治疗,典型肺实变体征已少见。

3. 并发症　并发症已少见,严重感染可并发休克、败血症、成人呼吸窘迫综合征、胸膜炎、胸腔积液(又称胸水)、脓胸等。

(三)心理和社会状况

因起病急骤,短期内病情严重,病人及家属思想准备不够,常为疾病来势凶猛而紧张、焦虑,当病情急骤变化时,病人会出现恐惧情绪。

(四)辅助检查

1. 血液检查　血白细胞计数可达 $(10\sim40)\times10^9/L$,中性粒细胞百分数高达 0.80 以上,可有核左移,细胞内可见中毒颗粒。年老体弱、免疫功能低下者,白细胞计数增高不明显。抗生素治疗前血培养可呈阳性。

2. 痰液检查　痰培养和涂片可发现革兰染色阳性、带荚膜的双球菌或链球菌。

3. 胸部 X 线检查　诊断的重要依据。早期仅见肺纹理增粗或病变的肺段、肺叶稍模糊。随病变进展,可见大片炎症浸润阴影或实变影,胸腔积液者可见肋膈角变钝。消散期阴影可完全消散。

(五)诊断要点

凡急性发热伴胸痛、呼吸困难和咳嗽都应怀疑为肺炎球菌肺炎,根据病史、临床表现及胸部 X 线改变,痰液检查到病原体等可做出诊断。

(六)治疗要点

1. 抗菌药物治疗　本病一经诊断,不必等待细菌培养结果,需立即行抗菌药物治疗。首选青霉素 G,用药剂量及途径视病情轻重、有无并发症而定。轻症可肌内注射,重症予静脉用药。若抗生素有效,用药后 $24\sim72$ h 体温即可恢复正常,抗菌药物疗程一般为 7 天。对青霉素过敏或耐青霉素者,可用喹诺酮类、头孢菌素类、林可霉素、红霉素等药物。

2. 支持及对症治疗　包括卧床休息,补充足够的蛋白质、热量和维生素,鼓励多饮水,及时给予退热、止咳化痰处理,清除呼吸道分泌物、保持气道通畅,胸痛时给予止痛剂。烦躁不安、谵妄者可用地西泮肌内注射或水合氯醛灌肠。发绀者予以吸氧。休克型肺炎病人应先注意补充血容量。

3. 并发症治疗　出现并发症时给予相应治疗。

【护理诊断/问题】

1. 体温过高　与肺炎链球菌引起肺部感染有关。

2. 气体交换受损　与肺部炎症导致呼吸膜受损,气体弥散障碍有关。

3. 疼痛:胸痛　与肺部炎症累及壁层胸膜有关。

4. 潜在并发症　感染性休克等。

【护理目标】

（1）能配合降温措施,体温降至正常范围。

（2）恢复正常呼吸型态,呼吸平稳,血气分析正常。

（3）知道胸痛的原因,学会运用正确方法缓解疼痛,胸痛消失。

（4）并发症能得到有效预防或减少。

【护理措施】

（一）一般护理

1. 休息　保持病室安静、舒适、清洁,温、湿度适宜,限制探视。急性期应卧床休息,安置病人处于有利于呼吸的体位(半坐卧位或高枕卧位)以减轻体力和氧的消耗,帮助机体组织修复。病人出现休克时,应让其去枕平卧,减少搬动。

2. 饮食　给予高蛋白、高热量、高维生素、易消化的流质或半流质饮食,鼓励多饮水,每日饮水量在 1500～2000 mL。脱水严重者可遵医嘱静脉补液,以维持水、电解质平衡。

3. 保暖与降温　寒战时注意保暖。高热时给予物理降温或按医嘱给予小剂量退热剂。退热时需补充液体,以防虚脱。

4. 保持口腔、皮肤清洁　高热引起唾液分泌减少,消化吸收障碍,易引起口唇干裂、口唇疱疹、口腔炎症、溃疡,应定时清洁口腔,保持口腔湿润、舒适。病人退热时出汗较多,应勤换褥单衣服,以保持皮肤干燥清洁。

（二）病情观察

监测体温、呼吸、脉搏、血压及神志等变化,并做好记录。准确记录 24 h 出入液量,注意观察病人排痰情况,有无感染性休克等并发症表现。若有异常,应及时报告并做出相应处理。

（三）用药护理

遵医嘱使用抗菌药物及止咳、祛痰药物等,注意观察药物疗效及不良反应,使用青霉素前要进行皮试,过敏者禁用。静脉输液过程中,注意配伍禁忌,老年人或有心脏疾病者应控制输入的量和速度,以免引起肺水肿。

（四）对症护理

1. 吸氧　可提高血氧饱和度,改善呼吸困难症状。注意观察病人呼吸频率、节律、深度的变化,并给予血氧饱和度监测。

2. 指导有效咳嗽　痰液黏稠不易咳出或无力咳出时,可用叩背、体位引流、雾化吸入等方法促进病人排痰,保持呼吸道通畅。教会病人有效咳嗽的方法,嘱病人缓慢深呼吸,于深吸气末屏气,继而咳嗽,连续咳嗽数次将痰液咳到咽部附近,再迅速用力咳嗽将痰液排出。

3. 胸痛的护理　协助病人取舒适的体位,可采取患侧卧位,咳嗽时用枕头等物夹紧胸部,以降低胸廓活动度。胸痛时,可用宽胶布固定患侧胸部或遵医嘱应用镇痛药,以减轻疼痛。

（五）感染性休克的抢救配合

1. 病情监测　观察生命体征、末梢循环、意识状态等。注意有无心率加快、脉搏细速、血压下降、呼吸浅促、四肢湿冷、皮肤发花、面色苍白、尿量减少(每小时少于 30 mL)等休克症状,若出现症状,应及时报告医生,采取救治措施,及时判断病情转归。若病人神志逐渐清醒、皮肤及肢体变暖、脉搏有力、呼吸平稳规则、血压回升、尿量增多,预示休克得到纠正,病人逐渐好转。

2. 体位 取仰卧中凹位,抬高头胸部 20°,抬高下肢 30°,此种体位有利于呼吸和静脉回流,可增加心排出量。

3. 吸氧 鼻导管吸氧,流量为 4～6 L/min,可改善缺氧状况。

4. 扩容纠酸 迅速建立两条静脉通路,遵医嘱补液扩容,维持有效血容量,根据血气分析纠正酸中毒。补液不宜过多过快,可通过监测中心静脉压来调整补液速度,以免引起肺水肿。

5. 遵医嘱应用血管活性药物 在补充血容量和纠正酸中毒后,末梢循环仍无改善时应用血管活性药物,如多巴胺、酚妥拉明、间羟胺等。血管活性药物应由单一静脉输入,并根据血压的变化情况调整滴速,但要注意用药反应,防止药物外漏。根据血压随时调整滴速,维持收缩压在 90～100 mmHg,保证重要脏器的血液供应,改善微循环。

（六）心理护理

耐心向病人讲解疾病的有关知识,解释各种不适症状产生的原因,做各种诊疗及护理操作前应先向病人解释说明,以取得理解和配合。帮助病人去除不良心理反应,树立治愈疾病的信心。

【健康教育】

1. 疾病知识指导 向病人及家属宣教肺炎发生的病因和诱因,避免受凉、淋雨、酗酒和过度疲劳,尤其是年老体弱和免疫力功能低下者。积极预防呼吸道感染。

2. 生活指导 劳逸结合,生活有规律,戒烟。保证摄取足够的营养物质,适当参加运动,增强机体体质。对长期卧床者,应指导家属帮助病人经常改变体位、翻身、拍背,鼓励并协助病人咳痰。

3. 用药指导 指导病人遵医嘱服药,并说明所服药物的剂量、用法、疗程、可能产生的不良作用,定期随访。

4. 定期复查指导 告知病人如出现发热、咳嗽、咳痰、呼吸困难等不适表现时,应及时就诊。

【护理评价】

（1）体温是否降至正常范围。

（2）呼吸是否平稳,血气分析有无异常。

（3）胸痛是否减轻或消失。

（4）有无并发症,是否能及时配合处理。

第三节 支气管哮喘病人的护理

案例引导

宋某,男性,17 岁。上午外出游玩时突感咽痒、咳嗽、胸闷,迅之张口喘息、大汗淋漓而急诊入院。护理评估：T 36.5 ℃，P 123 次/分，R 34 次/分，BP 105/70 mmHg，神清，表情紧张，烦躁，端坐位，口唇发绀，双肺叩诊过清音，呼气明显延长，双肺闻及广泛哮鸣音。病人有反复发作性呼吸困难病史十余年，多于春季发作，有时经休息后发作可自行缓解。

问题：1. 该病人患有哪种疾病？

2. 该病人存在哪些相关护理诊断/问题？

3. 如何为该病人制订健康教育？

支气管哮喘(bronchial asthma)简称哮喘，是由多种细胞(如嗜酸性粒细胞、肥大细胞、T淋巴细胞、中性粒细胞、气道上皮细胞等)和细胞组分参与的气道慢性炎症性疾病。这种慢性炎症导致气道高反应性，可发生不同程度的可逆性广泛气道阻塞。典型临床表现为反复发作性喘息，伴有哮鸣音的呼气性呼吸困难，可自行缓解或经治疗后缓解。若长期反复发作可使气道重建，导致气道增厚与狭窄，成为阻塞性肺气肿。

哮喘是全球最常见的慢性病之一，近年来，哮喘发病率和病死率逐渐上升，我国约有2000万哮喘病人，半数病人在12岁以前发病，儿童发病率高于青壮年，城市高于农村，成人男女发病率相近，约40%的病人有家族史。

【护理评估】

（一）健康史

1. 病因 哮喘的病因还不十分清楚，大多认为是与多基因遗传有关的疾病，受遗传因素和环境因素的双重影响。

（1）遗传因素：哮喘病人的亲属患病率明显高于群体患病率，且亲缘关系越近患病率越高，可能存在与气道高反应性、IgE调节和特应性反应相关的基因，这些基因在哮喘的发病中起重要作用。

（2）环境因素：主要为某些诱发因素。①吸入性过敏原：是支气管哮喘最主要的激发因素。如花粉、尘螨、动物毛屑、二氧化硫、氨气等各种特异和非特异性吸入物。②食物：如鱼、虾、蟹、蛋类、牛奶等。婴幼儿尤其容易对食物过敏，但随年龄的增长而减少。③感染：如细菌、病毒、原虫、寄生虫等感染。哮喘的形成和发作与反复呼吸道感染有关。④气候变换：气温、湿度、气压、空气中离子等改变可诱发哮喘，故在寒冷季节或秋冬气候转变时多发病。⑤药物：如普萘洛尔、阿司匹林等可诱发哮喘。⑥精神、心理因素：强烈情绪变化可诱发或抑制哮喘发作。⑦运动：部分哮喘病人在剧烈运动5～15 min后诱发哮喘，称为运动性哮喘。与运动后过度通气致使支气管黏膜水分与热量丢失，呼吸道上皮暂时失水，导致支气管平滑肌痉挛有关。⑧其他：如月经、妊娠等，部分女性病人在月经前3～4天有哮喘加重的现象，与经期前黄体酮突然下降有关。妊娠对哮喘的作用主要是子宫增大使膈升高，影响呼吸，此外，妊娠时激素的变化也会诱发哮喘。

2. 发病机制 哮喘的发病机制复杂，目前尚不完全清楚。免疫-炎症反应、神经机制和气道高反应性及其相互作用可能与哮喘的发病有关。

（1）免疫-炎症机制：体液免疫和细胞免疫均参与哮喘的发病。变应原进入机体通过递呈细胞激活了辅助性T淋巴细胞，后者进一步激活B淋巴细胞，使之合成特异性IgE，IgE与肥大细胞和嗜碱性粒细胞等细胞表面的IgE受体结合。当变应原再次进入体内，即与细胞表面的 IgE 结合,使该细胞合成并释放多种活性介质,导致平滑肌收缩、黏液分泌增加、血管通透性增高和炎症细胞浸润等。在介质的作用下,炎症细胞又可分泌多种介质使气道病变加重,炎症浸润增加,导致哮喘发作。哮喘的炎症反应是由多种炎症细胞、炎症介质和细胞因子参与并相互作用的结果。根据变应原吸入后哮喘发生的时间,可分为速发型哮喘反应(IAR)、迟发型哮喘反应(LAR)和双相型哮喘反应(DAR)。IAR 在吸入变应原的同时立即发生反应,15~30 min 达高峰,2 h 逐渐恢复正常;LAR 约在吸入变应原 6 h 发作,持续时间长,症状重,常呈持续性哮喘表现,为气道慢性炎症反应的结果。

(2) 神经机制:支气管受胆碱能神经、肾上腺素能神经等自主神经支配,哮喘的发生与 β-肾上腺素受体功能低下和迷走神经张力亢进有关。

(3) 气道高反应性:是哮喘发生发展的另一重要因素。表现为气道对各种刺激因子出现过强或过早的收缩反应。气道炎症被认为是导致气道高反应性的重要机制之一。

(二) 临床表现

1. 症状 哮喘发作前常有鼻咽痒、打喷嚏、干咳、流泪、流涕等先兆表现。典型症状为发作性呼气性呼吸困难或发作性胸闷和咳嗽,伴有哮鸣音。严重者呈坐位或端坐位呼吸,哮喘症状可持续数分钟至数小时,一般可自行缓解或用平喘药物缓解。在哮喘长期反复发作过程中,各种因素相互作用、相互影响,临床表现可不典型。

2. 体征 缓解期可无异常体征。发作时肺部呈过度充气状态,胸部视诊呼吸运动减弱,触诊双侧语颤减弱或消失,叩诊呈过清音,听诊双肺可闻及广泛的哮鸣音,呼气音延长。严重哮喘发作时可有奇脉、胸腹反常运动、发绀、心率增快、大汗淋漓等。

3. 重症哮喘 严重的哮喘发作持续 24 h 以上,经一般支气管扩张药治疗不能缓解者,又称哮喘持续状态。常见诱因为呼吸道感染未控制,过敏原未清除,严重脱水、痰液黏稠、形成痰栓以阻塞细支气管而导致肺不张,治疗不当或突然停用糖皮质激素,精神过度紧张,严重缺氧、酸中毒、电解质紊乱,并发自发性气胸或肺功能不全等。病人表现为极度呼吸困难、端坐呼吸、发绀明显、大汗淋漓、心慌、焦虑不安或意识障碍,甚至出现呼吸及循环衰竭。病人颈静脉怒张,胸廓饱满,呈吸气状,呼吸幅度小,叩诊呈过清音,心浊音界缩小,呼气时两肺闻及哮鸣音,合并感染者肺部可闻及湿啰音。如呼吸微弱或痰栓阻塞支气管,哮鸣音可不明显。

4. 并发症 发作时可并发自发性气胸、纵隔气肿、肺不张、呼吸衰竭等。长期反复发作和感染可并发慢性支气管炎、慢性阻塞性肺疾病(COPD)、支气管扩张、间质性肺炎、肺纤维化和肺源性心脏病等。

5. 哮喘的分期和病情评价 根据临床表现可将哮喘分为急性发作期、慢性持续期和缓解期。急性发作期是指气促、咳嗽、胸闷等症状突然发生伴有呼吸困难,以呼气流量减低为特征。哮喘急性发作严重程度评估可分为轻度、中度、重度和危重 4 级。慢性持续期指在哮喘非急性发作期,病人仍有不同程度的哮喘症状。缓解期指经过和未经治疗,症状、体征消失,肺功能恢复到急性发作期前水平并持续 4 周以上。

(三) 心理和社会状况

哮喘发作时出现呼吸困难,造成病人焦虑、烦躁不安;若哮喘连续发作,病人易对家人、医护人员或平喘药产生依赖心理;若患有重症哮喘,病人往往伴有恐惧感、濒死感;当病情缓解后病人又会担心哮喘复发而影响工作;当病程长、哮喘反复发作伴有并发症时,病人对治疗失去信心。

（四）辅助检查

1. 血液检查　哮喘发作时血嗜酸性粒细胞升高,合并感染时白细胞总数及中性粒细胞增高。

2. 痰液检查　可见大量嗜酸性粒细胞、黏液栓和透明的哮喘珠。

3. 血气分析　哮喘发作时可有不同程度的 PaO_2 降低,若 PaO_2 降低的同时伴有 $PaCO_2$ 升高,提示气道阻塞,病情危重。重症哮喘可出现呼吸性酸中毒或合并代谢性酸中毒。

4. 肺功能检查　①肺通气功能检测:哮喘发作时呈阻塞性通气功能改变,呼气流速指标显著下降以及用力肺活量减少、残气量增加、肺总量增加和残气量占肺总量百分比增高等。②支气管激发试验:可测定气道反应性,吸入激发剂(如乙酰甲胆碱、组胺等)后通气功能下降,呼吸道阻力增加。③支气管舒张试验:测定气道受限可逆性。吸入支气管舒张剂(如沙丁胺醇、异丙托溴铵等),若第 1 秒用力呼气量(FEV_1)较用药前增加超过 120%,且其绝对值增加超过 200 mL,或呼气峰值流速(PEF)增加 60 L/min 或增加不少于 20%,为阳性。④PEF 及其变异率测定:PEF 可反映气道通气功能的变化,哮喘发作时,PEF 下降。若 24 h 内或昼夜PEF 波动率≥20%,则符合可逆性气道受限的特点。

5. 胸部 X 线检查　哮喘发作时呈过度充气状态,肺透亮度增高。合并感染时,可见肺纹理增粗和炎性浸润阴影。

6. 特异性变应原的检测　可用放射性过敏原吸附试验(RAST)测定特异性 IgE,过敏性哮喘病人血清 IgE 可较正常人高 2～6 倍。在缓解期可做皮肤变应原测试和吸入变应原测试,有助于病因诊断和指导病人避免与致敏因素的接触,但应防止发生过敏反应。

（五）诊断要点

根据病人反复喘息、气急、胸闷或咳嗽,多与接触变应原、物理刺激、化学性刺激、病毒性上呼吸道感染、运动等有关,辅助检查呼吸功能异常即可做出临床诊断。

（六）治疗要点

目前尚无特效治疗方法。治疗原则如下:①迅速控制症状,尽快缓解气道阻塞,防止低氧血症;②使肺功能接近最佳状态,减少复发乃至不发作,提高生活质量;③避免药物的不良反应;④防止不可逆性气道阻塞,避免死亡。

1. 脱离变应原　防治哮喘最有效的方法。立即脱离变应原,去除引起哮喘的刺激因素。

2. 药物治疗

(1)缓解哮喘发作:此类药物又称支气管舒张药,主要作用为舒张支气管平滑肌,改善气道阻塞症状。①β_2 肾上腺素受体激动剂(简称 β_2 受体激动剂):控制哮喘急性发作的首选药物。主要通过刺激呼吸道的 β_2 肾上腺素受体,激活腺苷环化酶,使细胞内的环磷腺苷(cAMP)增加,游离钙离子减少,从而松弛支气管平滑肌,改善气道阻塞。常用的短效制剂有沙丁胺醇、特布他林等,作用时间 4～6 h;长效制剂有福莫特罗、沙美特罗等,作用时间 10～12 h,并具有一定的抗气道炎症作用。用药方法有吸入、口服、静脉注射,首选吸入法,因药物吸入气道直接作用于呼吸道,局部浓度高且作用迅速,所用剂量较小,全身性不良反应少。②茶碱类:是目前治疗哮喘的有效药物之一。茶碱类可抑制磷酸二酯酶,提高平滑肌细胞内的 cAMP 浓度,松弛支气管平滑肌,并具有强心、利尿、扩张冠状动脉的作用,与糖皮质激素合用具有协同作用。静脉注射氨茶碱主要用于重度、危重哮喘,需充分稀释后缓慢注射,以减少不良反应。③抗胆碱能药物:为胆碱能受体(M 受体)拮抗剂,有舒张支气管及减少痰液的作用。常用异丙托溴胺吸入,约 10 min 起效,维持 4～6 h,不良反应少,常与 β_2 受体激动剂联合吸入,具有协同作用。④钙拮抗剂:通过阻止钙离子进入肥大细胞,抑制生物活性物质释放,缓解支气管痉挛,常用的有硝苯地平。

(2) 控制或预防哮喘发作:此类药物亦称非特异性抗炎药,主要用于治疗哮喘的气道炎症,达到控制或预防哮喘发作的目的。①糖皮质激素:当前控制哮喘发作最有效的抗炎药物,可用于吸入、口服和静脉使用。吸入治疗是目前最常用的长期抗感染治疗哮喘的方法,全身不良反应少。常用吸入药物有倍氯米松、布地奈德、氟替卡松、莫米松等。当吸入糖皮质激素无效或需要短期加强的病人,可口服泼尼松、泼尼松龙,症状缓解后逐渐减量至停用或改用吸入剂。重度或严重哮喘发作时应及早应用琥珀酸氢化可的松静脉给药。②白三烯(LT)拮抗剂:具有抗炎和舒张支气管平滑肌的作用。常用孟鲁司特 10 mg,每晚 1 次口服。③其他药物:酮替芬和第二代抗组胺药物,如阿司米唑、曲尼司特等,对过敏性哮喘有一定的预防作用。色苷酸二钠是一种非皮质激素抗炎药物,能预防变应原引起的哮喘或运动诱发的哮喘。

3. 免疫疗法 ①特异性免疫疗法:又称脱敏疗法(或称减敏疗法),采用特异性变应原(如尘螨、花粉等)做定期反复皮下注射,剂量由低至高,以产生免疫耐受性,使病人脱敏。②非特异性免疫疗法:如注射卡介苗、转移因子、疫苗等生物制品抑制变应原反应的过程。目前采用基因工程制备的人重组抗 IgE 单克隆抗体治疗中、重度变应性哮喘,已取得较好效果。

4. 急性发作期的治疗 治疗目的是尽快缓解气道阻塞,纠正低氧血症,恢复肺功能。

(1) 轻度发作:每日定时吸入糖皮质激素(200～500 μg 倍氯米松),有症状可加吸短效受体激动剂,也可加服 β_2 受体激动剂控释片或茶碱控释片(200 mg/d),或加吸抗胆碱药如异丙托溴胺气雾剂。

(2) 中度发作:糖皮质激素吸入剂量加至 500～1000 μg 倍氯米松,可加用 β_2 受体激动剂,也可加服白三烯拮抗剂。若不能缓解,可口服糖皮质激素(<60 mg/d),必要时可静脉注射氨茶碱。

(3) 重度至危重发作:持续雾化吸入 β_2 受体激动剂,可合用抗胆碱药;静脉滴注氨茶碱或沙丁胺醇;加服白三烯拮抗剂;静脉滴注糖皮质激素,常用有琥珀酸氢化可的松、甲泼尼龙,慎用地塞米松,在病情得到控制缓解后改口服给药。可给予氧疗,必要时,行机械通气。

【护理诊断/问题】

1. 低效性呼吸型态 与哮喘发作时气道狭窄有关。

2. 清理呼吸道无效 与支气管痉挛、痰液黏稠及无效咳嗽有关。

3. 有体液不足的危险 与液体丢失增加,水分摄入不足有关。

4. 潜在并发症 自发性气胸、肺不张、急性呼吸衰竭等。

【护理目标】

(1) 呼吸型态恢复正常,呼吸困难缓解。

(2) 能有效咳出痰液,呼吸道保持通畅。

(3) 能保持体液平衡,无脱水征。

(4) 能及时发现并发症,并发症减轻或消失。

【护理措施】

(一) 一般护理

1. 休息与活动 有明确过敏原者,应尽快脱离过敏环境。提供整洁、舒适、安静的休养环境,空气流通,无灰尘、无烟雾,室内温度在 18～22 ℃,湿度维持在 50%～70%。病室避免摆放花草、不铺地毯、不使用羽绒制品或蚕丝织物等。哮喘发作时,协助病人取适当的体位如半坐卧位或坐位,可安置跨床小桌给病人伏桌休息,以减轻病人的体力消耗。合理安排各种治疗,保证病人的休息和睡眠。

2. 饮食护理　发作期给予营养丰富,热量充足,富含钙、维生素 A 和维生素 C,清淡易消化的流质或半流质饮食。多进食蔬菜、水果,避免进食鱼、虾、蟹、蛋、牛奶等易过敏的食物,避免刺激性食物,戒烟、酒。鼓励病人多饮水,每日饮水量大于 2500 mL,必要时遵医嘱静脉补液,以防痰栓形成阻塞气道。

(二) 病情观察

监测生命体征,观察发绀及呼吸困难程度,注意痰液的量、黏稠度及能否顺利排痰等,观察肺部体征的变化。重症哮喘发作时,应每隔 10～30 min 测量呼吸、脉搏、血压一次,注意血气分析数值的变化,准确记录液体出入量。药物治疗无效的严重哮喘病人,如出现意识不清、呼吸困难加重伴明显发绀时,应做好气管插管、气管切开及机械通气的准备。

(三) 用药护理

1. β₂ 受体激动剂　指导病人按医嘱用药,此类药物不宜长期规律、单一、大量使用,否则会产生耐受性使疗效降低,并有加重哮喘的危险。常见不良反应有头痛、头晕、心悸、手指震颤等,停药后可消失。用量过大可引起心律失常,甚至发生猝死。患有心力衰竭、高血压、甲状腺功能亢进症、糖尿病的病人慎用或禁用。

2. 糖皮质激素　吸入治疗药物全身性不良反应少,指导病人吸药后必须立即用清水充分漱口,以减少口腔念珠菌感染、声音嘶哑及呼吸道不适等不良反应。静脉滴注或口服激素应注意肥胖、糖尿病、高血压、骨质疏松、消化性溃疡等不良反应,尤其长期使用时。口服激素时宜在饭后服用,以减少对消化道的刺激。激素使用 5 日以上的病人,不得自行停药或减量,应按医嘱进行阶梯式减量。

3. 茶碱类　主要不良反应为胃肠道、心脏和中枢神经系统的毒性反应。氨茶碱过量或静脉注射速度过快可引起恶心、呕吐、头痛、失眠、心律失常,严重者引起室性心动过速,抽搐乃至死亡。静脉注射速度不宜超过 25 mg/(kg·min)。茶碱缓释片或茶碱控释片必须整片吞服,不能嚼服。

4. 吸入器的正确使用　一般先吸支气管扩张剂,后吸抗炎气雾剂。应用吸入器可方便治疗和确保用量准确,常用定量雾化吸入器和干粉吸入器。

(1) 定量雾化吸入器(图 2-1):打开定量雾化吸入器的盖子,摇匀药液,病人深呼气至不能再呼时张开口,将定量雾化吸入器的喷嘴置于口中用双唇包住,然后以深而慢的方式用口吸气、同时用手指按压喷药,至吸气末屏气 10 s(以使较小的雾粒到达气道远端)后再慢慢呼气。休息 3 min 后,可再重复一次。

(2) 定量干粉吸入器(图 2-2):使用时,先旋松盖子并拔出,一手握住瓶体使之直立,另一手握住瓶底盖,先右转尽量将旋柄拧到底,再向左转回至原来的位置,听到“喀”的一声备用。吸入前先呼气(不可对着吸嘴呼气),然后用双唇含住吸嘴,仰头用力深吸气,屏气5～10 s,同时盖好盖子。若吸入的是糖皮质激素,在吸药后需用清水漱口,以免药粉黏附在口腔黏膜上诱发口咽部念珠菌感染。

(四) 对症护理

1. 氧疗护理　遵医嘱给予鼻导管或面罩供氧,氧流量一般为 2～4 L/min。重危哮喘病人

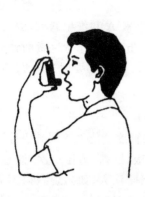

图 2-1　定量雾化吸入器

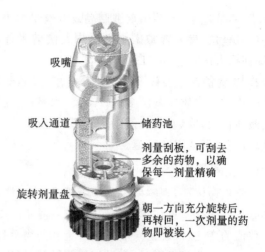

吸嘴

吸入通道——　——储药池

剂量刮板，可刮去
多余的药物，以确
保每一剂量精确

旋转剂量盘——

朝一方向充分旋转后，
再转回，一次剂量的药
物即被装入

图 2-2　定量干粉吸入器

往往伴有高碳酸血症,应持续低流量(1～2 L/min)吸氧。及时了解动脉血气分析结果,观察氧疗效果。供氧时应注意加温、加湿,以免干燥和寒冷气流刺激加重气道痉挛。必要时建立人工气道进行机械通气。

2.协助排痰　清除呼吸道分泌物是改善通气的重要环节。若痰液黏稠、不易咳出,可行雾化吸入,同时辅以叩背,促进痰液排出。哮喘病人不宜使用超声雾化吸入,因雾滴过小容易导致支气管痉挛,加重哮喘症状。

（五）心理护理

哮喘发作时病人紧张、烦躁甚至恐惧,而不良情绪又会诱发或加重哮喘发作。当哮喘急性发作时,医护人员应沉着冷静,守护床旁,关心和安慰病人,使其有安全感,有利于症状缓解。哮喘反复或持续发作,病人易对家属、医护人员或药物产生依赖心理,并影响工作和生活,使病人对治疗缺乏信心,故应多鼓励病人,适当解释,以提高病人治疗的信心和依从性。

【健康教育】

1.疾病知识指导　介绍本病基本知识,使病人对哮喘的病因、临床表现、治疗效果有充分的认识,以积极的心态对待疾病。虽然哮喘不能完全根治,但可以完全控制,减少发作,提高生活质量。

2.生活指导　宜摄入营养丰富、清淡的饮食,避免暴饮暴食,鼓励多饮水。在缓解期应适当锻炼身体,以增强体质。养成规律的生活习惯,避免身心过劳,保证充足的睡眠。

3.识别和避免诱因　哮喘预防最关键的是避免吸入或接触过敏原。保持室内空气新鲜,经常打扫房间,勤更衣、勤换洗,将室内灰尘量降至最低,避免接触刺激性气体,主动戒烟,避免被动吸烟。注意气候的变化,避免冷空气刺激,注意保暖,预防呼吸道感染。居住室内不摆放花草、不铺地毯、不养宠物、不使用羽绒制品等。避免进食易引起哮喘发作的食物,如虾、蟹、胡椒等。保持情绪稳定,避免剧烈运动,避免大笑、大哭、持续喊叫等过度换气动作。

4.自我监测病情　能识别哮喘发作先兆和病情加重的征象,并能及时使用止喘气雾剂。指导病人使用峰流速仪。峰流速仪是一种可随身携带的小型仪器,使用时取站立位,尽可能深吸一口气,然后用唇齿包住进气口,以最快的速度、最有力的呼气吹动游标使其滑动,游标最终停止到达的刻度就是此次峰流数值(图 2-3)。若最大呼气峰流速(PEFR)保持在 80%～100%,为安全区,说明哮喘控制理想;若 PEFR 在 50%～80%,为警告区,需及时治疗;若

PEFR 小于 50%，为危险区，要立即到医院就诊。

5.用药指导　向病人介绍所用药物的名称、用法、用量及注意事项，使其了解药物的不良反应及相应处理。不用可能诱发哮喘的药物，如阿司匹林、吲哚美辛、普萘洛尔等。嘱病人随身携带止喘气雾剂，哮喘发作时立即吸入。发病季节前可以遵医嘱进行预防性治疗，减少复发，常用药物有色甘酸二钠、酮替芬等，可进行特异性脱敏治疗，还可用哮喘疫苗、核酸等预防注射。

6.定期复查　一般情况下，病人在初诊后 1～3 个月复查一次，以后每 3 个月复查一次。哮喘发作后应在 2 周至 1 个月内进行复查。复查的目的是便于调整治疗方案及剂量，有效控制哮喘发作。

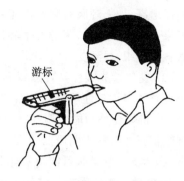

游标

图 2-3　峰流速仪使用示意图

第四节　支气管扩张病人的护理

案例引导

　　张某，男性，25 岁。因咳嗽、咳黏液痰 2 天入院。查体：T 38.0 ℃，P 78 次/分，R 20 次/分，BP 100/70 mmHg，双肺呼吸音粗，可闻及散在干啰音。胸片示：双肺纹理增粗。

　　问题：1. 为进一步明确诊断，应做哪些检查？

　　2. 该病人存在哪些相关护理诊断/问题？

　　3. 应采取哪些护理措施？

　　支气管扩张症（bronchiectasis）简称支扩，是指支气管及其周围肺组织的慢性炎症和阻塞，导致直径大于 2 mm 的中等大小的支气管管壁肌肉和弹性组织的破坏，造成管腔的慢性异常扩张和变形。典型临床表现为慢性咳嗽、咳大量脓痰和（或）反复咯血，多于儿童或青年期起病。近年来由于麻疹、百日咳疫苗的预防接种和抗生素的应用，本病的发病率已明显降低。

【护理评估】

（一）健康史

1.病因与发病机制

（1）支气管-肺感染和阻塞：是支气管扩张的主要病因，以婴幼儿期的麻疹、百日咳和支气管肺炎最为常见。支气管肺炎引起管壁黏膜充血、水肿，使管腔狭小，分泌物易阻塞管腔，导致引流不畅而加重感染。反复感染破坏支气管管壁的各层组织，削弱管壁的支撑作用，咳嗽时管腔内压增高,加上呼吸时胸腔内压牵引,致使支气管变形扩张。感染和阻塞两者相互影响,互为因果,促使支气管扩张的发生和发展。肺结核、肺脓肿等病人若反复严重感染,也可损伤支气管各层组织,导致支气管扩张。

(2) 支气管先天性发育障碍和遗传因素:较少见。如肺囊性纤维化、纤毛运动障碍、先天性丙种球蛋白缺乏症等疾病所引起的支气管扩张。

(3) 机体免疫功能失调:已发现类风湿关节炎、系统性红斑狼疮等免疫性疾病可同时伴有支气管扩张。有些不明原因的支气管扩张病人其体液免疫和(或)细胞免疫功能有不同程度的异常,提示支气管扩张可能与机体免疫功能失调有关。

2. 病理 支气管扩张常位于段或亚段的支气管,有管壁破坏和炎性改变,包括柱状、囊状和不规则扩张三种类型。受累管壁的结构包括软骨、肌肉、弹性组织被破坏,为纤维组织替代,管腔扩张。扩张的管腔内可积聚大量稠厚的脓性分泌物。支气管扩张常伴有毛细血管、支气管动脉和肺动脉终末支扩张和吻合,形成血管瘤,易致反复咯血。因左下肺叶支气管细长、与主支气管的夹角大、受心脏及大血管压迫等因素致引流不畅易发感染,故左下叶支气管扩张更多见。

(二) 临床表现

1. 症状 ①慢性咳嗽伴大量脓痰:咳嗽、咳痰与体位改变有关,由于分泌物积储于支气管的扩张部位,晨起或夜间卧床体位改变,分泌物刺激支气管黏膜引起咳嗽加剧、排痰增多。可根据痰量估计病情严重程度,每日排痰量小于 10 mL 为轻度;每日排痰量在 10～15 mL 为中度;每日排痰量大于 150 mL 为重度。急性感染发作时,黄绿色脓痰量增多,每日可达数百毫升,将痰液收集于玻璃瓶中静置后可出现分层特征,上层为泡沫样痰,中层为混浊黏液,下层为坏死组织沉淀物。若有厌氧菌感染,则痰有恶臭味。②反复咯血:50%～70%的病人有反复咯血,从痰中带血至大量咯血程度不等。咯血量与病情严重程度、病变范围可不一致。少数病人仅以反复咯血为唯一症状,临床上称为干性支气管扩张,其病变多位于引流良好的上叶支气管,常见于结核性支气管扩张。③反复肺部感染:特点是同一肺段反复发生感染并迁延不愈,源于扩张的支气管清除分泌物的功能丧失,引流差,易于反复发生感染。④慢性感染中毒症状:反复感染者可出现发热、乏力、食欲减退、盗汗、消瘦、贫血、气促、发绀等全身中毒症状。

2. 体征 早期或干性支气管扩张肺部可无异常体征。病变严重或继发感染时可于下胸部、背部闻及固定而持久的局限性湿啰音。慢性病人可有杵状指(趾)。

3. 并发症 可并发慢性呼吸衰竭和慢性肺源性心脏病,大咯血病人可出现失血性休克或窒息。

(三) 心理和社会状况

本病为慢性疾病,常因反复感染或咯血而住院治疗,影响病人的工作、生活,容易使病人产生焦虑、悲观等情绪,甚至对生活丧失信心。治疗效果不佳时,特别是出现大咯血时,病人常出现紧张不安、恐惧等情绪。

(四) 辅助检查

1. 血常规检查 继发感染时,血白细胞计数和中性粒细胞百分数增高。反复咯血可出现红细胞和血红蛋白减少。

2. 病原学检查 痰涂片和细菌培养可发现致病菌。

3. 影像学检查 ①胸部 X 线平片:早期无明显改变,典型者可见多个不规则的蜂窝状透亮阴影或沿支气管的卷发样阴影,感染时阴影内可出现液平面。②支气管造影检查:可以明确支气管扩张的部位、形态、范围和病变严重程度,但因其为创伤性检查,现已被 CT 取代。③胸部 CT:可显示管壁增厚的柱状扩张或成串成簇的囊性改变。高分辨率 CT 提高了 CT 诊断支气管扩张的敏感性,是支气管扩张的主要诊断方法。

4. 纤维支气管镜检查　可明确出血、扩张或阻塞的部位,还可进行活检、局部灌洗,进行细菌学、组织细胞学检查,有助于鉴别管腔内异物、肿瘤等。

（五）诊断要点

根据反复咳脓痰、咯血的病史和既往有诱发支气管扩张的呼吸道感染病史,X 线和 CT 显示支气管扩张的异常影像学改变,即可明确诊断。

（六）治疗要点

支气管扩张症的治疗原则是以控制感染、促进排痰、处理咯血为主,必要时手术治疗。

1. 控制感染　控制感染是急性感染期的主要治疗措施。可根据痰细菌培养和药敏试验结果选择有效抗生素,如氨苄西林、阿莫西林或头孢菌素类、喹诺酮类、氨基糖苷类等药物。有厌氧菌感染时可联合使用甲硝唑或替硝唑等。

2. 保持呼吸道通畅　痰液引流和抗生素治疗同样重要,可保持气道通畅,减少继发感染和减轻全身中毒症状。

（1）祛痰药物:可稀释痰液使其便于咳出,宜在体位引流前用。常用复方甘草合剂或盐酸氨溴索、溴己新。

（2）支气管舒张药:支气管痉挛时影响痰液排出。可口服氨茶碱,必要时加用 β_2 受体激动剂喷雾吸入,支气管舒张药宜在体位引流痰液前使用。

（3）体位引流:有利于排出积痰,对痰多且黏稠不易排出者其作用尤其重要。

（4）雾化吸入:可稀释分泌物,使其易于排出。可选用生理盐水或重组脱氧核糖核酸酶雾化吸入,每日 2～3 次,后者可阻断中性粒细胞释放 DNA 降低痰液黏度。

（5）纤维支气管镜吸痰:若以上排痰措施实施后仍不能有效排痰,可通过纤维支气管镜向气管内注入生理盐水冲洗,稀释痰液并吸痰,也可直接向气管内注入抗生素。

3. 手术治疗　病变范围局限,全身情况较好,经充分内科治疗仍顽固反复发作者,可考虑外科手术治疗。

4. 咯血的处理　痰中带血或小量咯血,以对症治疗为主,包括休息、止咳、镇静等。年老体衰者慎用强镇咳药,防止咳嗽反射受抑制。大量咯血时可使用垂体后叶素促进止血,出血不止时可行纤维支气管镜局部注射止血或进行气囊压迫止血。

【护理诊断/问题】

1. 清理呼吸道无效　与痰多黏稠、无效咳嗽有关。

2. 有窒息的危险　与痰液潴留、大咯血有关。

3. 营养失调:低于机体需要量　与慢性感染致机体消耗增多有关。

4. 有感染的危险　与痰液引流不畅有关。

5. 焦虑　与疾病迁延、反复咯血有关。

【护理目标】

（1）能有效排痰,保持呼吸道通畅。

（2）咯血能得到及时处理,无窒息发生。

（3）调节饮食,食欲增加,维持体重在理想范围内。

（4）无继发肺部感染或肺部感染得到控制。

（5）焦虑程度减轻,情绪稳定。

【护理措施】

（一）一般护理

1. 休息与活动　急性感染或病情严重者应卧床休息,以减少肺活动度,避免因活动诱发咯血。大咯血者应绝对卧床休息,病情缓解时逐渐增加活动量,劳逸结合,避免剧烈运动。保持室内空气流通,无异味。注意保暖,避免受凉。

2. 饮食护理　给予高蛋白、高热量、高维生素、易消化饮食。指导病人在咳痰后及进食前用清水或漱口剂漱口,保持口腔清洁,祛除痰臭,增进食欲。补充水分,鼓励病人多饮水,每日饮水量在 1500 mL 以上,以稀释痰液,利于排痰。

（二）病情观察

观察痰液的量、颜色、性质、气味和黏稠度,咳嗽、咳痰与体位的关系,静置后有无分层现象,记录 24 h 排痰量。注意病人有无毒血症表现,如发热、消瘦、贫血等。定期监测体温、心率、呼吸和血压,病情严重者注意病人有无缺氧情况,如气促、发绀等表现。若出现咯血,应观察咯血的颜色、性质及量,密切观察病情变化,警惕窒息的发生。

（三）用药护理

遵医嘱应用抗生素、祛痰剂、支气管舒张药,观察治疗效果及不良反应,并指导病人掌握药物的剂量、用法、疗效和不良反应。大咯血使用垂体后叶素时,应注意观察病人有无恶心、心悸等药物不良反应,高血压、冠心病及孕妇忌用。

（四）体位引流的护理

体位引流是利用重力作用使肺、支气管内分泌物排出体外。

1. 引流前的准备　向病人及家属说明体位引流的目的、方法和注意事项,缓解其紧张情绪,取得合作。评估病情及病变部位,痰液黏稠者于引流前 15 min 给予超声雾化吸入,以稀释痰液便于引流。

2. 引流中的操作

（1）引流体位:根据病变部位协助病人采取适当的体位,使病人能接受又易于排痰,原则上应使患部位于高处,引流支气管开口位于低处,利于痰液流入大支气管和气管以排出。

（2）引流时间:宜安排在饭前 1 h 或饭后 1～3 h 进行,视病人病情和身体状况而定,一般每日 1～3 次,每次从 5～10 min 逐渐增加至 15～20 min。

（3）促进引流:指导和鼓励病人有效咳嗽,辅以胸部叩击,以提高引流效果。

（4）密切观察:引流时应有护士或家人协助,观察病人有无出汗、头晕、疲劳、面色苍白等症状,评估病人对体位引流的耐受程度。若出现咯血、发绀、头晕、心悸、面色苍白、呼吸困难等情况,应立即停止引流,通知医生及时处理。

3. 引流后的处理指导　病人用漱口剂彻底漱口,以保持口腔清洁舒适,安置病人卧床休息。观察和记录痰液的量、颜色、气味和性状。了解肺部呼吸音及啰音改变情况,评估体位引流效果。整理环境,痰液用漂白粉等消毒后弃去。

（五）心理护理

护士应尊重、关心病人,多与病人交谈,了解其心理状态,给予心理支持。向病人介绍支气管扩张反复发作的原因及治疗进展,帮助病人树立战胜疾病的信心。病人出现咯血时,应陪伴病人,使其保持情绪稳定,避免因情绪波动加重出血。

【健康教育】

1. 疾病知识指导　帮助病人及家属了解本病疾病知识,指导其正确认识和对待疾病。介绍防治百日咳、麻疹、支气管肺炎、肺结核等呼吸道感染的重要性,积极治疗上呼吸道慢性病灶。告知病人排痰的重要性,教会病人有效咳嗽、排痰的方法。指导家属帮助病人叩击背部、雾化吸入及体位引流。出现咯血时要保持镇静,将血咯出,不可屏气,以免导致窒息。注意保暖,预防呼吸道感染。

2. 生活指导　加强营养对机体康复有重要意义,要补充足够的营养,以增加机体抵抗力。多饮水,以利于排痰。戒烟、戒酒。鼓励病人参加体育锻炼,避免剧烈运动,建立良好的生活习惯,消除紧张心理。

3. 自我病情监测　指导病人和家属学会监测感染和咯血等症状,一旦病情加重,应及时就诊。

第五节　慢性支气管炎和慢性阻塞性肺疾病病人的护理

案例引导

　　李某,男性,68岁。反复咳嗽、咳痰26余年,近5年来活动后气促明显,8天前受凉后感冒发热,咳嗽、咳黄脓色黏稠痰,不易咳出,伴气促、发绀。有吸烟史40余年。身体评估:T 38.5 ℃,神志清楚,桶状胸,两肺呼吸音弱,可闻及散在干湿啰音,HR 108次/分,节律整齐。血常规示:WBC $13×10^9$/L,中性粒细胞百分数0.88。

　　问题:1. 初步考虑的临床诊断是什么?

　　2. 目前该病人主要的相关护理诊断/问题是什么?

　　3. 应采取哪些护理措施?

　　慢性阻塞性肺疾病(chronic obstructive pulmonary disease,COPD)是一组具有不完全可逆性气流受限特征,呈进行性发展的肺部疾病。COPD是呼吸系统的常见病和多发病。由于肺功能减退,严重影响病人的劳动力和生活质量。COPD的发病率和病死率高,在世界范围内,其死亡率居所有死因的第四位。COPD造成巨大的社会和经济负担,据世界卫生组织发表的研究,至2020年,COPD将成为世界疾病经济负担的第五位。

　　COPD主要与慢性支气管炎及慢性阻塞性肺气肿密切相关。当慢性支气管炎和肺气肿病人肺功能检查出现气流受限,且不能完全可逆时才可诊断为COPD。若病人只有慢性支气管炎和(或)肺气肿,而无气流受限,则不能诊断为 COPD,而视为 COPD 的高危期。支气管哮喘也有气流受限,其气流受限具有可逆性,不属于 COPD。

一、慢性支气管炎病人的护理

慢性支气管炎(chronic bronchitis)简称慢支,是指气管、支气管黏膜及其周围组织的慢性非特异性炎症。临床上以咳嗽、咳痰或伴有喘息及反复发作的慢性过程为特征。若病人每年咳嗽、咳痰达 3 个月以上,连续两年或以上,并排除其他心、肺疾病(如肺结核、尘肺、支气管哮喘、支气管扩张、肺癌、心脏病、心功能不全等)即可诊断为慢性支气管炎。病情呈缓慢进行性进展,常并发阻塞性肺气肿和肺源性心脏病。据调查,我国的患病率为 3%~5%,随着年龄的增长而增加,50 岁以上者可高达 15% 左右,北方高于南方,农村高于城市。

【护理评估】

(一) 健康史

1. 病因与发病机制 病因尚未完全清楚。目前认为是由多种不良外因与内因长期相互作用而引起的。

(1)吸烟:导致慢性支气管炎发生的最重要因素。香烟中含焦油、尼古丁和氢氰酸等化学物质,可损伤气道上皮细胞,使纤毛运动减退和巨噬细胞吞噬功能降低,导致气道净化功能下降。并能刺激黏膜下感受器,使副交感神经功能亢进,引起支气管平滑肌收缩,导致气道阻力增加以及腺体分泌增多,杯状细胞增生,支气管黏膜充血水肿、黏液积聚,易引起感染和发病。研究表明,吸烟者慢性支气管炎的患病率较不吸烟者高 2~8 倍,烟龄越长,烟量越大,患病率亦越高。戒烟后可使症状减轻或消失,病情缓解,甚至痊愈。

(2)感染因素:感染是慢性支气管炎发生和发展的重要因素之一。病毒、支原体和细菌感染为本病急性发作的主要原因。病毒感染以流感病毒、鼻病毒、腺病毒和呼吸道合胞病毒为常见。细菌感染以肺炎链球菌、流感嗜血杆菌、葡萄球菌多见。细菌感染常继发于病毒或支原体感染、气道黏膜受损的基础上。

(3)大气污染:有害气体如二氧化硫、二氧化氮、氯气及臭氧等对气道黏膜上皮均有刺激,其他粉尘如二氧化硅、煤尘、棉屑等亦可对支气管黏膜造成损伤,使纤毛清除功能下降,分泌物增加,为细菌感染创造条件。

(4)过敏因素:喘息型慢性支气管炎病人多有过敏史。过敏反应可使支气管痉挛、组织损伤和炎症发生,加重气道狭窄使阻力增加而导致疾病发生。常见的过敏因素有尘埃、虫螨、细菌、花粉、寄生虫和化学气体等。

(5)气候因素:慢性支气管炎急性较多发作于冬季。寒冷空气可刺激腺体分泌黏液增加和纤毛运动减弱,削弱气道的防御功能,还可通过反射引起支气管平滑肌痉挛,黏膜血管收缩,局部血液循环障碍,有利于继发感染。

(6)机体的内在因素:①全身或呼吸道局部防御功能减退:呼吸道净化作用、咳嗽反射、呼吸道防御功能、吞噬功能等下降,使慢性支气管炎发病率增加。②自主神经功能失调:部分病人副交感神经功能亢进,气道反应性较正常人增高,对正常人不起作用的微弱刺激,可引起支气管痉挛,分泌物增多而产生咳嗽、咳痰、继发感染等。③营养不足:如维生素 A、维生素 C 不足可使气道黏膜血管通透性改变,气道防御能力减弱,溶菌酶活力降低,黏膜上皮细胞修复功能减退,促使疾病发生与发展。

（二）临床表现

起病多缓慢，病程较长，部分病人发病前有急性支气管炎、流感或肺炎等急性感染史，迁延不愈而发展为本病。

1. 症状：慢性咳嗽、咳痰、喘息是慢性支气管炎的突出表现。初期症状轻微，仅在冬春季节、吸烟、接触有害气体、过度劳累、感冒后引起急性发作或症状加重，白天较轻，早晚加剧，睡眠时或晨起有阵咳。痰呈白色黏液或浆液泡沫状，偶可带血，合并感染时，咳嗽、咳痰增加，为黄色脓性痰或黏液脓性痰，体位变动时可刺激排痰。支气管痉挛、支气管黏膜水肿、痰液阻塞可引起喘息。并发肺气肿时，可表现为活动后气促。

2. 体征：早期多无异常体征。急性发作时，双肺可闻及湿啰音，多在背部及肺底部，咳嗽后可减少或消失。喘息性慢性支气管炎发作时，可闻及哮鸣音及呼气延长，而且不易完全消失。长期反复发作，可有肺气肿征象。

3. 临床分型与分期：①临床分型：可分为单纯型和喘息型。单纯型主要表现为咳嗽、咳痰；喘息型除有咳嗽、咳痰外尚有喘息症状，常伴有哮鸣音。②临床分期：按病情进展可分为 3 期。a. 急性发作期指在 1 周内出现脓性或黏液脓性痰，痰量明显增加，或伴有发热等炎症表现，或咳、痰、喘任何一项症状明显加重；b. 慢性迁延期指有不同程度的咳、痰、喘症状迁延 1 个月以上者；c. 临床缓解期指经治疗或自然缓解，症状基本消失或偶有轻微咳嗽、少量痰液，持续 2 个月以上者。

（三）心理和社会状况

由于病程长、反复发作，身体每况愈下，给病人及家庭带来较重的精神和经济负担，病人易出现烦躁不安、忧郁、焦虑的情绪。由于缺氧，年老者咳嗽无力，痰不易咳出，容易产生精神不振、失眠、语言交流费力等。

（四）辅助检查

1. 血液检查 慢性支气管炎急性发作期或并发肺部感染时，可见白细胞计数及中性粒细胞百分数增多。缓解期多无变化。

2. 痰液检查 急性发作期痰液外观多呈脓性，痰涂片或培养可明确致病菌。

3. X 线检查 早期可无异常，随病变进展可见两肺纹理增粗、紊乱，呈网状或条索状、斑点状阴影，以下肺野较明显。由支气管管壁增厚、细支气管或肺泡间质炎症细胞浸润或纤维化所致。

4. 呼吸功能检查 早期常无异常，发展到气道狭窄或有阻塞时，逐渐出现阻塞性通气功能障碍的表现。

（五）诊断要点

病人咳嗽、咳痰，或伴有喘息，每年发病持续 3 个月，连续两年或两年以上，并排除其他慢性气道疾病，即可明确诊断。

（六）治疗要点

治疗原则是急性发作期和慢性迁延期以控制感染及对症治疗为主，临床缓解期应加强锻炼，提高机体抵抗力，预防上呼吸道感染，减少并发症的发生。

1. 控制感染 根据痰细菌培养和药物敏感试验的结果进行抗生素的选择，对未能确定病原菌者可采取经验治疗。轻者可口服或肌注,严重者应静脉给药。常选用青霉素类、头孢菌素类、大环内酯类、氨基糖苷类、喹诺酮类等抗生素,疗程视病情轻重而定。

2. 祛痰止咳　常用氨溴索、溴己新、喷托维林、氯化铵合剂等,必要时可雾化吸入治疗,以改善或消除症状。

3. 解痉平喘　有喘息症状者可选用解痉平喘药物,如异丙托溴铵、沙丁胺醇、氨茶碱等。

4. 提高机体免疫力　临床缓解期可采用气管炎菌苗,每周皮下注射 1 次,剂量自 0.1 mL 开始,每次递增 0.1~0.2 mL,直至 0.5~1.0 mL 为维持量。一般在发作季节前开始注射,如有效应坚持使用 1~2 年。卡介苗多糖核酸连用 3 个疗程,亦可肌内注射人血丙种球蛋白,每次 5 mL,每 2~4 周注射 1 次,于发病季节前用药,可提高机体免疫力,减少呼吸道感染及慢性支气管炎急性发作。

【护理诊断/问题】

1. 清理呼吸道无效　与分泌物多而黏稠有关。

2. 焦虑　与病程长、反复发作有关。

【护理目标】

(1) 能有效咳出痰液,保持呼吸道通畅。

(2) 焦虑减轻或消失,情绪稳定。

【护理措施】

(一) 一般护理

保持室内空气流通、新鲜,冬季应有取暖设备,避免病人受凉感冒,以免加重病情。加强营养,给予高蛋白、高热量、高维生素、易消化的食物,注意食物的色、香、味。鼓励病人多饮水,足够的水分可保证呼吸道黏膜的湿润,利于痰液稀释和排出。戒烟、酒。

(二) 病情观察

观察病人有无发热、咳嗽,痰液的性质、颜色、气味和量,有无喘息及其严重程度。若出现咳痰不畅、呼吸困难症状加重时,要立即报告医生,协助处理。

(三) 用药护理

按医嘱合理使用抗生素及祛痰止咳药物,注意药物不良反应,以祛痰为主,不宜选用强烈镇咳药,以免抑制咳嗽中枢,加重呼吸道阻塞,导致病情恶化。

(四) 对症护理

发热病人应注意观察其体温、血压、神志等的变化,酌情进行物理降温,必要时用解热药物。鼓励病人有效咳嗽、咳痰,对体弱卧床、痰多而黏稠的病人,可协助翻身、叩背或雾化吸入等促使痰液排出,保持呼吸道通畅。

(五) 心理护理

向病人和家属介绍本病的基本知识,急性发作时给予适当的处理,护士应保持镇静以减轻病人的焦虑。关心体贴、鼓励病人,协助病人适当活动,避免病人产生依赖心理。多与病人沟通,增强病人治疗疾病的信心。

【健康教育】

1. 疾病知识指导　向病人及家属宣传本病的有关知识,使病人树立信心,坚持配合治疗。

2. 生活指导 生活规律,疾病缓解期进行适当的体育锻炼,加强营养,增强体质。气候变化时注意衣服的增减,避免受凉。耐寒锻炼需从夏季开始,先用手按摩面部,后用冷水浸毛巾拧干后擦头面部,渐及四肢,以提高耐寒能力,预防和减少本病的发作。同时,应避免尘埃和煤烟对呼吸道的刺激,戒烟。

3. 定期复查 告知病人定期随访,若发现有呼吸道感染症状时,应立即就诊。

二、阻塞性肺气肿病人的护理

阻塞性肺气肿(obstructive pulmonary emphysema)简称肺气肿,是指终末细支气管远端(呼吸性细支气管、肺泡管、肺泡囊和肺泡)的气道弹性减退、过度膨胀、充气和肺容积增大或同时伴有肺泡壁和细支气管管壁破坏的病理状态。肺气肿是严重危害我国人民身体健康的常见疾病,患病率随年龄的增长而增加,临床上多为慢性支气管炎的并发症。

【护理评估】

（一）健康史

1. 病因 尚未完全阐明,肺气肿是支气管和肺疾病常见的并发症,主要由慢性支气管炎发展而来,故引起慢性支气管炎的各种因素,如吸烟、感染、大气污染、职业性粉尘和有害气体的长期吸入、过敏等均可致病。

2. 发病机制 肺气肿的发病机制尚未阐明,一般认为是多种因素协同作用所致。

（1）阻塞性通气障碍:慢性细支气管炎时,由于小气道的狭窄、阻塞或塌陷,导致阻塞性通气障碍,使肺泡内残气量增多。而且细支气管周围的炎症,使肺泡壁破坏、弹性减弱,更影响到肺的排气能力,末梢肺组织则因残气量不断增多而发生扩张,肺泡孔扩大,肺泡间隔断裂,扩张的肺泡互相融合形成气肿囊腔。导致肺泡内储气量增多、肺泡内压增高。

（2）弹性蛋白酶增多、活性增高:与肺气肿发生有关的内源性蛋白酶主要是中性粒细胞和单核细胞释放的弹性蛋白酶,此酶能降解肺组织中的弹性硬蛋白、结缔组织基质中的胶原和蛋白多糖,破坏肺泡壁结构。遗传性 α_1-抗胰蛋白酶缺乏是引起原发性肺气肿的原因,仅一个抗胰蛋白酶缺乏的家族,其肺气肿的发病率比一般人高15倍。在我国因遗传性 α_1-抗胰蛋白酶缺乏引起的原发性肺气肿非常罕见。

（3）通气/血流比例失调:随着肺气肿日益加重,膨胀的肺泡挤压周围的毛细血管,使其大量退化而减少,肺泡间血流量减少,导致通气/血流比例失调,出现换气功能障碍,从而引起缺氧和二氧化碳潴留,进而出现呼吸困难,甚至发展为呼吸衰竭。

3. 病理 肺气肿的病理改变可见肺过度膨胀,弹性减退。按累及肺小叶的部位,可分为小叶中央型、全小叶型和混合型三类,以小叶中央型多见。

（二）临床表现

1. 症状 慢性支气管炎并发肺气肿时,在原有咳嗽、咳痰、喘息等症状的基础上出现逐渐加重的呼吸困难。早期仅在体力劳动或上楼等活动时出现,随着病变逐渐加重,轻度活动甚至安静时也出现呼吸困难。当慢性支气管炎急性发作时,支气管分泌物增多,进一步加重通气功能障碍,出现胸闷、气急加重等症状。严重时,可出现呼吸衰竭表现,如发绀、头痛、嗜睡、神志恍惚等。

2. 体征 早期体征不明显。随着病情发展可出现桶状胸,呼吸运动减弱,触诊语颤减弱或消失,叩诊呈过清音,心浊音界缩小或不易叩出,听诊心音遥远,呼吸音减弱,呼气延长,并发感染时肺部可有干、湿啰音。严重缺氧时,发绀明显。

3. 并发症 常见的并发症有自发性气胸、肺源性心脏病、呼吸衰竭、肺部急性感染等。

4. 临床分型 阻塞性肺气肿按临床表现可分为以下两种类型:①气肿型(又称红喘型):主要病理改变为全小叶型或伴小叶中央型肺气肿,临床上隐匿起病,病程较长,咳嗽、咳痰较轻,呼吸困难明显,多呈持续性,由于通气过度,动脉血氧分压可正常或稍低,呈喘息外貌,无发绀;晚期可发生呼吸衰竭和右心衰竭。②支气管炎型(又称紫肿型):主要病理变化为严重慢性支气管炎伴小叶中央型肺气肿,多见于肥胖体型,发病年龄较早,以呼吸道感染为主,咳嗽较重,咳黏液脓性痰,量多,呼吸困难相对较轻,动脉血氧分压常明显降低,早期有发绀,较早出现呼吸衰竭和右心衰竭。

(三)心理和社会状况

随着病情发展,肺功能及日常生活活动能力下降,影响健康和劳动力,给家人及家庭带来精神和经济负担,病人心理压力加重,常出现焦虑、悲观、失望等心理反应。

(四)辅助检查

1. 血液检查 继发感染时,血中白细胞计数及中性粒细胞百分数增多。

2. 痰液检查 痰涂片或培养可查出致病菌。

3. 胸部 X 线检查 胸廓扩张,肋间隙增宽,肋骨平行,膈及胸廓运动减弱,两肺野透亮度增加,肺周围血管纹理减少、变细,心影狭长。胸部 CT 比胸片更具敏感性与特异性,但不应作为常规检查。

4. 动脉血气分析 若出现明显缺氧和二氧化碳潴留时,则动脉血氧分压(PaO_2)降低,二氧化碳分压($PaCO_2$)升高,并可出现失代偿性呼吸性酸中毒,pH 值降低。

5. 呼吸功能检查 对阻塞性肺气肿诊断、严重程度评价、疾病进展、预后及治疗反应等有重要意义。早期多无异常,发展到呼吸道狭窄或阻塞时,可出现阻塞性通气功能障碍,第一秒用力呼气容积占用力肺活量的百分比值(FEV_1/FVC)降低明显,常小于 60%,最大通气量减少,残气量增加,残气量占肺总量的百分比(RV/TLC)>40%说明肺过度充气,对诊断阻塞性肺气肿有重要意义。$FEV_1/FVC<60\%$是评价气流受限的敏感指标。

(五)诊断要点

根据吸烟等高危因素史、临床表现、体征及肺功能检查等综合分析即可明确诊断。

(六)治疗要点

治疗目的在于改善呼吸功能,提高病人工作、生活能力。治疗方法有解除气道阻塞中的可逆因素,控制咳嗽和痰液的生成,消除和预防气道感染,控制各种可以矫治的并发症如低氧血症,避免吸烟和其他气道刺激物、麻醉和镇静剂及所有可能加重本病的因素。

1. 急性发作期的治疗 以控制感染为主,辅以氧疗、祛痰、止咳、解痉平喘等治疗措施。氧疗的指征是 $PaO_2<60$ mmHg,常用鼻导管持续低流量给氧,一般吸氧浓度为 25%～29%,应避免吸氧浓度过高加重 CO_2 潴留。

2. 缓解期的治疗 增强体质,避免外界因素刺激,预防呼吸道感染,进行呼吸功能训练的耐寒锻炼以防复发。可进行长期家庭氧疗(LTOT),LTOT 可提高 COPD 慢性呼吸衰竭者的生活质量和生存率。LTOT 的主要指征是 $PaO_2<55$ mmHg，一般采用鼻导管吸氧，氧流量控制在 $1\sim2$ L/min，每日吸氧时间$\geqslant15$ h，特别是睡眠时间不可间歇，以防熟睡时呼吸中枢兴奋性更低或上呼吸道阻塞而加重缺氧。氧疗目标是使 PaO_2 维持在 $60\sim65$ mmHg 和（或）$SaO_2$$>90\%$，并且 CO_2 潴留无明显加重。

【护理诊断/问题】

1. 气体交换受损 与气道阻塞、通气不足、肺泡呼吸面积减少有关。

2. 清理呼吸道无效 与呼吸道分泌物过多、痰液黏稠、咳嗽无力有关。

3. 营养失调：低于机体需要量 与食欲降低、摄入减少、腹胀等有关。

4. 焦虑 与呼吸困难、病情加重有关。

5. 活动无耐力 与日常活动时供氧不足、疲乏有关。

6. 潜在并发症 自发性气胸、呼吸衰竭、肺源性心脏病等。

【护理目标】

（1）能有效进行呼吸功能锻炼，呼吸功能得到改善。

（2）能有效咳嗽、排痰，保持呼吸道通畅。

（3）合理饮食，营养状况得到改善。

（4）焦虑减轻或消失，情绪稳定。

（5）活动耐力增强。

（6）能及时发现并发症，并发症减轻或消失。

【护理措施】

（一）一般护理

1. 休息与活动 保持空气流通、新鲜，注意保暖，防止受凉。视病情严重程度安排活动与休息。急性发作期卧床休息，协助病人取半坐卧位或端坐位。缓解期为病人安排适当活动，尽可能使其生活自理，活动时以不感到疲劳、不加重症状为宜。

2. 饮食护理 重视营养摄入，改善营养状态，提高机体的免疫力。给予高蛋白、高热量、高维生素的流质或半流饮食，避免进食汽水、啤酒、豆类、马铃薯等产气食物，以免影响膈肌运动。

（二）病情观察

密切观察生命体征、神志、尿量的变化，尤其注意呼吸频率、节律、深度，及时评估呼吸困难的程度；观察咳嗽、咳痰情况，包括痰液的颜色、量、性状、咳痰是否顺畅；注意动脉血气分析和水、电解质、酸碱平衡情况；肺气肿易并发自发性气胸，若出现突然加剧的呼吸困难，并伴有明显的胸痛、发绀，听诊时呼吸音减弱或消失，叩诊时呈鼓音，应考虑有气胸存在。

（三）氧疗的护理

呼吸困难伴低氧血症者，应予低流量、低浓度持续给氧，氧流量为 $1\sim2$ L/min，氧浓度为 $25\%\sim29\%$。COPD 病人因长期 CO_2 潴留，主要靠缺氧刺激呼吸中枢，如果吸入高浓度的氧，会导致呼吸频率和幅度降低，引起 CO_2 潴留，因此，应避免吸入氧浓度过高的氧。氧疗有效的指标为病人呼吸困难减轻、发绀减轻、呼吸频率和心率减慢、活动耐力增加。

（四）用药护理

遵医嘱合理使用抗生素、支气管舒张药、祛痰药和糖皮质激素等，注意观察疗效及不良反

应。慎用强镇咳药、安眠药、镇静药、止痛药、麻醉药,以免抑制呼吸、抑制咳嗽反射。指导病人正确咳嗽、协助病人翻身、背部叩击,以促进排痰,必要时行雾化吸入治疗。

（五）呼吸功能锻炼

加强胸、膈呼吸肌肌力和耐力,改善呼吸功能,对于改善早期肺功能症状及缓解期症状都具有重要意义。

1. 缩唇呼吸　目的是提高呼气期肺泡内压力,防止呼气时小气道过早闭合,有利于肺泡内气体的排出。指导病人闭嘴经鼻吸气,缩拢口唇似吹口哨状,持续缓慢呼气,呼气与吸气时间比为（2∶1）～（3∶1）。缩唇大小程度与呼气流量以能使距口唇15～20 cm处的蜡烛火焰随气流倾斜又不至于熄灭为宜。

2. 腹式呼吸　深而慢的腹式呼吸,可通过腹肌的主动舒张与收缩加强腹肌训练,使呼吸阻力减低,肺泡通气量增加,提高呼吸效率。开始训练时以半坐卧位为宜,立位时上半身略向前倾,可使腹肌放松,情绪安定,用鼻吸气,经口呼气,呼吸要缓慢均匀,切勿用力呼气,吸气时腹肌放松,腹部鼓起,呼气时腹肌收缩,收缩腹部。开始训练时,病人可将一手放在腹部,另一手放在前胸,以感知胸腹起伏,呼吸时应使胸廓保持最小的活动度,呼气与吸气时间比为（2∶1）～（3∶1）,每分钟呼吸7～8次,每次练习10～15 min,每日2次,熟练后可增加训练次数和时间,并可在各种体位时随时进行练习,最终成为呼吸的习惯形式。

3. 缩唇腹式呼吸　将缩唇呼吸与腹式呼吸结合进行,是COPD缓解期改善肺功能的最佳方法。

4. 呼吸操　双手上举,用鼻缓慢吸气时,膈肌最大限度下降,腹部凸出。弯腰,双手下垂并与上身垂直,同时缩唇呼吸,腹肌收缩,呼气与吸气时间比例为（2∶1）～（3∶1）。

（六）心理护理

由于病程长、经济负担重、社会活动减少,病人容易丧失信心,多有焦虑、抑郁等心理障碍。护士应关心、体贴病人,多与病人和家属沟通,疏导其心理压力,增强病人治疗疾病的信心。

【健康教育】

1. 疾病知识指导　向病人和家属介绍COPD的相关知识,使其认识到疾病虽是不可逆的,但积极预防和治疗可减少急性发作,改善呼吸功能,延缓病情进展,提高生活质量。指导长期家庭氧疗的目的、方法及注意事项,供氧装置周围严禁烟火,氧疗装置应定期更换、清洁、消毒等。

2. 疾病预防指导　告知吸烟的危害,劝导病人戒烟,避免粉尘和刺激性气体的吸入;增强体质,进行耐寒锻炼,防止急性呼吸道感染;重视缓解期营养摄入,改善营养状况;指导病人制订合理的运动计划,坚持呼吸训练,以改善呼吸功能。

3. 病情监测及用药指导　教会病人自我监测病情的方法,学会识别出现并发症的表现,病情变化时及时就诊。介绍药物治疗的目的、用法、剂量和不良反应,遵医嘱正确用药,勿滥用药物。

4. 心理指导　引导病人适应慢性病并以积极的心态对待疾病,培养生活兴趣,如听音乐、养花种草等爱好,以分散注意力,减少孤独感,缓解焦虑、紧张的精神状态。

第六节 慢性肺源性心脏病病人的护理

案例引导

余某,女性,62岁。因反复咳嗽、呼吸困难10年,加重3天入院。护理评估: T 36.5 ℃,P 123次/分,R 32次/分,BP 105/70 mmHg,口唇发绀,颈静脉怒张,肝肋下3 cm,双下肢出现凹陷性水肿。

问题:1. 初步考虑该病人的临床诊断是什么?

2. 目前该病人主要的相关护理诊断/问题是什么?

3. 应采取哪些护理措施?

慢性肺源性心脏病(chronic pulmonary heart disease)简称肺心病,是由肺组织、肺血管或胸廓的慢性病变引起的肺组织结构和(或)功能异常,导致肺循环阻力增加、肺动脉高压,进而引起右心室肥厚、扩大,伴或不伴右心衰竭的心脏病。患病年龄多在40岁以上,患病率随年龄的增长而增高,北方高于南方,农村高于城市,男女发病无明显差异。急性发作以冬、春季多见。

【护理评估】

(一) 健康史

1. 病因 按原发病的不同部位分为以下几类。

(1) 支气管-肺疾病:以慢性阻塞性肺疾病最多见,占80%~90%,其次为支气管哮喘、支气管扩张症、重症肺结核、肺尘埃沉着症、间质性肺炎等。

(2) 胸廓运动障碍性疾病:较少见,严重的脊椎侧凸、脊椎后凸、脊椎结核、胸膜广泛粘连及胸廓成形术后造成的严重胸廓或脊椎畸形及神经肌肉疾病如脊髓灰质炎等,均可限制胸廓活动,使肺受压、支气管扭曲或变形,导致肺功能受损。气道引流不畅,肺部反复感染,易并发肺气肿或纤维化,引起缺氧、肺血管收缩、狭窄、阻力增加,致肺动脉高压,发展成慢性肺心病。

(3) 肺血管疾病:慢性血栓栓塞性肺动脉高压、肺小动脉炎、原因不明的原发性肺动脉高压等,均可引起肺血管狭窄、阻塞,致肺血管阻力增加、肺动脉高压和右心室负荷加重,发展成慢性肺心病。

(4) 其他:神经肌肉疾病、原发性肺泡通气不足及先天性口咽畸形、睡眠呼吸暂停综合征等均可产生低氧血症,引起肺血管收缩、肺动脉高压而发展成慢性肺心病。

2. 发病机制 引起右心室肥厚、扩大的先决条件是肺功能和结构的不可逆改变,引起反复的气道感染和低氧血症,导致一系列体液因子和肺血管的变化,使肺血管阻力增加、肺动脉血管的结构重塑,产生肺动脉高压。

(1)肺动脉高压的形成:①肺血管阻力增加的功能性因素:包括缺氧、高碳酸血症和呼吸性酸中毒,可使肺血管收缩、痉挛,其中缺氧是形成肺动脉高压的最重要因素。②肺血管阻力增加的解剖学因素:慢性阻塞性肺疾病长期反复发作,累及临近肺小动脉,引起血管炎,管壁增厚、管腔狭窄甚至闭塞,使肺血管阻力增加。随着肺气肿的加重,肺泡内压增高压迫肺泡毛细血管,造成管腔狭窄或闭塞。肺泡壁破裂,导致肺泡毛细血管网毁损,减损超过70%时肺循环阻力增加,慢性缺氧使肺血管重塑,血栓形成增加肺血管阻力。③血液黏稠度增加和血容量增多:慢性缺氧引起继发性红细胞增多,血液黏稠度增加,血流阻力随之增高。缺氧可使醛固酮增加,致水钠潴留,并使肾小动脉收缩,肾血流量减少而加重水钠潴留,使血容量增多,肺动脉压升高。

(2)心脏病变和心力衰竭:肺动脉高压早期,右心室发挥代偿功能,克服肺动脉高压的阻力,引起右心室肥厚。随着病情的进展,肺动脉压持续升高,超过右心室代偿能力,右心室失代偿而致右心室功能衰竭。

(3)其他重要器官损害:缺氧和高碳酸血症除影响心脏外,还可导致脑、肝、肾、胃肠等重要器官,以及内分泌系统、血液系统等发生病理改变,引起多器官功能损害。

(二)临床表现

本病病程缓慢,临床上除原有肺、胸疾病的各种症状和体征外,主要是逐步出现肺、心功能衰竭以及其他器官损害的表现。按功能分为代偿期和失代偿期。

1. 肺、心功能代偿期(包括缓解期)　①症状:主要是慢性阻塞性肺气肿的表现,咳嗽、咳痰、气促,活动后可有心悸、呼吸困难、乏力和劳动耐力下降。急性感染可加重症状。②体征:可有不同程度的发绀和明显的肺气肿体征,心音遥远,肺动脉瓣区第二心音亢进,提示有肺动脉高压。三尖瓣区可有收缩期杂音或剑突下心脏搏动增强,多提示右心室肥大。部分病人由于肺气肿使胸膜腔内压升高,阻碍腔静脉回流,可出现颈静脉充盈,又因膈下降,使肝上界及下缘明显下降。

2. 肺、心功能失代偿期(包括急性发作期)　主要临床表现以呼吸衰竭为主,有或无心力衰竭。

(1)呼吸衰竭:多发生Ⅱ型呼吸衰竭,常见诱因为急性呼吸道感染,表现为呼吸困难加重,以夜间为甚,常伴头痛、失眠、食欲下降,严重者出现嗜睡、谵妄、昏迷等肺性脑病的表现。体征为明显发绀、视网膜血管扩张、视乳头水肿,严重者有颅内压增高的表现。二氧化碳潴留可出现呼吸浅慢、球结膜充血、水肿、面色及皮肤潮红、多汗等。

(2)心力衰竭:主要表现为右心衰竭,除原肺、胸疾病的症状更明显外,有明显气急、心悸、食欲缺乏、腹胀、恶心等表现。体征可出现颈静脉怒张,心率增快,可出现心律失常,剑突下可闻及收缩期杂音。肝肿大且有压痛,肝颈静脉回流征阳性,身体下垂部位及下肢水肿,重者可有腹腔积液(又称腹水)。少数病人可出现肺水肿和全心衰竭的体征。

3. 并发症　肺性脑病、酸碱失衡及电解质紊乱、心律失常、休克、消化道出血、弥散性血管内凝血(DIC)等,其中肺性脑病是慢性肺心病死亡的首要原因。

(三)心理和社会状况

由于病程长,反复发作,病人逐渐丧失工作能力,身心备受折磨,给病人及家属带来沉重的精神和经济负担。病人易出现焦虑、悲观、沮丧等心理反应,因久治不愈而对治疗缺乏信心。

（四）辅助检查

1. 血液检查 红细胞及血红蛋白可升高,全血黏稠度和血浆黏稠度可增加。合并感染时白细胞计数和中性粒细胞百分数增高或有核左移。部分病人可有肾功能、肝功能的改变。可出现钾、钠、氯、钙等电解质的变化。

2. X线检查 除原有肺、胸基础疾病及急性肺部感染的特征外,尚有肺动脉高压症:右下肺动脉干扩张,其横径≥15 mm;横径与气管横径比值≥1.07;肺动脉段明显突出或其高度≥3 mm;右心室增大征等。上述表现皆为诊断慢性肺心病的主要依据。

3. 血气分析 慢性肺心病失代偿期可出现低氧血症或高碳酸血症,若$PaO_2 < 60$ mmHg、$PaCO_2 > 50$ mmHg,表示有呼吸衰竭。

4. 心电图检查 主要表现右心室肥大的改变,如电轴右偏、额面平均电轴≥+90°,重度顺钟向转位、肺型P波和右束支传导阻滞等。

5. 超声心动图检查 右心室流出道内径≥30 mm,右心室内径≥20 mm,右心室前壁厚度≥5 mm,左、右心室内径比值<2,右肺动脉内径或肺动脉干及右心房增大等指标,对诊断慢性肺心病有参考价值。

6. 其他 肺功能检查对早期、缓解期慢性肺心病病人有意义。痰细菌学检查可判断致病菌,指导抗生素的选用。

（五）诊断要点

根据病人有慢性支气管炎、肺气肿、其他肺胸疾病或肺血管病变,并引起肺动脉高压、右心室增大或右心功能不全表现,如颈静脉怒张、肝肿大压痛、肝颈静脉回流征阳性、下肢水肿等,结合心电图、X线、超声心动图等检查情况,可以做出诊断。

（六）治疗要点

治疗原则有保持呼吸道通畅,改善呼吸功能;纠正缺氧和二氧化碳潴留;控制感染、祛痰、解痉;纠正心力衰竭;防治并发症。

1. 消除诱因 戒烟,消除加重本病的各种因素。

2. 控制感染 根据痰菌培养及药敏试验结果选择有效抗生素,常用青霉素类、氨基糖苷类、喹诺酮类及头孢菌素类等抗生素。

3. 保持呼吸道通畅,改善呼吸功能 给予祛痰、解痉平喘药物等,保持呼吸道通畅,纠正缺氧和二氧化碳潴留,采用低流量、低浓度持续吸氧,改善缺氧状况。

4. 控制心力衰竭、纠正心律失常 肺心病病人一般经控制感染、改善呼吸功能后,心力衰竭可改善,不需加用利尿剂。但对治疗无效的重症病人,可适当选用利尿药、正性肌力药或血管扩张药。①利尿剂:有减少血容量、减轻右心负荷和消除水肿的作用。原则上选用作用轻、剂量小、疗程短的药物,间歇用药,如氢氯噻嗪、氨苯蝶啶等。②正性肌力药:原则上选用剂量小、作用快、排泄快的洋地黄类药物,一般为常规剂量的1/2或2/3量。③血管扩张药:可减轻心脏前、后负荷,降低心肌耗氧量,增强心肌收缩力,对部分顽固性心力衰竭有一定效果,但效果不如治疗其他心脏病那样明显。经积极抗感染、纠正缺氧等治疗后,心律失常常可自行消失。如果持续存在,可根据心律失常的类型选用药物。

5. 并发症的防治 积极预防和治疗并发症,如抗休克治疗、抗凝治疗等。

6. 缓解期治疗 积极治疗原发疾病,去除诱因,长期家庭氧疗、调整免疫功能、营养疗法等,以增强病人的免疫功能,减少或避免急性发作,进行运动和呼吸功能锻炼如呼吸操、缩唇呼吸、腹式呼吸等,改善心肺功能。

【护理诊断/问题】

1. 气体交换受损 与缺氧、二氧化碳潴留导致肺血管阻力增高有关。

2. 清理呼吸道无效 与呼吸道感染、痰多黏稠、咳嗽无力有关。

3. 活动无耐力 与肺、心功能失代偿或缺氧有关。

4. 体液过多 与右心功能不全,体循环淤血有关。

5. 营养失调:低于机体需要量 与反复感染、呼吸困难等引起食欲减退有关。

6. 潜在并发症 肺性脑病、酸碱失衡及电解质紊乱等。

【护理目标】

(1) 动脉血气分析值在正常范围内,呼吸困难改善。

(2) 能进行有效咳嗽,保持呼吸道通畅。

(3) 活动耐力逐渐增加。

(4) 尿量增加,水肿减轻或消失。

(5) 合理饮食,营养状况得到改善。

(6) 能及时发现并发症,并发症减轻或消失。

【护理措施】

(一) 一般护理

1. 休息与活动 保持安静、舒适的环境,温度、湿度适宜。肺、心功能失代偿期应绝对卧床休息,减少机体耗氧量,促进心、肺功能的恢复,并有利于增加肾血流量,促进利尿。协助病人采取舒适的体位,若有胸腔积液、腹腔积液、呼吸困难严重者应取半坐卧位或坐位。病情许可时应鼓励病人下床适当活动,并注意搀扶。有肺性脑病先兆者,可使用床档或约束肢体,加强安全防护。肺、心功能代偿期,鼓励病人进行适量活动,活动量以不引起疲劳、不加重症状为宜。

2. 饮食护理 提供高蛋白、高热量、高维生素、易消化的饮食,少量多餐,以软食为主。忌食辛辣刺激性食物,戒烟、酒。避免含糖高的食物,以免引起痰液黏稠。若出现腹腔积液或水肿、尿少时,应限制水、钠摄入,防止便秘。

(二) 病情观察

观察病人生命体征、神志、尿量、咳嗽、咳痰、呼吸困难、发绀、水肿等情况,必要时记 24 h 出入液量。监测动脉血气分析,若病人出现头痛、烦躁不安、神志改变等,可能为肺性脑病,应及时报告医生。

(三) 氧疗护理

常用低流量、低浓度持续给氧,氧流量 1~2 L/min,氧浓度为 25%~29%,维持 PaO_2 在 60 mmHg 以上。氧疗过程中应密切观察氧疗效果,氧疗有效的指标为病人呼吸困难减轻、发绀减轻、呼吸频率和心率减慢、尿量增多、皮肤温度转暖、活动耐力增加。严重呼吸困难者可通过面罩加压呼吸机辅助呼吸,必要时进行气管插管建立人工气道。

(四) 保持呼吸道通畅

鼓励病人有效咳嗽,辅以背部叩击,促进排痰,改善肺泡通气。对体弱卧床者,应每 2 h 协助翻身 1 次,及时清除痰液。对神志不清者,可行机械吸痰,注意无菌操作。酌情使用祛痰止咳、解痉平喘药物,保持呼吸道通畅。气雾疗法能达到洁净气道、消炎、祛痰、解痉等作用。

（五）用药护理

遵医嘱给予抗生素，注意给药方法、剂量和用药时间，输液时应现配现用，以免失效。遵医嘱给予利尿剂、强心剂、呼吸兴奋剂等药物，注意观察药物疗效及其不良反应。二氧化碳潴留严重、呼吸道分泌物多者应慎用或禁用安眠药、镇静剂，以免抑制呼吸功能和咳嗽反射，诱发或加重肺性脑病。

（六）心理护理

及时了解病人的心理状况，有针对性地进行安慰、解释，尤其对病情较重的病人更应多给予心理支持。二氧化碳潴留者往往昼睡夜醒，要加强巡视，多沟通，必要时给予陪护，增加病人的安全感。

【健康教育】

1. 疾病知识指导　向病人和家属介绍疾病的发生、发展过程，告知病人去除病因和诱因的重要性。应积极防治呼吸道疾病，避免各种诱发因素，尽可能减少发作次数，延缓病情进展。鼓励病人坚持呼吸功能锻炼，如腹式呼吸、缩唇呼吸等，以改善呼吸功能。

2. 生活指导　保持居室空气新鲜，定期通风，温度、湿度适宜。鼓励病人戒烟，避免尘埃和刺激性气体的吸入，避免接触上呼吸道感染者。冬季注意保暖，避免受凉。避免到人多、空气混浊的公共场所。缓解期适当进行体育锻炼，如有计划地进行散步、慢跑、气功、打太极拳等，注意劳逸结合。向病人及家属解释饮食营养的重要性，指导病人摄入足够热量、维生素和水分，以保证机体需要，增加抗病能力。

3. 用药指导指导　病人遵医嘱用药并注意观察药物的不良反应，定期随访。

4. 定期复查　教会病人自我监测病情的方法，注意病情变化，能识别呼吸道感染、肺性脑病、右心衰竭等征象。若出现体温升高、呼吸困难加重、咳嗽剧烈、咳痰不畅、尿量减少、水肿明显或发现病人神志淡漠、嗜睡或兴奋躁动等，均提示病情变化或疾病加重，应及时就诊。

【护理评价】

（1）呼吸困难有无缓解，血气分析是否在正常范围内。

（2）咳嗽有无减轻，痰液能否排出，呼吸道是否通畅。

（3）活动耐力有无增加。

（4）尿量有无增加，水肿是否减轻或消失。

（5）情绪是否稳定，营养状况有无改善。

（6）并发症是否得到有效预防，减少或未发生并发症。

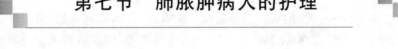

第七节　肺脓肿病人的护理

案例引导

刘某，男性，50 岁。因咳嗽、咳脓痰三个月，咯血一周入院。身体评估：

T 37.5 ℃,P 95 次/分,R 20 次/分,BP 130/80 mmHg,左下肺叩诊呈浊音,可闻及支气管呼吸音。胸部 CT 示:左肺下叶可见一高密度影,内有一小空洞。

　　问题:1. 为进一步明确诊断,该病人应做哪些检查?

　　2. 该病人存在哪些相关护理诊断/问题?

　　3. 应采取哪些护理措施?

　　肺脓肿(lung abscess)是由多种病原菌引起的肺组织化脓性病变。早期为肺组织的化脓性炎症,继而坏死、液化,由肉芽组织包绕形成脓肿。临床特征为高热、咳嗽,咳大量脓臭痰。本病多发生于青壮年男性及年老体弱有基础疾病者。自抗生素广泛应用以来,其发病率已明显降低,治疗成功率大为提高。

【护理评估】

(一) 健康史

1. 病因　急性肺脓肿感染的细菌一般与口腔、上呼吸道的定植菌密切相关,包括需氧、厌氧和兼性厌氧。常见的需氧和兼性厌氧菌有肺炎球菌、金黄色葡萄球菌、溶血性链球菌、克雷白杆菌、绿脓杆菌等;厌氧菌有脆链球菌、脓球菌、核粒梭形杆菌等。本病常为多种细菌混合感染,其中厌氧菌感染达 80%～90%。

2. 发病机制　肺脓肿的发生和发展,常有细菌感染、支气管阻塞和全身抵抗力降低等因素。根据病因和感染途径,肺脓肿分为三种类型。

(1) 吸入性肺脓肿:病原体经口、鼻、咽腔吸入所引起的肺脓肿。正常情况下,呼吸道的分泌物和吸入物借助咳嗽反射排出体外。但当病人处于熟睡、意识障碍、麻醉、醉酒等情况时,或由于受寒、极度疲劳等诱因,全身免疫力与气道防御清除功能降低,吸入的病原菌可致病。此外,还可因鼻窦炎、龋齿、齿龈炎、牙槽脓肿、扁桃体炎等分泌物吸入致病。吸入性肺脓肿临床上较为多见,其发病部位与解剖结构和吸入时的体位有关,常为单发性,右侧好发。病原体多为厌氧菌。

(2) 继发性肺脓肿:是在肺部病变或邻近器官病变的基础上继发感染所致的肺脓肿,如支气管囊肿、细菌性肺炎、支气管扩张、肺结核空洞、支气管肿瘤或支气管阻塞等继发感染而致。肺部邻近器官化脓性疾病,如膈下脓肿、肾周脓肿、阿米巴肝脓肿等可波及肺部。

(3) 血源性肺脓肿:由于肺外感染病灶的细菌或脓毒栓子经血行播散至肺部引起小血管栓塞,肺组织炎症、坏死而形成肺脓肿。致病菌以金黄色葡萄球菌常见,多见于皮肤外伤感染、痈疖、骨髓炎、感染性心内膜炎等所致的败血症等。

(二) 临床表现

1. 症状　有 70%～90% 的病人急性起病。常有齿、口咽部感染灶,或手术、劳累、受凉等诱因。主要表现为畏寒、高热,体温达 39～40 ℃,伴有咳嗽、咳黏液痰或黏液脓性痰。炎症累及胸膜可引起患侧胸痛,且与呼吸有关,病变范围广泛者有气急,伴有精神不振、乏力、食欲减退。若感染不能及时控制,于发病的 10～14 日,突然咳出大量脓臭痰及坏死组织,在咳出大量脓痰后,体温明显下降,全身症状随之减轻,数周内情况逐渐恢复正常。典型病人痰呈脓性、黄绿色,静置后可分三层。厌氧菌感染时痰带腥臭味。约有 1/3 的病人有不同程度咯血,偶有大量咯血而导致窒息死亡。转为慢性时有不规则发热、反复咳脓痰、咯血、消瘦、贫血、精神不振、全身乏力、食欲减退等全身毒性症状。部分病人发病缓慢，仅有一般的呼吸道感染症状，如咳嗽、咳脓痰和咯血等。

2. 体征 与肺脓肿的大小、部位有关。初始病变较小或位于肺脏深部，多无阳性体征。病变较大时出现实变体征，叩诊呈浊音或实音，因气道不畅使呼吸音减低，有时可闻及异常支气管呼吸音、湿啰音。累及胸膜时，可闻及胸膜摩擦音或有胸腔积液的体征。血源性肺脓肿多无阳性体征。慢性者常有杵状指（趾）、消瘦、贫血等症状。

3. 并发症 窒息、咯血、脓气胸、支气管胸膜瘘等。

（三）心理和社会状况

由于起病急、症状明显，病人易产生紧张不安及恐惧的情绪。慢性肺脓肿病程长，可影响病人的正常工作和生活，病人常出现悲观、失望、焦虑等不良心理反应。

（四）辅助检查

1. 血液检查 急性肺脓肿外周血白细胞计数明显增高，中性粒细胞百分数在90％以上，核明显左移，常有中毒颗粒。慢性病人血白细胞稍增高或正常，红细胞和血红蛋白减少。

2. 痰细菌学检查 痰液涂片染色检查和需氧、厌氧菌培养能明确其致病菌。痰液检查应争取在采用抗生素前进行。

3. 影像学检查 胸部X线检查可呈大片浓密模糊浸润阴影，边缘不清或为团片状浓密阴影，分布在一个或整个肺段，或有条索状阴影，也可有圆形透亮区及液平面，或空洞壁变厚等。CT检查更能明确肺脓肿的部位及范围大小，有助于指导体位引流和外科手术治疗。

4. 纤维支气管镜检查 有助于发现病因和及时治疗。若见异物，应取出异物以利气道引流通畅。疑为肿瘤阻塞，则可做病理活检诊断，并应经纤维支气管镜导管尽量接近脓腔，加强脓液吸引和病变部位注入抗生素，以提高疗效并缩短病程。

（五）诊断要点

对有口腔手术、昏迷、呕吐或异物吸入后，突发畏寒、高热、咳嗽和咳大量脓臭痰等病史的病人，其血白细胞计数及中性粒细胞百分数显著增高，X线示浓密的炎性阴影中有空腔、气液平面，做出肺脓肿的诊断并不难。

（六）治疗要点

肺脓肿治疗原则是积极抗菌治疗，加强痰液引流。抗生素疗程为8～12周，直至X线空洞和炎症消失，或仅有少量的残留纤维化。经药物治疗脓腔不闭合者，考虑手术。

1. 抗感染 一般选用青霉素，对青霉素过敏或不敏感者可用头孢菌素、林可霉素等；厌氧菌感染可用甲硝唑、替硝唑等；革兰阴性杆菌感染可用氨基糖苷类并加用头孢菌素、喹诺酮类；金黄色葡萄球菌感染采用半合成青霉素并可加用氨基糖苷类或头孢菌素类药物，亦可用万古霉素。若疗效不佳，根据细菌培养和药物敏感试验结果选用有效抗生素。

2. 痰液引流 可缩短病程，提高治愈率。可采用体位引流排痰，痰液黏稠不易咳出者，配合祛痰药或雾化吸入以利痰液引流，或行纤维支气管镜冲洗及吸引，同时还可直接向脓腔内注入抗生素，加强局部治疗。但对脓痰多且体质虚弱的病人应做监护，以免大量脓痰无力咳出而致窒息。

3. 手术治疗 肺脓肿病程超过三个月，经内科治疗病变未见明显吸收，并有反复感染、咯血者；并发支气管胸膜瘘或脓胸治疗效果不佳者；怀疑癌肿引起支气管阻塞者，可考虑手术治疗。

【护理诊断/问题】

1. 体温过高 与肺组织的炎症性坏死有关。

2. 清理呼吸道无效 与脓肿形成、大量脓痰积聚有关。

3. 气体交换受损 与肺内炎症、肺组织坏死有关。

4. 营养失调:低于机体需要量 与进食少、消耗增多有关。

5. 潜在并发症 窒息。

【护理目标】

（1）体温降至正常范围。

（2）能有效排痰,保持呼吸道通畅。

（3）肺部炎症得到控制,肺功能恢复正常。

（4）合理饮食,营养状况得到改善。

（5）能及时发现并发症,并发症减轻或消失。

【护理措施】

（一）一般护理

1. 休息与活动 指导急性期病人卧床休息,减少体力消耗。病室内保持空气流通。毒血症状消退后,病人可适当下床活动,促进炎症吸收和组织修复。

2. 饮食护理 给予高蛋白、高热量、高维生素、清淡、易消化饮食,食欲欠佳者可少量多餐,鼓励多饮水。对咳脓痰者,特别是痰液有腥臭味时,做好口腔护理,以免影响食欲,可用生理盐水或复方硼砂溶液漱口,及时清除口臭。痰杯加盖并每天清洗消毒,痰杯内可放置消毒液,以达到消毒和去除臭味的目的。

（二）病情观察

注意观察病人的生命体征、意识状况、尿量等。准确记录 24 h 排痰量,观察痰液的性质、颜色和气味,痰液静置后有无分层现象。注意观察病人是否存在窒息先兆和窒息症状,有病情变化时及时报告。

（三）用药护理

遵医嘱合理使用抗生素、祛痰药、支气管舒张药,观察治疗效果及药物不良反应。

（四）促进排痰

鼓励病人进行有效咳嗽,经常活动或变换体位,以利痰液咳出。鼓励病人多饮水,必要时给予雾化吸入,协助病人进行体位引流,观察并记录引流液的数量、性质和颜色。

（五）心理护理

多与病人及家属沟通,告知病人本病的治疗效果,妥善安置好病人,消毒各种容器,减少空气中的异常气味,对病人进行心理疏导,使病人积极配合各项检查与治疗,帮助病人树立战胜疾病的信心,争取早日康复。

【健康教育】

1. 疾病预防指导 积极治疗原发病灶,指导病人保持良好的口腔卫生习惯,及时治疗口腔疾病,口腔手术时要尽量吸尽口腔内分泌物,并给予抗生素治疗;对麻醉或昏迷病人要做好特别护理,及时清理口咽分泌物,防止病人误吸,预防肺部感染,避免肺脓肿发生。对肺炎、皮肤痈疖或肺外化脓性病灶积极治疗,防止血源性肺脓肿的发生。

2. 生活指导　提倡健康的生活方式,环境整洁,避免尘埃与烟雾的刺激,注意保暖,避免受凉。锻炼身体,加强营养,提高机体抗病能力。生活规律,劳逸结合。

3. 用药指导　指导病人采取有效的咳嗽、咳痰方法,进行正确的体位引流排痰。遵医嘱用药,向病人讲解抗生素用药的疗程、方法、不良反应及坚持疗程的重要性。

4. 定期复查　发现异常及时就诊。

第八节　肺结核病人的护理

案例引导

　　宋某,男性,19 岁。因咳嗽、咳痰 6 个月,痰中带血 3 天入院,多为夜间咳嗽,以干咳为主,伴疲乏、胸闷及盗汗,自起病以来食欲减退、消瘦明显。身体评估:神志清楚,生命体征平稳,面色灰白,右肺尖部可闻及湿啰音,心率规则整齐。

　　问题:1. 为进一步明确诊断,该病人应做哪些检查?

　　2. 该病人目前存在哪些相关护理诊断/问题?

　　3. 应采取哪些护理措施及健康教育?

　　肺结核(pulmonary tuberculosis,TB)是由结核分枝杆菌感染而引起的肺部慢性传染性疾病。结核杆菌可侵入全身多个脏器,但以肺部最为常见。其基本病理特征为渗出、增生、干酪样坏死,可伴空洞形成。临床上常有低热、盗汗、消瘦、乏力等全身症状和咳嗽、咯血等呼吸道症状。

　　肺结核仍然是严重危害人类健康的主要传染病,在全球所有的传染性疾病中,结核病已成为成年人的首要死因,是全球普遍关注的公共卫生和社会问题,也是我国重点控制的主要疾病之一。结核病的流行与经济状况密切相关,我国和印度、南非、秘鲁等 22 个国家被世界卫生组织列为结核病高负担、高危险性国家。我国结核病的疫情呈现高感染率、高患病率、高耐药率、死亡人数多的特点。为唤起公众对结核病的防治意识,世界卫生组织将每年 3 月 24 日定为全球防治结核病日。

【护理评估】

(一) 健康史

1. 病原学　结核病的病原体是结核杆菌,属分枝杆菌属,因其涂片染色具有抗酸性,故又称抗酸杆菌。结核杆菌分人型、牛型、非洲型和鼠型四类,引起人类结核病的主要为人型结核杆菌,少数为牛型结核杆菌。其生物学特性如下。

　　(1)结核杆菌结构复杂:结核杆菌菌体成分复杂,主要由类脂质、蛋白质和多糖类组成。

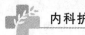

类脂质的作用与结核病的组织坏死、干酪液化、空洞发生以及结核变态反应有关;蛋白质是结核菌素的主要成分,能诱发皮肤变态反应;多糖类与血清反应等免疫应答有关。

(2)生长缓慢:由结核杆菌细胞壁的脂质含量较高、影响营养物质的吸收引起。增殖一代需 14～20 h,一般培养时间为 2～8 周,为需氧菌,适宜生长温度为 37 ℃左右。

(3)抵抗力强:用氢氧化钠或硫酸对痰液进行处理时,一般杂菌很快被杀死,而结核杆菌仍存活,故临床上常用此方法对痰标本进行结核杆菌培养前处理。结核杆菌对干燥、冷、酸、碱等抵抗力强,耐寒、耐干燥、耐潮湿。在干燥环境中可存活数年,在阴湿环境下能生存 5 个月以上。但在烈日下暴晒 2～7 h,紫外线照射(10 W 紫外线灯,距离 0.5～1 m)30 min、煮沸 5 min 即可被杀灭。在常用杀菌剂中,70％乙醇溶液最佳,一般接触 2 min 即可将其杀死。最简便的灭菌方式是将痰液吐在纸上直接焚烧。

(4)耐药性:结核杆菌重要的生物学特性,与治疗成败关系很大。可分为原发性耐药和继发性耐药,前者指从未接触过药物治疗的结核病人体内某些结核杆菌对某些药物不敏感,后者指受过药物治疗的结核病人体内有些结核杆菌发生诱导变异,逐渐适应含药环境而继续生存,使抗结核病治疗失败。

(5)结核杆菌分群:根据其生长速度分为 A、B、C、D 四群。A 菌群处于快速繁殖状态,B 菌群、C 菌群处于半静止状态,D 菌群处于不繁殖休眠状态。各菌群之间可以相互转化。大多数抗结核药作用于 A 菌群,对 B 菌群、C 菌群作用较差,对 D 菌群无作用。

2. 感染途径　　传染源主要是痰中带菌的肺结核病人。主要通过呼吸道传播,飞沫传播是最常见的方式,通过咳嗽、打喷嚏、大笑或高声说话等喷出的飞沫而受感染。感染的次要途径是经消化道传播。经皮肤、泌尿生殖系统感染等传播较少见。另外,初次感染时,或感染后病灶恶化和复发时,结核杆菌可经淋巴、血液传播至肺或其他组织、器官引起发病,称血行感染。人群普遍易感,尤见于婴幼儿、老年人、HIV 感染者、免疫抑制剂使用者、慢性疾病病人等免疫力低下者。

3. 人体的反应性　　人体感染结核杆菌后发病与否,与结核杆菌的数量、毒力和人体的免疫状态、变态反应有关。

(1)免疫力与变态反应:人体对结核杆菌的免疫力有非特异性免疫力(先天性或自然免疫力)和特异性免疫力(后天性免疫力),后者是通过接种卡介苗或感染结核杆菌后获得的,其免疫力强于自然免疫力。二者对防治结核杆菌的保护作用是相对的。人体感染结核杆菌后,由于免疫力的存在可不发展为结核病,若免疫力低下,则易受感染而发病,或引起原已稳定的病灶重新活动。结核杆菌侵入人体后 4～8 周,身体组织对结核杆菌及其代谢产物所发生的敏感反应称为变态反应,属于第Ⅳ型(迟发型)变态反应,可通过结核菌素试验来测定。

(2)初次感染与再感染:给豚鼠初次接种一定量的结核杆菌,注射局部溃疡且不愈合,并经淋巴及血液向全身播散,导致豚鼠死亡。而将等量结核杆菌注入 3～6 周前曾受少量结核杆菌感染的豚鼠体内 2～3 天后,注射局部出现红肿、形成表浅溃疡等反应,继而较快愈合,无局部淋巴结肿大、无播散和死亡。这种机体对结核杆菌初次感染与再感染不同反应的现象,称为科赫(Koch)现象。局部的红肿、溃烂是由结核菌素诱导的迟发型变态反应的表现,而无淋巴结的肿大、无播散及溃疡的愈合是免疫力的反映。初次感染结核杆菌所致的肺结核病称为原发性肺结核,而再次感染结核杆菌所致的肺结核病称为继发性肺结核。

4. 基本病理变化

(1)渗出性病变:主要出现在结核性炎症初期或病变恶化、复发时,可表现为局部中性粒细胞浸润,随后由巨噬细胞及淋巴细胞取代。渗出性病变可被完全吸收。

(2)增生性病变:多在机体抵抗力较强或病变恢复阶段发生,表现为典型的结核结节,为结核病的特征性病变。

(3)变质性病变(干酪样坏死):多发生在结核分枝杆菌毒力强、感染菌量多、机体超敏反应增强、抵抗力低下时,常发生在渗出性或增生性病变的基础上,是疾病恶化和加重的表现。

此三种病理变化可同时存在,也可以某一病变为主,而且可相互转化。这主要取决于细菌的感染量、毒力大小及机体的抵抗力和变态反应。

(二)临床表现

肺结核起病缓慢,病程长,可有结核中毒症状及呼吸道症状,但有些病人无明显症状,在健康体检做 X 线检查时才被发现。少数病人表现为急性起病和严重的结核中毒症状。

1. 全身中毒症状 表现为午后低热、乏力、盗汗、食欲减退、体重减轻等全身毒性症状。若肺部病灶恶化时,可有高热、畏寒等,育龄女性可有月经失调或闭经等。

2. 呼吸系统症状 ①咳嗽、咳痰:肺结核最常见的症状。为慢性咳嗽,多为干咳或少量黏液痰,合并支气管内膜结核时可为刺激性咳嗽。若继发细菌感染时痰量增多,呈黏液脓性痰。②咯血:有 1/3~1/2 的病人可出现不同程度的咯血,多为痰中带血或小量咯血,小血管损伤可引起中等量咯血,大血管损伤可引起大量咯血,甚至发生失血性休克。大咯血时若血块阻塞大气道可引起窒息,此时病人出现极度烦躁、神色紧张、挣扎坐起、胸闷气促、发绀,应立即进行抢救。咯血量与病变严重程度不一定成正比。咯血后常有低热,若咯血后持续高热提示有结核病灶播散。③胸痛:累及壁层胸膜时可出现胸痛,随呼吸和咳嗽加重,取患侧卧位可减轻疼痛。④呼吸困难:当病变广泛、肺功能减退时,可出现呼吸困难。例如,干酪性肺炎和大量胸腔积液病人可有不同程度的呼吸困难,甚至发绀。

3. 体征 取决于病变性质、范围。病灶小或位置深者,可无异常体征。当渗出性病变范围较大或干酪样坏死时,可有患侧实变体征。肺结核好发于上叶尖后段及下叶背段,故锁骨上下、肩胛间区叩诊略浊,咳嗽后偶可闻及湿啰音。当有较大的空洞性病变时,听诊可闻及支气管呼吸音。当肺有广泛纤维条索形成或胸膜粘连增厚时,患侧胸廓塌陷、气管向患侧移位,叩诊浊音、听诊呼吸音减弱,对侧可有代偿性肺气肿体征。结核性胸膜炎时有胸腔积液体征。

4. 临床分型

(1)原发型肺结核:结核杆菌初次感染而在肺内发生的病变,多见于儿童及从边远山区、农村初进城的成年人。症状多轻微而短暂,有低热、咳嗽、盗汗、食欲减退等表现,大多数预后良好。X 线显示为哑铃形阴影,即肺部原发病灶、淋巴管炎和肺门淋巴结肿大,形成典型的原发综合征(图 2-4(a))。抵抗力强时大多数病灶可自行吸收或钙化。

(2)血行播散型肺结核:儿童多由原发性肺结核发展而来,成年人则多由肺内或肺外结核病灶破溃到血管引起。大量结核杆菌一次进入血液循环时可引起急性血行播散型肺结核(图 2-4(b)),多见于儿童和青少年,急性者起病急,全身毒血症状严重,有高热、寒战、大汗、气急等表现,并发脑膜炎时出现脑膜刺激征,X 线检查见两肺布满大小、密度和分布均匀的粟粒状阴影。少量结核杆菌分批经血行进入肺部时所引起的炎症,称亚急性或慢性血行播散型肺结核,病情发展缓慢,多无明显中毒症状,X 线显示两肺中上部有大小不等、密度不一致、分布不均匀的斑点状阴影。

(3)继发型肺结核:最常见的一种类型,多见于成年人,病程长,易反复,可有以浸润病变为主、增殖病变为主、干酪样病变为主或以空洞为主等多种病理类型。①浸润型肺结核:为临床最常见的继发型肺结核。症状可根据病灶性质、范围及机体反应性不同而异。病灶较小时无明显症状,若病变进展,可出现明显毒性症状及呼吸道症状,X线检查示上肺野有边缘模糊、片状或絮状阴影(图2-4(c)),可融合和形成空洞。②空洞型肺结核:由于浸润型肺结核治疗不及时、不彻底,病灶出现干酪样坏死、液化,进而形成空洞。此型肺结核病人痰中常排菌,但经有效治疗后,可以达到空洞愈合,使痰中结核杆菌检查转为阴性(图2-4(d))。③结核球:干酪样坏死灶周围形成纤维包膜,或空洞的引流支气管阻塞,空洞内干酪样物质不能排出,凝成球形病灶,称为结核球。X线检查示干酪样坏死灶周围有纤维包裹形成直径大于1.5 cm的球状病灶(图2-4(e))。④干酪性肺炎:多发生在大量结核杆菌侵入肺部且机体变态反应强烈时,病灶呈大片干酪样坏死。病情急性进展,出现高热、呼吸困难等严重毒血症状。X线表现为大片密度较高、浓密不一的阴影,称为干酪性肺炎(图2-4(f))。⑤纤维空洞型肺结核:由于肺结核未及时发现或治疗不及时、不合理,导致空洞长期不愈合,病灶吸收、修补与恶化反复交替出现,空洞壁增厚,病灶广泛纤维化。肺组织破坏严重,肺功能严重受损。病人常有咳嗽、咳痰、反复咯血、呼吸困难,痰菌检查呈阳性,为结核病的重要传染源。X线检查可见单侧或两侧肺内有单个或多个纤维厚壁空洞和周围有较多的纤维条索状阴影,肺门抬高,肺纹理呈垂柳状,纵隔向患侧移位(图2-4(g))。

(4)结核性胸膜炎:多见于青少年,结核杆菌累及胸膜引起。干性胸膜炎胸痛和干咳明显,可闻及胸膜摩擦音。渗出性胸膜炎可有发热、胸闷、呼吸困难,随积液增多,胸痛可减轻,但呼吸困难,心悸加重。胸腔积液中可查到抗酸杆菌。X线检查可见中下肺野呈大片状均匀致密阴影,上缘呈外高内低凹面向上的弧形阴影(图2-4(h))。

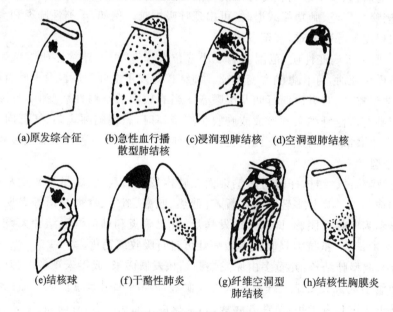

(a)原发综合征　(b)急性血行播　(c)浸润型肺结核　(d)空洞型肺结核
　　　　　　　　散型肺结核

(e)结核球　(f)干酪性肺炎　(g)纤维空洞型　(h)结核性胸膜炎
　　　　　　　　　　　　　　　肺结核

图2-4　肺结核分类示意图

(5)其他肺外结核:按结核杆菌感染的部位和脏器命名,如骨关节结核、肾结核、肠结核等。

(6)菌阴性肺结核:3次痰涂片及1次痰培养阴性的肺结核为菌阴性肺结核。

5. 并发症　可引起脓胸、脓气胸、自发性气胸、支气管扩张、肺气肿等。

（三）心理和社会状况

病人对结核病往往缺乏正确的认识，生病后怕影响生活和工作，常表现出自卑、多虑。结核病是慢性传染性疾病，由于需住院隔离治疗，家人和朋友不能与病人亲密接触，加上疾病带来的痛苦，常使病人感到孤独、无奈，同时担忧长期服药所致的药物不良反应及对健康的影响，一旦治疗效果不明显时，易产生悲观情绪。当出现咯血，尤其大量咯血时，病人会因此紧张、恐惧。

（四）实验室及其他检查

1. 痰结核杆菌检查　确诊肺结核最可靠的方法。痰菌阳性，说明病灶为开放性，具有传染性。无痰的可以采用雾化导痰或经气管穿刺吸引法采样获取。检查方法有涂片法、集菌法、培养法和聚合酶链反应法（PCR），应连续多次检查。

2. 影像学检查　最常用的是 X 线检查，是诊断肺结核的重要方法。可明确病变部位、范围、性质、进展情况、治疗效果。CT 检查易发现隐蔽和微小病变，可用于引导穿刺、引流和介入治疗。

3. 结核菌素试验（简称结素试验）　诊断结核杆菌感染的参考指标，对儿童、青少年的结核病诊断有参考意义。目前世界卫生组织推荐使用的结核菌素为纯蛋白衍化物（PPD）。选择左前臂屈侧中上部 1/3 处皮内注射 0.1 mL（5 U）。48～72 h 后观察并记录结果。测量皮肤硬结直径，硬结直径＜5 mm 为阴性（－），5～9 mm 为弱阳性（＋），10～19 mm 为阳性（＋＋），硬结直径＞20 mm 或局部出现水疱、坏死者强阳性（＋＋＋）。

结核菌素试验阳性仅表示受过结核杆菌感染或接种过卡介苗，并不表示一定患病。3 岁以下呈强阳性者应考虑有新近感染的活动性结核病。结核菌素试验阴性除表示没有结核杆菌感染外，还可见于结核杆菌感染人体时间不到 4～8 周，变态反应还未充分建立或应用糖皮质激素、细胞毒性药物等使机体免疫功能受到抑制时，或严重结核病及并发有其他危重疾病，或淋巴细胞免疫功能缺陷者如艾滋病、淋巴瘤、白血病等。

4. 纤维支气管镜检查　可对支气管和肺内病灶进行活检提供病理学诊断，可收集分泌物或冲洗液标本做病原学诊断，提高诊断的敏感性和特异性，对疑难病例具有重要诊断价值，还可进行局部治疗，如止血、解除阻塞等。

5. 其他检查　少数重症结核病人可有贫血，白细胞计数轻度升高。活动性肺结核病人可有红细胞沉降率增快及 C 反应蛋白升高，但无特异性诊断价值。

（五）诊断要点

有肺结核的接触史、肺结核病毒血症及呼吸系统症状、结合 X 线检查典型征象，痰中找到结核杆菌能够明确诊断。临床诊断包括：结核类型、病变范围及空洞部位、痰结核杆菌检查、化学治疗史（活动性及转归）、并发症、并存病、手术等。

1. 肺结核类型　可分为原发型肺结核、血行播散型肺结核、继发型肺结核、结核性胸膜炎、其他肺外结核和菌阴性肺结核。

2. 病变范围及空洞部位　按右、左侧，以第 2 和第 4 前肋下缘内端水平将两肺分为上、中、下肺野记述。一侧无病变者，以"～"表示；有空洞者，在相应肺野部位加"0"号。

3. 痰结核杆菌检查　痰菌阳性或阴性，分别以（＋）或（－）表示，以"涂""集"或"培"分别代表涂片、集菌和培养法。病人无痰或未查痰时，注明"无痰"或未查。

4. 活动性及转归　在判断肺结核的活动性及转归时，可综合病人的临床表现、肺部病变、空洞及痰菌等情况决定。

(1) 进展期:新发现的活动性病变;病变较前增多、恶化;新出现空洞或空洞增大;痰菌阳转。凡具备上述一项者,即属进展期。

(2) 好转期:病变较前吸收好转;空洞缩小或闭合;痰菌减少或阴转。凡具备上述一项者,即属好转期。

(3) 稳定期:病变无活动性,空洞关闭,痰菌连续阴性(每月至少查痰 1 次)达 6 个月以上。若空洞仍然存在,则痰菌需连续阴性 1 年以上。

5. 化学治疗史

(1) 初治:未开始进行抗结核病治疗的病人;正在进行化学治疗未满疗程者;不规则化学治疗未满 1 个月者。

(2) 复治:初治失败的病人;规则用药满疗程后痰菌又复阳者;不规则化学治疗超过 1 个月者;慢性排菌病人。

(六) 治疗要点

1. 化学治疗(简称化疗)　化疗对结核病的控制起着决定性的作用,凡是活动性肺结核病人均需进行化疗。

(1) 化疗原则:早期、联合、适量、规律和全程用药治疗。早期是指发现和确诊结核病后立即用药治疗;联合指根据病情和药物特点,联合使用两种以上抗结核病药物治疗,以增强药物的协同作用,提高疗效,减少或预防耐药性的产生;适量是指根据不同的病情及不同的个体剂量适当,严格遵照适当的药物剂量用药;规律是指严格遵医嘱在规定的时间内按化疗方案坚持规律用药;全程指病人必须按治疗方案坚持完成规定疗程,目的是彻底治愈,防止复发。

(2) 常用抗结核杆菌药物:根据抗菌作用的强弱,可分为全杀菌剂、半杀菌剂和抑菌剂。全杀菌剂有异烟肼、利福平;半杀菌剂有链霉素、吡嗪酰胺;抑菌剂有乙胺丁醇、对氨基水杨酸钠、卷曲霉素等(表 2-2)。

表 2-2　常用抗结核杆菌药物的成人剂量和主要不良反应

药名	缩写	每日剂量/g	作用机制	主要不良反应
异烟肼	H,INH	0.3	DNA 合成	周围神经炎、偶有肝功能损害
利福平	R,RFP	0.45～0.6	mRNA 合成	肝功能损害、过敏反应
链霉素	S,SM	0.75～1.0△	蛋白质合成	听力障碍、眩晕、肾功能损害
吡嗪酰胺	Z,PZA	1.5～2.0	吡嗪酸抑菌	胃肠道不适、肝功能损害、高尿酸血症、关节痛
乙胺丁醇	E,EMB	0.75～1.0	RNA 合成	视神经炎
对氨基水杨酸钠	P,PAS	8～12	中间代谢	胃肠道不适、过敏反应、肝功能损害
卷曲霉素	Cp,CPM	0.75～1.0△	蛋白质合成	听力障碍、眩晕、肾功能损害

注:△ 表示老年人每次 0.75 g。

(3) 化疗方案:世界卫生组织积极推行全程督导短程化学治疗(DOTS),有助于提高病人在治疗过程中的依赖性,达到提高治愈率。标准化学治疗方案分两个阶段,即 2 个月强化期和 4~6 个月的巩固期。强化期通常联合使用 3~4 种杀菌药物,症状得以改善。巩固期药物减少,但仍需杀菌药,以便清除残余菌,防止复发。我国按照国家防结核病规划的结核病化疗方案分 6 个月疗程和 8 个月疗程。6 个月疗程的化疗方案为 2RHZ/4RH;2ERHZ/4RH 或 $4R_2H_2$;2SRHZ/4RH 或 $4R_2H_2$。8 个月疗程的化疗方案为 2SRHZ/6TH 或 6EH;2SRHZ/6TH 或 $6S_2H_2Z_2$(T 为氨硫脲,每个药名右侧的下标"2"表示每周 2 次)。

2. 对症治疗

(1) 毒性症状:结核病的毒性症状在有效抗结核病治疗后可消失,通常不必做特殊处理。干酪性肺炎、急性粟粒型肺结核、结核性脑膜炎有高热等严重结核毒性症状,或结核性胸膜炎伴大量胸腔积液者,可在使用有效抗结核杆菌药物的同时加用糖皮质激素(常用泼尼松口服),以减轻炎症及过敏反应,促进渗液吸收,减少纤维组织形成及胸膜粘连的发生。

(2) 咯血:痰中带血或小量咯血,以对症治疗为主,包括休息、止咳、镇静等。年老体衰、肺功能不全者,慎用强镇咳药,以免因抑制咳嗽反射及呼吸中枢,使血块不能排出而引起窒息。中等或大量咯血时应严格卧床休息,应用止血药如垂体后叶素,并配血备用。取患侧卧位,轻轻将存留在气管内的积血咳出,防止窒息。必要时可行纤维支气管镜止血。

3. 手术治疗 适用于经合理化疗无效、多重耐药的厚壁空洞、大块干酪灶、结核性脓胸、支气管胸膜瘘和大咯血保守治疗无效者。

【护理诊断/问题】

1. 活动无耐力 与结核毒血症状有关。

2. 营养失调:低于机体需要量 与机体消耗增加、食欲减退有关。

3. 知识缺乏 缺乏结核病的防治知识。

4. 有窒息的危险 与大咯血有关。

5. 焦虑 与不了解疾病的治疗效果和预后有关。

【护理目标】

(1) 活动耐力逐渐增加,活动时无不舒适表现。

(2) 营养状况得到改善,体重恢复至标准范围。

(3) 能叙述结核病的预防、治疗等知识,治疗依从性好。

(4) 能去除窒息的危险因素,咯血时无窒息发生。

(5) 焦虑减轻或消失,情绪稳定。

【护理措施】

(一) 一般护理

1. 休息与活动 结核病病人易疲劳,应指导其合理休息并制订活动计划。肺结核活动期或咯血时,以休息为主。大咯血病人应绝对卧床休息,取患侧卧位,防止病灶向健侧扩散。指导结核性胸膜炎病人取患侧卧位,目的是减少患侧活动度、减轻胸痛。提供安静、整洁、舒适、通风的环境。痰菌阴性的轻症病人在进行化疗的同时可正常工作,但应做到劳逸结合,保证充足的睡眠和休息。恢复期可适当增加户外活动,如散步、打太极拳、做保健操等。

2. 饮食护理 肺结核是一种慢性消耗性疾病,加上抗结核杆菌药物的毒性反应,营养状况差,需要加强营养。

(1) 营养状况监测:向病人和家属宣传饮食营养的重要性,每周测体重 1 次并记录,判断病人营养状况是否得到改善,并为制订饮食计划提供依据。

（2）食物选择:制订全面的饮食计划,以高热量、高蛋白质、富含维生素的食物为主。蛋白质能增加机体的抗病与修复能力,每日摄入一定量的新鲜蔬菜和水果,以补充各种维生素,食物中的维生素 C 有减轻血管渗透性的作用,可以促进渗出病灶的吸收。B 族维生素对神经系统及胃肠神经有调节作用。避免饮用咖啡、浓茶等刺激性饮料,避免生硬、刺激的饮食,戒烟、酒。

（3）补充水分:保证机体代谢的需要和体内毒素的排泄,每日饮水量不少于 1500 mL,必要时遵医嘱给予静脉补充液体。

（二）病情观察

观察咳嗽、咳痰、胸痛情况,注意咳嗽有无加重,痰量有无增多或呈脓性。对咯血病人,应密切监测血压、脉搏、呼吸、瞳孔、意识状态,注意咯血量、颜色、性状及出血的速度,及时发现窒息先兆表现。行胸腔抽液过程中观察有无"胸膜反应"的发生,即病人出现头晕、冷汗、心悸、面色苍白、脉细等表现,此时应立即停止抽液,使病人平卧,必要时皮下注射 0.1% 肾上腺素 0.5 mL,密切注意血压变化,防止休克。

（三）用药护理

有计划、有目的地向病人及家属介绍疾病的治疗知识,强调早期、联合、适量、规律和全程用药治疗的重要性。严格按医嘱用药,不可漏服、不可擅自改变治疗方案,帮助病人适应并坚持完成治疗方案,提高治愈率,降低复发率和减少耐药性的发生。密切观察药物的不良反应,一旦出现不良反应及时报告医生,按医嘱进行调整。异烟肼应注意肝脏损害和神经毒性症状,指导病人遵医嘱服用维生素 B_6,戒酒,空腹服药,避免与抗酸药同时服用。服用利福平时告知病人体液、分泌物等会呈橘红色,应监测肝脏毒性及过敏反应,妊娠 3 个月内忌用,早晨空腹或早饭前半小时服药。应用链霉素时每 1～2 个月测听力 1 次,老年人及有肾脏疾病的病人慎用,使用过程中监测尿量、体重和肾功能,每日液体摄入量在 2000～3000 mL 之间,减少药物在肾小管的聚集,有变化应及时通知医师。用吡嗪酰胺时指导病人在进食的同时服药,警惕肝脏毒性反应,监测血尿酸,注意关节疼痛、皮疹等反应。乙胺丁醇服药前应测视觉灵敏度和颜色辨别力,每 1～2 个月复查 1 次。

（四）对症护理

1. 发热 应卧床休息,多饮水,必要时给予物理降温或小剂量解热镇痛药。

2. 盗汗 注意室内通风,棉被勿太厚,及时用温毛巾擦干身体和更换汗湿衣被。还可用适量中药如浮小麦、糯稻根等煎服。

3. 胸痛 宜取患侧卧位,必要时给止痛剂或在局部深呼气末时贴敷胶布,以减轻疼痛。渗出性胸膜炎积液较多时,应及早尽量抽出,以减轻压迫症状,防止纤维蛋白沉着引起胸膜粘连。

4. 咳嗽、咳痰 按医嘱使用溴己新等祛痰剂,或用超声雾化使痰稀释,指导病人采取有效咳嗽、体位引流等,促使痰液排出。

5. 咯血

（1）预防窒息:小量咯血通过安静休息常能自行停止。必要时可用小剂量镇静剂、止咳药物,禁用吗啡,对于年老体弱、肺功能不全的病人,慎用强镇咳药物,以免抑制呼吸中枢及咳嗽反射,使血块不能咳出而发生窒息。告知病人咯血时不能屏气,以免诱发喉头痉挛,血液引流不畅,形成血块而导致窒息。备好吸引器、气管插管、止血药物等急救物品。

(2)窒息抢救:咯血时注意观察有无窒息先兆,大咯血时病人出现情绪紧张、面色灰暗、胸闷气促、咯血不畅,为窒息先兆,应引起警惕。若病情继续恶化,出现表情恐怖、张口瞠目、双手乱抓、大汗淋漓、唇指发绀、大小便失禁、意识丧失等提示血块阻塞气道而发生窒息,应紧急处理。一旦有窒息征兆时立即取头低足高45°俯卧位,托起头部向背屈,轻拍背部,嘱病人尽量将气道内存留的积血咯出,不可屏气。必要时迅速用粗鼻导管吸出血块,或行气管插管或在支气管镜直视下吸取血块。气道通畅后,若病人自主呼吸未恢复,应行人工呼吸,给高流量吸氧或遵医嘱应用呼吸中枢兴奋剂,同时密切观察咯血情况,监测血气分析,警惕再次窒息的发生。

(五)心理护理

耐心向病人介绍有关疾病知识及治疗方法、治疗效果。解释负面情绪对疾病康复的影响,消除紧张不安、焦虑情绪。护士应理解和尊重病人,主动与其交流,鼓励病人说出内心的感受,选择适合病人的娱乐方式,丰富病人的生活。同时,应关注病人的家庭、社会支持系统,帮助病人保持乐观心态,安心接受治疗。

【健康教育】

1. 疾病预防指导

(1)控制传染源:预防结核病的主要措施,加强卫生宣教,做到早发现、早报告、及时登记管理。监督化疗、定期复查,防止传播。做到查出必治、治必彻底。

(2)切断传播途径:宣传消毒隔离的意义、方法及注意事项,如注意个人卫生,严禁随地吐痰,痰应吐在纸上,将纸巾直接焚烧,或将痰吐在泡有消毒剂的有盖的痰杯内,痰液须经处理方可弃去。嘱病人在咳嗽或打喷嚏时,应用双层纸巾遮住口鼻,病人在拥挤的公共场合内应戴口罩,接触呼吸道分泌物后要用流水清洗双手。正确处置日常生活用品,同桌进餐时使用公筷,病人餐具用后应煮沸消毒或用0.5%过氧乙酸浸泡消毒,被褥、书籍在烈日下暴晒6 h以上等。尽量减少探视,探视者应戴口罩,医护人员接触病人时应戴口罩、手套,处置病人前、后要彻底洗手。

(3)保护易感人群:给未受过结核杆菌感染的新生儿、儿童及青少年接种卡介苗,使人体产生对结核杆菌的特异性免疫力,减少肺结核的发生。

2. 生活指导　合理安排休息,加强营养,保持心情愉快,戒烟、酒,避免劳累。

3. 用药指导　强调早期、联合、适量、规律和全程用药治疗的重要性。坚持遵医嘱用药的重要性,严格遵医嘱用药,防止不规则用药或过早停药。指导病人观察治疗效果及药物不良反应,如有不适应及时就医。

4. 定期复查　定期复查胸片和肝、肾功能,以了解病情变化,及时调整治疗方案。告知病人在积极治疗期间至少接受1年的随访。

【护理评价】

(1)活动耐力是否增加,进行日常活动时有无不舒适表现。

(2)食欲是否增加,营养状况有无改善,体重是否增加。

(3)病人及家属能否获得结核病的防治知识,能否顺利配合治疗。

(4)咯血时有无窒息发生,是否去除窒息的危险因素。

(5)焦虑有无减轻或消失,情绪是否稳定。

第九节　原发性支气管肺癌病人的护理

案例引导

　　朱某,男性,50岁。间断咳嗽3个月,无痰。吸烟史30余年。近20天出现咳嗽加剧。痰中带血,无发热、寒战等症状。查体:T 36.7 ℃,P 80次/分,R 20次/分,BP 110/70 mmHg,浅表未触及淋巴结肿大。

　　问题:1. 为进一步明确诊断,该病人应做哪些检查?

　　2. 该病人目前存在哪些相关护理诊断/问题?

　　3. 对该病人应采取哪些护理措施及健康教育?

　　原发性支气管肺癌(primary bronchogenic carcinoma)简称肺癌,是原发于支气管黏膜或腺体的最常见的肺部恶性肿瘤。常有区域性淋巴转移和血行转移,早期常有刺激性咳嗽、痰中带血等临床表现。本病多在40岁以后发病,发病年龄高峰在60~70岁之间。近年来,世界各国肺癌的发病率和死亡率逐年上升。据世界卫生组织报告,不论是发病率还是死亡率,肺癌都高居全球癌症首位。我国肺癌已超过癌症死因的20%,有专家预言如果我国不及时控制吸烟和空气污染,到2025年我国每年肺癌的发病人数将超过100万,成为世界第一肺癌大国。

【护理评估】

（一）健康史

　　1. 病因与发病机制　　目前尚未明确,通常认为其发病与下列因素有关。

　　（1）吸烟:肺癌发生的重要危险因素。烟草中含有各种致癌物质,如苯并芘、亚硝胺、尼古丁等,长期吸烟易致鳞状上皮细胞癌和小细胞未分化癌。国内、外调查显示80%~90%的男性肺癌病人与吸烟有关,女性肺癌病人有19.3%~40%与吸烟有关,吸烟者肺癌的死亡率比不吸烟者高10~13倍,而且吸烟量越大、吸烟时间越长、开始吸烟年龄越早,肺癌的发生率和死亡率越高。被动吸烟也是引起肺癌的原因之一。戒烟可使患肺癌的危险性随戒烟年份的延长而逐渐降低。

　　（2）职业致癌因子:已被确认的职业致癌因子有石棉、砷、二氯甲醚、铬、镍、芥子气、氯乙烯、煤烟、焦油和石油中的多环芳烃、烟草的加热产物等,长期接触可诱发肺癌。职业致癌因子与吸烟具有协同致癌作用。

　　（3）空气污染:有室内小环境和室外大环境污染。大气污染、城市中工业废气、汽车废气、公路沥青等都有致癌物质的存在,主要是苯并芘。据统计,城市肺癌发病率明显高于农村,大城市高于中、小城市。而室内被动吸烟、烹调时的油烟或室内用煤以及装修材料的污染都是肺癌的危险因素。

（4）电离辐射：肺是对放射线敏感的器官之一，大剂量放射性物质，如铀、镭、中子和射线等均可引起肺癌，不同辐射射线产生的效应也不同。

（5）饮食与营养：食物中维生素 A、维生素 E、维生素 B_2、β胡萝卜素和微量元素（锌、硒）的摄入与癌症发生呈负相关，其中最突出的是肺癌。

（6）其他：慢性肺部疾病（如肺结核、慢性支气管炎等）、病毒感染、真菌毒素等因素与肺癌的发生有一定的相关性。此外，遗传因素、内分泌失调等与肺癌的发生也有一定的关系。

2. 病理和分类

1）按解剖部位分类　①中央型肺癌：指发生在段支气管至主支气管的肺癌，约占 3/4，以鳞状上皮细胞癌和小细胞未分化癌多见。②周围型肺癌：发生在段支气管以下的肺癌，约占 1/4，以腺癌多见。

2）按组织学分类　按癌细胞的分化程度、形态特征及生物学特点将肺癌分为以下两种。

（1）非小细胞肺癌：①鳞状上皮细胞癌（简称鳞癌）：为肺癌中最常见的类型，约占原发性肺癌的 40%～50%。生长缓慢，转移晚，手术切除的机会最多。多见于老年人、男性及吸烟者。②腺癌：约占原发性肺癌的 25%。腺癌血管丰富，转移早，常可转移至肝、脑和骨，更易累及胸膜引起胸腔积液。对化疗、放疗多不敏感。与吸烟关系不大，多见于女性。③大细胞未分化癌：包括巨细胞癌和透明细胞癌，大细胞未分化癌转移较小细胞未分化癌晚，手术切除机会较大。④其他：类癌、腺鳞癌、肉瘤样癌等。

（2）小细胞肺癌：包括燕麦细胞型、中间细胞型、复合燕麦细胞型。是肺癌中恶性程度最高的一种，占原发性肺癌的 10%～15%。癌细胞生长快、侵袭力强、远处转移早。胞浆内可有神经内分泌颗粒，有内分泌和化学受体功能，能分泌 5-羟色胺、儿茶酚胺等肽类物质，可引起类癌综合征。本型对放疗和化疗最敏感。发病年龄较轻，以 40～50 岁多见。

（二）临床表现

肺癌临床表现与肿瘤发生部位、大小、类型、发展阶段、有无并发症或转移有密切关系。大多数病人因呼吸系统症状就医，有 5%～15% 的病人发现肺癌时无症状，仅在体检时发现。

1. 由原发肿瘤引起的症状和体征　①咳嗽：最常见的早期症状，约 55% 的病人以此为首发症状。表现为阵发性刺激性干咳，无痰或有少许白色黏液痰。当咳嗽呈现持续性高音调金属音或刺激性呛咳时，提示肿瘤已引起支气管狭窄。当继发感染时，呈黏液脓性痰，痰量增多。②咯血：由于癌组织血管丰富常引起咯血，多见于中央型肺癌，约 1/3 的病人以咯血为首发症状。早期多为痰中带血，也可是间断性、反复性或持续性少量鲜红色血痰，若癌组织侵犯大血管可引起大咯血。③胸闷、气急、喘鸣：肿瘤阻塞或压迫使支气管狭窄引起胸闷、气急、局限性喘鸣音。当病灶压迫大气道或广泛播散、大量胸腔积液时，可使气急加重，甚至出现呼吸困难。④发热：肿瘤阻塞、压迫支气管导致肺不张及阻塞性肺炎时，出现发热和其他毒血症状，肿瘤组织坏死可引起发热，抗生素治疗效果不佳。⑤体重下降：消瘦为恶性肿瘤的常见症状之一。肿瘤发展到晚期，由于肿瘤毒素、长期消耗等原因，病人畏食、乏力、消瘦，甚至恶病质。

2. 肿瘤局部扩展引起的症状和体征　①胸痛：约有 30% 的肿瘤直接侵犯胸膜、肋骨和胸壁，可引起不同程度的胸痛。若肿瘤位于胸膜附近时，会产生不规则的钝痛或隐痛，于呼吸、咳嗽时加重。如侵犯肋骨、脊柱、胸壁时，则有相应压痛点，而与呼吸、咳嗽无关。肿瘤压迫肋间神经，胸痛可累及其分布区域。②声音嘶哑：肿瘤直接压迫或转移至纵隔淋巴结后压迫喉返神经（多见左侧）所致。③吞咽困难：肿瘤侵犯或压迫食管所致，尚可引起支气管-食管瘘。④胸腔积液:约10%的病人有不同程度的胸腔积液,提示癌肿转移至胸膜或肺淋巴回流受阻。⑤上腔静脉阻塞综合征:癌肿侵犯或压迫上腔静脉,导致上腔静脉回流受阻。表现为头面部、颈部、上肢水肿及胸前部淤血、颈胸静脉曲张,称上腔静脉阻塞综合征。可出现头痛、头昏或眩晕等症状。⑥Horner综合征:位于肺尖部的肺癌又称肺上沟癌(Pancoast癌),易侵犯和压迫颈部交感神经节,引起患侧瞳孔缩小、眼睑下垂、眼球内陷、同侧胸壁与额部无汗或少汗,称Horner综合征。⑦臂丛神经压迫综合征:肿瘤侵犯或压迫臂丛神经,可导致患侧以腋下为主,向上肢内侧放射的烧灼样疼痛,尤以夜间为甚。

3. 癌肿远处转移引起的症状和体征 ①脑、中枢神经系统转移:可有头痛、呕吐、眩晕、复视、共济失调、脑神经麻痹、偏瘫、精神异常等神经系统症状,严重时可出现颅内高压的症状。②骨骼转移:可出现骨痛和病理性骨折等。③胸膜转移:常表现为血性胸腔积液。④肝转移:可有畏食,常出现肝肿大、疼痛、黄疸、腹腔积液等。⑤淋巴结转移:右锁骨上淋巴结是肺癌转移的最常见部位,可以无症状,因病人自己发现而来就诊。典型者多位于前斜角肌区,固定而坚硬,逐渐增大、增多,可以融合,多无痛感,还可转移至腋下淋巴结。

4. 肺外表现 不是由肿瘤直接作用或转移引起的,包括内分泌、神经肌肉、结缔组织、血液系统和血管的异常改变,又称副癌综合征。有时肺外表现先于呼吸道症状出现,常见的症状有肥大性肺性骨关节病如杵状指(趾)、骨关节肥大等,内分泌紊乱综合征如Cushing综合征、男性乳房发育、抗利尿激素分泌不当等,高钙血症及神经肌肉病变如小脑皮质变性、周围神经病变、重症肌无力等。

(三)心理和社会状况

早期症状不明显,接受各种检查容易使病人产生疑虑、揣测而焦虑不安。一旦被确诊为肺癌,病人一般依次出现惊恐、愤怒、沮丧的心理反应。随着病情的发展,治疗效果不佳,药物的不良反应大,易产生绝望心理。

(四)实验室及其他检查

1. 痰脱落细胞检查 最简单有效的早期诊断方法之一。一般留取清晨的新鲜痰标本立即送检,多次(一般3~4次为宜)反复检查可提高阳性率,阳性率可达80%。

2. 胸部影像学检查 发现支气管肺癌最基本的方法,在肺癌的普查和诊断中占十分重要的位置。胸部X线片可发现团块状阴影,有切迹或毛刺等直接征象。必要时进行CT或MRI或支气管造影等检查。

3. 纤维支气管镜检查 可直接观察支气管和细支气管情况,并取可疑组织做病理检查,或刷检、冲洗做细胞学检查,是早期诊断肺癌的主要方法之一,对肺癌的确诊及组织学分型具有决定性意义。

4. 其他 如针吸细胞学检查、纵隔镜检查、胸腔镜检查、肿瘤标记物检查、取锁骨上淋巴结活检、开胸肺活检等。

(五)诊断要点

肺癌的治疗效果与肺癌的早期诊断密切相关。肺癌的早期诊断有赖于多方面的相关检查。普及肺癌的防治知识,医务人员应对肺癌的早期征象提高警惕。根据病人的病史、症状和体征,早期诊断的标志物、细胞学和病理学检查等可明确诊断。

(六)治疗要点

目前肺癌的治疗采取综合治疗,即根据病人的机体状况、肿瘤的病理类型、侵犯的范围和发展趋向,有计划、合理地选择最佳的治疗手段,以延长病人的生存时间,提高病人的生活质量。肺癌综合治疗的原则如下:小细胞肺癌首选化疗后加放疗、手术;非小细胞肺癌早期先手术,后化疗、放疗;不可手术的晚期病人采取化疗与放疗联合治疗,远处转移的晚期病人以姑息治疗为主,加上对症治疗。

1. 手术治疗 手术治疗是肺癌的首选治疗方法。鳞癌切除机会多,术后 5 年生存率较高,腺癌次之,小细胞癌手术切除机会最小,目前国内主张先化疗、再手术。

2. 化学药物治疗(简称化疗) 化疗药物对小细胞肺癌最敏感,鳞癌次之,腺癌最差。小细胞肺癌首选化疗,且化疗加放疗的疗效较单用化疗好。常用的化疗药物有顺铂(DDP)、卡铂(CBP)、依托泊苷、替尼泊苷、长春新碱(VCR)、氨甲蝶呤、异环磷酰胺(IFO)等。合理选用化疗药物和制订用药方案可提高化疗效果。多采用间歇、短程、联合用药。

3. 放射治疗(简称放疗) 利用放射线对癌细胞的杀伤作用达到治疗肿瘤的目的,常用 ^{60}Co、γ 线、电子束 β 线及中子加速器等。小细胞肺癌对放疗敏感性最高,其次为鳞癌和腺癌,放射线的剂量以小细胞肺癌最小,腺癌最大。放疗方法分为根治性和姑息性两种。根治性放疗用于病灶局限、因解剖原因不宜手术或病人不愿意手术者;姑息性放疗目的在于抑制肿瘤的发展,延迟肿瘤扩散和缓解症状。单纯放疗效果差,故目前多主张放疗加化疗。全身情况差,有严重心、肺、肝、肾功能不全者为放疗的禁忌证,放疗不良反应包括白细胞减少、放射性肺炎、放射性肺纤维化及放射性食管炎等。

4. 介入治疗 可控制肿瘤发展、缓解病人症状。如经支气管动脉和(或)肋间动脉灌注化疗加栓塞治疗,经纤维支气管镜进行血卟啉染料激光治疗、支气管腔内放疗、电刀切割治疗等。

5. 生物反应调节剂(BRM) 为小细胞肺癌提供了一种新的治疗手段,如小剂量干扰素、转移因子、左旋咪唑、集落刺激因子等,在肺癌的治疗中可起到增强人体免疫功能及机体对化疗、放疗的耐受性,提高疗效、减少复发的作用。

6. 其他疗法 中医中药治疗、冷冻治疗等,对控制肿瘤的发展、缓解病人的症状均有一定效果。

【护理诊断/问题】

1. 疼痛:胸痛 与癌细胞浸润、肿瘤压迫有关。

2. 营养失调:低于机体需要量 与癌肿致机体过度消耗、化疗反应致食欲下降、摄入量不足有关。

3. 气体交换受损 与肿瘤压迫及继发于肺组织破坏使气体交换面积减少有关。

4. 恐惧 与肺癌的确诊、对治疗无信心及病痛的折磨和预感到死亡威胁等有关。

5. 潜在并发症 肺部感染、呼吸衰竭、化疗药物毒性反应、放射性肺炎、放射性食管炎等。

【护理目标】

(1)疼痛减轻或消失。

(2)合理膳食,全身营养状况得到改善。

(3)改善呼吸功能,气促明显减轻或消失。

(4)恐惧减轻或消失,情绪稳定,能配合检查和治疗。

(5)预防并发症的发生,并发症减少或消失。

【护理措施】

(一) 一般护理

1. 休息与活动 提供安静、舒适的休养环境。肺癌早期病人可以适当活动,晚期或有并发症时要卧床休息。视病情取合适体位,疼痛明显者应告知病人尽量不要突然转动身体。小心搬动病人,变换体位要缓慢,避免拖、拉、拽等动作。胸痛者,可取患侧卧位,或用宽胶布于呼气末紧贴在患侧胸部,以限制胸廓活动度,在深呼吸、咳嗽或变换体位时指导并协助病人用手或枕头保护胸部,有利于减轻疼痛。

2. 饮食护理　告知病人及家属良好的营养状态是完成治疗计划的前提,与病人和家属共同制订饮食计划。给予高蛋白、高热量、高维生素、易消化的食物,少量多餐。尽量选用病人喜欢吃的食物,注意食物的色、香、味,做好口腔护理,创造清洁、舒适、愉快的进餐环境,尽可能安排病人与他人共同进餐,以增进病人的食欲,增加摄入量。避免产气食物和刺激性食物。有吞咽困难者应给予流质,取半坐卧位,进食宜慢,以免发生吸入性肺炎或呛咳甚至窒息的情况。病情危重者可以采取喂食、鼻饲或胃肠外营养等方式。因化疗而造成的胃肠道反应影响进食的,可根据实际情况做相应处理。

(二)病情观察

密切监测病人的生命体征、疼痛、咯血、呼吸困难等情况。及时发现肿瘤转移表现,如头痛、呕吐、眩晕、颅内高压等中枢神经系统症状和骨骼疼痛、压痛等。化疗、放疗时密切观察不良反应,如血常规指标变化及有无恶心、呕吐、脱发、口腔溃疡等表现,有无感染征象。定期称体重、测定血清蛋白,以了解病人的营养状况。

(三)化疗护理

1. 用药前护理　化疗前应向病人解释化疗的目的、方法及可能产生的不良反应,常见的不良反应有骨髓抑制、消化道反应、肝脏损害、口腔溃疡、脱发等,使病人对化疗有充分的认识,树立信心和勇气以配合治疗。

2. 胃肠道反应及护理　化疗常引起严重的胃肠道反应,如食欲缺乏、恶心、呕吐、腹泻等。化疗期间应少量多餐,宜进食清淡、易消化、刺激小、维生素含量丰富的食物。避免过热、粗糙、酸、辣刺激性食物,以防损伤胃肠黏膜,治疗前、后 2 h 避免进食。若出现恶心、呕吐等症状可适当减慢滴注速度或遵医嘱给予甲氧氯普胺(灭吐灵)10～20 mg。若化疗严重影响进食,可通过静脉补充水、电解质和机体所需的营养。

3. 骨髓抑制及护理　密切观察血常规变化,每周查血常规 1～2 次。当白细胞总数低于 $3.0×10^9/L$ 时,应暂停给药;当白细胞总数低于 $1.0×10^9/L$ 时,应实施保护性隔离。观察病人体温有无升高,皮肤黏膜有无出血点及淤斑,遵医嘱输白细胞及使用抗生素以预防感染,给予升白细胞及血小板的药物。禁止探视,严格无菌操作。

4. 口腔护理　化疗后病人唾液腺分泌减少,常出现口干、口腔黏膜溃疡,容易引起牙周病和口腔真菌感染。化疗期间应保持口腔清洁,每日早、晚用软毛牙刷刷牙,勤漱口,可用盐水和复方硼酸溶液漱口,若真菌感染应选用碳酸氢钠溶液漱口,并局部涂敷制霉菌素。

5. 脱发的护理　脱发影响病人形体外观美感,容易产生自卑心理,因此,应关心、理解病人,注意应用保护性语言,减少对病人的刺激。可佩戴假发。告诉病人停药 6～8 周后,头发会逐渐长出。

6. 泌尿系统毒性反应及护理　化疗期间每日清晨留尿标本,检查肾功能,测尿 pH 值。注意尿量、颜色和性质,在化疗前及化疗期间保持水化和碱化尿液。鼓励病人多饮水,使尿液保持在每日 2500 mL 以上。

7. 保护静脉　因化疗药物刺激性强,疗程长,要注意保护和合理使用静脉血管。

（1）熟练掌握静脉穿刺技术：宜用留置针或深静脉置管，避免反复穿刺，减少穿刺时带来的痛苦。或有计划地选择和保留静脉，可由四肢远端向近端依次选择合适的小静脉穿刺，左右交替使用。静脉注射要求准确，防止药物外漏。输入化疗药物前先输入0.9％生理盐水或10％葡萄糖溶液，确定针头在血管内后再输入化疗药。推药过程要不断回抽检查，观察针头是否在血管内，注射完毕时用少量生理盐水冲洗或抽少量回血并保持注射器内一定负压时再拔针，然后压迫针眼数分钟；或可先行无药液体静脉滴注，确定通畅无外漏，再夹住滴管上端输液管，将化疗药物由滴管下端输液管间接注入静脉内。注毕，继续用无药液体迅速冲净输液管内的药液，减少药物对血管壁的刺激。

（2）防止药液外渗：若发现药物外渗或病人自诉有烧灼样疼痛应停止用药，在无菌操作下，利用原针头接注射器进行多方向穿刺抽吸，尽可能将渗液吸出。然后用5％的碳酸氢钠溶液或硫代硫酸钠溶液局部封闭，并用冰袋冷敷，局部外敷氢化可的松软膏，切忌热敷，以免加重损伤。

（四）放疗护理

1. 放疗前护理　治疗前向病人解释放疗的目的、方法及不良反应。嘱病人切勿自行擦去皮肤放射部位的标记，且照射时不能随意改变体位。

2. 皮肤的护理　照射后皮肤出现红斑、表皮脱屑、瘙痒感时，避免抓伤、压迫和衣服摩擦。局部只能用温水或柔软的毛巾轻轻蘸洗，不可用肥皂、红汞、乙醇或碘酊等；照射部位忌贴胶布、避免阳光照射和冷热刺激。如有渗出性皮炎可暴露，局部涂鱼肝油软膏具有收敛、保护作用。

3. 放射性食管炎的护理　有吞咽疼痛者，可口服氢氧化铝凝胶，必要时服用利多卡因胶浆。摄取流质或半流质饮食，避免刺激性、粗糙、生硬食物。

4. 放射性肺炎的护理　协助病人有效排痰，干咳者适当给予镇咳药。早期给予抗生素、糖皮质激素治疗，呼吸困难者适当吸氧。

（五）疼痛的护理

1. 分散病人注意力　可欣赏音乐、读书、看报、看电视、交谈等，教会病人自我解压手段，转移病人对疼痛的注意力，以提高痛阈，达到镇痛目的。

2. 物理止痛方法　可采取局部按摩、针灸、局部冷敷、变换体位、支托痛处等措施，增进身体与情绪上的舒适感，减轻疼痛。

3. 药物镇痛　遵医嘱用药，帮助病人减轻痛苦，提高晚期肺癌病人的生活质量。使用镇痛药的原则是尽量口服给药、按时用药、按阶梯给药、用药个体化。必要时，指导病人使用自控镇痛泵（PCA）。

（六）心理护理

1. 有针对性地进行心理护理　根据病人的年龄、职业、文化、性格等情况，给予不同的沟通和支持。在未确诊前，劝说病人接受各种检查，确诊后根据病人心理承受能力和家属的意见决定是否向其透露真情。对已经知道自己患癌症的病人，给予科学的解释、安慰与鼓励，使病人能正确对待疾病。增强战胜疾病的信心，唤起病人的求生信念。正确引导病人树立与癌症做斗争的勇气和信心。对于不愿或害怕知道诊断的病人，应采取保护性措施，合理隐瞒，以免病人过于紧张与恐惧，影响治疗。

2. 帮助病人建立良好的家庭和社会支持系统　鼓励家庭成员和亲朋好友关心、理解病人的痛苦，定期探望病人，使其感受到家庭温暖、朋友关爱，激发其珍惜生命、热爱生活，克服恐惧、绝望心理,增强战胜疾病的信念。

3.建立和谐融洽的护患关系 和谐融洽的护患关系是心理护理成败的关键。护士的态度要和蔼,举止文雅,对病人要耐心、细心、富有爱心。护士要与病人多沟通,明确回答病人提出的问题,对病人进行疏导,尽量消除病人的悲观情绪。切不可说出消极的语言来加重病人的心理负担,应用自己娴熟的技术取得病人的信任,争取病人的配合,使病人从心理上获得安全和信任,激发病人的生存意识,以最佳状态积极配合治疗。

(七)临终护理

对处于临终阶段的病人,应采取综合措施让病人躯体症状得到缓解,使其在心理上获得最大的安慰和支持,最后能较安详、无憾、有尊严的离开人世。此时家属同样需要护士的关怀,更好地度过哀伤期,维持身心健康,投入新的生活。临终关怀工作中,护士是倡导者、组织者、协调者和实践者,对癌症病人要充满爱心与希望,尽一切可能减轻他们在临终期的身心痛苦,提高生命质量。

【健康教育】

1.疾病知识指导 宣传吸烟对健康的危害,提倡不吸烟和戒烟,并避免被动吸烟。注意改善劳动和生活环境,防治大气污染。指出积极防治慢性肺部疾病对肺癌防治的积极意义,对肺癌高危人群、地区要健全肿瘤防治网,重点普查,做到早发现、早治疗。

2.生活指导 生活规律,保证充足的睡眠与休息,适当活动,注意保暖,预防感冒。注意加强营养,多进食高蛋白、高热量、高维生素、高纤维、易消化的饮食。保持良好的精神状态,增强机体免疫力,促进疾病康复。

3.治疗指导 介绍肺癌的治疗方法及前景,正确认识疾病,摆脱痛苦,增强治疗信心,提高生命质量。督促病人按医嘱坚持化疗和放疗,教会病人自我护理,定期到医院复诊。

4.临终关怀指导 对晚期肿瘤转移病人,要交代病人和家属对症处理的措施,指导家属对病人进行临终关怀,尽量满足病人的要求,使病人平静、安详地走完人生最后的旅程。

【护理评价】

(1)疼痛症状能否减轻或消失。

(2)营养状况能否得到改善,体重是否有所增加。

(3)呼吸功能是否改善,气促是否减轻。

(4)情绪是否稳定,恐惧感有无减轻,能否主动配合检查和治疗。

(5)并发症是否减少或消失。

第十节 自发性气胸病人的护理

案例引导

刘某,男性,31岁。胸部受伤,急诊入院。经吸氧,呼吸困难无好转,有发绀及休克症状。查体:左胸饱满,气管向右移位,左侧可有骨摩擦音,叩之呈鼓音,听诊呼吸音消失,皮下气肿明显。

问题:1. 该病人患有哪种疾病?

2. 该病人存在哪些相关护理诊断/问题?

3. 该病人应采取哪些护理措施?

自发性气胸(spontaneous pneumothorax)是指在无外伤或人为因素情况下,肺组织及脏层胸膜自发破裂,空气进入胸膜腔造成胸腔积气和肺萎缩。可分为原发性气胸和继发性气胸,以后者多见。

【护理评估】

(一) 健康史

1. 病因与发病机制　气胸使胸腔负压降低,肺萎缩,而静脉回心血流受阻可出现不同程度的低氧血症。

(1)原发性气胸:常规 X 线检查肺部无明显病变,但可有胸膜下肺大疱,多见于瘦高体形男性青壮年。一般认为肺大疱的产生与吸烟、肺或胸膜组织先天发育缺陷及炎症瘢痕形成有关,肺大疱内压骤升破裂形成气胸。

(2)继发性气胸:在肺部疾病基础上发生的气胸。由于病变导致细支气管不完全阻塞,形成肺大疱破裂引起气胸。以 COPD 最常见,其次为肺结核、尘肺、肺癌、肺脓肿等。

2. 诱因　自发性气胸的发生常与持重物、剧烈运动、剧烈咳嗽、排便用力、举手欢呼、打喷嚏等用力屏气动作使气道内压力突然增高有关。机械通气时压力过高也可诱发。部分病人可无明显诱因。

3. 临床类型　自发性气胸根据脏层胸膜破裂情况不同及发生气胸后对胸腔内压力的影响,可分为以下三种类型。

(1)闭合性(单纯性)气胸:胸膜破裂口较小,随肺萎缩而自行闭合,空气不再进入胸膜腔。此时胸膜腔内压可以接近或超过大气压,可以是负压或正压,主要取决于进入的气体量。抽气后压力下降,不再复升,表明破口已闭合,残存的气体可以自行吸收。

(2)交通性(开放性)气胸:胸膜破裂口较大或由于胸膜粘连牵拉等使破裂口不易闭合而持续开启,吸气与呼气时空气自由进出胸膜腔。

(3)张力性(高压性)气胸:胸膜破裂口形成单向活瓣,吸气时空气进入胸膜腔,呼气时胸膜破裂口关闭,胸膜腔内气体不能排出,导致胸膜腔内空气不断累积,压力持续升高形成正压,可出现急性呼吸循环衰竭。此型气胸为内科急症,必须进行紧急排气治疗。

(二) 临床表现

1. 症状　①胸痛:多发生在剧烈咳嗽、剧烈运动等诱因之后,突发患侧胸痛,呈针刺样或刀割样,吸气时加重。②呼吸困难:气胸的典型表现,呼吸困难程度与气胸类型、积气多少及肺功能有关,表现为胸闷、气促。发生张力性气胸时,胸膜腔内压骤然升高,迅速出现严重呼吸循环障碍,表现为紧张、胸闷、挣扎坐起、烦躁不安、发绀、出冷汗、脉速、心律失常,甚至出现呼吸衰竭。③刺激性干咳:气体刺激胸膜所致,多数为轻至中度刺激性干咳,合并感染时咳嗽加重,有脓痰。

2. 体征　少量气胸(肺压缩不超过30%)体征不明显。大量气胸时,患侧胸廓饱满,肋间隙增宽,呼吸运动减弱或消失,气管与心尖搏动移向健侧,触觉语颤减弱或消失,叩诊呈过清音或鼓音,听诊患侧呼吸音减弱或消失。

3. 并发症　可并发纵隔气肿、皮下气肿、脓气胸、血气胸及呼吸衰竭等。

（三）心理和社会状况

病人常因突然发生剧烈胸痛和呼吸困难出现惶恐不安,部分青壮年因无肺部基础疾病,对此次患病未能充分重视,往往易导致复发。而原有慢性肺疾病者则担心病情恶化、气胸复发而产生紧张、焦虑情绪。

（四）实验室及其他检查

1. 胸部影像学检查　诊断气胸最可靠的方法,可显示肺压缩的程度、肺内病变情况及有无胸膜粘连、胸腔积液及纵隔移位等。气胸典型X线表现为被压缩肺边缘呈外凸弧形线状阴影,称气胸线,线外透亮度增高,无肺纹理。CT对小量气胸、局限性气胸及肺大疱气胸的鉴别则更有优势。

2. 胸腔内压测定　胸内负压减低或呈正压,有助于判断气胸的类型。

3. 动脉血气分析　可有不同程度的低氧血症。

（五）诊断要点

根据临床症状、体征及影响学检查,X线或CT显示气胸线是确诊依据。

（六）治疗要点

治疗原则为排气减压,缓解症状,促使患侧肺复张,消除病因及防止复发。

1. 保守治疗　适用于稳定型小量闭合性气胸,首次发生的症状较轻的闭合性气胸,肺萎缩在20%以下,不伴有呼吸困难。嘱病人卧床休息,少说话,减少肺活动,以利胸膜破裂口愈合和气体吸收。给予吸氧、镇痛、止咳,有感染时给予抗生素治疗,去除诱因,积极治疗肺部基础疾病。

2. 排气治疗　肺压缩超过20%,症状明显者需进行排气治疗。

（1）胸腔穿刺抽气:可加速肺复张,迅速缓解症状,适用于小量气胸、呼吸困难较轻、心肺功能尚好的闭合性气胸病人。通常选择患侧锁骨中线第2肋间或腋前线第4～5肋间,局限性气胸则根据胸片定位选择最佳穿刺点。一次抽气量不宜超过1000 mL,每天或隔天抽气1次。

（2）紧急排气:张力性气胸病情危急,可行紧急排气。可立即用无菌粗注射针头,于患侧锁骨中线第2肋间或腋前线第4～5肋间消毒后紧急穿刺排气减压。也可将粗注射针头尾部扎一橡皮指套,指套末端剪一小缝,形成活瓣式排气瓣,达到单向排气目的。

（3）胸腔闭式引流:目的在于排气,引流胸腔积液,促使肺复张和裂口愈合。①适应证:不稳定气胸,呼吸困难明显,肺压缩程度较重,交通性或张力性气胸,反复发生气胸者。②插管部位:通常选择在锁骨中线外侧第2肋间或腋前线第4～5肋间,必要时根据X线胸片选择适当部位进行插管。插管成功则导管持续逸出气泡,呼吸困难迅速缓解,压缩的肺可在几小时至几天内复张。③引流管的选择:选择质地较软,管径1 cm的塑胶管,既能达到引流的目的,又可减少局部刺激,减轻疼痛。对肺萎缩严重、持续时间较长的病人,插管后应夹住引流管分次引流,避免胸腔内压骤降产生肺复张后肺水肿。肺复张不满意时还可采用负压吸引闭式引流装置。④拔管指征:未见气泡溢出1～2天,气急症状消失,经拍片或透视肺已经完全复张,可夹管,观察24 h无呼吸困难症状即可拔管。拔管时,由护士协助医生拔管,先嘱病人先深吸一口气,在吸气末迅速拔管,并立即用凡士林纱布封闭伤口,包扎固定。拔管后观察病人有无胸闷,呼吸困难,切口漏气、渗液、出血,皮下气肿等,如发现异常,应及时报告医生处理。

3. 胸膜粘连术　适用于持续性或复发性气胸、双侧气胸、合并肺大疱、肺功能不全不能耐受手术者。向胸腔内注入粘连剂,产生无菌性胸膜炎,使胸膜增厚、粘连,减少破裂,防止气胸复发。

4. 手术治疗　经内科治疗效果不佳,慢性气胸、血气胸或支气管胸膜瘘者可考虑手术治疗。

【护理诊断/问题】

1. 气体交换受损　与肺组织萎缩导致呼吸面积减少有关。

2. 疼痛:胸痛　与气体刺激胸膜、胸腔闭式引流有关。

3. 活动无耐力　与氧供给不足有关。

4. 有感染的危险　与胸腔和气道相通、胸腔置管有关。

5. 潜在并发症　纵隔气肿、皮下气肿、脓气胸、血气胸及呼吸衰竭等。

【护理目标】

(1) 呼吸功能恢复正常,呼吸平稳。

(2) 能避免加重疼痛的因素,疼痛减轻或消失。

(3) 活动耐力提高,活动时无不适表现。

(4) 无继发感染发生。

(5) 预防并发症的发生,并发症减少或消失。

【护理措施】

(一) 一般护理

1. 休息与活动　环境安静舒适,绝对卧床休息,避免用力、屏气、咳嗽、打喷嚏等会增加胸腔内压的活动,以利于胸膜破裂口的愈合。根据呼吸困难程度采取合适的体位,如抬高床头、取半坐卧位或端坐位等。注意保暖,防止受凉。

2. 饮食护理　给予清淡、易消化饮食,多吃新鲜瓜果蔬菜,保持大便通畅,防止排便用力引起胸痛或伤口疼痛。

3. 吸氧　为改善缺氧,促进胸腔内气体的吸收,可行鼻导管或鼻塞吸氧,必要时面罩给氧。氧流量控制在 $2\sim5$ L/min。若出现纵隔气肿,可给予高浓度氧气吸入,因为提高纵隔内氧浓度,有利于气肿消散。

(二) 病情观察

注意观察生命体征的变化,尤其是呼吸频率、深度,必要时监测动脉血气分析。了解病人胸痛情况,以及疼痛能否耐受。若病人突然烦躁、心率加快、血压下降、发绀、心律失常甚至休克等,应立即通知医生并配合抢救。胸腔闭式引流时应密切观察伤口有无漏气、有无渗血渗液、皮下有无气肿及胸痛、肺不张和肺水肿等情况。

(三) 疼痛护理

指导病人卧床休息,与病人共同分析疼痛的原因,针对病因进行处理。教会病人在改变体位时,用手固定好胸腔引流管,避免因其移动而造成疼痛;当深呼吸、咳嗽或活动时,可用枕头或手护住引流管处的伤口;半卧时,可在引流管下方垫一毛巾,起到减轻病人的不适及防止引流管受压的作用。教会病人自我放松技巧,如缓慢深呼吸、听音乐、看书看报等,以分散注意力,减轻疼痛。必要时遵医嘱用止痛药、镇咳药,注意观察疗效及可能出现的不良反应。

(四)排气疗法的护理

协助医生做好胸腔抽气或胸腔闭式引流的准备和护理配合,保持引流管固定、密闭、通畅、无菌,使肺复张,减轻呼吸困难症状。

(五)心理护理

护士应尽量在床旁陪伴,使病人有安全感。向病人和家属讲解气胸的发生发展、治疗及预后知识,消除病人的恐惧及担心。在做各项检查、操作前向病人解释目的和方法,取得病人的配合。

【健康教育】

1. 疾病知识指导 指导病人积极治疗原有的肺部疾病,避免各种诱因,预防呼吸道感染,防止气胸复发。

2. 生活指导 保持情绪稳定,注意劳逸结合;养成良好的饮食习惯,多进粗纤维食物,不挑食、不偏食,保持大便通畅;戒烟。在气胸痊愈后的 1 个月内,避免抬提重物、避免屏气等用力过度而增加胸腔内压的行为;避免进行剧烈运动,如跑步、打球、骑自行车等。

3. 定期复查 一旦感到胸闷、突发性胸痛或气急,应及时就医。

第十一节 呼吸衰竭病人的护理

案例引导

刘某,男性,68 岁。吸烟史 50 余年,反复咳嗽、咳痰 20 多年,近 10 年来症状明显加重,伴活动后胸闷。本次入院前 1 周受凉后咳嗽加重、咳黄色脓痰,痰液黏稠不易咳出,伴明显气促、夜间不能平卧。近两天来烦躁,昼睡夜醒,偶有胡言乱语。身体评估:T 38.9 ℃,P 115 次/分,R 33 次/分,BP 140/90 mmHg。答话有时不切题,半卧,发绀,皮肤温暖、多汗,球结膜充血、水肿。视诊桶状胸,肺部触觉语颤减弱、叩诊过清音,两肺散在干、湿啰音。血液检查:白细胞 $15×10^9/L$,动脉血氧分压 55 mmHg,二氧化碳分压63 mmHg。

问题:1. 为进一步明确诊断,该病人应做哪些检查?

2. 该病人目前存在哪些相关护理诊断/问题?

3. 对该病人应采取哪些护理措施及健康教育?

呼吸衰竭(respiratory failure)简称呼衰,是指由各种原因引起的肺通气和(或)换气功能严重障碍,以致在静息状态下亦不能维持足够的气体交换,导致缺氧伴(或不伴)二氧化碳潴留,从而引起一系列病理生理改变和代谢紊乱的临床综合征。常以动脉血气分析作为呼吸衰竭的诊断标准:在海平面大气压、静息状态、呼吸空气条件下,并排除心内解剖分流和原发于心排血量降低等因素后,动脉血氧分压(PaO_2)低于 60 mmHg,伴或不伴有二氧化碳分压($PaCO_2$)高于 50 mmHg,即可诊断为呼吸衰竭。

【分类】

(一) 按动脉血气分析分类

1. Ⅰ型呼吸衰竭(即缺氧型呼吸衰竭)　仅有缺氧(PaO_2<60 mmHg),无二氧化碳潴留,$PaCO_2$ 降低或正常,多见于换气功能障碍的疾病。

2. Ⅱ型呼吸衰竭(即高碳酸型呼吸衰竭)　既有缺氧(PaO_2<60 mmHg),又有二氧化碳潴留($PaCO_2$>50 mmHg),多见于肺泡通气不足的疾病。

(二) 按发病急缓分类

1. 急性呼吸衰竭　常由某些突发的致病因素引起,如严重肺疾病、急性气道阻塞、创伤、休克、电击、药物中毒等,使肺通气和(或)肺换气功能迅速、严重障碍,短时间内引起呼吸衰竭,若不及时抢救,则危及生命。

2. 慢性呼吸衰竭　临床多见。常见于慢性疾病,如 COPD、肺结核、神经肌肉病变等,其中 COPD 最常见。疾病造成呼吸功能受损逐渐加重,经过较长时间发展成呼吸衰竭。在慢性呼吸衰竭基础上,可合并呼吸系统感染、气道痉挛等因素,使病情迅速加重,短时间内出现 PaO_2 显著下降和 $PaCO_2$ 显著升高,其病理生理改变和表现兼有急性呼吸衰竭的特点,称为慢性呼吸衰竭急性加重。

(三) 按发病机制分类

1. 泵衰竭　由神经、肌肉病变以及胸廓疾病引起的呼吸衰竭。主要引起通气功能障碍,表现为Ⅱ型呼吸衰竭。

2. 肺衰竭　由肺组织、气道阻塞和肺血管病变造成的呼吸衰竭。肺组织和肺血管病变常引起换气功能障碍,表现为Ⅰ型呼吸衰竭;严重的气道阻塞疾病如 COPD,影响通气功能,造成Ⅱ型呼吸衰竭。

【病因与发病机制】

(一) 病因

参与肺通气和换气的任何一个环节发生严重病变,均可导致呼吸衰竭。

1. 呼吸道阻塞性病变　气管-支气管的炎症、痉挛、肿瘤、异物等引起气道阻塞和肺通气不足,导致通气/血流比例失调,发生缺氧和二氧化碳潴留,见于 COPD、重症哮喘等。

2. 肺组织病变　各种累及肺泡、肺间质的病变如肺炎、肺结核、肺气肿、肺水肿、弥漫性肺纤维化、硅肺等,导致肺泡减少、有效弥散面积减少,肺顺应性减低、通气/血流比例失调,引起缺氧和(或)二氧化碳潴留。

3. 肺血管疾病　肺栓塞、肺血管炎等可引起通气/血流比例失调,或部分静脉血未经氧合直接流入肺静脉,发生缺氧和(或)二氧化碳潴留。

4. 胸廓与胸膜疾病　胸廓外伤、畸形、手术创伤、气胸和胸腔积液等影响胸廓活动和肺扩张,使通气障碍,导致呼吸衰竭。

5. 神经、肌肉疾病　脑血管病变、脑炎、颅脑外伤、电击、药物中毒等直接或间接抑制呼吸中枢。脊髓灰质炎、多发性神经根炎、重症肌无力、有机磷中毒等可累及呼吸肌,使呼吸肌动力下降引起通气不足。

(二)发病机制

1. 缺氧和二氧化碳潴留的发生机制

(1)肺泡通气不足:正常成人在静息状态下呼吸空气时,总肺泡通气量约为 4 L/min 才能维持正常的肺泡 PaO_2 和 $PaCO_2$。若呼吸动力减弱、生理无效腔增加或气道阻塞可导致肺通气不足,肺泡通气不足会引起肺泡 PaO_2 下降和 $PaCO_2$ 上升,从而引起缺氧和二氧化碳潴留。

(2)弥散障碍:指氧气、二氧化碳等气体通过肺泡膜进行交换的物理弥散过程发生障碍。由于氧的弥散能力仅为二氧化碳的 1/20,故在弥散障碍时,多引起单纯性缺氧。

(3)通气/血流比例(V/Q)失调:通气/血流比例是指每分钟肺泡通气量与每分钟肺毛细血管总血流量之比。肺泡通气与灌注周围毛细血管血流的比例必须协调,才能保证有效的气体交换。正常成人静息状态肺泡通气量(约为 4 L/min)与肺毛细血管血流量(约为 5 L/min)两者之比 V/Q=0.8,若 V/Q>0.8,则生理无效腔增加,即为无效腔通气;若 V/Q<0.8,静脉血未经充分氧合,则形成肺动-静脉样分流。通气/血流比例失调,可造成缺氧,但不一定引起二氧化碳潴留。

(4)肺内动-静脉解剖分流增加:肺动脉内的静脉血未经氧合直接流入肺静脉,导致动脉血 PaO_2 降低,此时给予高浓度氧气吸入并不能改善缺氧状况。常见于肺动-静脉瘘。

(5)氧耗量增加:发热、寒战、抽搐和呼吸困难均可增加耗氧量,使肺泡 PaO_2 下降。正常人借助增加通气量以防止缺氧。若病人有通气功能障碍,在耗氧量增加时则会出现严重的低氧血症。

2. 低氧血症和高碳酸血症对机体的影响

(1)对中枢神经系统的影响:脑组织耗氧量最大,占全身耗氧量的 1/5~1/4,因此,脑细胞对缺氧最为敏感,通常完全停止供氧 4~5 min 即可出现不可逆的脑损害。缺氧对中枢神经影响的程度取决于缺氧程度和发生速度。轻度缺氧可出现注意力不集中、智力减退、定向障碍;重症缺氧则表现为烦躁不安、神志恍惚、精神错乱、嗜睡、昏睡甚至昏迷。轻度二氧化碳增加,可降低脑细胞兴奋性,抑制皮质活动;随着二氧化碳的增加,对皮质下层刺激加强,间接引起皮质兴奋,病人可有失眠、精神兴奋、烦躁不安等症状。若二氧化碳严重潴留,可使中枢神经处于麻醉状态,即二氧化碳麻醉,又称肺性脑病,引起头痛、头晕、精神错乱、扑翼样震颤、嗜睡、昏迷、抽搐和呼吸抑制等。肺性脑病的发病机制尚未完全阐明,但目前认为低氧血症、二氧化碳潴留和酸中毒三个因素共同损伤脑血管和脑细胞是最根本的发病机制。

缺氧和二氧化碳潴留均可使脑血管扩张,血流阻力降低,血流量增加。严重缺氧会发生脑细胞水肿,血管通透性增加,引起脑间质水肿,导致颅内高压,继而加重组织缺氧,造成恶性循环,严重时甚至出现脑疝。

(2)对呼吸系统的影响:缺氧主要通过颈静脉窦和主动脉体化学感受器的反射作用刺激通气,增强呼吸运动。缺氧缓慢加重时,反射迟钝。当 PaO_2<30 mmHg 时,出现呼吸抑制。二氧化碳是强有力的呼吸中枢兴奋剂,随着二氧化碳浓度增加,通气量也明显增加,但当 $PaCO_2$>80 mmHg 时,通气量不再增加,对呼吸中枢产生抑制和麻醉效应,此时,只能通过缺氧反射性刺激呼吸中枢维持呼吸。

(3)对循环系统的影响:缺氧和二氧化碳潴留均可反射性引起心率加快、心搏出量增加和血压升高,还可引起肺动脉小血管收缩而增加肺循环阻力,导致肺动脉高压和增加右心负荷,导致肺源性心脏病。若严重缺氧和二氧化碳潴留可抑制心脏活动,引起血管扩张、血压下降、心律失常等。心肌对缺氧十分敏感,长期缺氧可使心肌变性、坏死和心肌收缩力降低,导致心律失常、心力衰竭、心肌梗死,甚至心搏骤停。

(4)对电解质、酸碱平衡的影响:严重缺氧可抑制细胞能量代谢的中间过程,降低产能效率,还因无氧酵解增加,乳酸和无机磷在体内堆积,引起代谢性酸中毒,进而使组织 $PaCO_2$ 增加,并可产生高钾血症、低氯血症等。

(5)对消化系统的影响:严重缺氧使胃黏膜屏障作用降低,二氧化碳潴留使胃酸分泌增多,可出现胃黏膜糜烂、出血和坏死。缺氧可直接或间接损害肝细胞,使丙氨酸氨基转移酶升高,但随缺氧的纠正,肝功能可逐渐恢复正常。

(6)对泌尿系统的影响:缺氧和二氧化碳潴留常合并肾功能不全,若及时治疗,随呼吸功能的好转,肾功能亦可恢复。

(7)对皮肤黏膜的影响:缺氧时,动脉血氧饱和度降低,出现发绀等缺氧典型表现;二氧化碳潴留时,四肢浅表静脉和毛细血管扩张,表现为皮肤温暖、潮红、多汗及球结膜充血、水肿等。

(8)对血液系统的影响:慢性缺氧时,红细胞生成素增加,刺激骨髓并引起继发性红细胞增多,使血液黏稠度增加,进一步加重肺循环和右心负担。

一、慢性呼吸衰竭病人的护理

慢性呼吸衰竭(chronic respiratory failure)是指在原有慢性呼吸系统疾病和神经肌肉系统疾病的基础上,呼吸功能损害逐渐加重,经过较长时间发展为呼吸衰竭。虽有缺氧,或伴二氧化碳潴留,但通过机体代偿适应,仍能从事个人日常生活活动,称为代偿性慢性呼吸衰竭。一旦并发呼吸道感染或其他原因增加呼吸生理负担所致代偿失调,出现严重缺氧、二氧化碳潴留和酸中毒等临床表现,称为失代偿性慢性呼吸衰竭。

【护理评估】

(一)健康史

1. 病因 引起慢性呼吸衰竭的病因有慢性呼吸系统疾病和神经、肌肉系统疾病。多因支气管-肺疾病所引起,如 COPD、支气管哮喘、慢性肺部感染、硅肺、弥漫性肺纤维化、胸廓畸形等,其中 COPD 最常见。

2. 诱因 可使慢性呼吸衰竭病情急性加重的诱因:①急性呼吸道感染:为最常见的诱因。②滥用药物,如镇静安眠药、麻醉剂、镇痛剂等。③吸氧浓度过高。④耗氧量增加,如高热、寒战、手术、合并甲状腺功能亢进症(甲亢)等。

(二)临床表现

除导致慢性呼吸衰竭的原发病表现外,主要是缺氧和二氧化碳潴留所致的多脏器功能紊乱的表现。

1. 呼吸困难 呼吸困难是呼吸衰竭最早、最突出的症状。表现为胸闷,气促和呼吸频率、节律和幅度的改变。呼吸费力,呼气延长,严重时呼吸浅快,并发二氧化碳麻醉时呈潮式呼吸或浅慢呼吸。呼吸困难是呼吸衰竭最重要的表现之一,但呼吸困难的程度与呼吸衰竭的程度不一定成正相关。

2. 发绀 发绀是缺氧的典型表现,由于血中还原血红蛋白增加所致。当动脉血氧饱和度 $SaO_2 < 90\%$ 时,口唇、指甲、舌等处会出现发绀。

3. 精神、神经症状　缺氧早期可出现血管扩张搏动性头痛、注意力分散、智力或定向力减退。缺氧程度加重时逐渐出现烦躁不安、神志恍惚,进而嗜睡、昏迷。当合并二氧化碳潴留时,病人常出现先兴奋后抑制的症状。轻度二氧化碳潴留表现为兴奋症状,如多汗、烦躁、夜间失眠而白天嗜睡。随着二氧化碳潴留的加重,呼吸中枢受抑制,发生肺性脑病,表现为表情淡漠、谵妄、肌肉震颤或扑翼样震颤、间歇抽搐、昏睡甚至昏迷,可因脑水肿、脑疝而死亡。体检可出现瞳孔缩小,腱反射减弱或消失,锥体束征阳性等。

4. 循环系统表现　早期心率加快,血压升高。晚期严重缺氧和酸中毒可引起循环衰竭、血压下降、心律失常甚至心搏骤停等。二氧化碳潴留可有外周浅表静脉充盈、皮肤湿暖、多汗,结膜充血、水肿等。

5. 其他　可有上消化道出血、肝功能损害、黄疸、蛋白尿、血尿等症状,少数出现休克及DIC等。

6. 并发症　常见并发症有休克、肺性脑病、心力衰竭、上消化道出血等。

(三)心理和社会状况

由于对病情和预后的顾虑,病人往往会产生恐惧、抑郁心理,极易对治疗失去信心,尤其气管插管或气管切开行机械通气的病人,语言沟通障碍,情绪烦躁,痛苦悲观,若治疗后病情无好转,甚至产生绝望的心理反应,表现出拒绝治疗或对呼吸机产生依赖心理。当出现二氧化碳麻醉时,大脑皮质处于麻醉状态,病人情绪低落,精神错乱,甚至丧失对外界环境的反应能力。

(四)实验室及其他检查

1. 动脉血气分析　动脉血气分析是诊断的重要依据,可判断呼吸衰竭的类型、程度和血液酸碱度,可指导氧疗、机械通气各种参数的调节以及纠正酸碱平衡和电解质紊乱。呼吸衰竭时 $PaO_2 < 60$ mmHg 和(或)$PaCO_2 > 50$ mmHg,$SaO_2 < 75\%$。

2. 肺功能检查　有助于判断气道阻塞的严重程度。但重症病人肺功能检查受限。

3. 影像学检查　通过胸部 X 线、肺 CT 和放射性核素肺通气/灌注扫描等检查有助于呼吸衰竭的病因判断。

(五)诊断要点

有导致呼吸衰竭的病因或诱因,有低氧血症或伴高碳酸血症的临床表现,在海平面正常大气压、静息状态、呼吸空气条件下,动脉血氧分压(PaO_2)< 60 mmHg,伴或不伴有二氧化碳分压($PaCO_2$)> 50 mmHg,并排除心内解剖分流和原发心排血量降低等因素后,可诊断为呼吸衰竭。

(六)治疗要点

治疗原则是保持呼吸道通畅,纠正缺氧和二氧化碳潴留,积极治疗原发病或诱因,维持心、脑、肾等重要脏器功能,预防和治疗并发症。

1. 保持呼吸道通畅　保持呼吸道通畅是呼吸衰竭最基本、最重要的治疗措施。

(1)开放气道:若病人昏迷应使其气道处于开放状态,昏迷病人有气道阻塞症状时,应取仰卧位,头后仰,托起下颌,打开口腔。

(2)清除气道内分泌物和异物:保持呼吸道湿化,根据病情进行翻身、叩背等,分泌物严重阻塞气道时,应立即进行机械吸引。

(3)建立人工气道:必要时建立人工气道,可采用简便人工气道、气管插管和气管切开三种方法。

（4）缓解支气管痉挛：若病人有支气管痉挛时，需使用支气管扩张药物。

2. 氧疗　氧疗是改善低氧血症的主要手段。氧疗的效应是通过提高肺泡氧分压，增加氧弥散能力，提高 PaO_2，改善低氧血症导致的组织缺氧。一般将 $PaO_2 < 60$ mmHg 定为氧疗的指征，$PaO_2 < 55$ mmHg 为必须氧疗的指标。Ⅰ型呼吸衰竭可给予较高浓度（$>35\%$）吸氧，但当 PaO_2 达 70 mmHg 时应逐渐降低氧浓度。因长期吸入高浓度的氧可引起氧中毒。Ⅱ型呼吸衰竭应采取持续低浓度（$<30\%$）吸氧，这样既能纠正严重缺氧，又能防止二氧化碳潴留的加重。实际吸入氧浓度（FiO_2）的计算公式为 $FiO_2 = 21 + 4 \times$ 氧流量（L/min），根据病人的临床表现和动脉血气分析调节吸氧浓度。氧疗后症状无改善者，应考虑使用机械通气辅助呼吸。

3. 增加通气量、改善二氧化碳潴留

（1）呼吸兴奋药：通过刺激呼吸中枢或外周化学感受器，增加呼吸频率和潮气量以改善通气。主要适用于以呼吸中枢抑制为主、通气量不足引起的呼吸衰竭。使用时必须保证在气道通畅的前提下使用，否则会使呼吸肌疲劳而加重二氧化碳潴留。常用的呼吸兴奋剂有尼可刹米、洛贝林，近年来尼可刹米、洛贝林在国外几乎被淘汰，已被多沙普仑取代。

（2）机械通气：当病人出现严重的通气和（或）换气功能障碍时，经呼吸中枢兴奋药治疗无效者应及时采用气管插管加机械通气。机械通气原理是通过机械装置维持必要的肺泡通气量，降低 $PaCO_2$，在一定程度上达到改善肺的气体交换效能和缓解呼吸肌疲劳的目的。

4. 纠正酸碱失衡和电解质紊乱

（1）呼吸性酸中毒：本病最常见的酸碱失衡类型。因肺通气不足，二氧化碳在体内潴留产生高碳酸血症所致，治疗关键是积极改善通气，促使二氧化碳排出。慎用碱性药物，以免加重二氧化碳潴留。

（2）代谢性酸中毒：多为低氧血症所致的乳酸血症性酸中毒，主要通过改善缺氧来纠正，若 pH < 7.20 应给予碱性药物。

（3）代谢性碱中毒：主要因低钾、低氯引起，必要时补充氯化钾、精氨酸等。

（4）电解质紊乱：以低钾、低氯、低钠最常见，应及时纠正。

5. 积极治疗原发病　积极治疗原发病是治疗呼吸衰竭的根本所在。针对不同原发病和诱因采取适当的治疗措施。

6. 并发症的防治　预防和治疗上消化道出血、休克、肺性脑病等并发症，慎用镇静剂、麻醉药等，以免诱发肺性脑病。

【护理诊断/问题】

1. 气体交换受损　与通气不足、通气/血流比例失调和弥散障碍等有关。

2. 清理呼吸道无效　与分泌物多且黏稠、意识障碍、人工气道、呼吸肌及其支配神经功能障碍有关。

3. 营养失调：低于机体需要量　与食欲缺乏、呼吸困难、人工气道及机体消耗增加有关。

4. 焦虑　与呼吸困难、气管插管、病情严重、失去个人控制及对预后的不确定有关。

5. 有受伤的危险　与意识障碍、气管插管及机械呼吸有关。

【护理目标】

（1）呼吸功能得到改善，发绀减轻或消失。

（2）能有效排痰，保持呼吸道通畅。

（3）营养改善，体重增加。

（4）焦虑减轻或消失，情绪稳定。

（5）无并发症发生。

【护理措施】

（一）一般护理

1. 休息与活动　活动使机体耗氧量增加,对明显低氧血症的病人,应限制活动量。有呼吸困难者,应卧床休息。协助病人取舒适体位,如半坐卧位或坐位,有利于增加通气量。有意识障碍者,加床栏并适当约束,避免坠床。做好皮肤、口腔护理。病室空气流通,调节至合适的温、湿度,定时消毒,限制家属探视,防止交叉感染。症状改善后应适当活动,活动量以不出现呼吸困难、心率增快为宜。

2. 饮食护理　病人因摄入热量不足、呼吸增加、发热等因素,导致能量消耗增加,机体代谢处于负平衡,营养支持对提高呼吸衰竭的抢救成功率和提高病人生活质量具有重要意义。对危重病人在抢救时常规鼻饲高蛋白、高脂肪、低碳水化合物及适量维生素和微量元素的流质饮食,必要时做静脉高营养治疗。能经口进食者,应少量多餐,以提供足够的能量,降低因进食增加的耗氧量,进餐时应维持给氧,防止气短和进餐时血氧降低。肠外营养时应注意监测二氧化碳的变化,因糖类可能会加重高碳酸血症病人的二氧化碳潴留。

（二）病情观察

密切观察病人生命体征及意识状态的变化,尤其要注意呼吸频率、节律、深度变化及辅助呼吸肌活动的情况;观察病人有无烦躁、抽搐、神志恍惚、睡眠障碍等现象;观察皮肤、黏膜颜色及温、湿度;注意评估肺部、心脏体征;昏迷者应观察瞳孔、肌张力、腱反射等;观察水、电解质、酸碱平衡紊乱的情况,记录 24 h 出入液量,了解血气分析、尿常规、血电解质等检查结果;注意尿量及粪便颜色,及时发现上消化道出血。有条件者可进行床旁血气分析、血氧饱和度监测、心电监护。随时发现病情变化,若出现异常及时报告医生。

（三）用药护理

遵医嘱及时准确用药,密切观察药物疗效及不良反应。使用呼吸兴奋药时应保持呼吸道通畅,用药时注意观察呼吸频率、节律、神志及动脉血气分析的变化以便调节剂量,静脉滴注速度不宜过快,如出现恶心、呕吐、血压升高、心悸、烦躁、面色潮红等不良反应,提示用药量过大、滴速过快,要及时报告医生,严重者立即停药。注意支气管扩张药的不良反应,慎用地西泮等镇静药物,禁用吗啡等对呼吸有抑制作用的药物。

（四）保持呼吸道通畅

及时清除痰液是关键。指导清醒病人有效咳痰,痰液黏稠者,鼓励多饮水,可行雾化吸入并应用化痰药物,支气管舒张药可解除支气管痉挛,有利痰液排出,咳嗽无力者应定时协助其翻身、叩背,昏迷者应采取机械吸痰。若排痰效果不好,导致 $PaCO_2$ 升高,应报告医生,及时建立人工气道。

（五）氧疗护理

1. 给氧浓度　氧疗能提高肺泡内氧分压,提高 PaO_2 和 SaO_2,减轻组织损伤,提高机体运动的耐受性,恢复脏器功能,并能降低缺氧性肺动脉高压,减轻右心负荷。根据病人的临床表现和动脉血气分析采取不同的调节给氧浓度和给氧方法。原则是在保证迅速提高 PaO_2 到 60 mmHg 或 SaO_2 达 90% 以上的前提下,尽量降低吸氧浓度。Ⅰ型呼吸衰竭是缺氧而无二氧化碳潴留,可间断高浓度（>35%）、高流量（4~6 L/min）吸氧,但要避免长时间、高浓度吸氧造成氧中毒的发生。Ⅱ型呼吸衰竭时给予持续低流量(1～2 L/min)、低浓度(25%～29%)鼻导管持续吸氧,以免缺氧纠正过快引起呼吸中枢抑制,造成二氧化碳潴留的加重。

2. 给氧的方式　包括鼻导管、鼻塞、面罩、气管内和呼吸机给氧法。Ⅱ型呼吸衰竭病人使用鼻导管或鼻塞法给氧,严重单纯缺氧者多用面罩给氧。给氧时应及时消毒和更换输氧设施,防止交叉感染。

3. 氧疗的观察　密切观察氧疗效果及反应,记录吸氧浓度、吸氧方式和时间,纯氧或高浓度氧吸入的时间一般不超过 24 h。若吸氧后呼吸困难缓解、发绀减轻、心率减慢、神志清醒、皮肤变暖则提示氧疗有效;若呼吸过缓或意识障碍加深,须警惕二氧化碳潴留。如氧疗效果不明显或无效,应及时查找原因,调整氧疗方案。

4. 氧疗注意事项　注意气道的湿化,以免造成对呼吸道黏膜的刺激及气道黏液栓形成。面罩、导管、气管导管应妥善固定,保持通畅。

(六) 机械通气的护理

熟悉呼吸机的性能和特点,掌握呼吸机参数的调节,及时分析呼吸机报警的原因并解除警报。加强气道的管理,掌握吸痰时机,保持呼吸道通畅。预防并及时发现和处理可能的并发症。严格掌握撤机指征,若病人自主呼吸恢复,潮气量＞300 mL,生命体征、水、电解质维持在正常水平及血气分析结果满意等可撤机。撤机后密切观察病情变化,防止呼吸肌疲劳、原发病治疗不彻底等导致撤机失败。

(七) 心理护理

多与病人交流,向病人和家属说明各项操作、治疗的目的,操作过程中及时了解病人的心理状况,有针对性地进行安慰、解释,鼓励病人说出或写出加剧焦虑、恐惧的因素,教会病人自我放松的办法,尤其对病情较重的病人更应多给予心理上的支持,做好家属工作,注意给予病人精神支持和温暖,增强病人战胜疾病的信心。二氧化碳潴留者往往夜间兴奋、恐惧,要加强巡视,多沟通,必要时给予陪伴,增加病人安全感。

【健康教育】

1. 疾病知识指导　向病人介绍本病的基本知识,理解本病治疗、预防的意义及目的,密切配合治疗和护理;教会病人正确的呼吸技术及有效排痰的方法;说明合理氧疗的重要性,教会病人实施家庭氧疗的方法。

2. 生活指导　与家属和病人共同制订合理的活动及休息计划。适当活动,避免劳累,加强营养,增强体质。避免各种引起呼吸衰竭的诱因,如劳累、情绪激动、呼吸道感染等;避免烟雾刺激,戒烟,加强耐寒训练,指导和鼓励病人进行呼吸运动锻炼。

3. 用药指导　指导病人遵医嘱正确用药,熟悉药物的剂量、用法和不良反应等。

4. 定期复查　指导病人和家属学会病情监测,提高自我护理能力,若出现气急、发绀、呼吸困难加重或神志改变等呼吸衰竭征象,应及早就诊。

【护理评价】

(1) 呼吸功能是否得到改善,呼吸困难有无减轻或消失。

(2) 病人是否掌握有效咳嗽的方法,痰液能否顺利排出,呼吸道是否通畅。

(3) 营养是否改善,体重有无增加。

(4) 焦虑是否减轻或消失,情绪是否稳定。

(5) 并发症是否减少或消失。

二、急性呼吸窘迫综合征病人的护理

急性呼吸窘迫综合征（acute respira-tory distress syndrome，ARDS）是由心源性以外的各种肺内、外致病因素引起的急性、进行性呼吸衰竭。以肺微血管通透性增高，肺泡渗出富含蛋白质的液体进而导致肺水肿和透明膜形成，可伴有肺间质纤维化为主要病理特征。临床表现为呼吸窘迫和顽固性低氧血症。急性肺损伤（ALI）和 ARDS 为同一疾病过程的两个阶段，ARDS 为 ALI 进一步恶性发展的阶段。ARDS 起病急骤，发展迅速，死亡率极高，死亡原因主要与多脏器功能衰竭有关。

【护理评估】

（一）健康史

1. 病因　病因尚未明确，常见引起 ARDS 的高危因素有肺内因素和肺外因素，以创伤、感染、休克最常见，占 ADRS 病因的 70%～85%。

（1）肺内因素：吸入有毒气体（如臭氧、氨、有机氟、醛类、烟雾等）、反流误吸、溺水、肺挫伤、放射性损伤、过长时间纯氧吸入等，可直接损伤肺组织。

（2）肺外因素：休克、大面积烧伤、出血坏死型胰腺炎、严重的代谢紊乱（如肝功能衰竭、尿毒症、糖尿病酮症酸中毒等）、药物中毒、体外循环等因素间接损伤肺组织。

2. 发病机制　发病机制尚未完全阐明。目前认为除上述致病因素对肺泡膜的直接损伤外，更重要的是多种炎症细胞及其释放的炎性介质和细胞因子间接介导的肺炎症反应，最终导致肺泡膜损伤、毛细血管通透性增加和微血栓形成，并造成肺泡上皮损伤，肺表面活性物质减少或消失，加重肺水肿和肺不张，从而引起肺顺应性障碍，功能残气量减少，无效通气量增加，通气/血流比例失调，导致顽固性低氧血症和呼吸窘迫。

（二）临床表现

除原发病的相应症状和体征外，主要临床表现为病人进行性加重的呼吸困难、发绀，常伴有烦躁、焦虑、出汗，甚至昏迷。呼吸窘迫不能用通常的氧疗改善。呼吸频率＞35 次/分，早期肺部无异常体征，后期可闻及双肺湿啰音或可出现支气管呼吸音，叩诊浊音。

（三）心理和社会状况

因起病急骤，病情发展迅速，进行性加重的呼吸困难，病人产生恐惧、烦躁，进而耗氧量增加，进一步加重呼吸困难和低氧血症。入院后病人需要监护，要进行检查和治疗，应用机械通气，病情的危重及插管带来的不适，机械通气病人气管插管后发音障碍，影响交流，自己的需求无法表达，会产生恐惧、紧张、悲观、孤独、抑郁等情绪。

（四）实验室及其他检查

1. 血气分析　典型改变为 PaO_2 降低，$PaCO_2$ 下降和 pH 升高。作为肺氧合功能的重要指标，氧合指数（PaO_2/FiO_2）减少是诊断 ARDS 的必要条件，其参照值为 400～500 mmHg。ALI 时，氧合指数＜300 mmHg；ARDS 时，氧合指数＜200 mmHg。

2. 胸部 X 线检查　早期可无异常，典型的改变为肺纹理增强和斑片状阴影，逐渐融合成大片状浸润阴影。

3. 肺功能测定　肺顺应性降低，肺活量、残气、功能残气量均减少，无效腔通气比例增加。

4. 血流动力学测定　多用于与左心衰竭鉴别有困难时。一般肺毛细血管楔压（PCWP）

小于 12 mmHg,若大于 18 mmHg 则为急性左心衰竭,可排除 ARDS。

（五）诊断要点

除原发疾病和低氧血症及二氧化碳潴留导致的临床表现外,呼吸衰竭的诊断主要依靠血气分析,而结合肺功能、胸部影像学和纤维支气管镜等检查对于明确呼吸衰竭的原因至为重要。

（六）治疗要点

ARDS 治疗原则为积极治疗原发病,改善肺氧合功能,尽快纠正缺氧,保护器官功能,防治并发症。

1. 积极治疗原发病 治疗原发病是 ARDS 防治的关键,积极控制感染。

2. 纠正缺氧 迅速纠正低氧血症,尽快提高 PaO_2 是抢救 ARDS 最重要的措施。应给予高浓度（＞50％）氧气吸入,使 $PaO_2 \geqslant 60$ mmHg 或 $SaO_2 \geqslant 90\%$。通常采用面罩给氧法,若 $PaO_2 < 60$ mmHg,$SaO_2 < 90\%$ 时,应及早使用机械通气。

3. 机械通气 目前尚无机械通气治疗指征的统一标准,但 ARDS 宜尽早使用机械通气辅助呼吸。多采用呼气末正压通气（PEEP）作为抢救 ARDS 的重要措施。PEEP 改善 ARDS 的呼吸功能,主要通过其吸气末正压使陷闭的支气管和闭合的肺泡张开,减轻肺泡水肿、减少分流,提高功能残气。

4. 消除肺水肿 在保证血容量、血压稳定的前提下,限制液体摄入量,要求出入液量轻度负平衡,以每日液体摄入量不超过 2000 mL 为宜。为促进水肿消退可使用呋塞米,每日 40～60 mg。早期因内皮细胞受损,肺毛细血管通透性增加,应避免输入胶体液,防止加重肺水肿。输液忌过量、过快,输血宜选择鲜血,避免微血栓发生加重病情。必要时放置肺动脉导管监测肺动脉楔压（PAWP）,以调节液体入量。

5. 营养支持与监护 ARDS 时机体处于高代谢状态,应补充足够的营养。为避免静脉营养可能引起感染和血栓形成等并发症,提倡全胃肠营养;同时应动态监测生命体征、电解质和酸碱平衡、重要脏器功能,以随时了解病情变化,及时调整治疗方案。

6. 糖皮质激素 一般主张早期、大剂量、短程用药,地塞米松每日 60～80 mg,或氢化可的松每日 1000～2000 mg,连用 2 日,有效者继续使用 1～2 日停药。

7. 其他 积极预防和纠正酸碱平衡和电解质紊乱、表面活性物质替代治疗、免疫治疗、并发症的预防和治疗等。

【护理诊断/问题】

1. 气体交换受损 与肺毛细血管炎症性损伤、通透性增加、肺顺应性降低等有关。

2. 清理呼吸道无效 与分泌物多且黏稠、呼吸肌疲劳无效咳嗽有关。

3. 语言沟通障碍 与人工气道、持续机械通气有关。

4. 自理能力缺陷 与缺氧、体质衰弱、人工气道、机械通气有关。

5. 潜在并发症 多脏器功能衰竭。

【护理目标】

（1）呼吸功能得到改善,发绀减轻或消失。

（2）能有效排痰,保持呼吸道通畅。

（3）自理能力增强,维持最佳的自理状态。

（4）通过新的沟通方式表达需要。

（5）无并发症发生。

【护理措施】

（一）一般护理

1. 休息与活动 安置病人于重症监护病室，绝对卧床休息，协助病人采取舒适的体位，避免增加耗氧量的活动。病室保持安静，空气流通，限制家属探视。注意翻身，保证皮肤干燥、清洁，防止压疮。防止医源性感染。

2. 饮食护理 给予营养支持，首选肠内营养，通过鼻饲给予高热量、高蛋白、高维生素、高脂肪食物，必要时行肠外营养，静脉补充白蛋白、氨基酸、脂肪乳等。严格限制水、钠的摄入。

（二）病情观察

密切监测生命体征、神志，特别注意呼吸困难程度、发绀情况，注意观察呼吸型态，评估肺部体征。正确记录 24 h 出入液量，监测尿量、中心静脉压的变化。及时送检血气分析及其他检测标本，观察心、肾功能。严密的病情观察对于评估治疗的有效性和调整治疗方案有重要意义。

（三）保持呼吸道通畅

ARDS 病人呼吸道净化功能减弱，分泌物多，痰液黏稠，应及时清除痰液，保持呼吸道通畅，必要时应及时建立人工气道。

（四）氧疗护理

根据血气分析结果和临床表现来调节，遵医嘱给予高流量（4～6 L/min）、高浓度（>35%）氧气吸入，以迅速提高氧分压，使 PaO_2 迅速提高到 60～80 mmHg 或 SaO_2>90%，当 PaO_2>70 mmHg 应逐渐降低氧浓度，避免长时间、高浓度吸氧造成氧中毒。要注意充分湿化氧气，防止气道黏膜干裂受损。注意记录吸氧时间、氧浓度、氧流量，观察氧疗效果和不良反应。

（五）人工气道和机械通气护理

1. 人工气道 常用的人工气道有气管内插管和气管切开插管。应注意保持人工通气管的湿化，供气系统必须设有湿化气体装置。封闭气管内插管或气管切开管的气囊压力一般维持在 20 cmH_2O，气囊平时应保持充气状态。

2. 保持气道通畅 每小时评估病人的呼吸状况。每 2 h 变动 1 次体位，叩背，指导病人咳嗽、深呼吸。若出现频繁的咳嗽、肺部听诊有痰鸣音、呼吸机高气压报警等，应及时抽吸呼吸道分泌物。吸痰时应注意选择合适的吸痰管，导管口径应为插入口径的一半，口径太小不能有效吸引，口径太大会造成大量负压，导致肺扩张不全或肺叶塌陷。护士吸痰前应洗手并戴无菌手套，给予病人氧气吸入。抽吸前向导管内滴入无菌生理盐水 3～7 mL 以稀释痰液，抽吸时动作要轻，在气管内上下旋转抽吸，抽吸时间小于 15 s。吸痰前后注意评估病人的心率与节律。

3. 预防感染 操作前后注意洗手，经常更换并消毒呼吸机的管路及接触呼吸道的设备。气管插管应每日更换位置，气管切开处每日严格换药 1 次。保持口腔清洁，经鼻插管或气管切开的清醒病人，每日用 3% 硼酸或 3% 过氧化氢（双氧水）或甲硝唑（灭滴灵）漱口，每日 3～5 次。不能合作或经口插管者要小心地进行口腔护理，每日 3 次。口腔护理时要将气囊封闭，以防清洗液进入气管。注意口腔有无真菌感染。

（六）心理护理

病人往往处于恐惧状态，且无法进行语言交流。护理人员要注意用语言或非语言方法安慰病人,陪伴病人,给予心理支持,稳定病人情绪。

【健康教育】

1. 疾病知识指导 向病人及家属解释本病的基本知识、治疗措施、治疗目的及疗效,充分发挥其主观能动性,以便积极配合各种治疗和护理。

2. 生活指导 注意休息,随着体力恢复而逐渐增加活动量,以增强体质。活动量以不感到疲劳为度,避免劳累。加强营养,戒烟、酒。注意保暖,预防呼吸道感染。

3. 用药指导 遵医嘱合理用药,观察药物疗效及不良反应。

4. 定期复查 了解疾病康复情况,若有创伤、感染、出血等及时就诊。

第十二节 呼吸系统常用诊疗技术的护理

一、胸腔穿刺术的护理

胸腔穿刺术是指通过穿刺方法自胸膜腔内抽取积气、积液或行胸腔内给药的一种操作技术。

【目的】

(1) 抽取胸腔积液送检,明确胸腔积液的性质,有利于诊断和鉴别诊断。

(2) 排除胸腔积液或积气,缓解压迫症状。

(3) 胸腔内注射药物,辅助治疗。

【适应证】

(1) 诊断性穿刺,胸腔积液性质不明者,抽取积液检查,协助病因诊断。

(2) 大量积液或气胸者,抽取积气或积液,以缓解压迫症状,避免胸膜粘连增厚。

(3) 脓胸或恶性胸腔积液抽脓、灌洗治疗,胸腔内注射药物治疗。

【禁忌证】

(1) 有严重出血倾向,血小板明显减少或用肝素、双香豆素等进行抗凝治疗者。

(2) 不能合作的病人,体质衰弱、病情危重者。

(3) 大咯血、严重肺结核及肺气肿者。

【操作前护理】

1. 心理指导 向病人解释或说明穿刺的目的、过程及注意事项,术中不能移动位置,尽量不要咳嗽或深吸气,以消除病人紧张情绪,使其配合穿刺。

2. 用物准备 检查穿刺用物、药物、抢救物品等是否准备齐全。

3. 病人准备 检查前做普鲁卡因皮试,测量脉搏、血压等,以掌握病情动态变化。

【操作过程】

1. 体位 协助病人采取正确的穿刺体位,嘱病人反坐于靠背椅上,双臂平放于椅背上缘,头伏于前臂上。不能起床者取半坐卧位,穿刺侧上肢弯曲上举置于头颈部。上述体位可使肋间隙增宽,利于穿刺。

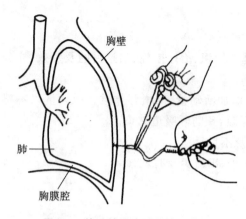

图 2-5　协助抽吸胸腔积液示意图

2. 协助穿刺　选择适宜的穿刺点,可通过叩诊或结合 X 线、超声检查结果进行定位。胸腔积液穿刺部位宜取叩诊音最浊部位,一般为患侧肩胛线或腋后线第 7～9 肋间隙或腋中线第 6～7 肋间隙。气胸者取患侧锁骨中线第 2 肋间隙或腋前线第 4～5 肋间隙进针。常规消毒皮肤,铺洞巾,戴无菌手套。在穿刺部位自皮肤至胸膜壁层逐层浸润麻醉。术者用左手食指和拇指固定穿刺部位的皮肤,右手持穿刺针(胶管用血管钳夹紧),沿下一肋骨上缘缓慢刺入胸腔,将 50 mL 注射器连接胶管,护士去除止血钳,术者用注射器抽取积液。当注射器吸满后,护士再次用止血钳夹闭胶管,术者取下注射器排空液体,注射器再接上胶管,进行抽吸,如此反复(图 2-5)。注意每次抽液、抽气时,不宜过多、过快,防止胸腔内压骤然下降,发生肺水肿、循环障碍或纵隔移位等意外。首次总抽液量不宜超过 600 mL,以后每次抽液总量不超过 1000 mL,若为诊断目的,抽取 50～100 mL 即可,置入无菌试管送检。如需治疗,抽液后可注射药物。穿刺过程中应始终保持胸腔密闭,防止发生气胸。术中密切观察病人的脉搏、面色等变化,询问病人有无异常的感觉。抽液时,若发现病人出现头晕、心悸、冷汗、面色苍白、脉细、四肢发凉,应立即停止抽液,使病人平卧,观察血压变化,防止休克。必要时,遵医嘱皮下注射 0.1% 的肾上腺素 0.5 mL。术毕拔出穿刺针,覆盖无菌纱布,胶布固定。

【操作后护理】

(1)嘱病人取平卧位或半坐卧位休息,术后观察病人的脉搏和呼吸状况,鼓励病人深呼吸,促进肺膨胀。

(2)注意观察穿刺点有无渗血或液体漏出,观察并及时发现有无气胸、血胸、肺水肿及胸腔感染等并发症。

(3)胸腔注药的病人可嘱其不断转动体位,以便于药物在胸腔内分布均匀,并观察病人对注入药物的反应。

二、纤维支气管镜检查术的护理

纤维支气管镜检查术是利用光学纤维内镜对气管、支气管进行检查的方法。纤维支气管镜可经口腔、鼻腔、气管导管或气管切开套管插气管和各级支气管,可直接观察气管、支气管黏膜情况(包括充血、水肿、溃疡、肿物及异物等),可做黏膜活检或刷检,钳取异物、吸引或清除气管内阻塞物,实施支气管肺泡灌洗术(BAL),并对收集的组织、支气管肺泡灌洗液进行组织、微生物、细胞、免疫学检查,明确病原和病理诊断,为目前早期诊断肺癌的重要手段之一。

另外还可向气管内注入药物、局部止血、激光治疗或切除良性肿瘤,可作为气管插管的引导,用于急诊抢救,经支气管镜放置气管、支气管架扩张狭窄支气管等。纤维支气管镜检查已成为支气管、肺和胸腔疾病诊断及治疗不可缺少的手段。

【适应证】

(1)原因不明的刺激性咳嗽、咯血,疑为异物或肿瘤者。

(2)原因不明的 X 线阴影、肺不张、阻塞性肺炎、支气管阻塞或狭窄等。

（3）原因不明的喉返神经麻痹、膈神经麻痹或上腔静脉阻塞者。

（4）利用纤维支气管镜引流支气管分泌物、支气管肺泡灌洗、局部止血及用药、放置气管、支气管架扩张狭窄支气管、去除异物、激光治疗等。

（5）作为气管插管的引导，用于急诊抢救。

【禁忌证】

（1）严重心、肺功能不全及呼吸衰竭，心绞痛，严重高血压和心律失常者。

（2）全身状态极度衰弱者。

（3）出凝血机制严重障碍者。

（4）两周内哮喘发作或大咯血者。

（5）主动脉瘤有破裂危险者。

（6）对麻醉药过敏，不能用其他药物代替者。

【操作前护理】

1. 心理准备　向病人讲解检查目的、操作过程及相关的配合注意事项，以消除病人的紧张情绪，取得病人的合作。

2. 用物准备　检查纤维支气管镜检查术用物、药物、抢救物品等是否准备齐全。

3. 病人准备

（1）了解病史，做好相关的检查，如检测血小板和出凝血时间、X线胸片等。必要时，还需做心电图和血气分析。

（2）术前4 h禁食。

（3）遵医嘱术前30 min给予阿托品0.5 mg或地西泮5～10 mg肌内注射，以减少呼吸道分泌和镇静作用。

【操作过程】

（1）用2%利多卡因做咽喉喷雾麻醉。

（2）安置病人取去枕仰卧位，头部后仰，肩部垫一软枕，下颌略抬高。不能平卧者取坐位或半坐卧位。根据病情选择经鼻或经口插入纤维支气管镜。

（3）按术者指示做好经支气管镜滴入麻醉药做黏膜表面麻醉，可自上而下依序仔细检查各支气管情况，并按要求做好吸引、活检、治疗等措施。

（4）术中密切观察病人面色、呼吸、脉搏等变化，如有异常及时报告并采取相应措施。

（5）拔出纤维支气管镜，整理用物，做好记录。

【操作后护理】

（1）术后禁食2 h，以防食物误入气管。麻醉消失后方可进食，以进温流质或半流质饮食为宜。

（2）按医嘱常规应用抗生素，预防呼吸道感染。

（3）密切观察病人有无发热、咽喉疼痛、声音嘶哑、胸痛及呼吸道出血等情况。鼓励病人轻轻咳出痰液和血液，如有声嘶或咽喉疼痛，可给予雾化吸入。发生大咯血，应配合医生及时抢救。

（4）正确留取痰液标本，及时送检。

第三章　循环系统疾病病人的护理

 学习目标

1. 掌握循环系统疾病常见症状和体征的护理;掌握循环系统常见疾病的护理评估、护理诊断/问题及护理措施。

2. 熟悉循环系统常用诊疗技术的护理。

3. 了解循环系统常见疾病的概念、病因和治疗要点;了解循环系统常见疾病的护理目标和护理评价。

第一节　心力衰竭病人的护理

案例引导

　　王某,女性,36 岁。2 年前开始出现心慌、气短,重体力劳动后明显,休息后消失,未曾到当地医院检查。3 天前因受凉后出现咽痛、发热,上述症状逐渐加重,尤其是夜间气短,不能平卧,并感右上腹胀痛,食欲不振,下肢水肿而入院。

　　体格检查:T 38 ℃,P 90 次/分,R 28 次/分,BP 135/85 mmHg,神清,端坐位,颈静脉充盈,双肺呼吸音增粗,可闻及湿啰音。HR 110 次/分,律齐,心界向左下扩大,心音强弱不等,心尖部闻及舒张期奔马律。腹平软,肝肋下 3 cm,质软,有触痛,双下肢水肿。

　　辅助检查:胸部 X 线示心脏呈梨形,肺淤血。超声心动图显示左房增大,右室增大,二尖瓣前叶呈城垛样改变。

　　问题:1. 说出该病人的医疗诊断,并指出其依据。

　　2. 目前该病人的心功能状况如何?

　　3. 请为该病人制订休息、活动、饮食计划。

　　4. 用洋地黄治疗心力衰竭病人,在护理时要注意什么?

心力衰竭是各种心脏结构或功能异常导致心室充盈和（或）射血能力下降，而不能维持全身组织代谢所需要的氧和营养物质而出现肺循环和（或）体循环淤血的临床综合征。临床上主要表现为呼吸困难和乏力，以及体液潴留。

心力衰竭的临床类型按其发展速度可分为急性心力衰竭和慢性心力衰竭两种，以慢性居多；按其发生的部位可分为左心衰竭、右心衰竭和全心衰竭；按时期分为收缩性心力衰竭、舒张性心力衰竭。

一、慢性心力衰竭

慢性心力衰竭是大多数心血管疾病的最终归宿，也是心脏病病人最主要的死亡原因。引起慢性心力衰竭的基础心脏病中我国过去以风湿性心脏病为主，但近年来其所占比例已趋下降，而高血压、冠心病的比例明显上升。

【护理评估】

（一）健康史

1. 基本病因 慢性心力衰竭的基本病因见表 3-1。

表 3-1 慢性心力衰竭的基本病因

基本病因	具体病因	常见疾病
心肌病变	原发性心肌损害	缺血性心肌损害，以冠心病最常见，还有心肌炎及心肌病等
	继发性心肌损害	心肌代谢障碍性疾病，以糖尿病性心肌病最常见
压力负荷过重	左室压力负荷过重	高血压、主动脉瓣狭窄
	右室压力负荷过重	肺动脉高压、肺动脉瓣狭窄
容量负荷过重	左室容量负荷过重	主动脉瓣或二尖瓣关闭不全、先天性心血管病分流
	右室容量负荷过重	房间隔缺损、肺动脉瓣或三尖瓣关闭不全
	双室容量负荷过重	严重贫血、甲状腺功能亢进症等高心排血量疾病

2. 诱因 感染（以呼吸道感染最常见）、心律失常、心脏容量负荷增加、血容量增加（如摄盐、补液量过多）、妊娠和分娩、劳累过度、情绪激动、精神紧张、贫血、甲状腺功能亢进症、药物使用不当（如不恰当停用洋地黄类药物、利尿药或降压药）等。

3. 发病机制 慢性心力衰竭的发病机制较复杂，主要有三个方面的因素。

（1）代偿机制 当心肌收缩力减弱时，为保证排血量，机体通过 Frank-Starling 机制、神经体液代偿机制和心肌肥厚进行代偿。

（2）神经内分泌的激活 慢性心力衰竭时，体内交感神经系统的兴奋性增强、肾素-血管紧张素-醛固酮系统（RAAS）激活，心钠肽（ANP）、脑钠肽（BNP）、血管加压素（AVP）、内皮素（ET）分泌增加，均可增加心肌收缩力以提高心排血量。但长期增高会使水钠潴留和外周血管阻力增加而加重心脏前、后负荷；大量儿茶酚胺对心脏可产生直接毒性作用，从而加剧心力衰竭的恶化。

（3）心肌损害与心室重塑 心肌细胞减少使心肌整体收缩力下降；纤维化的增加又使心室的顺应性下降，重塑越加明显，心肌收缩力不能发挥其应有的射血效应，如此形成恶性循环，最终发展成不可逆转的心肌损害。

（二）临床表现

1. 左心衰竭 以肺淤血及心排血量降低的表现为主。

1）症状

（1）呼吸困难：①劳力性呼吸困难：左心衰竭最早出现的症状。因运动使回心血量增加，左心房压力升高，加重肺淤血。引起呼吸困难的运动量随心力衰竭程度加重而减少。其特点是在体力活动（如行走、上楼、爬坡、穿衣、扫地、洗衣等）时发生或加重，出现心慌、气促，经休息可缓解或减轻。②端坐呼吸：肺淤血达到一定程度时，病人不能平卧，因平卧时回心血量增多且横膈上抬，呼吸更为困难。需取高枕卧位、半坐卧位甚至需取端坐位时方可好转。③夜间阵发性呼吸困难：心源性呼吸困难的特征之一。病人常在夜间入睡后因憋气而惊醒，被迫端坐，轻者数分钟后缓解，重者伴有哮鸣，又称心源性哮喘，多于端坐休息后缓解。其发生机制除睡眠平卧血液重新分配使肺循环血量增加外，夜间迷走神经张力增加、小支气管收缩、横膈抬高、肺活量减少等也是促发因素。④急性肺水肿：心源性哮喘的进一步发展，表现为严重气喘、频繁咳嗽、咳粉红色泡沫痰、面色发绀、大汗、肺部哮鸣音，是心功能不全的最严重形式。

（2）咳嗽、咳痰、咯血：开始常于夜间发生，端坐或站立时咳嗽减轻，痰常呈白色泡沫状。当肺淤血不断加重或有肺水肿时，可咳粉红色泡沫痰。长期慢性淤血使肺静脉压力升高，导致肺循环和支气管血液循环之间形成侧支，在支气管黏膜下形成扩张的血管，一旦破裂可引起大咯血。

（3）其他症状：由于心排血量不足，器官、组织灌注不足及代偿性心率加快，患者可有乏力、疲倦、头昏、心悸等症状。严重左心衰竭时，肾血流量明显减少，病人可出现少尿。

2）体征

（1）肺部体征：主要是两肺底闻及湿啰音，可伴哮鸣音。

（2）心脏体征：可有心脏扩大、心率加快、肺动脉瓣区第二心音亢进及舒张期奔马律。

2. 右心衰竭 以体循环淤血的表现为主。

1）症状

（1）消化道症状：病人可出现上腹部饱胀、食欲不振、恶心、呕吐等症状。这类症状为胃肠道和肝淤血所致，是右心衰竭最常见的症状。

（2）劳力性呼吸困难：多继发于左心衰竭的右心衰竭。

2）体征

（1）颈静脉征：当病人半卧或端坐时可见到充盈的颈外静脉，提示体循环静脉压增高，是右心衰竭的主要体征。当压迫肝脏时，颈静脉充盈或怒张更加明显，称为肝-颈静脉回流征阳性。

（2）肝肿大和压痛：肝肿大常发生于皮下水肿之前，以剑突下最为明显，且有压痛；长期肝淤血可致心源性肝硬化，可出现黄疸及大量腹腔积液。

（3）下垂性水肿：其特征为首先出现于身体最低垂的部位，一般为对称性、凹陷性水肿，严重者可出现全身性水肿，并可伴有胸腔积液和腹腔积液。

（4）心脏体征：除原有心脏病的相应体征之外，可因右心室显著扩大而出现三尖瓣关闭不全的反流性杂音。

表 3-2 为左心衰竭与右心衰竭的临床表现。

表 3-2　左心衰竭与右心衰竭的临床表现

项目	左心衰竭	右心衰竭
病理	肺淤血及心排血量降低	体循环淤血
症状	①呼吸困难:最早出现 ②咳嗽、咳痰、咯血 ③其他症状:乏力、疲倦、头昏、心悸等	①消化道症状:上腹饱胀、恶心、呕吐等 ②尿少或夜尿,肾功能减退 ③劳力性呼吸困难:继发于左心衰竭时
体征	①肺部体征:两肺底闻及湿啰音,可伴哮鸣音 ②心脏体征:以左心室扩大为主,心率加快,肺动脉瓣区第二心音亢进及舒张期奔马律,交替脉	①颈静脉征、肝-颈静脉回流征阳性 ②肝肿大和压痛 ③下垂性水肿 ④心脏体征:以右心室扩大常见,可有三尖瓣关闭不全的反流性杂音

3. 全心衰竭

左、右心衰竭的表现同时存在。当左心衰竭发展为右心衰竭时,因右心排血量减少,常可使夜间阵发性呼吸困难等肺淤血的表现有所减轻。

（三）心理和社会状况

由于病情反复发作而影响日常生活、活动耐力及睡眠质量,病人易产生焦虑、烦躁、痛苦、悲观等心理反应。因此需评估病人是否有烦躁不安、失眠、焦虑、抑郁、恐惧、悲观、绝望等不良情绪反应;家庭情况、经济状况、文化程度及家庭和社会支持状况等。

（四）辅助检查

1. X 线检查　可评估有无肺淤血、心影有无改变。

2. 心电图　可有心房、心室肥大的心电图表现。

3. 超声心动图　较为准确地测量心房、心室各腔的大小及心瓣膜结构等改变情况,并能反映心脏收缩及舒张功能。

4. 有创性血流动力学检查　应用右心导管或漂浮导管可测定肺毛细血管楔压（PCWP）、心排出量（CO）、心脏指数（CI）、中心静脉压（CVP）。PCWP 正常值为 $6\sim12$ mmHg,当 PCWP 达 30 mmHg 时,可出现肺水肿。CI 正常值为 $2.6\sim4.0$ L/(min·m^2),当 CI<2.2 L/(min·m^2)时,即出现低心排血量症状。右心衰竭时,CVP 可明显升高。

（五）诊断要点

1. 判断心力衰竭程度

（1）心功能分级　美国纽约心脏病协会（NYHA）按诱发心力衰竭症状的活动程度将心功能分为四级（表 3-3）。

表 3-3　心功能分级（NYHA,1928）

分级	临床特点
Ⅰ级	有心脏病,但日常活动量不受限制,平时一般活动不引起疲乏、心悸、呼吸困难或心绞痛
Ⅱ级	体力活动受到轻度的限制,休息时无自觉症状,但平时一般活动下可出现疲乏、心悸、呼吸困难或心绞痛

分级	临床特点
Ⅲ级	体力活动明显受限,小于平时一般活动量即引起上述症状
Ⅳ级	不能从事任何体力活动,休息状态下会出现上述症状

(2) 6 min 步行试验:要求病人在平直走廊里尽可能快地行走,测定 6 min 行走的距离,以此评价病人的运动耐力和预后。6 min 行走距离>450 m 为轻度心力衰竭,150~450 m 为中度心力衰竭,<150 m 为重度心力衰竭。

2. 判断液体潴留及其严重程度 对应用和调整利尿剂治疗十分重要,短时间内体重增加是液体潴留的可靠指标。

（六）治疗原则

心力衰竭的治疗目标不仅是改善症状、提高生活质量,更重要的是防止和延缓心肌重构,从而降低死亡率。其原则为防治基本病因及诱因、减轻心脏负荷,增加心肌收缩力。

1. 病因治疗

(1) 治疗病因 控制高血压,应用药物、介入或手术治疗改善冠心病心肌缺血,心瓣膜病的换瓣手术及先天性畸形的纠治手术等。

(2) 消除诱因 及时有效地控制感染和心律失常,避免过度劳累和情绪紧张,纠正贫血、电解质紊乱和酸碱平衡失调等。

2. 改善生活方式

健康的生活方式对心血管疾病病人可以发挥药物不能取代的益处,戒烟限酒、控制体重、限制钠盐、劳逸结合、充足睡眠、身心愉快等均可减轻心脏负荷,有利于改善心功能的恢复。

3. 药物治疗

1) 利尿剂 利尿剂是心力衰竭治疗中常用的药物之一。其通过排钠排水,以降低心脏前负荷及体循环血量,进而改善水肿及心力衰竭症状。利尿剂通常从小剂量开始,逐渐增加剂量直至尿量增加,体重每日减轻 0.5~1.0 kg。一旦病情控制,即以最小有效剂量长期维持。常用利尿剂见表 3-4。

表 3-4 常用利尿剂

药名	作用机制	每日剂量/mg	作用期	不良反应
呋塞米	促进髓袢升支排钠、排钾	口服 20;静注 20~40	1~7 h 15 min	低钾、低钠、低血容量、耳毒性等
氢氯噻嗪	抑制远端小管对钠的吸收	口服 12.5~50	1~12 h	低钾、低钠、低血容量、高尿酸症、高血糖、高血脂
螺内酯	竞争醛固酮受体,作用于远曲小管和集合管,保钠、排钾	口服 25~75	3~5 日	高血钾、胃肠道反应
氨苯蝶啶	作用于远端小管和集合管,保钠、排钾	口服 25~100	8~12 h	高血钾、胃肠道反应、嗜睡、头痛等

2）肾素-血管紧张素-醛固酮系统抑制剂

（1）血管紧张素转换酶抑制剂（ACEI）：ACEI可改善远期预后，降低死亡率，其主要作用机制为：①扩血管作用。②抑制醛固酮分泌。③抑制交感神经兴奋性。④改善心室及血管的重构，从而达到维护心肌功能，推迟心力衰竭的进展。使用原则是从小剂量开始，逐渐递增，直至达到目标剂量终身用药。常用药物如卡托普利、依那普利、贝那普利等。

（2）血管紧张素受体拮抗剂（ARB）：当心力衰竭病人不能耐受ACEI不良反应时，可改用ARB如氯沙坦、厄贝沙坦等。

（3）醛固酮拮抗剂：小剂量螺内酯可阻断醛固酮效应，对抑制心血管的重构、改装慢性心力衰竭的远期预后有很好的作用。中、重度心力衰竭病人可加小剂量醛固酮受体阻断剂，但必须监测血钾。

3）β受体阻滞剂 可有对抗交感神经兴奋性增强的效应，提高病人运动耐量，降低住院率、死亡率。适用于慢性充血性心力衰竭、心功能Ⅱ～Ⅲ级病人，且病情稳定者，须从小剂量开始，逐渐加量，适量维持。常用药物如美托洛尔、比索洛尔、卡维洛尔等。

4）洋地黄类药物 可增强心肌收缩力，抑制心脏传导系统，直接兴奋迷走神经、减慢心率，从而改善心力衰竭病人的血流动力学。适用于中、重度收缩性心力衰竭、快速房颤等病人。常用洋地黄类药物见表3-5。

表 3-5 常用洋地黄类药物

种类	药名	用法与用量	适应证
速效	毛花苷丙	稀释后缓慢静注，每次 0.2～0.4 mg，每日总量 1.2 mg	急性心力衰竭或慢性心力衰竭加重，尤其是心力衰竭伴心房颤动
速效	毒毛花苷 K	稀释后缓慢静注，每次 0.25 mg，每日总量 0.5～0.75 mg	急性心力衰竭
中效	地高辛	每次 0.25 mg，每日 1 次，口服	心力衰竭的维持治疗

5）血管扩张剂 能降低心脏前、后负荷，减轻肺淤血，减少心肌耗氧，改善心功能。最常用药物如下：①硝普钠是一种速效降压药，尤其适用于高血压危象及高血压病引起的心力衰竭。②硝酸甘油以扩张小静脉为主，能使有效循环血量减少，降低回心血量，减轻肺淤血；同时可以扩张冠状动脉，改善心肌的缺血缺氧症状，尤其适用于缺血性心肌病导致的心力衰竭。

【护理诊断/问题】

1. 气体交换受损 与各种原因引起肺淤血、肺水肿或伴有肺部感染有关。

2. 活动无耐力 与心排血量减少、血氧的供应不足有关。

3. 焦虑/恐惧 与呼吸困难影响日常生活及睡眠或呼吸困难引起的濒死感有关。

【护理目标】

（1）病人呼吸困难明显改善或消失。

（2）病人活动耐力增加；情绪稳定。

（3）病人水肿或腹腔积液减轻或消失。

（4）病人未发生洋地黄中毒，或中毒被及时发现并得到及时处理。

【护理措施】

（一）一般护理

1. 休息 保证身心充分休息，可减轻心脏负荷。但长期卧床休息易使静脉血栓形成，同时也使消化功能降低、肌肉萎缩，因此应根据心功能分级情况制订活动计划（表3-6）。

表 3-6　心功能分级与活动安排

分级	活动安排
Ⅰ级	不限制一般的体力活动，积极参加体育锻炼，但避免剧烈运动和重体力劳动
Ⅱ级	适当限制体力活动（但不影响轻体力工作和家务劳动），增加午睡时间
Ⅲ级	严格限制一般体力活动，每日有充足的休息时间，但日常生活可以自理或在他人协助下自理
Ⅳ级	绝对卧床休息，采取半坐卧位或坐位，生活由他人照顾。可在床上做肢体被动运动、轻微的屈伸运动和翻身

2. 饮食　①给予低脂、低热量、高蛋白、高维生素的易消化、清淡饮食，少量多餐。尤其是肥胖者应限制摄入量以减轻体重。②限钠：每日食盐摄入量＜5 g，限制含钠高的食品。③限水：应严格控制液体摄入量和速度，以免增加心脏负担。

3. 心理护理　慢性心力衰竭具有病程长、反复发作等方面的特点，也会因为行动受限、治疗经费等方面的原因而产生焦虑、紧张、烦躁、抑郁等负面情绪，甚至造成心理负担。因此应多关心、安慰病人，以减轻不良情绪。帮助病人树立信心，并提醒家属给予支持，让病人保持平和的心态，以免因过于紧张而诱发急性心力衰竭。

（二）病情观察

观察病情变化，监测血气分析、血氧饱和度；观察有无呼吸道感染的征象；观察病人水肿消退情况，每日测量体重，记录尿量，适量控制输液量；长期卧床休息病人注意有无下肢静脉血栓的征象（如下肢活动受限、疼痛、肢体远端局部肿胀等），一旦发生以上情况应及时与医生联系，并立即配合抢救。

（三）对症护理

1. 氧疗护理　给予氧气吸入，一般病人氧流量为2～4 L/min，肺心病病人氧流量为1～2 L/min 的持续吸氧，急性左心衰竭给予高流量（6～8 L/min）吸氧，并使用20％～30％乙醇进行湿化。

2. 皮肤、口腔护理　协助病人经常更换体位；保持床褥柔软、平整、清洁；每日清洁周身皮肤；使用气圈或气垫床以防止长期受压。注意观察病人皮肤有无压疮。呼吸困难者加强口腔护理。

（四）用药护理

1. 洋地黄类药物　评估是否存在洋地黄中毒的易患因素。如有水、电解质紊乱（低血钾），心肌疾病，严重的肝、肾疾病，年龄，与奎尼丁、胺碘酮、维拉帕米、阿司匹林合用等，应适当减少用量，并严密观察病人用药后反应。

（1）预防洋地黄中毒：①给药前，仔细询问病人的用药史，准确测量病人的脉搏（时间不能少于1 min），注意节律和频率，并做好记录。若病人心率太快或低于每分钟60次，或者节律变得不规则，应暂停给药并及时通知医生。②注意观察有无低血钾表现，必要时建议医生测定血钾浓度。③使用利尿剂的病人，严格观察病人的尿量，尿多时，遵医嘱及时补钾。④严密监测心率、心律及心电图的变化，及时发现和处理洋地黄中毒。⑤必要时严密监测病人血中药物浓度。

（2）洋地黄中毒表现：①最早出现的是胃肠道反应，如厌食、恶心、呕吐等。②最常见的是心脏毒性反应，如室性二联律、快速性心律失常伴传导阻滞等。③少见的是神经系统表现，如头痛、头晕、视力模糊、黄绿视等。

（3）洋地黄中毒的处理：一旦出现上述中毒表现，应立即协助医生进行处理。①停用洋地黄。②补充钾盐，停用排钾利尿剂。③纠正心律失常，室性期前收缩可用利多卡因或苯妥英钠；缓慢型心律失常可用阿托品静脉推注。

2. 利尿剂 ①用药时间安排在白天，避免夜尿过多。②宜在餐时或餐后服，以减少胃肠反应。③定期检查血常规、电解质、血糖、肾功能。④严密观察血压、尿量、体重等变化，如3日内体重增加2kg以上，提示有液体潴留。⑤观察有无出现电解质紊乱现象，如有无乏力、腹胀、肠鸣音减弱等低血钾表现，或观察有无肢体麻木、乏力、腹胀、心律不齐、血压下降等高血钾表现。⑥低血钾者应补充富含钾的食物（如香蕉、橘子、梨等），必要时遵医嘱补钾盐，口服补钾宜在饭后服，静脉补钾时应注意钾盐浓度及输液速度；高血钾者停用保钾利尿剂，禁食富钾食物，严密监测心电图。

3. 血管扩张剂 服用期间告知病人避免突然改变体位，以防发生体位性低血压。

【健康教育】

1. 疾病知识指导 告知病人慢性心力衰竭需要终生治疗，虽不能够根治，但能正确认识疾病，可减少住院次数，缩短住院时间，减缓病情恶化，提高生存率。向病人解释心力衰竭的病因和诱因、治疗、护理、康复等相关知识。

2. 生活方式指导 宜选用低脂、低盐、高纤维、易消化、富有营养的饮食，忌饱餐和刺激性食物，多食新鲜蔬菜和水果，戒烟、酒。帮助病人合理安排活动与休息，制订有利于提高心脏储备力的活动计划，避免重体力劳动和过度疲劳。帮助病人培养良好的心态和轻松的生活方式，避免精神紧张、过度兴奋，保证足够的睡眠。保持大便通畅，养成定时排便的习惯。育龄妇女应避孕。

3. 用药指导 告知病人药物的名称、用法、用量，用药的目的和可能会出现的不良反应及预防方式；指导病人严格遵医嘱服药，交代家属督促其按时用药，以免因不恰当的停药而诱发心力衰竭。服用洋地黄时要教会病人学会测量脉搏，并告知病人若脉搏低于60次/分，或出现恶心、呕吐、头晕或原有心脏病加重，应暂时停药并就诊。

4. 病情监测 指导病人加强病情监测，定时测量体重，观察气急、水肿、咳嗽、夜尿、厌食、饱胀感等症状。若体重增加，即使尚未出现水肿，也应警惕心力衰竭先兆；若有厌食、饱胀感、夜尿增加，提示右心衰竭复发；若气急加重、夜间平卧时咳嗽，提示左心衰竭复发。一旦发生病情变化立即就医。

【护理评价】

病人呼吸困难是否减轻，缺氧症状是否得到改善，能否维持最佳气体交换；日常活动量增加，是否能保持最佳活动水平；心理和生理上舒适程度是否增加。

二、急性心力衰竭

急性心力衰竭是指由于急性心脏病变引起的心排血量显著、急骤降低导致组织器官灌注不足和急性淤血的综合征。临床上以急性左心衰竭较常见，急性右心衰竭较少见，主要由大块肺梗死引起。本节主要讨论急性左心衰竭。

【护理评估】

（一）健康史

1. 病因 急性弥漫性心肌损害，如急性广泛前壁心肌梗死、急性心肌炎等；严重而突发的心脏排血受阻，如重度二尖瓣狭窄、左房黏液瘤等；严重心律失常，特别是快速型心律失常；急性瓣膜反流，如感染性心内膜炎或急性心肌梗死引起的瓣膜穿孔、乳头肌断裂、腱索断裂等；快速大量输液、输血使心脏前负荷突然明显增加；高血压危象等。

2. 发病机制 主要病理生理基础为心脏收缩力突然减弱，心排血量急剧下降，或左室瓣膜急性反流，左心室舒张末压（LVEDP）迅速升高，肺静脉回流不畅，导致肺静脉压快速升高，肺毛细血管压随之升高使血管内液体渗入到肺间质和肺泡内而出现急性肺水肿。

（二）临床表现

典型临床表现为急性肺水肿。病人突发严重呼吸困难，端坐呼吸，频繁咳嗽，咳大量粉红色泡沫样痰，有窒息感而极度烦躁不安、恐惧，面色青灰，口唇发绀，大汗淋漓，皮肤湿冷，呼吸频率可达 30～40 次/分，听诊两肺满布湿啰音和哮鸣音，心率增快，心尖部可闻及舒张期奔马律。早期血压升高，随后下降，严重者出现心源性休克。

（三）心理和社会状况

突发的极度呼吸困难使病人恐惧、焦虑，导致交感神经系统兴奋性增高，加重呼吸困难。

（四）辅助检查

详见本节慢性心力衰竭相关介绍。

（五）诊断要点

根据病人典型的症状和体征，如突发极度呼吸困难、咳粉红色泡沫痰、两肺满布湿啰音等，一般不难做出判断。

（六）治疗原则

1. 体位 病人取坐位，双腿下垂，以减少静脉回流。

2. 吸氧 立即给予 6～8 L/min 的高流量吸氧，病情严重时应采用面罩呼吸机加压（CPAP）或双水平气道正压（BiPAP）给氧。

3. 吗啡 3～5 mg 吗啡缓慢静脉推注或皮下注射或 5～10 mg 吗啡肌内注射，有镇静和小血管舒张作用，可减少躁动、减轻心脏负担。老年人应酌情减量或肌内注射。

4. 快速利尿 呋塞米 20～40 mg 静脉推注，2 min 内推完，有利尿和静脉扩张的作用，有利于减轻肺水肿。

5. 血管扩张剂 根据病情可选择硝普钠、硝酸甘油或重组人脑利钠肽（rhBNP）静脉滴注。

6. 正性肌力药 如多巴胺、多巴酚丁胺、磷酸二酯酶抑制剂等。

7. 洋地黄类药物使用 可用毛花苷丙或毒毛花苷 K 静脉推注。

8. 机械辅助治疗 主动脉内球囊反搏（IABP）和临时心肺系统。

【护理诊断/问题】

1. 气体交换受损 与急性肺水肿有关。

2. 恐惧 与极度呼吸困难产生的濒死感有关。

【护理目标】

（1）病人呼吸困难明显改善或消失。

（2）病人活动耐力增加，情绪稳定。

【护理措施】

（一）一般护理

1．休息与体位 立即协助病人取坐位，双腿下垂，以减少回心血量而减轻肺水肿。

2．安全护理 急性左心衰竭发作时，病人往往烦躁不安，用吗啡镇静后，病人逐渐安静，但十分疲倦虚弱，应专人守护床边，保证病人安全。

3．饮食护理 急性左心衰竭发作时暂禁食、禁饮，防止误吸；肺水肿症状减轻后可少量进食清淡的流质饮食，并在病人意识完全清醒时进食。

4．心理护理 病人发生急性左心衰竭时，因呼吸极度困难而伴有濒死感，病人的恐惧心理会加重呼吸困难。嘱病人家属陪伴身边，给病人心理上的支持，同时，医护人员在抢救病人时要沉着、冷静，不要惊慌，以免加重病人及家属的心理负担。

（二）病情观察

严密监测心率、血压、血氧饱和度、心电图，检查血电解质、血气分析等，对安置漂浮导管者应监测血流动力学指标的变化，记录出入量。观察呼吸频率和深度，意识、精神状态，皮肤颜色及温度，肺部啰音的变化等。

（三）对症护理

急性肺水肿时可给予高流量（6～8 L/min）吸氧，并通过20％～30％的乙醇湿化，使肺泡内泡沫的表面张力降低破裂，以利于改善肺泡通气，并协助病人咳嗽、排痰，保持呼吸道通畅。

（四）用药护理

遵医嘱使用药物。使用吗啡镇静时，注意观察有无呼吸抑制、心动过缓。用利尿剂时要严格记录尿量，及时补钾，防止电解质紊乱。用硝普钠等扩血管药物时注意滴速和血压，防止低血压发生。洋地黄制剂静脉推注时速度宜缓慢，同时注意观察病人反应。

【护理评价】

病人呼吸困难是否减轻，缺氧症状是否得到改善，能否维持最佳气体交换；心理和生理上舒适程度是否增加。

第二节　心律失常病人的护理

案例引导

某病人，男性，52岁。有风湿性心脏病病史。以"心悸、乏力2天"为主诉来诊。

心电图检查发现 P 波消失,代之以大小不等、形态各异的 f 波,频率约 400 次/分,R-R 间期绝对不等。

  问题:1. 该病人属于哪类心律失常? 有何依据?

    2. 怎样为该病人进行护理?

【概述】

  正常心脏冲动起源于窦房结,窦房结按一定频率和节律发出冲动,并按一定的传导速度和顺序下传到心房、房室交界区、房室束(希氏束)、左右束支、浦肯野氏纤维网,最后传遍心肌使之除极。当冲动起源、频率、传递顺序以及冲动在心脏各部位的传导速度中任何一环发生异常,均称为心律失常。

知识链接

  1. 心肌细胞的生理特性 包括自律性、兴奋性、传导性和收缩性。心肌细胞的这些特性共同决定着心脏的活动规律,实现心脏的泵血功能。

  2. 心脏传导系统 心脏传导系统由特殊心肌纤维组成,其心肌细胞具有形成冲动和传导冲动的作用,包括窦房结、结间束、房室结、房室束(希氏束)、浦肯野氏纤维网等部分(图 3-1)。其中,窦房结是心脏的正常起搏点,其形成冲动后,由结间束和普通心房肌分别传达至房室结和左心房;冲动在房室结内传导速度极为缓慢,到达房室束后传导再次加速,经左、右束支传至浦肯野氏纤维网。冲动在浦肯野氏纤维网传导速度极为迅捷,使左、右心室肌几乎同时被激动,从而完成一次心脏收缩。

  3. 心脏传导系统的神经支配 受交感神经和迷走神经双重支配。迷走神经兴奋抑制窦房结的自律性和传导性,延缓窦房结和房室结的传导时间与不应期;交感神经作用与迷走神经作用相反。

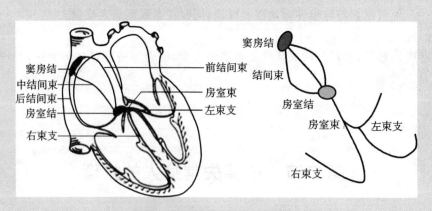

图 3-1 心脏传导系统示意图

【分类】

按心律失常发生机制,可将心律失常分为冲动起源异常和冲动传导异常两大类,见表 3-7。

表 3-7 心律失常的分类

心律失常	冲动起源异常	窦性心律失常	①窦性心动过速；②窦性心律不齐；③窦性停搏或窦性静止；④病态窦房结综合征
		异位心律失常	主动性：期前收缩有房性、交界性、室性；阵发性心动过速有室上性、室性；扑动与颤动有房性、室性；被动性：逸搏和逸搏心律
	冲动传导异常	生理性传导阻滞	干扰与脱节
		病理性传导阻滞	①窦房阻滞；②房内阻滞；③房室阻滞（Ⅰ度、Ⅱ度、Ⅲ度房室传导阻滞）；④室内阻滞（左束支、右束支、分支束支传导阻滞）
		传导途径异常	预激综合征

此外，临床上根据心律失常发生时心率的快慢，分为快速性心律失常与缓慢性心律失常。

窦性心律失常

窦性心律失常是指冲动的起源仍然是窦房结，但其速率及节律有所变异的一类心律失常。常见以下几种。

一、窦性心动过速

窦性心动过速是指成人窦性心律的频率超过 100 次/分。

【护理评估】

1. 健康史

(1) 生理性因素：正常人在运动，情绪激动，吸烟，饮浓茶、咖啡、酒等情况下均可出现。

(2) 病理性因素：多见于发热、贫血、休克、甲状腺功能亢进症等。

(3) 药物作用：阿托品、肾上腺素、麻黄碱等药物的作用。

2. 临床表现 病人可感到心悸、不安。听诊心率超过 100 次/分，其范围多在 100～150 次/分，律齐。

3. 心电图表现

窦性 P 波规律出现，成人 P 波频率＞100 次/分，每个 P 波后有一个 QRS 波群。心率＞100 次/分（图 3-2）。

4. 治疗要点

(1) 生理性的一般无须治疗。

(2) 病理性的针对病因治疗，如治疗心力衰竭、纠正贫血、控制甲状腺功能亢进症等。

(3) 必要时用 β 受体阻滞剂或钙通道阻滞剂减慢心率。

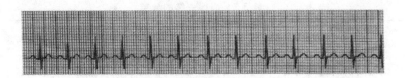

图 3-2　窦性心动过速

注:R-R 间期 0.48 s,心率 125 次/分。

二、窦性心动过缓

窦性心动过缓是指成人窦性心律的频率少于 60 次/分。

【护理评估】

1. 健康史

(1)生理性因素:可见于健康人、运动员、睡眠状态者等,主要是迷走神经张力过高或交感神经兴奋性降低所致。

(2)病理性因素:多见于器质性心脏病、甲状腺功能减退症、颅内高压等病人。

(3)药物作用:洋地黄中毒、应用 β 受体阻滞剂、胺碘酮等。

2. 临床表现　多无自觉症状,心率过慢出现心排血量不足时,病人可有胸闷、头晕,甚至出现低血压、晕厥等。

3. 心电图表现

(1)窦性 P 波,常伴有窦性心律不齐(不同 P-P 间期之间的差异大于 0.12 s)。

(2)心率<60 次/分(图 3-3)。

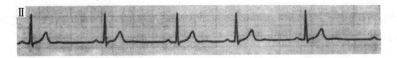

图 3-3　窦性心动过缓伴不齐

注:第 1 个 R-R 间期长达 1.4 s,第 3 个 R-R 间期约 1.1 s。

4. 治疗要点

(1)无症状的窦性心动过缓无须治疗。

(2)如出现胸闷、头晕、晕厥等症状时可应用阿托品或异丙肾上腺素等药物。

(3)症状长期不能缓解者,应考虑植入心脏起搏器。

三、窦性停搏或窦性静止

窦性停搏亦称窦性静止,是指窦房结在一段时间(时长不固定)内不能产生冲动,出现心脏搏动的暂时停顿。

发生窦性停搏后,低位潜在起搏点(如房室交界区或心室)可发出单个逸搏或出现逸搏心律控制心室,以维持心脏搏动,保证一定的心排血量。

【护理评估】

1. 健康史

(1)生理性因素:如迷走神经张力增高或颈动脉窦过敏。

(2)病理性因素:如急性心肌梗死、窦房结变性与纤维化、脑血管病变等。

（3）药物作用：洋地黄、乙酰胆碱等。

2. 临床表现 若窦性停止时间过长且未出现逸搏，病人常可发生头晕、黑矇、晕厥，甚至阿-斯综合征以致死亡。

3. 心电图表现

（1）窦性心律。

（2）在规则的 P-P 间期中突然出现 P 波脱落，形成长 P-P 间期，且长 P-P 间期与正常 P-P 间期无倍数关系。

（3）长间歇后出现房室交界性或室性逸搏或逸搏心律。

4. 治疗要点

（1）生理性因素引起的窦性停搏，应积极去除诱因。

（2）病理性窦性停搏的治疗参照病态窦房结综合征。

四、病态窦房结综合征

病态窦房结综合征简称病窦综合征，是一种因窦房结功能减退，引起的严重窦性心动过缓、窦性停搏和（或）窦房阻滞，导致重要器官供血不足的临床综合征。

【护理评估】

1. 健康史 本病多为窦房结不明原因的退行性病变引起。冠心病、心肌病、心肌炎和心包炎均可引起窦房结急、慢性缺血，炎症浸润等损害，从而发生本病。

2. 临床表现 一般起病隐匿、进展缓慢，早期多无明显症状。疾病进展到严重窦性心动过缓、窦性停搏时，可出现重要器官（如心、脑、肾等）供血不足的症状。轻者可有头晕、乏力、记忆力减退；重者可有心绞痛、少尿、黑矇、晕厥，甚至可出现阿-斯综合征、心室颤动而导致病人死亡。

3. 心电图表现

（1）持续而显著的窦性心动过缓（心率＜50 次/分），并非由药物引起。

（2）常有窦性停搏、窦房传导阻滞。

（3）窦房传导阻滞与房室传导阻滞并存。

（4）心动过缓与心动过速交替出现（即慢-快综合征）：指心动过缓与房性快速型心律失常（心房颤动、心房扑动、房性心动过速）交替出现。

4. 治疗要点

（1）无症状者应密切观察。

（2）有症状者宜选择心脏起搏治疗以维持一定频率的心脏搏动，保证心排血量；在此基础上仍有快速性心律失常，可应用抗心律失常药物治疗。

期 前 收 缩

期前收缩又称过早搏动，简称早搏。是指窦房结以外的异位起搏点，较窦房结提前发出的激动。期前收缩是临床中最常见的心律失常。

根据异位起搏点不同，期前收缩可分为房性、房室交界性和室性三类。按来源的数量，期前收缩可分为单源性、多源性。①单源性期前收缩：指期前收缩来自同一异位起搏点或有固定的折返径路，其形态、联律间期相同；②多源性期前收缩：指在同一导联中出现了两种或两种以上形态及联律间期互不相同的异位搏动。多发多源性期前收缩常是室性心动过速甚至室颤的前兆。按发生的多少,期前收缩可人为的区分为偶发性、频发性。①偶发性期前收缩:指期前收缩每分钟不超过 6 次,或每小时不超过 30 次;②频发性期前收缩:指期前收缩每分钟大于 6 次,或每小时大于 30 次。

常见的二联律、三联律就是一种有规律的频发性期前收缩。二联律指期前收缩与窦性心律交替出现;三联律指每 2 个窦性心搏后出现 1 个期前收缩,并依次类推。

一、房性期前收缩

房性期前收缩又称房性早搏,简称房早,是指过早发出激动的异位起搏点位于窦房结之外的心房的任何部位。

【护理评估】

1. 健康史

(1)生理性因素:可发生于正常人,吸烟、饮酒、喝咖啡等均可诱发。

(2)病理性因素:可见于各种器质性心脏病,可能是快速性房性心律失常的先兆。

(3)某些药物可诱发。

2. 临床表现　一般无明显症状,频发者可有胸闷、心悸,严重时可加重原有器质性心脏病。心脏听诊可闻及提早出现的心搏,随后出现一个长间歇。期前收缩第一心音增强,第二心音相对减弱。

> **知识链接**
>
> 　　代偿间歇指期前出现的异位搏动代替了一个正常的窦性搏动,之后出现了一个比正常心动周期更长的间歇。代偿间歇可分为不完全性和完全性,可由此推测该期前收缩为房性亦或是交界性、室性。
>
> 　　1. 不完全性代偿间歇　代偿间歇<正常窦性 P-P 间距的 2 倍。由于房性异位激动常常逆传侵入窦房结,使窦房结提前释放激动,引起窦房结节律重整,因此房性期前收缩大多为不完全性代偿间歇。
>
> 　　2. 完全性代偿间歇　代偿间歇=正常窦性 P-P 间距的 2 倍。由于交界性、室性异位激动距离窦房结较远,不易逆传侵入窦房结,不会引起窦房结节律重整,因此交界性、室性期前收缩往往表现为完全性代偿间歇。

3. 心电图表现

(1)提前出现异位 P′波,其形态与窦性 P 波不同,P′-R 间期>0.12 s。

(2)提前出现的 P′波之后,多继以形态正常的 QRS 波群,少数无 QRS 波群发生(P′波未下传)。

(3)之后多有不完全性代偿间歇(图 3-4)。

4. 治疗要点

(1)房性期前收缩通常无须治疗。

(2)当有明显症状或因触发室上性心动过速时应给予药物治疗,如 β 受体阻滞剂、普罗帕酮等。

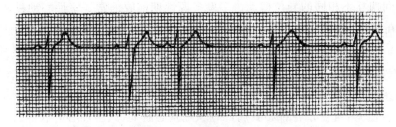

图 3-4 房性期前收缩

注:第 3 个 P 波提前发生,P'-R 间期>0.12 s,其下传的 QRS 波群形态正常。

二、房室交界区性期前收缩

房室交界区性期前收缩简称交界性期前收缩,是指过早发出激动的异位起搏点位于房室交界区。

【护理评估】

1. 健康史

(1) 生理性因素:可发生于正常人,吸烟、饮酒、喝咖啡等均可诱发。

(2) 病理性因素:可见于各种器质性心脏病,可能是快速性房性心律失常的先兆。

(3) 某些药物可诱发。

2. 临床表现 一般无明显症状,频发者可有胸闷、心悸,严重时可加重原有器质性心脏病。心脏听诊可闻及提早出现的心搏,随后出现一个长间歇。期前收缩第一心音增强,第二心音相对减弱。

3. 心电图表现

(1) 提前出现的 QRS 波群,其前面无相关 P 波。

(2) 有逆行 P' 波,P' 波可出现在 QRS 波群之前(P'-R 间期<0.12 s)或 QRS 波群之后(P'-R 间期<0.20 s),或者与 QRS 波群相重叠。

(3) 提前出现的 QRS 波群形态与正常的 QRS 波群形态相同,伴室内差异性传导时,QRS 波群形态可有变化。

(4) 之后常有完全性代偿间歇(图 3-5)。

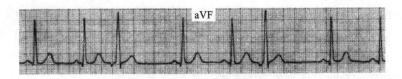

图 3-5 房室交界性期前收缩

注:第 3、第 6 个 QRS 波群提前发生,其前有逆行 P' 波,P'-R 间期<0.12 s。

4. 治疗要点

(1) 主要针对病因或诱因,通常无须用药治疗。

(2) 对于症状明显者可应用 β 受体阻滞剂等。

三、室性期前收缩

室性期前收缩又称室性过早搏动,简称室早,是指过早发出激动的异位起搏点位于心室的任何部位。是最常见的心律失常。

【护理评估】

1. 健康史

(1) 生理性因素:可见于正常人,且发生概率随年龄增长而增加。常在情绪激动、吸烟、饮咖啡、喝酒等情况下出现。

(2) 病理性因素:可见于各种心脏病,如冠心病、心肌病、风湿性心脏病等。

(3) 其他:电解质紊乱、缺血、缺氧、药物过量中毒、麻醉、手术等均可诱发。

2. 临床表现 病人是否有症状或症状的轻重与期前收缩的频发程度不一定直接相关。可无明显症状,或自觉心悸不适、心跳暂停感、失重感或突然明显的单次心跳感。听诊时,期前收缩的第一心音增强,第二心音减弱或消失,之后有较长的停歇。桡动脉搏动减弱或消失。

3. 心电图表现

(1) 提前出现的 QRS 波群前无相关 P 波。

(2) 该 QRS 波群宽大畸形,时限超过 0.12 s。

(3) T 波的方向和 QRS 波群的主波方向相反。

(4) 之后可见完全性代偿间歇(图 3-6)。

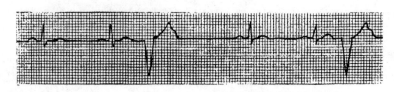

图 3-6 室性期前收缩

注:第 3、第 6 个 QRS 波群提前发生,形态明显宽大畸形,前无 P 波;这两个宽大畸形的 QRS 波群形态、联律间期
一致,为单源性室性期前收缩。

4. 治疗要点 治疗前应对病人病情全面了解,如有无器质性心脏病及其严重程度、心功能状况、期前收缩的类型、有无症状、是否会发展为严重心律失常等,从而决定是否治疗及治疗方法。

(1) 器质性心脏病且无明显症状者:通常不必药物治疗;如频发且症状明显,应避免诱因,予 β 受体阻滞剂、美西律或普罗帕酮等药物治疗。

(2) 急性心肌缺血(或梗死)者:易发生恶性室性期前收缩而危及生命,目前不主张为了预防而应用抗心律失常药物;但已发生频发、多源性室性期前收缩者,应予胺碘酮,并注意补钾、补镁、尽早应用 β 受体阻滞剂。

三种期前收缩的特点及区别见表 3-8。

表 3-8 三种期前收缩的特点及区别

种　类	心电图特点	临床表现	注意要点	治　疗
房性期前收缩	①提前出现的房性异位 P′波,P′-R 间期>0.12 s; ②QRS 波群形态多正常;伴室内差异性传导时,QRS 波群亦可宽大畸形; ③其后为不完全代偿间歇	一般无症状频发者可有胸闷、心悸	①房早未下传者,仅有异位 P′波,其后无 QRS 波群; ②异位 P′波可隐藏于上一个 T 波中	通常无须治疗频发者可使用药物治疗

续表

种 类	心电图特点	临床表现	注意要点	治 疗
交界性期前收缩	①提前出现的 QRS 波群形态多正常;伴差传时可宽大畸形; ②其前小于 0.12 s 或后小于 0.20 s 可有逆行 P′波; ③多为完全性代偿间歇	同上,一般无症状	P′波可位于 QRS 波群其前、其后,或与 QRS 波群相重叠	病因治疗为主通常无须用药频发者可使用药物治疗
室性期前收缩	①提前出现的宽大畸形的 QRS 波群,其前无相关 P 波; ②T 波与主波相反; ③其后为完全性代偿间歇	可无症状;可出现心悸胸闷、心跳暂停感等	室早二联律、三联律、多源性、频发的、成对的、R-on-T 现象、室早要注意	如果出现注意要点中任何一项均要立即报告医生

阵发性心动过速

阵发性心动过速是指一种快速的异位心律,实际是 3 个或 3 个以上连续、规律的期前收缩。根据异位起搏点不同,阵发性心动过速可分为房性、交界性和室性。

房性心动过速、交界性心动过速因为 P′波不易辨认,在临床上往往难以区分,可统称为室上性心动过速简称室上速,临床上远较室性心动过速更多见。室性心动过速简称室速。

一、阵发性室上性心动过速

房室结折返性心动过速,亦称房室结内折返性心动过速,是指发生在房室结及其周围区域的折返性心动过速,是阵发性室上性心动过速中最常见的类型。

【护理评估】

1. 健康史 房室结折返性心动过速多发生于无器质性心脏病的正常人。情绪激动、焦虑、紧张、劳累、吸烟、饮酒或饮浓茶等是常见诱因。

2. 临床表现 突然发作与终止,持续时间长短不一。发作时病人常有心悸、胸闷、头晕,少数病人有晕厥、心绞痛、心力衰竭和休克症状。症状轻重取决于发作时心室率快慢及持续时间。听诊心律绝对规则,心尖部第一心音强度恒定。

3. 心电图表现

(1) P 波不易分辨,常埋藏于 QRS 波群内或位于其终末部分。

(2) 起始突然,常由一个房性期前收缩触发。

(3) QRS 波群形态,时限正常(伴室内差异性传导或原有束支传导阻滞者可异常)。

(4) 心率为 150～250 次/分,心律规则(图 3-7)。

4. 治疗要点

(1) 急性发作期:①刺激迷走神经,如诱导恶心、Valsalva 动作(深吸气后屏气,再用力做呼气动作)、按摩颈动脉窦(病人取仰卧位,先右侧,每次 5～10 s,切勿双侧同时按摩)、将面部浸于冰水内等。②药物治疗:首选药物为腺苷,6～12 mg 快速静脉注射,无效时改为静脉注射维拉帕米等药物;伴有心力衰竭者可用洋地黄类,如毛花苷 C 静脉注射。③电复律:以上治疗

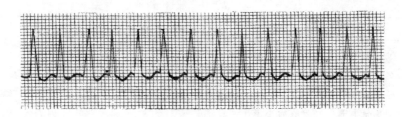

图 3-7 阵发性室上性心动过速

注:房室结折返性心动过速为其最常见类型。

无效或当病人出现严重心绞痛、低血压、心力衰竭时应施行同步直流电复律。

（2）预防复发:可选用普罗帕酮、长效钙通道阻滞剂、β受体阻滞剂或洋地黄。有条件者用导管射频消融术可有效治疗心动过速。房性心动过速（atrial tachycardia），为连续发生的 3 个或 3 个以上的快速心房激动，频率为 120～220 次/分，简称房速。按机制可分为自律性、折返性和紊乱性三种。

二、阵发性室性心动过速

室性心动过速简称室速，是起源于房室束分支以下的连续 3 个或 3 个以上的快速心室激动，频率多为 100～250 次/分。自然发作后 30 s 内自行终止者称为短阵室速，超过 30 s 或需药物、电复律终止者称为持续性室速。

【护理评估】

1. 健康史 类同于室性期前收缩。冠心病、陈旧性心肌梗死、原发性心肌病和致心律失常的右室心肌病是最常见的病因。

2. 临床表现 取决于心动过速的频率、持续时间、是否存在器质性心脏病及心功能情况。①短的阵发性室速症状较轻，类同于室性期前收缩；②持续性室速如频率不快（≤160 次/分）或持续时间不长，且心功能正常者，其症状多类同于阵发性室上速；③室速如频率快、持续时间长，或并存心功能不全者，可引起血流动力学不稳定，诱发或加重心功能不全甚至休克；④心脏听诊可闻及心率快，心音低钝，偶可闻及第一、第二心音分裂（发生房室分离所致）和强弱不等。

3. 心电图表现

（1）心室率一般为 100～250 次/分，心律规则或轻度不齐。

（2）QRS 波群形态宽大畸形，时限不小于 0.12 s。

（3）继发 ST-T 改变，ST 段和 T 波常融为一体不易区分，T 波多与 QRS 波群主波方向相反。

（4）如有 P 波，则多与 QRS 波群无关，且频率比 QRS 波群慢，即房室分离。

（5）偶有心室夺获（P 波得以传导至心室引起正常 QRS 波群）或室性融合波（形态正常的心室夺获波 QRS 与宽大畸形的室速波 QRS 共同形成的一个介于两者之间的波群），是室速诊断的重要依据（图 3-8）。

4. 治疗要点 终止室速并转复窦性心律，预防室速复发，防止心源性猝死是室速治疗的基本原则。

（1）对血流动力学稳定的室速，先应用抗心律失常药物控制心室率、终止心动过速。与洋地黄有关的室速可应用胺碘酮；与洋地黄中毒有关的室速应停用洋地黄，补充钾、镁，应用苯妥英钠。

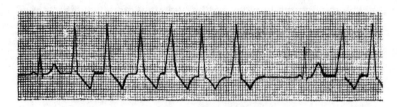

图 3-8　室性心动过速

注:从第 2 个 QRS 波群开始,连续 6 个快速心室激动,QRS 波群宽大畸形,频率为 115 次/分。

(2) 对血流动力学不稳定的室速,先考虑同步电复律,成功后应用胺碘酮等药物防止短时间内复发。

(3) 预防室速复发,应积极治疗原发病,去除诱因;短阵室速多不用治疗;症状明显者可应用 β 受体阻滞剂、ACEI 治疗。

(4) 稳定的持续性室速,可选择射频消融治疗。

(5) ICD(植入型心律转复除颤器)是预防心源性猝死最有效的办法。

扑动与颤动

扑动与颤动是一种频率比阵发性心动过速更为快速的异位心律,按部位分为心房或心室。

一、心房扑动

心房扑动简称房扑,是一种心房激动频率达 250～350 次/分的快速性心律失常。心房内发出快而规则的冲动,引起快而协调的心房收缩。房扑往往有不稳定的倾向,可恢复窦性心律或进展为心房颤动。

【护理评估】

1. 健康史

(1) 持续性房扑常发生于器质性心脏病(如冠心病、风心病、高血压性心脏病、甲亢性心脏病、心肌病等)者。

(2) 阵发性房扑可发生于无器质性心脏病者。

(3) 心脏外科手术后、饮酒过量等也可出现。

2. 临床表现　病人病情有不稳定倾向,可恢复窦性心律或进展为心房颤动,亦可持续数月或数年。房扑心室率不快时,病人无症状;伴极快心室率者,可诱发心绞痛与心力衰竭。体检时可见快速颈静脉扑动。

3. 心电图表现

(1) P 波消失,代之以规律的(形态、大小、间隔都相同)锯齿形房扑波(f 波),频率通常为 250～350 次/分,f 波之间无等电位线。

(2) 心室率可规则或不规则,f 波与 QRS 波群往往呈 2∶1 或 4∶1(房室传导比例),极少 f 波能够 1∶1 下传引起 300 次/分的心室率。

(3) QRS 波群形态多正常;伴室内差异性传导时 QRS 波群可宽大畸形(图 3-9)。

4. 治疗要点

(1) 控制心室率:房扑急性发作或持续发作引起心室率较快、症状明显者,宜选择非二氢

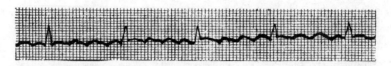

图 3-9　心房扑动

注：可见锯齿形心房扑动波，频率 300 次/分，按 4∶1 下传心室。

吡啶类钙通道阻滞剂（维拉帕米）或 β 受体阻滞剂，减慢心室率、缓解症状；并发心功能不全者选择洋地黄类药物控制心室率、同时改善心功能。

（2）转复窦性心律：对于病情稳定或心室率得到有效控制者，可应用Ⅲ类（最常用胺碘酮）、Ⅰa 类（如奎尼丁）或Ⅰc 类（如普罗帕酮）抗心律失常药物转复窦性心律；对于房扑 1∶1 传导，引起心室率极快危及生命者，首选体外同步心脏电复律（电能＜50 J），为终止房扑最有效的方法，成功率近 100%。

（3）射频消融术：反复或持续发作的顽固性房扑，药物无效或不能耐受药物副作用者，可选择射频消融术治疗。

（4）预防血栓栓塞：口服阿司匹林或华法林预防。

二、心房颤动

心房颤动简称房颤，是心房多个异位节律点发放冲动，且各点发放速率不同所致。频率可达 350～600 次/分的快速性心律失常。心房发生快而不规则的冲动，引起各个部分心房肌不协调地"乱颤"，心房丧失了有效的机械性收缩，排血量减少。发病率随年龄增长而增加。

按房颤发作特点可分为初发性（首次发作）、阵发性（反复发作、可自行终止）、持续性（经过治疗可转复窦性心律）和永久性（难以转复窦性心律）。一般将房颤发作在 72 h 以内者称为急性房颤，超过 72 h 称为慢性房颤。

【护理评估】

1. 健康史

（1）以器质性心脏病最常见，如心脏瓣膜病、心肌病、冠心病、心包炎等。

（2）甲状腺功能异常、酒精中毒等也可发生。

（3）部分房颤原因不明。

2. 临床表现　临床表现与发作类型、心室率快慢、原有心脏病及心功能情况、是否形成心房附壁血栓有关。

（1）急性房颤心室率快者，常有心悸、头晕、胸闷、急促等症状，慢性房颤心室率不快者症状表现较轻微，可有胸闷、乏力。

（2）房颤并存器质性心脏病者可诱发心绞痛、心力衰竭，故房颤是心源性死亡的重要危险因素。

（3）慢性房颤易形成左心房附壁血栓，从而引起体循环血栓栓塞，尤其是脑栓塞，是重要的致残、致死的原因。心脏听诊心律绝对不齐，心音强弱不等，脉搏短绌（心率快于脉率）。

3. 心电图表现

（1）窦性 P 波消失，代之以快速不规则的房颤波（f 波），频率为 350～600 次/分。

（2）心室律（QRS 波群节律）绝对不规则（R-R 间期绝对不等），一般在 100～160 次/分。

（3）QRS 波群形态一般正常，发生室内差异性传导时，QRS 波群可宽大畸形（图 3-10）。

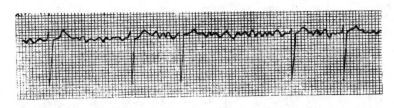

图 3-10 心房颤动

注:P 波消失,代以快速、形态各异的心房颤动波,频率约 500 次/分,QRS 波群形态正常,R-R 间期绝对不规则,频率约 80 次/分。

4. 治疗要点 除积极治疗原发疾病或消除诱因外,减慢心室率、转复窦性心律、预防血栓栓塞是房颤治疗的主要目的。

(1) 控制心室率:当房颤心室率过快时,控制心室率是缓解症状、防止诱发心绞痛、心力衰竭的重要措施。可选用非二氢吡啶类钙通道阻滞剂(维拉帕米)、β 受体阻滞剂,并发心功能不全者,可选用洋地黄类药物控制心室率、同时改善心功能。

(2) 转复和维持窦性心律:可应用Ⅲ类(最常用胺碘酮)、Ⅰa 类或Ⅰc 类抗心律失常药物转复和维持窦性心律;药物复律无效者可选择体外同步电复律。

(3) 射频消融术:药物无效或不能耐受药物副作用者,可选择射频消融术治疗。

(4) 预防血栓栓塞:房颤病人在左心房的左心耳处,非常容易形成血栓,血栓一旦脱落上行至头部,就会发生脑栓塞。因此,房颤病人必须特别注意预防血栓栓塞。血栓栓塞低危者可口服阿司匹林预防;血栓栓塞高危者(以往有血栓栓塞病史、左心房存在附壁血栓、心功能不全、并存糖尿病等)发生房颤应尤其重视预防血栓栓塞,口服华法林,使凝血酶原时间国际标准化比值(INR)维持在 2.0~3.0 之间,有效地预防脑卒中发生。

三、心室扑动与心室颤动

心室扑动(简称室扑)与心室颤动(简称室颤)是指心室发生快速而无序的激动,引起各个部分心室肌快而不协调地"乱颤",使心室规律而有序的收缩、舒张功能消失,从而丧失了有效的机械性收缩,无法有效排血。两者对血流动力学的影响均等同于心脏停搏,是最严重的、致死性心律失常,是心脏性猝死的常见原因(约占 80%)。

【护理评估】

1. 健康史

(1) 多见于器质性心脏病(如冠心病、心肌病等),尤其并发心功能不全时也可发生。

(2) 严重缺血缺氧、房颤伴有快速心室率、电击伤、洋地黄中毒、抗心律失常药物的致心律失常作用等均可导致。

(3) 少数原因不明。

2. 临床表现 室扑与室颤一旦发生,其临床表现与心搏骤停表现相似,病人迅速出现意识丧失、抽搐、继以呼吸停止,直至死亡。体格检查可见发绀、瞳孔散大,心脏听诊心音消失,大动脉搏动消失,血压测不到。

3. 心电图表现

(1) 基线消失,P 波、QRS 波群、ST 段和 T 波互相融合而难以区分,仅出现相对规则、波幅较大、形状相似的正弦样波,称之为室扑波,频率为 200~250 次/分(图 3-11(a))。

(2) 室扑波持续时间短暂,数秒内可转变为形态、振幅、间隔绝对不规则的震颤样波,称为室颤波,频率为 250～500 次/分,持续时间较短,若抢救不及时,一般心电活动会在数分钟内消失(图 3-11(b))。

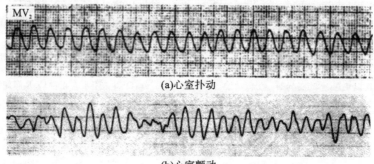

(a)心室扑动

(b)心室颤动

图 3-11 心室扑动与心室颤动

4. 治疗要点

(1) 应立即就地进行体外非同步电击除颤,并配合心脏按压、人工呼吸等心肺复苏术。

(2) 对易发心室颤动而药物预防无效的高危病人,应积极治疗原发病、改善心功能,可考虑植入 ICD(植入型心律转复除颤器)预防心源性猝死。

预激综合征

预激综合征又称 Wolff-Parkinson-White 综合征(WPW 综合征),是一种房室传导的异常现象,起源于窦房结或心房的激动在经正常房室传导通道下传心室的同时,快速通过房室之间的异常传导通路(房室旁路)下传心室,从而提前兴奋一部分或全部心室。

【护理评估】

(一) 健康史

心房和心室之间存在异常传导通路(房室旁路)是预激综合征发生的病理基础。多由于先天性心脏发育异常导致,发病率约为 0.15%,男性多于女性,多数病人心脏结构和功能正常。

(二) 临床表现

不并发心动过速时,预激综合征本身无特殊症状;预激综合征并发的快速性心律失常最常为房室折返性心动过速,其次为心房颤动,再次为心房扑动。发作房室折返性心动过速(AVRT)时临床表现与房室结折返性心动过速(AVNRT)相似。并发快速性房性心律失常(尤其是心房扑动、心房颤动)时,心室率极快(常达 200 次/分以上),可诱发心力衰竭、心源性晕厥甚至心室颤动而危及生命。

(三) 心电图表现

(1) 窦性心律的 P-R 间期<0.12 s。

(2) QRS 波群增宽,时限≥0.12 s。

(3) QRS 波群起始部有粗钝,称为预激波(delta 波)。

(4) ST-T 波可呈继发性改变,ST 段向预激波的相反方向偏移,T 波低平或与 QRS 波群主波方向相反。

（四）治疗要点

（1）无症状的预激综合征病人无须治疗。

（2）病人并发心动过速时，治疗同一般的室上性心动过速。

（3）病人并发心房颤动或心房扑动时，可选用胺碘酮或普罗帕酮等药物；如无效或血流动力学不稳定，应及时应用同步电复律。避免使用洋地黄、维拉帕米等药物，其会加速心房扑动或心房颤动时的心室率。

（4）射频消融术是根治预激综合征最有效的方法，适用于心动过速发作频繁、症状明显者。

心脏传导阻滞

冲动在心脏传导系统的任何部位传导时均可发生减慢或阻滞。若发生在窦房结与心房之间，称为窦房传导阻滞；位于心房内，称为房内传导阻滞；发生在心房与心室之间，称为房室传导阻滞；位于心室内，称为室内传导阻滞。本节重点叙述房室传导阻滞。

房室传导阻滞又称房室阻滞，是指冲动从心房传导到心室的过程中出现异常延迟或不能抵达心室。阻滞可发生在房室结、房室束及束支等不同部位。按房室传导阻滞的严重程度，通常将其分为三度。一度为传导时间延长，二度是心房的冲动仅部分下传心室（部分冲动传导中断），三度是心房的冲动完全不能下传心室。一度、二度房室传导阻滞又称为不完全性房室传导阻滞，三度房室传导阻滞又称完全性房室传导阻滞。其中二度房室传导阻滞又分为Ⅰ型（文氏现象和莫氏Ⅰ型）和Ⅱ型（莫氏Ⅱ型），二度Ⅱ型房室传导阻滞易发展成完全性房室传导阻滞（三度房室传导阻滞）。

【护理评估】

（一）健康史

1. 生理性房室传导阻滞　部分正常人或运动员可发生一度或二度Ⅰ型房室传导阻滞，多与迷走神经张力增高有关。

2. 原发性房室传导阻滞　可见于 Lev 病（心脏纤维支架的钙化硬化）与 Lenegre 病（传导系统的原发性硬化变性疾病）。

3. 继发性房室传导阻滞　可见于各种器质性心脏病（如冠心病、高血压、心内膜炎、先天性心脏病、心肌炎、心肌病等）、药物中毒、电解质紊乱等。

（二）临床表现

1. 一度房室传导阻滞　病人常无症状。听诊时心尖部第一心音减弱，这是由于 P-R 间期延长，心室收缩开始时房室瓣叶接近关闭所致。

2. 二度房室传导阻滞　因为部分心搏脱漏，病人多有心悸和心搏暂停感。①二度Ⅰ型 AVB 因 P-R 间期逐渐延长，第一心音强度逐渐减弱并有心搏脱漏；②二度Ⅱ型房室传导阻滞因 P-R 间期正常，第一心音强弱恒定，但有间歇性心搏脱漏。

3. 三度房室传导阻滞（完全性房室传导阻滞）　症状主要取决于是否建立了心室自主节律及心室率的快慢情况。常见疲乏、头晕、晕厥、心绞痛等症状。当心室自主节律未建立，或一度、二度房室传导阻滞突然进展为三度房室传导阻滞时，因心室率过慢或出现长停搏（＞3 s）可导致脑缺血而出现晕厥甚至阿-斯综合征，严重者可猝死。因房室分离，第一心音强弱不等，偶尔可听到响亮亢进的第一心音(大炮音);当心房与心室同时收缩时,颈静脉可出现巨大的 a 波(大炮波)。

(三)心电图表现

1. 一度房室传导阻滞 ①P-R 间期>0.20 s;②每个 P 波后,均有 QRS 波群(图 3-12)。

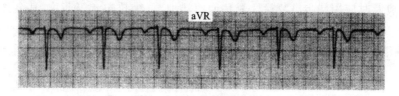

图 3-12　一度房室传导阻滞

注:每个 P 波后都有 QRS 波群,P-R 间期>0.20 s。

2. 二度房室传导阻滞 部分心房激动不能下传至心室,故一些 P 波后没有 QRS 波群,房室传导比例可能是 2:1、3:2、4:3 等。

(1) 二度Ⅰ型房室传导阻滞(文氏现象或莫氏Ⅰ型):①P-R 间期进行性延长,相邻 R-R 间期进行性缩短,直至一个 P 波下传受阻,后无 QRS 波群;②包含受阻 P 波在内的 R-R 间期小于正常窦性 P-P 间期的 2 倍(图 3-13)。

(2) 二度Ⅱ型房室传导阻滞(莫氏Ⅱ型):①P-R 间期固定不变,下传搏动的 P-R 间期多正常。②心房冲动传导突然受阻,部分 P 波后无 QRS 波群。③阻滞程度可经常变化,如每隔 1、2、3 个 P 波后有一次 QRS 波群的脱漏,则可分别称为 2:1、3:2、4:3 房室传导阻滞,以此类推。④QRS 波群宽大畸形,则阻滞位于房室束以下;QRS 波群形态正常,阻滞可能位于房室结内(图 3-14)。

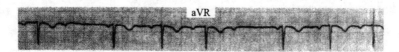

图 3-13　二度Ⅰ型房室传导阻滞

注:P 波规律出现,从第 3 个 P 波开始,P-R 间期逐渐延长,直至第 6 个 P 波后脱漏一个 QRS 波群,形成 4:3 房室传导。

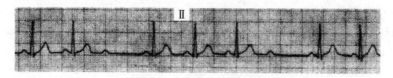

图 3-14　二度Ⅱ型房室传导阻滞

注:P 波规律出现,P-R 间期固定,下传的 P-R 间期正常;第 3、7 个 P 波之后脱漏一个 QRS 波群。

一度和二度Ⅰ型房室传导阻滞,阻滞部位多在房室结,其 QRS 波群不增宽;二度Ⅱ型房室传导阻滞,其阻滞部位多在房室束以下,此时 QRS 波群常宽大畸形。

3. 三度房室传导阻滞 ①P 波与 QRS 波群各自独立,互不相关;②心房率比心室率快,心房冲动来自窦房结或心房异位起搏点;③心室心律由交界区或心室自主起搏点维持;④心室自主起搏点通常在阻滞部位稍下方,如自主节律点较高位于房室束及其近端,QRS 波群正常,心室率可达 40~60 次/分,节律较稳定;如自主节律点较低位于心室传导系统的远端,QRS 波群增宽,心室率<40 次/分,节律常不稳定(图 3-15)。

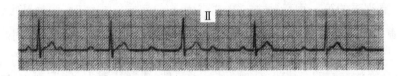

图 3-15 三度房室传导阻滞

注：可见 P 波频率约 80 次/分，QRS 波群频率约 50 次/分，P 波和 QRS 波群无相关性。

（四）治疗要点

应针对不同病因进行治疗。①一度或二度Ⅰ型房室传导阻滞：心室率不太慢者无须特殊治疗；②二度Ⅱ型或三度房室传导阻滞：如心室率慢伴有明显症状或血流动力学障碍，甚至阿-斯综合征者，应尽早给予永久性心脏起搏治疗。阿托品、异丙肾上腺素适用于无心脏起搏条件的应急情况。

【护理诊断/问题】

1. 活动无耐力 与心律失常引起的心排血量减少有关。

2. 有受伤的危险 与严重心律失常引起的晕厥有关。

3. 焦虑/恐惧 与心律失常反复发作或严重心律失常威胁生命有关。

4. 潜在并发症 心力衰竭、猝死。

【护理目标】

（1）病人活动耐力增加。

（2）病人未因头晕、晕厥受伤。

（3）病人恐惧程度减轻或消失。

【护理措施】

（一）一般护理

1. 体位 协助病人取舒适卧位，尽量避免左侧卧位，因左侧卧位时病人常能感觉到心脏的搏动而加重不适感。发生严重心律失常时，病人可出现血压下降、休克，应协助病人去枕平卧，抬高头部和下肢 15°～20°，以增加回心血量，保证脑组织的血液供应；出现心力衰竭时，协助病人取半坐卧位，以减轻肺淤血，减轻呼吸困难；当病人出现意识丧失、抽搐时，应注意保护好病人，保持平卧，头偏向一侧，防止分泌物流入气道引起窒息，并注意防止舌咬伤。

2. 合理安排休息与活动 对无器质性心脏病的心律失常病人，鼓励其正常工作和生活，建立健康的生活方式，避免过度劳累。对有器质性心脏病或其他严重疾病的病人及发生严重心律失常的病人，提供有利于睡眠的环境，避免情绪紧张和各种刺激。对于持续性室性心动过速、室性停搏、二度Ⅱ型或三度房室传导阻滞等严重心律失常病人应卧床休息，卧床期间协助其做好生活护理。必要时，遵医嘱给予镇静剂，保证病人充分休息与睡眠。病情稳定后，应鼓励病人逐渐恢复活动以提高活动耐力。

3. 饮食护理 宜进食低脂、清淡饮食，多食新鲜蔬菜和水果，忌饱餐和刺激性食物，戒烟、酒、浓茶、咖啡等。低血钾病人应进食含钾高的食物，如橙子、香蕉、菠菜等，防止低血钾引起心律失常。心动过缓者保持大便通畅，避免屏气，以免刺激迷走神经而加重心动过缓。

4. 心理护理 心律失常频繁发作，影响工作、生活和社交，病人容易产生恐惧或焦虑等心理反应。因此，应向病人介绍病情发展，说明心律失常的可治性，以消除其焦虑和恐惧心理，并鼓励病人参与制订护理计划；护理操作前给予解释，操作中保持沉着冷静，增加病人的安全感。

（二）病情观察

1. 对严重心律失常的病人,须进行持续心电监护　密切观察生命体征,同时测脉率和心率,时间不少于 1 min。可能引起猝死的心律失常有以下两种。

（1）有潜在猝死危险的心律失常:频发性、多源性、成联律或 R-on-T 现象（室性期前收缩落在前一心动周期的 T 波上）的室性期前收缩、阵发性室上性心动过速、房颤、二度Ⅱ型房室传导阻滞等。

（2）有猝死高危的心律失常:窦性停搏、三度房室传导阻滞、阵发性室性心动过速、室颤等。一旦发现应立即报告医生,并做好相应的抢救准备。

2. 注意病人的神志变化,定期监测生命体征　尤其应严密监测血压、心率。①血压:如收缩压<80 mmHg(10.7 kPa)、脉压<20 mmHg(2.67 kPa)、脉搏细速或伴有四肢厥冷、肤色苍白、尿量减少、神志模糊等症状,提示心源性休克。②心率:若心率<40 次/分,可能发生严重窦性心动过缓、二度或三度房室传导阻滞;若心率>160 次/分,可能发生心动过速、房颤等。③心音、脉搏消失,可能发生室扑、室颤、心搏骤停等。一旦发现危急情况立即报告医生,准备抢救药物和器械配合抢救。

（三）用药护理

遵医嘱正确给予抗心律失常的药物,注意给药的途径、剂量、速度、时间。静脉滴注药物用药物静脉泵调节滴速,静脉推注药宜慢（腺苷除外）,一般在 5～15 min 推注完。观察药物的疗效和不良反应,常用抗心律失常药物及其不良反应见表 3-9。

表 3-9　常用抗心律失常药物及其不良反应

药物	不 良 反 应
奎尼丁	厌食、恶心、呕吐、腹痛、腹泻。视听觉障碍、意识模糊。皮疹、发热、血小板减少、溶血性贫血。心脏方面:窦性停搏、房室传导阻滞、Q-T 间期延长与尖端扭转型室速、晕厥、低血压
普鲁卡因胺	胃肠道反应较奎尼丁少见,中枢神经系统反应较利多卡因多见。发热、粒细胞减少症。药物性狼疮。心脏方面:中毒浓度抑制心肌收缩力,低血压,传导阻滞,Q-T 间期延长与多形性室速
利多卡因	眩晕、感觉异常、意识模糊、谵妄、昏迷。心脏方面:少数引起窦房结抑制、室内传导阻滞
普罗帕酮（心律平）	眩晕、口内金属味、视力模糊。胃肠道不适。可能加重支气管痉挛。心脏方面:窦房结抑制、房室传导阻滞、加重心力衰竭
普萘洛尔（心得安）	加重哮喘与慢性阻塞性肺疾病。心脏方面:心动过缓、心力衰竭。间歇性跛行、雷诺现象、精神抑郁。糖尿病病人可能引起低血糖、乏力
胺碘酮	最严重的心外毒性为肺纤维化。转氨酶升高,偶致肝硬化。光过敏、角膜色素沉着。甲状腺功能亢进或减退症。胃肠道反应。心脏方面:心动过缓,致心律失常很少发生,偶有尖端扭转型室速
维拉帕米（异搏定）	偶有肝毒性,增加地高辛血浓度。心脏方面:已应用 β 受体阻滞剂或有血流动力学障碍者易引起低血压、心动过缓、房室传导阻滞、心搏停顿

抗心律失常药物大部分具有致心律失常作用和其他不良反应。用药时,应掌握用药剂量、时间和方法。药物浓度过高、速度过快容易出现不良反应;药物浓度太低、速度太慢又达不到最佳治疗效果,故应严密观察,注意病人的个体差异,找出适合个体的最佳治疗方案。

【健康教育】

1. 生活方式指导 保持生活规律,注意劳逸结合。一般心律失常病人,如果症状不明显且不伴有严重的器质性心脏病,可以照常工作、生活;伴有严重器质性心脏病或发生严重心律失常的病人,应卧床休息,防止心血管事件的发生。心动过缓病人避免排便时过度屏气,以免兴奋迷走神经而加重心动过缓。饮食上注意低脂、清淡,多进食新鲜蔬菜、水果,保持排便通畅。忌饱餐和刺激性食物,戒烟、酒。以平静、乐观的心态面对生活。

2. 疾病知识指导 向病人及其家属讲解心律失常的常见病因、诱因及防治知识。强调积极治疗基础疾病、避免诱因的重要性。说明遵医嘱服用抗心律失常药物和坚持治疗的重要性,不可自行减量或擅自换药,并教会病人观察药物疗效和不良反应。避免各种诱发因素,包括心理方面的因素如紧张、焦虑、烦躁、恐惧、抑郁等;生活方面的因素如疲劳过度、饥饿空腹、疼痛、排便用力等;环境方面的因素如闷热、寒冷等。教会病人及其家属测量脉搏的方法。定期复查心电图及基础疾病的情况。指导安装起搏器的病人定期进行起搏器功能测试,嘱病人定期门诊随访。

【护理评价】

病人是否:①活动耐力增强;②未因头晕、晕厥而受伤;③恐惧程度减轻或消失。

第三节 心脏瓣膜病病人的护理

案例引导

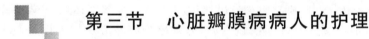

某病人,女性,28岁。10年前曾患风湿热,因进行性呼吸困难、咳嗽、咯血入院。近期食欲减退、腹胀、恶心、呕吐。查体:T 37 ℃,P 102 次/分,R 18 次/分,BP 126/86 mmHg。二尖瓣面容,心前区有隆起,心尖搏动向左移位,心界呈梨形,HR 142次/分,心律不齐,心尖部可闻及舒张期隆隆样杂音,肺动脉瓣第二心音亢进。

问题:1. 为进一步明确诊断,应做哪些辅助检查?

2. 请说出该病人的护理诊断/问题及相应的护理措施。

心脏瓣膜病是由于炎症、退行性改变、黏液样变性、先天性畸形、缺血性坏死、创伤等原因引起单个或多个瓣膜结构或功能异常,导致瓣口狭窄和(或)关闭不全。心脏瓣膜病最常见的是风湿性心脏病(简称风心病),是风湿性炎症所致的瓣膜损害,多发于40岁以下人群。

一、二尖瓣狭窄

【护理评估】

（一）健康史

1. 病因　二尖瓣狭窄是风湿性心脏病中最常见的病变，最主要的病因是风湿热，病人多有反复链球菌感染史如扁桃体炎、咽峡炎等，急性风湿热后，一般需 2~5 年时间形成二尖瓣狭窄。多数为女性。单纯二尖瓣狭窄占风湿性心脏病的 25%，二尖瓣狭窄伴二尖瓣关闭不全占 40%。但也有半数病人无急性风湿热史，但有先天性畸形、老年人二尖瓣环钙化或系统性红斑狼疮等。

2. 病理解剖与病理生理　基本的病理变化为瓣叶和腱索的纤维化和挛缩，瓣叶交界面相互粘连。这些病变使瓣膜位置下移，严重者如漏斗状，漏斗底部朝向左心房，尖部朝向左心室。二尖瓣开放受限，瓣口面积缩小，血流受阻，从而引起一系列病理生理变化。正常成人二尖瓣口面积为 4~6 cm²。瓣口面积减至 1.5~2.0 cm² 为轻度二尖瓣狭窄；1.0~1.5 cm² 为中度二尖瓣狭窄；小于 1.0 cm² 为重度二尖瓣狭窄。二尖瓣狭窄使左心房压升高，导致肺静脉和肺毛细血管压相继升高，使肺毛细血管扩张和淤血，产生急性肺水肿。长期的肺动脉压力增高，使右心室负荷过重，最终引起右心衰竭。

（二）临床表现

1. 症状　一般二尖瓣中度狭窄开始有临床症状。

（1）呼吸困难：最常见、最早期的症状，在运动、情绪激动、妊娠、感染等情况下可被诱发。随病情进展，出现夜间阵发性呼吸困难和端坐呼吸。

（2）咳嗽：较常见，多在夜间睡眠或劳动后出现，为干咳无痰或咳泡沫痰，并发感染时可有黏液痰或脓痰。咳嗽可能与支气管黏膜淤血水肿、并发感染或左心房增大压迫左主支气管有关。

（3）咯血：主要表现为痰中带血或血痰、大咯血、咳粉红色泡沫样痰、肺梗死时胶冻样暗红色痰等。

（4）其他：左心房扩大及左肺动脉高压可压迫喉返神经引起声音嘶哑，压迫食管引起吞咽困难，部分病人有胸痛等不适。

2. 体征　颧赤唇绀呈"二尖瓣面容"。心尖部可触及舒张期震颤。心尖部有低调的隆隆样舒张中晚期杂音，局限，不传导，左侧卧位时明显。心尖部如闻及第一心音亢进和开瓣音的出现，提示瓣膜弹性及活动度尚好，第一心音减弱或开瓣音消失提示瓣叶钙化僵硬。右心衰竭时可有肺动脉高压、右心室扩大及体循环淤血（颈静脉怒张、肝肿大、水肿）等体征。

3. 并发症

（1）心房颤动：最常见的心律失常，也是早期常见并发症，可能是病人就诊的首发症状。心房颤动可导致心力衰竭加重，出现严重呼吸困难、急性肺水肿。

（2）急性肺水肿：重度二尖瓣狭窄的严重并发症，致死率高。

（3）血栓栓塞：发生率约 20%，其中约 80% 合并心房颤动，栓子多来源于左心房伴心房颤动者，以脑栓塞最常见，外周动脉和内脏动脉亦可栓塞。

（4）右心衰竭：晚期常见并发症。

（5）其他：感染性心内膜炎、肺部感染。

（三）心理和社会状况

风湿性心脏病发病受环境因素和社会因素影响明显,好发于低收入女性和寒冷潮湿季节。病人因病程长、反复发作、并发症困扰、社会支持差等而出现焦虑、压抑、敏感、多疑等心理问题。

（四）辅助检查

1. X线检查 轻度二尖瓣狭窄X线表现可正常。中、重度二尖瓣狭窄时,心影显示左心房增大,肺动脉段突出,心外形呈梨形(二尖瓣型),有肺淤血体征,晚期右心室扩大。

2. 心电图检查 窦性心律者可见二尖瓣型P波(P波宽度>0.12 s,有切迹),提示左心房扩大合并心房颤动。

3. 超声心动图检查 确诊二尖瓣狭窄最敏感可靠的方法。二维超声心动图显示狭窄瓣膜的形态、活动度、瓣口面积。食管超声心动图有利于检出左心耳和左心房附壁血栓。彩色多普勒血流显像有助于测定血流及方向。

（五）诊断要点

心尖区有舒张期隆隆样杂音伴X线或心电图示左心房增大,一般可诊断为二尖瓣狭窄,超声心动图检查可确诊。

（六）治疗要点

1. 一般治疗 预防性抗风湿治疗,长期甚至终身使用苄星青霉素120万U,每月肌注1次。轻度二尖瓣狭窄无症状者无须特殊治疗,避免剧烈体力活动;预防感染性心内膜炎;注意休息,呼吸困难者限制钠盐;避免诱发急性肺水肿的因素。

2. 处理并发症 ①大咯血:安置病人于坐位,给予镇静剂,静脉注射利尿剂降低肺静脉压力。②急性肺水肿:与急性左心衰竭所致肺水肿相似。③心房颤动:控制心室率、恢复窦性心律和预防血栓。④预防栓塞:伴有心房颤动者应长期口服华法林抗凝,以防血栓形成或中风。

3. 介入与手术治疗 如经皮球囊二尖瓣成形术、二尖瓣分离术及人工瓣膜置换术等。

知识链接

2014年3月3日,美国心脏协会/美国心脏病学会(AHA/ACC)联合颁布了《2014年心脏瓣膜病患者管理指南》。新指南的最大亮点是参照心力衰竭的处理,对心脏瓣膜病进行分期,根据不同分期采取不同处理方式,分别是"危险期"(A期)、"进展期"(B期)、"无症状重度病变期"(C期)和"有症状重度病变期"(D期)。由于手术和经皮介入的风险已经明显下降,新指南降低了干预治疗的门槛。

二、二尖瓣关闭不全

【护理评估】

（一）健康史

1. 病因 二尖瓣关闭不全的主要病因是风湿热,非风湿性病因以腱索断裂最常见,其次是感染性心内膜炎、二尖瓣黏液样变性、缺血性心脏病等。二尖瓣关闭不全可单独存在,也可与二尖瓣狭窄并存。

2. 病理解剖与病理生理 二尖瓣结构包括瓣叶、瓣环、腱索、乳头肌四部分,其中任何一个或多个部分结构异常或功能失调均可导致二尖瓣关闭不全。瓣叶损害以风湿性炎症最常见,可造成瓣叶纤维化、增厚、僵硬和缩短,使心室收缩时两瓣叶不能紧密接合。风湿性二尖瓣关闭不全病人约半数合并二尖瓣狭窄。单纯二尖瓣关闭不全主要累及左心房和左心室,较晚发生心功能不全,一旦发生,病情发展迅速。当二尖瓣关闭不全时,左心室收缩时血流一部分反流入左心房,从而使心排血量减少,并使左心房负荷增加,左心房扩大。左心室舒张期,扩大的左心房将过多的血流入左心室,使其容量负荷增加,左心室逐渐扩大,最终导致左心功能不全。

（二）临床表现

1. 症状 轻者无症状或仅有轻微劳力性呼吸困难,较重病人表现为疲乏无力、呼吸困难甚至端坐呼吸等急性左心衰竭,晚期出现右心衰竭表现,如腹胀、纳差、水肿等。

2. 体征 心尖搏动可向左下移位,心浊音界向左下扩大,心尖区可扪及有力的、局限性抬举样搏动。心尖区可听到响亮、粗糙、高调、时限较长的全收缩期吹风样杂音,常向左腋下传导。心尖区第一心音减弱或消失,肺动脉瓣区第二心音分裂,可闻及第三心音。

（三）心理和社会状况

风湿性心脏病发病受环境因素和社会因素影响明显,好发于低收入女性和寒冷潮湿季节。病人因病程长、反复发作、并发症困扰、社会支持差等容易出现焦虑、压抑、敏感、多疑等心理问题。

（四）辅助检查

1. X线检查 轻度二尖瓣关闭不全者无明显异常,严重者左心室、左心房增大,左心衰竭时可见肺淤血和肺间质水肿征。晚期右心室增大。

2. 心电图检查 主要为左心房扩大,严重者有左心室肥厚表现。

3. 超声心动图检查 左心房、左心室增大,脉冲多普勒超声和彩色多普勒血流显像可在左心室内探及收缩期高速射流而诊断二尖瓣关闭不全。

（五）诊断要点

心尖区典型收缩期杂音伴 X 线或心电图示左心房、左心室增大,超声心动图检查可确诊。

（六）治疗要点

主要包括预防风湿活动与感染性心内膜炎;治疗并发症和行外科瓣膜修补术及人工瓣膜置换术等。

三、主动脉瓣狭窄

【护理评估】

（一）健康史

1. 病因 主动脉瓣狭窄的病因主要是先天性病变、退行性变和炎症性病变。单纯主动脉狭窄多为先天性或退行性变,极少是炎症性。

2. 病理解剖与病理生理 风湿性炎症导致主动脉瓣膜交界处粘连融合,瓣膜纤维化、钙化和挛缩畸形,使其开放受限,引起主动脉瓣狭窄,大多合并关闭不全或二尖瓣病变。正常成人主动脉瓣口面积 $\geqslant 3.0 \ cm^2$,当主动脉瓣口面积减少至正常的 1/3 时,血流动力学改变不明显；当瓣口面积≤1.0 cm² 时,左室收缩压明显升高,跨瓣压差显著。主动脉瓣口狭窄使左心室射血受阻,后负荷增加,因而左心室肥厚、左心功能不全。因左心射血受阻,左心搏出量减少,使脑动脉、冠状动脉供血减少,临床出现头晕、黑矇及晕厥等脑缺氧症状。

（二）临床表现

1. 症状 出现较晚,轻度主动脉瓣狭窄常无症状,严重主动脉瓣狭窄可出现"三联征",即呼吸困难、心绞痛、晕厥。

（1）呼吸困难:见于 95％的有症状病人,劳力性呼吸困难为晚期病人常见的首发症状。病情进展可出现夜间阵发性呼吸困难、端坐呼吸和急性肺水肿。

（2）心绞痛:见于 60％的有症状病人,是重度病人最早出现和最常见的症状,多在运动后发作,休息后缓解,因心肌缺血所致。

（3）晕厥:见于 15％～30％的有症状病人,部分仅表现为黑矇,可为首发症状,多与劳累有关,发生于突然改变体位时,也可于运动中或运动后发生,由心排血量减少、脑缺血引起。

2. 体征 心界正常或向左扩大,主要体征为胸骨右缘第 2 肋间粗糙响亮的收缩期喷射性杂音,多为向颈部、心尖区传导。主动脉瓣区可扪及收缩期震颤,心尖呈抬举样搏动。

3. 并发症 可发生心律失常、心脏性猝死、感染性心内膜炎、体循环栓塞、充血性心力衰竭、胃肠道出血等。

（三）心理和社会状况

风湿性心脏病发病受环境因素和社会因素影响明显,好发于低收入女性和寒冷潮湿季节。病人因病程长、反复发作、并发症困扰、社会支持差等而出现焦虑、压抑、敏感、多疑等心理问题。

（四）辅助检查

1. X 线检查 心影可正常或轻度增大,主动脉根部可见狭窄后扩张。

2. 心电图检查 重度主动脉瓣狭窄有左心室肥厚及劳损和左心房增大表现,可有房室传导阻滞、心房颤动等心律失常。

3. 超声心动图检查 该检查为确诊方法。左心室壁增厚,主动脉瓣开放幅度减低。多普勒超声可测出主动脉瓣口面积及跨瓣压差。

4. 心导管检查 可直接测出左心室与主动脉之间的跨瓣压差,计算瓣口面积,评估狭窄程度。

（五）诊断要点

主动脉瓣区典型收缩期杂音伴震颤,超声心动图检查可确诊。

（六）治疗要点

预防感染性心内膜炎及风湿热复发;控制心律失常和心力衰竭;实施介入治疗和外科手术治疗等。

四、主动脉瓣关闭不全

【护理评估】

（一）健康史

1. 病因 主动脉瓣关闭不全的主要病因是风湿性炎症,其他如感染性心内膜炎、先天性瓣膜畸形等也可引起。

2. 病理解剖与病理生理 风湿性炎症病变使主动脉瓣膜增厚、硬化、缩短、变形,可造成主动脉瓣关闭不全。由于主动脉瓣关闭不全,舒张期主动脉内血液反流入左心室,左心室容量负荷增加,使左心室扩大,最终导致左心室衰竭。另外,舒张期血液反流回左心室,主动脉舒张压低,引起外周动脉供血不足,导致脑、冠状动脉等灌注不足而出现相应的临床表现。

（二）临床表现

1. 症状 可多年无症状或仅有心悸、心前区不适、头部强烈搏动感等症状,与心搏量增多有关。严重者可出现劳累后呼吸困难和端坐呼吸等左心衰竭的症状。

2. 体征 面色苍白或灰暗,颈静脉搏动增强。心尖搏动增强,并向左下移位,心界叩诊呈靴形增大。胸骨左缘第 3、4 肋间闻及舒张早期高音调叹气样杂音,可沿胸骨左下缘下传至心尖区,坐位前倾位时明显。主动脉瓣区第一心音减弱或消失。反流明显时,可在心尖部听到低调柔和的舒张中期杂音（称为 Austin Flint 杂音）。血管检查脉压增大,出现周围血管征,如颈动脉搏动明显、水冲脉、毛细血管搏动征、动脉枪击音等。

3. 并发症 感染性心内膜炎、室性心律失常和心脏猝死等。

（三）心理和社会状况

风湿性心脏病发病受环境因素和社会因素影响明显,好发于低收入女性和寒冷潮湿季节。病人因病程长、反复发作、并发症困扰、社会支持差等而出现焦虑、压抑、敏感、多疑等心理问题。

（四）辅助检查

1. X 线检查 左心室扩大,心影呈靴形,主动脉弓突出,搏动明显。

2. 心电图检查 电轴左偏,有左心室肥大和劳损表现。

3. 超声心动图检查 左心室内径及左室流出道增宽,主动脉根部内径增大。脉冲多普勒超声检查和彩色多普勒血流显像可在主动脉瓣心室侧探及全舒张期高速射流,此为最敏感的确定主动脉瓣关闭不全的方法。

4. 升主动脉造影 以上方法不能确定反流程度,并考虑外科治疗时,可进行造影确诊。

（五）诊断要点

主动脉瓣第 2 听诊区典型舒张期杂音伴周围血管征,可诊断为主动脉瓣关闭不全,超声心动图检查可确诊。

（六）治疗要点

预防感染性心内膜炎和风湿活动,参照主动脉瓣狭窄进行治疗,人工瓣膜置换术是严重主动脉瓣关闭不全的主要治疗方法。

【护理诊断/问题】

1. 体温过高 与风湿活动、并发感染有关。

2. 焦虑 与担心疾病预后有关。

3. 潜在并发症 充血性心力衰竭、心律失常、栓塞、感染性心内膜炎等。

4. 知识缺乏 缺乏风湿性心脏病的预防知识。

【护理目标】

（1）病人风湿活动与感染能得到控制,体温逐渐降至正常。

（2）病人情绪稳定,能积极主动配合治疗。

（3）病人未发生并发症,或发生并发症被及时发现并得到及时处理。

【护理措施】

（一）一般护理

1. 休息与活动　心功能代偿期,可做力所能及的工作,活动量以不出现心悸、气急、疲劳为度,保证充足的睡眠。心功能不全失代偿期,应限制活动,增加休息时间,甚至绝对卧床休息,保持情绪平稳。

2. 饮食护理　给予高蛋白、高热量、高维生素、清淡易消化饮食,多食蔬菜、水果和粗纤维食物,保持排便通畅。有心功能不全者应限制钠盐摄入。

3. 皮肤护理　出汗多者应保持皮肤清洁、干燥。

4. 心理护理　加强与病人的沟通,耐心向病人解释病情,详细介绍治疗的目的与方法,消除病人因紧张、焦虑而产生的压力。

（二）病情观察

1. 观察并发症　①并发充血性心力衰竭,观察有无呼吸困难、乏力、食欲减退、腹部不适、少尿等症状;②并发栓塞,病人常有肢体感觉和运动功能异常现象;③并发感染性心内膜炎,可有无不能解释的长期发热、消瘦、贫血和红细胞沉降率增快等症状;④病人机体抵抗力差,极易发生感染,尤其是肺部感染,观察有无发热、咳嗽等症状。

2. 监测生命体征　发热者每 4 h 监测 1 次体温,体温超过 38.5 ℃者给予物理降温或遵医嘱药物降温,0.5 h 后测量体温;观察有无风湿活动的征象,如发热、关节红肿不适、皮肤损害等。

（三）对症护理

预防栓塞护理:①长期卧床者进行下肢主动与被动活动。②遵医嘱用阿司匹林、华法林,观察效果及副作用。③对易发生动脉栓塞的部位,进行严密观察,及时发现动脉栓塞的早期表现。④做好紧急处理:平卧,栓塞部位稍放低,以增加供血;局部保暖,但禁忌热敷。

（四）用药护理

遵医嘱给予抗生素及抗风湿药物治疗,观察疗效及其不良反应,如阿司匹林可致胃肠道反应、牙龈出血等。

【健康教育】

1. 疾病指导　向病人及家属解释本病的病因、病程特点及预防知识。预防感染,改善居住环境,保持室内空气流通、温暖、干燥,阳光充足;注意防寒保暖,避免呼吸道感染。在拔牙、导尿、人流等手术操作前告知医生,以便预防使用抗生素。育龄期妇女应做好孕期监护,并做好病情较重者不要妊娠的思想工作。有手术适应证者,尽早择期手术。

2. 生活方式指导　劳逸结合,适当锻炼,病情稳定后可从事工作量较轻的工作,避免过度劳累。鼓励病人树立信心,配合治疗和护理。保持情绪稳定,心态平和。生活规律,保证营养,合理膳食,以增强机体抵抗力。

3. 用药指导　告知病人坚持用药的重要性,如长期使用长效青霉素能控制链球菌感染和风湿活动,并指导用药方法。

【护理评价】

病人是否:风湿活动与感染能得到控制,体温逐渐降至正常;情绪稳定,能积极主动配合治疗;未发生并发症,或发生并发症被及时发现并得到及时处理。

第四节 冠状动脉粥样硬化性心脏病病人的护理

案例引导

　　某病人,男性,60 岁。病人一个月前曾在酒后出现胸痛,心慌、气短,持续约 10 min 自行缓解,未予治疗。2 h 前病人散步时突然出现心前区剧烈疼痛,呈持续性压榨性疼痛,伴有恶心,呕吐,大汗淋漓,有濒死感,自己连续舌下含服 3 片硝酸甘油疼痛仍不缓解,急诊入院。既往有高血压病史 5 年,间断服用“尼群地平”;吸烟 30 年,每日一包,喜饮酒。查体:BP 90/60 mmHg,P 110 次/分,R 20 次/分。面色苍白,出汗,表情紧张。HR 110 次/分,律不齐,偶有早搏(2 次/分),心尖部第一心音减弱。门诊心电图示 V_1～V_5 导联 Q 波宽而深,ST 段呈弓背向上抬高。

　　问题:1. 本例病人胸痛的原因是什么?

　　2. 主要的护理诊断/问题是什么?如何对病人进行护理?

　　3. 如何对病人进行健康教育?

　　冠状动脉粥样硬化性心脏病是指冠状动脉粥样硬化使血管腔狭窄或阻塞,导致心肌缺血、缺氧甚至坏死而引起的心脏病。它和冠状动脉功能性改变(痉挛)导致的心肌缺血、缺氧性心脏病一起,统称冠状动脉心脏病(CHD),简称冠心病,亦称缺血性心脏病。在我国,本病好发于 40 岁以上的男性,以脑力劳动者多见。其临床表现轻重不等,轻者可无症状,重者可导致猝死。

　　冠心病的病因目前尚未完全确定。其发生可能与脂血异常(尤其是高胆固醇血症)、高血压、糖尿病和糖耐量异常、年龄和性别、肥胖、吸烟、缺少体力活动、性格以及遗传因素等有关。

【临床分型】

　　1. 根据冠状动脉病变的部位、范围及病变严重程度、心肌缺血程度分类　1979 年 WHO (世界卫生组织)将冠心病分为五种类型:无症状性心肌缺血、心绞痛、心肌梗死、缺血性心肌病、猝死。以上五种类型可单独出现,也可合并出现。

　　2. 根据临床发病特点和治疗原则分类　分为急性冠脉综合征(acute coronary syndrome, ACS)与慢性冠脉病(chronic coronary artery disease,CAD)两大类。前者包括不稳定型心绞痛、非 ST 段抬高型心肌梗死、ST 段抬高型心肌梗死和猝死。后者包括稳定型心绞痛、无症状性心肌缺血、缺血性心力衰竭(即缺血性心肌病)和冠脉正常的心绞痛(如 X 综合征)。

一、心绞痛

心绞痛是指冠状动脉供血不足,导致心肌急剧的、暂时性的缺血与缺氧所引起的临床综合征,以发作性胸痛为主要临床特点。心绞痛根据病情轻重,可分为稳定型心绞痛与不稳定型心绞痛。本节重点介绍稳定型心绞痛。

【护理评估】

（一）健康史

1. 病因 基本原因是冠状动脉粥样硬化引起管腔狭窄和（或）痉挛。

2. 发病机制 当冠状动脉病变导致管腔狭窄或扩张性减弱时,一旦心脏负荷突然增加,如体力劳动、劳累、情绪激动、寒冷、饱餐、吸烟及急性循环衰竭等使心肌耗氧量增加时,心肌对血液的需求增加,而冠状动脉的供血不能相应增加,引起心肌急剧、暂时缺血缺氧,导致心脏自主神经受刺激而引起疼痛。

（二）临床表现

1. 症状 以发作性胸痛为主要临床表现,其疼痛的特点如下。①部位:主要在胸骨体中、上段后方或心前区,可放射至左肩、左臂内侧达无名指和小指,或至颈、咽或下颌部;②性质:常为压迫、发闷或紧缩性,也可有烧灼感;③持续时间:一般疼痛持续 3～5 min,很少超过 15 min;④缓解方式:休息或含服硝酸甘油可缓解;⑤诱因:体力劳动、情绪激动、饱食、寒冷、吸烟、心动过速、休克等。

2. 体征 心绞痛发作时常见心率加快、血压升高,有时出现第四或第三心音奔马律,可有暂时性心尖部收缩期杂音,第二心音可有逆分裂,可出现交替脉。

（三）心理和社会状况

心绞痛严重危害病人的身心健康,长期、反复的病情发展,使病人体力活动受限,影响生活和工作,病人易焦虑、烦躁、抑郁。另外,长期高昂的医疗费用会加重家庭经济负担,家人因照顾病人时间长、支持能力有限而烦躁,并会忽视病人的心理感受。

（四）辅助检查

1. 心电图检查 发作时,多数稳定型心绞痛（典型心绞痛）心电图有短暂性心肌缺血表现（ST 段压低＞0.1 mV,T 波低平、倒置或双向等）（图 3-16）。若发作时有 ST 段抬高提示变异型心绞痛（图 3-17）。若稳定型心绞痛发作时无 ST-T 改变者,可做心电图负荷试验如平板试验或踏车试验,激发心肌缺血症状和心电图表现,若诱发了心绞痛或 ST 段压低≥0.1 mV,持续 2 min 者即可诊断。有条件者可行 24 h 动态心电图监测。

2. 冠状动脉造影 冠状动脉造影是确诊冠心病最可靠的依据,是公认的金标准。通过冠状动脉造影,可以明确冠状动脉病变部位、狭窄程度、分支走向等。

（五）诊断要点

根基典型的发作性胸痛,结合年龄和存在的冠心病危险因素,排除其他原因所致的心绞痛,一般即可建立诊断。诊断仍有困难者,可考虑做运动心电图、冠状动脉造影等。

（六）治疗要点

治疗主要目的:预防心肌梗死和猝死,改善生存;减轻症状和缺血发作,改善生活质量。

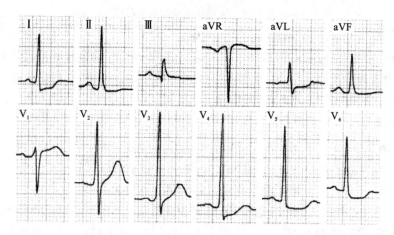

图 3-16 稳定型心绞痛(发作时)

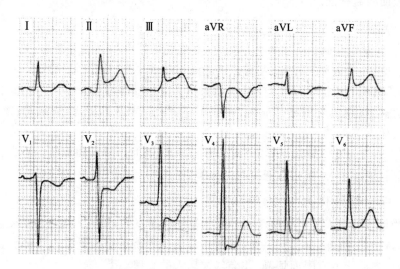

图 3-17 变异型心绞痛(发作时)

1. 发作时的治疗

(1) 休息:发作时应立即就地休息,以减轻心肌耗氧量,缓解疼痛。

(2) 药物治疗:选用作用较快的硝酸酯类制剂,既可扩张冠状动脉,增加冠状动脉血流量,又可扩张周围血管,减轻心脏负荷,从而缓解心绞痛。常用药物如下:①硝酸甘油:0.3~0.6 mg,舌下含服,1~2 min起效,药效可持续15~30 min。②硝酸异山梨酯(消心痛),每次剂量5~10 mg,舌下含服,2~5 min见效,作用持续2~3 h。这类药物可扩张冠状动脉,减轻心脏前、后负荷,增加冠状动脉的血流量,从而缓解心绞痛。变异型心绞痛以钙离子阻滞剂为首选。

2. 缓解期的治疗

(1) 一般治疗:尽量避免各种诱发因素。

(2) 药物治疗:使用作用持久的抗心绞痛药物,预防心绞痛的发作。常用药物有以下几种。

① 硝酸酯类制剂:为内皮依赖性血管扩张剂,通过减少心肌需氧量和改善心肌血流灌注而起作用。常用长效硝酸酯类药物(表3-10)对预防夜间心绞痛发作尤为适用。

表 3-10　常用长效硝酸酯类药物

药物名称	使用方法剂型	剂量	用法
硝酸甘油	舌下含服	0.5~0.6 mg	一般连用不超过 3 次,每次间隔 5 min
	喷雾剂	0.4 mg	15 min 内不超过 1.2 mg
	皮肤贴片	5 mg	每日 1 次,注意定时揭去
二硝酸异山梨酯	普通片	10~30 mg	每日 3~4 次口服
	缓释片或胶囊	20~40 mg	每日 1~2 次口服
单硝酸异山梨酯	普通片	20 mg	每日 2 次口服
	缓释片或胶囊	40~60 mg	每日 1 次口服

② β 受体阻滞剂:通过减慢心率、降低血压、降低心肌收缩力而减少心肌耗氧量。目前常用药物有美托洛尔(倍他乐克)、阿替洛尔(心得舒)等。

③ 钙通道阻滞剂:通过扩张冠状动脉,解除冠状动脉痉挛;抑制心肌收缩,减少心肌耗氧量;扩张周围血管,减轻心脏负荷;降低血液黏度,抗血小板聚集,改善心肌微循环。更适合同时有高血压的病人。常用药物有维拉帕米(异搏定)、硝苯地平(心痛定)等。

④ 其他药物:调血脂药、中医中药等治疗。

(3) 非药物治疗:①运动锻炼疗法:适度谨慎的运动锻炼有利于促进侧支循环形成,提高机体的活动耐受力。②血管重建治疗:主要包括经皮腔内冠状动脉成形术(PTCA)及冠状动脉旁路移植术(CABG)。③增强型体外反搏治疗:减少心绞痛发作,改善心肌缺血。

【护理诊断/问题】

1. 疼痛:胸痛　与心肌缺血、缺氧有关。

2. 活动无耐力　与心肌氧的供需失调有关。

3. 知识缺乏　与缺乏控制诱因及预防复发用药知识等有关。

4. 潜在并发症　心肌梗死等。

【护理目标】

(1) 病人的胸痛逐渐减轻或消失。

(2) 病人的活动能力和耐力逐渐增强。

(3) 病人未发生并发症,或发生并发症被及时发现并得到及时处理。

【护理措施】

(一) 一般护理

1. 休息与活动　①发作时,立即停止活动,稳定型心绞痛者应给予休息,而不稳定型心绞痛者予卧床休息 1~3 日。②缓解期,保证充足的睡眠。根据病人的活动能力制订合理的活动计划,鼓励参加适当的体力劳动和体育锻炼,活动量以不引起心绞痛为宜,必要时进行预防性用药,并观察和处理活动中的不良反应。

2. 饮食护理　选择低盐、低脂、低胆固醇,富含维生素,清淡、易消化的食物,少量多餐,进食不宜过饱,以免加重心肌缺血、缺氧而诱发心绞痛。具体饮食要求如下:①低盐:一般每日食盐量不超过 4 g,若合并心力衰竭食盐量还要减少。②低脂:禁食动物内脏、鱿鱼、墨鱼、牡蛎、鱼子、蟹黄、蛋黄等,以食用植物油,如菜油、茶油等为主。③控制摄入总热量,限制含糖食物摄入,避免甜食,如含糖较高的糖果、糕点或饮料。④多食纤维素含量较高的蔬菜与水果。⑤饮食要有规律性,如定时进餐,少量多餐,细嚼慢咽,避免暴饮暴食,戒烟限酒。

3. 保持大便通畅 便秘时,病人用力排便可诱发心绞痛,故应保持大便通畅。例如,有便秘者首选口服润肠通畅药物润肠通便,口服药物无效可选用开塞露或通便灌肠。

4. 心理护理 与病人多沟通,使病人树立正确的人生观,保持心情舒畅,心胸豁达,改变急躁易怒、争强好胜的性格。劝导家人多给予理解和支持。

（二）病情观察

1. 观察 观察心绞痛的持续时间、严重程度、诱发原因、对休息与硝酸甘油的反应以及生命体征的变化。

2. 心电监护 不稳定型心绞痛病人入院后应立即进行心电监护,并观察其心电图及心肌酶、心肌坏死标志物的变化。以便及时发现心肌梗死。

（三）用药护理

1. 硝酸甘油类 含服硝酸酯类药物时,不可整片吞服。部分病人可出现颜面潮红、头痛、头胀与心悸等症状,这是药物扩张头面部血管所致,一般数次后自行消失,不必停药。静脉滴注硝酸甘油时应注意观察血压、脉搏的变化,并根据血压调节输液速度。严禁病人或家属擅自调节输液速度,以防止低血压发生而加重病情。初次服用应注意变换体位时应缓慢,不宜站立过久,以防止体位性低血压的发生。青光眼、低血压者忌用此类药物。

2. β受体阻滞剂 与硝酸酯类药物合用有协同作用,使用时宜从小剂量开始,以免引起体位性低血压;低血压、心动过缓、二度以上房室传导阻滞者不宜应用。

3. 钙通道阻滞剂 主要不良反应有头晕、恶心、呕吐、乏力、血压下降等,目前推荐使用控释、缓释或长效制剂。

【健康教育】

1. 疾病知识宣教 让病人知道有病早治,有疾病先兆时积极治疗的重要性。告知病人冠心病的易患因素及预防的方法;指导病人积极参与预防保健。有高血压病、高血脂、糖尿病等疾病应积极治疗。掌握心绞痛发作时的缓解方式,病情变化时,如出现疼痛加重、发作次数增多、持续时间延长、休息或含服硝酸甘油药不能缓解时,应立即就医。

2. 生活方式指导 指导病人合理营养饮食,避免饱餐;保持情绪稳定,心态平和;避免劳累,注意保暖,避免用力排便,戒烟限酒,控制体重等。适当进行体力活动,以提高活动耐力,促进心脏侧支循环建立;活动以不发生症状为度,避免竞技性活动和屏气用力动作。

3. 用药指导 嘱病人坚持按医嘱用药,自我监测药物的不良反应。外出时应携带硝酸甘油以应急,防止意外。硝酸甘油遇光易分解,故应存放在棕色瓶中,最好每半年更换一次新药。

【护理评价】

病人是否:胸痛逐渐减轻或消失;活动能力和耐力逐渐增强;未发生并发症,或发生并发症被及时发现并得到及时处理。

二、心肌梗死

心肌梗死是在冠状动脉病变的基础上发生的冠状动脉供血急剧减少或中断,使相应的心肌严重而持久地缺血导致的心肌缺血性坏死。急性心肌梗死(AMI)临床上表现为剧烈而持久的胸骨后疼痛、特征性心电图演变规律和心肌坏死标志物升高,易发生心律失常、心力衰竭和心源性休克等并发症而危及生命。是急性冠状动脉综合征(ACS)的严重类型。

【护理评估】

（一）健康史

1. 病因及发病机制　基本病因为冠状动脉粥样硬化（偶为冠状动脉栓塞、炎症、先天性畸形、痉挛等）导致管腔严重狭窄和心肌供血不足，而侧支循环未完全建立。在此基础上血管内粥样硬化斑块破溃，继而出血和血栓形成，使管腔闭塞，导致心肌血供进一步减少或中断，而产生相应心肌严重而持久的急性缺血，超过 30 min 即可产生急性心肌梗死。

2. 诱因　促使粥样斑块溃破、出血及血栓形成的诱因有饱餐、体力活动、情绪激动、血压升高、用力排便、交感神经兴奋性过高（上午 6～12 点人体交感神经兴奋性高）、休克、脱水、出血、血液浓缩、严重心律失常及外科手术等。

（二）临床表现

病人症状的轻重取决于心肌梗死范围的大小、部位、侧支循环情况等。多数病人在发病前数日有胸部不适、乏力，活动时心悸、气急、烦躁、心绞痛等前驱症状。心绞痛发作较以往频繁、程度较重、持续较久、硝酸甘油疗效差、诱发因素不明显。

1. 症状

（1）胸痛：是最早出现、最突出的症状，发病时大多无明显诱因。疼痛部位和性质与心绞痛相同，但发病时大多无明显诱因，程度更重，持续时间在 30 min 以上，甚至达数小时或数日，休息或含服硝酸甘油不能缓解，多伴烦躁不安、出汗、恐惧，或有濒死感。少数病人无疼痛，一开始即表现为休克或急性心力衰竭。部分病人疼痛位于上腹部，被误认为急腹症。

（2）全身症状：一般在疼痛发生后 24～48 h 出现发热、白细胞增高和红细胞沉降率增快等表现，主要由坏死物质被吸收所引起。体温一般在 38 ℃左右，持续约 1 周。

（3）胃肠道症状：疼痛剧烈时常伴有频繁的恶心、呕吐和上腹胀痛，与迷走神经受坏死心肌刺激、心排血量降低、组织灌注不足等有关。重症者可发生呃逆。

（4）心律失常：见于 75%～95% 的病人，多发生在起病的 1～2 日内，24 h 内最多见。以室性心律失常最多见，尤其是室性期前收缩。呈频发（6 次/分以上）、成对出现或呈短阵室性心动过速、多源性或呈 R-on-T 现象，常为心室颤动的先兆，心室颤动是急性心肌梗死入院前主要的死因。前壁心肌梗死易发生室性心律失常，下壁心肌梗死易发生房室传导阻滞。

（5）心力衰竭：发生率为 32%～48%。主要是急性左心衰竭，可发生于最初几日内，或在疼痛、休克好转阶段出现，为心肌梗死后心脏舒缩功能显著下降或不协调所致。

（6）低血压和休克：发生率为 20% 左右，休克多在起病后数小时至 1 周内发生，主要为心源性休克，因心肌广泛（40% 以上）坏死，心排血量急剧下降所致。

2. 体征　除极早期血压有升高现象，几乎所有病人血压较发病前下降。脉搏多加快，也可减慢。心尖区第一心音减弱，可出现第四心音。若心尖区出现粗糙性收缩期杂音提示左室乳头肌功能失调或断裂；若出现心包摩擦音提示反应性心包炎。

3. 并发症　可出现乳头肌功能失调或断裂、心脏破裂、动脉栓塞、左室室壁瘤及心肌梗死后综合征等。

（1）乳头肌功能失调或断裂：二尖瓣乳头肌因缺血、坏死等使收缩功能发生障碍，造成不同程度的二尖瓣脱垂和关闭不全。心尖区出现收缩中、晚期喀喇音和吹风样收缩期杂音，重者发生心力衰竭。

（2）室壁瘤：主要见于左心室。体格检查可见左心界扩大，心脏搏动较广泛，可有收缩期杂音。心电图 ST 段持续升高。

（3）栓塞：左心室附壁血栓脱落引起脑、肾、脾、四肢等动脉栓塞。下肢静脉血栓形成并部分脱落导致肺动脉栓塞。

（4）心脏破裂：少见，常在起病 1 周内出现，多为心室游离壁破裂，造成心包积血，引起急性心脏压塞而猝死。

（5）心肌梗死后综合征：心肌梗死后数周至数月内出现，可反复发生，主要表现为心包炎、胸膜炎或肺炎。

（三）心理和社会状况

病人因突发地、剧烈地胸痛而产生恐惧、濒死感；频繁地检查、治疗及陌生地监护环境进一步加重病人的焦虑与恐惧。

（四）辅助检查

1. 心电图

（1）特征性改变：ST 段抬高型心肌梗死的心电图特点如下（图 3-18）。①病理性 Q 波在心肌坏死区的导联出现。②相应导联的 ST 段抬高呈弓背向上型。③T 波倒置出现于心肌缺血和坏死区的导联，提示透壁性心肌梗死。

非 ST 段抬高型心肌梗死的心电图特点如下。①无病理性 Q 波。②普遍性 ST 段压低≥0.1 mV（aVR、V_1 导联 ST 段抬高）。③T 波低平或倒置，提示心内膜下心肌梗死。

（2）动态性改变：ST 段抬高型心肌梗死，在面对坏死区的导联上表现如下。①起病数小时内，可无异常或出现异常高大两支不对称的 T 波，为超急性期改变。②数小时后 ST 段明显抬高，弓背向上，与直立的 T 波连成单向曲线，为急性期改变。③数小时至 2 日内出现病理性 Q 波。④抬高的 ST 段可在数日至 2 周恢复正常基线水平。T 波逐渐变平或倒置，为亚急性期改变。⑤数周或数月后，T 波呈 V 字形倒置，两支对称，为慢性期改变。

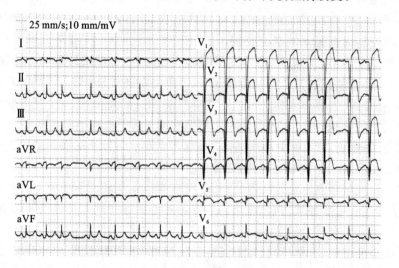

图 3-18 急性广泛前壁心肌梗死

（3）定位诊断：临床上可根据出现上述特征性改变的导联数来判断 ST 段抬高型心肌梗死的部位和范围（表 3-11）。

表 3-11　心肌梗死的定位诊断

心电图特征性变化的导联	提示心肌梗死部位	心电图特征性变化的导联	提示心肌梗死部位
V_1　V_2　V_3	左室前间隔	aVL	左室高侧壁
V_3　V_4　V_5	左室局限前壁	Ⅱ　Ⅲ　aVF	左室下壁
V_1　V_2　V_3　V_4　V_5	左室广泛前壁	V_7　V_8　V_9	左室后壁
V_5　V_6　V_7　Ⅰ aVL	左室前侧壁		

2. 心肌坏死标志物检测　临床上主要检测肌红蛋白、肌钙蛋白Ⅰ或 T($cTnI$、$cTnT$)和肌酸激酶同工酶(CK-MB)。其中 $cTnI$ 和 $cTnT$ 不仅敏感性高,特异性也很高。肌红蛋白在急性心肌梗死后出现最早,敏感性高,但特异性较低,CK-MB 虽不如 $cTnI$、$cTnT$ 敏感,但对于早期(起病<4 h)急性心肌梗死的诊断具有较重价值。心肌坏死标志物各阶段表现时间见表 3-12。

表 3-12　心肌坏死标志物各阶段表现时间

心肌酶	肌红蛋白	肌钙蛋白		CK-MB
		cTnI	cTnT	
开始出现时间	1~2 h	23 h	33 h	2~4 h
100％敏感时间	4~8 h	2~4 h	2~4 h	6~10 h
达到高峰时间	4~8 h	8~12 h	8~12 h	6~12 h
恢复正常时间	0.5~1 d	5~10 d	5~14 d	2~4 d

3. 其他检查

(1) 超声心动图检查:可了解心室各壁的运动情况,评估左心室梗死面积,测量左心功能,诊断室壁瘤和乳头肌功能不全,为临床治疗及判断预后提供重要依据。

(2) 放射性核素检查:可显示心肌梗死的部位与范围,观察左室壁的运动和左室射血分数,有助于判定心功能、室壁运动失调或室壁瘤。

(3) 血液检查:白细胞计数增高,红细胞沉降率增快,可持续1~3 周。

心绞痛与心肌梗死的区别见表 3-13。

表 3-13　心绞痛与心肌梗死的区别

	项目	心绞痛	心肌梗死
症状	疼痛		
	①部位	胸骨上、中段后	相同,可在上腹部
	②性质	压榨性或窒息性	相同,更剧烈
	③诱因	劳力、情绪激动、受寒、饱食	不一定有
	④时限	短,1~5 min 或 15 min 内	较长,数小时或数日
	⑤硝酸甘油疗效	显著缓解	作用较差
	气喘或肺水肿	极少	常有
	发热	无	常有
体征	血压	升高或无改变	降压或发生休克
	心包摩擦音	无	可有

续表

项目		心绞痛	心肌梗死
辅助检查	血常规	正常	常有白细胞计数增高
	红细胞沉降率	正常	常增快
	心肌坏死标志物	无增高	常增高
	心电图	多有 ST 段下移,T 波倒置	多有病理性 Q 波,ST 段抬高,T 波倒置

（五）诊断要点

急性心肌梗死的诊断标准,必须至少具备下列三条标准中的两条。

（1）缺血性胸痛的临床病史。

（2）心电图的动态演变。

（3）心肌坏死的血清心肌标志物浓度的动态变化。

（六）治疗要点

治疗要点是尽快恢复心肌的血液灌注,以挽救濒死心肌,防止梗死扩大或缩小心肌缺血范围;保护和维持心脏功能,及时处理严重心律失常、泵衰竭和各种并发症,防止猝死。

1. 一般治疗

（1）休息:急性期绝对卧床休息,防止各种不良刺激。

（2）心电监护:急性心肌梗死应置于冠心病监护病房(CCU)进行常规心电监护 1～3 日,主要目的是及时发现与处理致命性心律失常及恶性心律失常。

（3）氧疗:鼻塞吸氧或面罩吸氧,应使 SaO_2 或 $SPO_2 > 95\%$。

（4）解除疼痛:一般选用哌替啶或吗啡镇痛。

（5）常规使用阿司匹林抗血小板聚集。

2. 心肌再灌注 起病 3～6 h 内,最多不超过 12 h,使闭塞的冠状动脉再通,心肌得到再灌注,濒临坏死的心肌可能得以存活或使坏死范围缩小,对梗死后的心肌重塑有利,改善预后。

（1）经皮冠状动脉介入治疗(PCI):有条件的医院,对具备适应证的病人应尽快施行直接 PCI,可获得较好治疗效果。

（2）溶栓疗法:静脉溶栓若无禁忌证(近期有出血性疾病或目前有出血倾向、出血性中风、血压过高、新近手术、活动性溃疡、严重肝肾功能不全等禁忌),应立即(就诊 30 min 内)行溶栓治疗。常用药物如下:尿激酶(UK)30 min 内静脉滴注;链激酶(SK)60 min 内静脉滴注;重组组织型纤维蛋白溶酶原激活物(rt-PA)在 90 min 内静脉滴注。rt-PA 使用前须先用肝素。溶栓药物一般只给一次剂量,不再用药维持。但可继续行抗凝治疗 48～72 h。

3. 消除心律失常 心肌梗死后的室性心律失常可引起猝死,必须及时消除。首选利多卡因静脉滴注,必要时可 5～10 min 后重复,直至室性期前收缩被控制,继之以 1～3 mg/min 的速度静脉滴注维持。发生心室颤动时,应立即行非同步直流电复律。发生二度或三度房室传导阻滞时,应尽早使用经静脉右心室心内膜临时起搏治疗。

4. 控制休克 急性心肌梗死合并的休克多为心源性休克,应在心脏血流动力学监测条件下进行抗休克治疗,如补充血容量、应用升压药或血管扩张剂、纠正酸中毒、避免脑缺血、保护肾功能等进行综合治疗。有条件者也可考虑用主动脉内球囊反搏术进行辅助循环,行选择性冠状动脉造影,随即施行介入治疗或冠状动脉旁路移植术。

知识链接

主动脉内球囊反搏(IABP)是通过动脉系统植入一根带一定容积的球囊导管,主动脉内球囊导管与体外压力泵相连,内部填充氦气用I-ABP与心脏的心动周期同步运行引发有效的血流动力学变化,达到降低左室前、后负荷,提高主动脉内舒张压,增加冠状动脉灌注,改善心肌功能的作用。IABP在临床上的应用,极大地提高了心源性休克、心力衰竭及低心排综合征的生存率。近年来,已成为目前使用最广泛的心脏辅助装置之一。

5. 治疗心力衰竭 多为急性左心衰竭,起病24 h内禁用洋地黄类药物,可予多巴胺、多巴酚丁胺等药物进行强心治疗,其他与急性左心衰竭治疗相似。

6. 其他治疗

(1)抗凝疗法:静脉溶栓后可配合使用肝素,但一般不主张单独使用,有禁忌证者应禁用。先用肝素或低分子肝素,维持凝血时间在正常的2倍左右,继而口服氯吡格雷或阿司匹林。

(2)极化液疗法:将氯化钾1.5 g、普通胰岛素8~12 U加入500 mL 10%葡萄糖溶液中行静脉滴注,有助于恢复心肌细胞膜极化状态、改善心肌收缩功能、减少心律失常。

(3)β受体阻滞剂和钙离子阻滞剂:对伴有交感神经功能亢进者,早期使用可防止心肌梗死范围扩大,可明显改善预后,但低血压、休克、心力衰竭者禁用。

(4)血管紧张素转化酶抑制剂(ACEI)和血管紧张素Ⅱ受体阻滞剂:起病早期小剂量应用,有助于改善恢复期心肌的重构,降低心力衰竭的发生率。

知识链接

过去,很多严重的心脏病病人只能将治愈的希望寄托在心脏移植上。但是现在,有一种新的治疗方法,将病人自己的具有再生能力的肌细胞注入心脏,从而使坏死的心肌细胞重新复活,这种技术给心脏病病人带来了希望。这种肌细胞注入技术的过程是,先从病人大腿肌肉中提取一些具有再生肌细胞能力的休眠细胞,然后对这些细胞进行培养,这个过程大约需要21日,最后将培养出的约8亿至9亿个肌细胞注入心脏坏死部分,使坏死部分心脏的功能得到恢复。一般几周后,病人的病情就可有明显改善。目前,在已经安全地使用这种技术做了心脏手术的病人体内,没有发现任何排斥现象。

【护理诊断/问题】

1. 疼痛:胸痛 与急性心肌严重缺血坏死有关。

2. 焦虑/恐惧 与担心疾病预后及剧烈胸痛难以忍受导致的濒死感有关。

3. 活动无耐力 与心肌坏死导致心肌氧的供需失调有关。

4. 有便秘的危险 与进食少、活动少、不习惯床上排便有关。

5. 潜在并发症 猝死、心源性休克、急性心力衰竭。

【护理目标】

(1)病人的胸痛逐渐减轻或消失。

（2）病人的活动能力和耐力逐渐增强。

（3）病人未发生并发症，或发生并发症被及时发现并得到及时处理。

（4）病人情绪逐渐稳定，能够配合治疗。

【护理措施】

（一）一般护理

1. 休息与活动 急性期绝对卧床休息，无并发症者至少绝对卧床休息 12 h，有并发症者至少绝对卧床休息 1 周，绝对卧床休息期间病人的一切日常生活所需如洗漱、进食、翻身、床上大小便等均由护士协助完成。保持病室安静、限制探视，保证病人充足的睡眠，以减轻心脏负荷，减少心肌耗氧。病情稳定无并发症者可根据病人的具体情况制订休息活动计划，从小运动量活动开始逐渐增加，绝对卧床休息期间护士可予病人做四肢关节的被动运动，病情稳定后再逐渐过渡到坐起、床边活动、室内活动，最后室外活动。实施时应根据病人对活动的反应加以调整，以活动不引起心悸、胸痛和疲劳为度。

2. 饮食护理 给予低盐、低脂、低胆固醇、低热量、高维生素及高纤维素饮食，避免刺激性饮食（如浓茶、咖啡、辣椒、过冷及过热食物等）与产气食物（如汽水、啤酒、马铃薯等），禁烟酒。一般第一日进流质饮食，随后给予半流质饮食，2～3 日后予软食。

3. 氧疗 所有病人入院后应间断或持续给予面罩或鼻导管吸氧，氧流量一般为 2～4 L/min。吸氧可提高血氧饱和度，减轻心肌缺氧，从而减轻胸痛。

4. 保持大便通畅 急性心肌梗死由于绝对卧床休息、进食不多、使用吗啡等药物易引起便秘，若用力排便易诱发心力衰竭、心搏骤停等严重并发症，因此，必须高度重视排便护理。指导病人按时排便，多食含纤维素高的蔬菜、水果，适当饮水，有便秘者给予润肠果导片等缓泻剂，必要时通便灌肠，切忌用力排便。

5. 心理护理 入院 24 h 应有专人护理，陪伴在病床边，以增强病人心理安全感，同时通过言语进行心理安慰，帮助病人树立信心。

（二）病情观察

心肌梗死急性期病人送入 CCU，前 1～3 日持续监测心电图、血压、呼吸、血氧饱和度等，及时发现生命体征的变化。有急性心力衰竭、心源性休克者还要连续监护心脏血流动力学，如血压、中心静脉压、肺毛细血管楔压、动脉血气分析及尿量等项目。

（三）对症护理

1. 疼痛护理 疼痛可使交感神经兴奋性增加，心肌耗氧增加，使心肌梗死范围扩大，易诱发心源性休克或急性心力衰竭或严重心律失常等严重并发症，因此，必须尽早止痛。一般使用哌替啶或吗啡止痛，然后遵医嘱静脉滴注硝酸甘油维持治疗，使用哌替啶或吗啡时需注意观察病人有无呼吸抑制、血压下降现象，若出现这些现象应及时停用。

2. 溶栓护理

（1）溶栓前护理：注意询问近期有无活动性出血、近期大手术或外伤、中风、消化性溃疡、严重肝肾功能不全病史等溶栓禁忌证。做 12 导联心电图检查，做好出血时间、凝血时间与凝血酶原时间检查，建立静脉通道，遵医嘱迅速、准确配制静脉溶栓药物并输注。

（2）溶栓中护理：注意观察溶栓效果，观察用药后有无寒战、发热、皮疹等反应，如果发生，给予抗过敏治疗；观察有无皮肤、黏膜与内脏出血等出血倾向，一旦出血严重立即终止治疗，并给予相应处理。

（3）溶栓后护理：3 h 内每 30 min 复查 1 次常规心电图（EKG），注意有无再灌注心律失常。继续观察有无出血、过敏情况。了解疼痛缓解情况，关注 EKG、酶学改变情况，以判断溶栓是否成功。溶栓再通的判断指标有两个。①直接指征：冠状动脉造影观察再通情况。②间接指征：胸痛 2 h 内基本消失、心电图 ST 段于 2 h 内回降＞50％、血清 CK-MB 酶峰值提前出现（14 h 以内）、2 h 内出现再灌注性心律失常等。

【健康教育】

1. 疾病知识指导　告知病人与家属心肌梗死易患因素及预防知识，积极治疗相关疾病。注意保暖，预防感冒。

2. 生活方式指导　向病人介绍饮食治疗的意义是达到合理膳食、均衡营养、保持理想体重。养成良好的生活习惯，起居要规律，保持大便通畅。根据病人心功能情况与体力情况，与病人一起制订一个适合病人的运动方式及运动的时间、频率、强度，有计划、有步骤地进行康复活动。避免精神紧张、情绪激动与劳累，以防心血管事件发生。

3. 用药指导　让病人明确用药特点及用药原则，熟知主要药物的药理作用、观察项目与可能发生的不良反应，以达到合理用药，增加疗效。

【护理评价】

病人是否：胸痛逐渐减轻或消失；活动能力和耐力逐渐增强；未发生并发症，或发生并发症被及时发现并得到及时处理；情绪逐渐稳定，能够配合治疗。

第五节　原发性高血压病人的护理

 案例引导

　　某病人，男性，56 岁。间断性头晕、头痛 2 年。2 年前因头晕、头痛检查，测血压 150/100 mmHg，曾服用复方降压片，1 周后血压正常，自行停药。此后症状常在劳累、失眠、情绪激动后出现，血压波动于 140～160/90～110 mmHg，间断性服用复方利血平片降压。2 日前头晕、头痛加重，伴视物模糊，自服复方降压片效果不佳入院。有吸烟史 30 年，每日吸烟 20 支。父亲高血压病，死于脑卒中。查体：T 37.0 ℃，P 82 次/分，R 20 次/分，BP 160/96 mmHg，双肺呼吸音清，心界向左侧扩大，HR 82 次/分，律齐，心前区闻及 3/6 级收缩期吹风样杂音；腹部无异常。辅助检查：尿蛋白（＋），比重 1.016。B 超示左心室肥大。肝、肾功能正常。

　　问题：1. 说出该病人的护理诊断/问题，并指出其依据。

　　2. 该病人服用降压药期间应重点注意什么？

　　3. 护士如何对该病人进行健康教育？

　　4. 高血压急症的治疗首选药物是什么？护理时应注意哪些？

原发性高血压是原因未明的、以体循环血压升高为主要临床表现,伴或不伴有多种心血管危险因素的综合征。高血压是多种心脑血管疾病的重要病因和危险因素,影响重要脏器(如心、脑、肾)的结构与功能,最终可导致这些器官的功能衰竭。迄今仍是心血管疾病死亡的主要原因之一。

目前流行病学调查显示,高血压患病率还呈上升趋势。青年期男性高于女性,中年后女性略高于男性;北方高于南方,城市高于农村,沿海地区高于内地,且高血压患病率、发病率及血压水平随年龄增加而升高。

【血压的分类和定义】

高血压是指在未服抗高血压药的情况下,休息 15 min,非同日测血压为收缩压≥140 mmHg 和(或)舒张压≥90 mmHg。根据血压升高水平,进一步将高血压分为 1～3 级。目前我国采用的血压分类和标准见表 3-14。

表 3-14 血压分类和标准(WHO/ISH)

类 别	收缩压/mmHg		舒张压/mmHg
正常血压	<120	和	<80
正常高值	120～139	和(或)	85～89
高血压	≥140	和(或)	≥90
1 级高血压(轻度)	140～159	和(或)	90～99
2 级高血压(中度)	160～179	和(或)	100～109
3 级高血压(重度)	≥180	和(或)	≥110
单纯收缩期高血压	≥140	和	<90

注:当收缩压和舒张压分属于不同分级时,以较高的级别作为标准,以上标准适用于任何年龄的成年男性和女性。

【护理评估】

(一)健康史

1.病因 高血压是遗传易感性和环境因素相互作用的结果。

(1)遗传因素:高血压有明显的家族聚集性。约 60% 的高血压病人可询问到有高血压家族史。双亲均有高血压的子女患高血压的概率高达 46%。

(2)环境因素

① 饮食:流行病学和临床观察均显示食盐摄入量与高血压的发生和血压水平呈正相关。有人认为饮食低钙、低钾、高蛋白质、饮食中饱和脂肪酸或饱和脂肪酸与不饱和脂肪酸的比值较高也属于升压因素。饮酒量也与血压水平线性相关。

② 精神应激:人在长期精神紧张、压力、焦虑或长期环境噪声、视觉刺激下也可引起高血压。

③ 其他因素:超重或肥胖是血压升高的重要危险因素,血压与体重指数(BMI)呈显著正相关。此外长服用避孕药、阻塞性睡眠呼吸暂停综合征也可能与高血压的发生有关。

2.危险因素 引起高血压的危险因素如下:①年龄,男性超过 55 岁、女性超过 65 岁;②吸烟;③血脂异常,胆固醇含量大于 5.72 mmol/L,高密度脂蛋白(HDL)下降,低密度脂蛋白(LDL)升高;④有心血管家族史;⑤肥胖:男性腰围≥85 cm、女性腰围≥80 cm,BMI≥28 kg/m²;⑥糖尿病及糖耐量异常;⑦缺乏体力活动;⑧C 反应蛋白≥10 mg/L。

3. 发病机制　高血压的血流动力学特征主要是总外周血管阻力相对或绝对增高。目前高血压的发病机制通过以下几个环节导致总外周血管阻力增高,使血压升高。

(1) 交感神经系统活动亢进:各种原因使大脑皮层下神经中枢功能发生变化,各种神经递质浓度与活性异常,导致交感神经系统活动亢进,血浆儿茶酚胺浓度升高,阻力小动脉收缩增强。

(2) 肾性水钠潴留:各种原因引起肾性水钠潴留,使血容量增加,心排血量增加;促使细胞内钙离子浓度升高,使全身阻力小动脉收缩增强,导致外周血管阻力增高。也可能通过排钠激素分泌释放增加使外周血管阻力增高。

(3) 肾素-血管紧张素-醛固酮系统(RAAS)激活:肾小球入球小动脉的球旁细胞分泌的肾素,可作用于肝合成的血管紧张素原而生成血管紧张素 I,经血管紧张素转换酶(ACE)作用转变为血管紧张素 II(A II)。可使小动脉平滑肌收缩,外周血管阻力增加,并可刺激肾上腺皮质球状带分泌醛固酮,使水钠潴留,血容量增加。A II 还可通过交感神经末梢突触前膜的正反馈使去甲肾上腺素分泌增加,导致血压升高。

(4) 其他:细胞膜离子转运异常,使血管收缩反应增强和平滑肌细胞增生与肥大,血管阻力增高;内皮素等缩血管物质增加,使血管平滑肌细胞对舒张因子的反应减弱而对收缩因子反应增强;多数高血压病人空腹胰岛素水平增高,存在胰岛素抵抗,使肾小管对钠重吸收增加;增强交感神经的活性,使细胞内钠、钙浓度增加;刺激血管壁增生肥厚等。

(二) 临床表现

1. 一般表现　绝大部分病人起病隐匿,病情发展慢。早期可无症状,或有头痛、头晕、头胀或颈项板紧、心悸、乏力等症状,多数可自行缓解,在紧张或劳累后加重。心血管检查可有血压随季节、昼夜、情绪、活动等因素而波动。主动脉瓣区第二心音亢进;主动脉瓣区可闻及收缩期吹风样杂音或收缩早期喀喇音。可有周围血管搏动增强。

2. 恶性或急进型高血压　病人病情急骤发展,舒张压≥130 mmHg 持续较长时间,并有头痛、视力模糊、眼底出血、渗出和乳头水肿,肾脏损害突出,持续蛋白尿、血尿与管型尿。病情进展迅速,如不及时有效降压治疗,预后很差,常死于肾功能衰竭、脑卒中或心力衰竭。

3. 老年高血压　年龄>60 岁,达高血压诊断标准者即可诊断为老年高血压。其特点:①半数以上以收缩压升高为主(收缩压≥140 mmHg,舒张压<90 mmHg)。②多有靶器官受损。③降压后易出现体位性低血压。

4. 并发症

(1) 脑血管病:最常见的并发症,主要表现如下。①高血压脑病:重症高血压病人,由于过高的血压突破了脑血流自动调节范围,脑组织灌注过多引起脑水肿。临床表现以脑病的症状与体征为特点,表现为弥漫性严重头痛、恶心、呕吐及不同程度的意识障碍、昏迷或惊厥,血压降低后可逆转。②长期高血压可形成微动脉瘤,血压急剧升高时引起动脉破裂导致脑出血;高血压促进脑动脉硬化引起缺血性脑血管病,如短暂的脑缺血发作、脑血栓的形成、腔隙性脑梗死等。

(2) 心脏病:长期高血压使左心室负荷过重,左心室肥厚、扩大,最终导致左心衰竭。高血压还促使冠状动脉粥样硬化的形成和发展,可出现心绞痛、心肌梗死及猝死。

(3) 肾功能衰竭:长期持久的高血压可致肾动脉硬化,出现肾功能衰竭。

(4) 视网膜病变:视网膜小动脉早期发生痉挛,随之发展出现硬化、视网膜动脉狭窄、渗出、出血、视乳头水肿。

（5）主动脉夹层：主动脉腔血液从主动脉内膜撕裂处流入主动脉中层，使中膜分离，并逐渐扩展，形成夹层血肿，从而出现血压高、剧烈的疼痛、休克、突发主动脉关闭不全。

（6）高血压危象：指在高血压基础上发生暂时性全身细小动脉强烈痉挛，导致血压急剧升高并引起一系列临床症状。其主要表现为头痛、烦躁、眩晕、心悸、气急、视力模糊、恶心、呕吐等症状。诱因是紧张、劳累、寒冷、突然停用降压药等。

（三）心理和社会状况

高血压是一种慢性病，病程迁延不愈，需终身用药，且并发症多而严重，给病人带来生活痛苦和精神压力，病人常有精神紧张、烦躁不安、焦虑、忧郁等不良情绪；尤其是症状加重或伴有心、脑、肾等并发症，治疗不当或疗效不佳时，病人更加烦躁，或出现抑郁、失眠等，因此，在评估病人时应注意评估病人及家属对高血压及其后果的认识和心理反应，以及对高血压保健知识的掌握程度等。

（四）辅助检查

1. 心电图 左心室肥大劳损。

2. X线检查 左心室扩大。

3. 眼底检查 眼底是全身唯一可直接观察小动脉的部位。检查前应先点散瞳剂。详细检查眼底变化对高血压的诊断、严重程度及预后的判断有重要意义。

4. 动态血压监测（ambulatory blood pressure monitoring, ABPM） 动态血压监测是由仪器自动定时测量血压，每隔 15～30 min 自动测压（时间间隔可根据需要调节），连续 24 h 观察病人昼夜的血压变化，有助于明确高血压诊断、指导治疗和观察药物的疗效、判断预后。

5. 常规实验室检查 血常规、尿常规、血糖、血脂、肾功能等。

6. 超声心动图 提示左心室和室间隔肥厚，左心房和左心室腔增大。

（五）诊断要点

1. 高血压诊断 病人在未服抗高血压药的情况下，休息 15 min，以 2 次或 2 次以上非同日所测血压的平均值为依据。同时应排除其他疾病导致的继发性高血压。

2. 高血压危险度分层 为了估计病人的预后并指导治疗，现主张对高血压进行危险程度的分层，具体分层标准根据血压升高水平、心血管疾病危险因素（吸烟、高脂血症、糖尿病、男性＞55 岁、女性＞65 岁、绝经后女性、心血管疾病家族史）、靶器官损害以及并存的临床情况，将高血压病人分为低危、中危、高危和极高危（表 3-15），分别表示 10 年内将发生心脑血管病事件的概率为＜15％、15％～20％、20％～30％和＞30％。

表 3-15 高血压病人心血管危险分层标准

其他危险因素和病史	高血压/mmHg		
	1 级	2 级	3 级
无	低危	中危	高危
1～2 个危险因素	中危	中危	极高危
≥3 个危险因素或靶器官损害	高危	高危	极高危
临床并发症或合并糖尿病	极高危	极高危	极高危

（六）治疗要点

1. 治疗目的　最终目的是减少高血压病人心脑血管疾病的发生率和死亡率。

2. 治疗性生活方式干预　适用于所有高血压病人。①减少体重,将 BMI 尽可能控制在 24 kg/m² 以下;②减少钠盐摄入,每人每日摄入量不超过 6 g;③补充钾盐,每日吃新鲜的蔬菜和水果;④减少脂肪的摄入,少吃或不吃肥肉和动物内脏;⑤戒烟限酒;⑥增进运动,运动有利于减轻体重和改善胰岛素抵抗,提高心血管调节适应能力,稳定血压水平;⑦减轻精神压力,保持心态平衡;⑧必要时补充叶酸制剂。

3. 降压药物治疗对象　从心血管危险分层的角度,高危和极高危病人必须使用降压药强化治疗。

4. 血压控制目标值　在病人能耐受的情况下,逐步降压达标。血压控制目标见表 3-16。

表 3-16　血压控制目标

人群	血压控制目标	
	收缩压/mmHg	舒张压/mmHg
一般高血压病人	<140	<90
>65 岁老年人	<150(如能耐受可降至 140 以下)	<90(>65~70)
糖尿病、慢性肾脏病、心力衰竭或病情稳定的冠心病合并高血压者	<130	<80

5. 多重心血管危险因素协同控制　各种心血管危险因素之间存在关联,大部分高血压病人合并其他心血管危险因素。降压治疗后尽管血压控制在正常范围,其他危险因素依然对预后产生重要影响,因此降压治疗时应同时兼顾其他心血管危险因素控制。降压治疗方案除必须有效控制血压外,还应兼顾对糖代谢、脂代谢、尿酸代谢等多重危险因素的控制。

6. 降压药物治疗　基本原则是自最小有效剂量开始、优先选择长效制剂、联合用药和个体化四项原则。①自最小有效剂量开始,以减少不良反应的发生;②优先选择长效制剂,既有助于防止靶器官损害,又可增加治疗的依从性,便于病人坚持规律性用药;③联合用药,采用两种或两种以上药物联合治疗,有助于提高降压效果而不增加不良反应;④个体化,根据病人具体情况、药物的有效性和耐受性,兼顾病人经济条件及个人意愿,选择合适病人的降压药。

常用口服抗高血压药物的种类、主要药物和作用见表 3-17。

表 3-17　常用口服抗高血压药物的种类、主要药物和作用

种类	主要药物	主要作用
利尿剂	氢氯噻嗪、呋塞米、氨苯蝶啶	排钠利尿,减少细胞外液容量及心排血量而降压
β受体阻滞剂	美托洛尔、阿替洛尔、倍他洛尔	减低心排出量,抑制肾素释放,抑制交感神经活性,增加前列环素的合成等
血管紧张素转换酶抑制剂	卡托普利、依那普利、培哚普利	抑制血管紧张素Ⅰ转化酶活性,减少血管紧张素Ⅱ的生成及醛固酮的分泌,使缓激肽的降解减少,降低血压
钙通道阻滞剂	硝苯地平、尼群地平、非洛地平	通过减少细胞内钙离子含量而松弛血管平滑肌,进而降低血压

续表

种类	主要药物	主要作用
血管紧张素Ⅱ受体阻滞剂	氯沙坦、缬沙坦	与 AT1 受体选择性结合,对抗血管紧张素Ⅱ的绝大多数药理作用,从而降低血压

7. 高血压急症和亚急症的治疗

(1)高血压急症:指原发性或继发性高血压病人,在某些诱因的作用下,血压突然和明显升高(一般超过 180/120 mmHg),伴有进行性心、脑、肾重要靶器官功能不全的表现。在严密监测血压、尿量和生命体征的情况下,视临床情况的不同使用短效静脉降压药物(表 3-18)。高血压急症起始的降压目标是渐进地将血压调控至不太高的水平,最大限度地防止或减轻心、脑、肾等靶器官损害。一般情况下,初始阶段(数分钟到 1 h 内)血压控制的目标为平均动脉压的降低幅度不超过治疗前水平的 25%。在随后的 2～6 h 内将血压降至较安全水平,一般为 160/100 mmHg 左右,如果可耐受这样的血压水平,临床情况稳定,在以后 24～48 h 逐步降低血压达到正常水平。一旦达到初始靶目标血压,可以开始口服药物,静脉用药逐渐减量至停用。

表 3-18　高血压急症短效静脉降压药物

药物	每日静脉注射剂量/mg	起效时间	持续时间	适应证
硝普钠	0.25～10.0 μg/(kg·min)	立即	1～2 min	大多数高血压急症的首选
硝酸甘油	5～100 μg/min	2～5 min	5～10 min	急性冠脉综合征、高血压脑病
酚妥拉明	2.5～5.0 mg(0.5～1 mg/min)	1～2 min	10～30 min	嗜铬细胞瘤
拉贝洛尔	0.5～2.0 mg/(kg·min)	5～10 min	3～6 h	大多数高血压急症,妊娠高血压
艾司洛尔	0.125～0.25 mg/(kg·min)	2～5 min	10～30 min	高血压伴主动脉夹层

(2)高血压亚急症:指血压明显升高但不伴靶器官损害,许多病人可通过口服降压药物控制,可在 24 h 内将血压缓慢降至 160/100 mmHg。

【护理诊断/问题】

1. 疼痛:头痛　与血压升高导致脑血管张力增高有关。

2. 有受伤的危险　与头晕、视力或意识障碍、体位性低血压有关。

3. 潜在并发症　高血压危象、高血压脑病、心力衰竭、肾功能衰竭等。

4. 知识缺乏　缺乏高血压病的治疗和自我保健知识。

【护理目标】

(1)病人头痛减轻或消失。

(2)病人能坚持长期用药,血压控制在理想水平。

(3)病人在治疗期间情绪稳定。

(4)病人未发生高血压急症,或高血压急症被及时发现并得到及时处理。

【护理措施】

（一）一般护理

1. 休息与活动　血压不稳定或症状加重时须卧床休息；改变体位时动作宜缓慢，防止体位性低血压。当病人血压突然升高导致剧烈头痛、呕吐、意识障碍时要注意协助病人取侧卧位或头偏向一侧，以保持呼吸道通畅。血压平稳期应适当活动，活动有利于减轻体重、改善胰岛素抵抗，还可以放松心情，消除紧张情绪，稳定血压水平。运动要采取循序渐进的方式来增加运动量。

2. 饮食护理　肥胖病人要限制热量的摄入。多食含蛋白质、钾、钙和维生素的食物，如豆类、瘦肉、鲜奶、鱼、黑木耳、海带、坚果、水果及各种绿叶蔬菜。少食或不食高脂肪类食物如动物内脏等。减少钠盐摄入，每日食盐量以不超过 6 g 为宜，禁食高钠食品。避免进食辛辣刺激性食物如浓茶、咖啡等，戒烟限酒，少量多餐，不暴饮暴食，定时定量。多喝水，防止便秘，以防用力过度导致血压突然升高。

3. 心理护理　根据病人不同的性格特征给予指导，训练自我控制的能力，提高战胜疾病的信心。高血压病人多有焦虑、抑郁、乐观、麻痹的心理。应抓住一切机会倾听病人内心感受，指导其学会调控自己的情绪，保持积极乐观、平和的态度，减少不良心理因素的作用。对于焦虑、抑郁者应向其多解释，学会放松。对于乐观、麻痹者应向其介绍高血压的危险性，增强病人对高血压的认识，积极配合治疗。同时，指导家人给予病人理解和支持。

（二）病情观察

（1）观察血压波动的特点，测血压应定时、定部位、定体位、定血压计，并在剧烈运动、进食、情绪激动后 30 min 再测，以减小误差。注意用药前、后血压变化，观察有无头痛、头晕的症状出现，此类症状往往是由于血压波动或使用扩血管药物引起的。

（2）密切观察病人生命体征、神志、瞳孔变化；观察病人有无剧烈的头痛，伴恶心、呕吐、视物模糊、意识障碍等颅高压症状；有无呼吸困难、咳嗽、咳痰等急性左心衰竭的症状。

（3）观察病人尿量、尿常规、尿素氮和血肌酐等情况，评估其有无肾功能损伤。

（三）高血压急症的护理

（1）绝对卧床休息，抬高床头，避免搬动和一切不良刺激。

（2）遵医嘱给氧并保持呼吸道通畅。协助病人采取坐位或侧卧位，头偏向一侧，避免呕吐物呛入呼吸道而发生窒息。保持床单整洁，呕吐后协助病人清洁口腔。

（3）密切观察病人生命体征、神志、瞳孔变化，评估病人有无急性左心衰竭及颅高压表现。

（4）遵医嘱给予速效降压、脱水、镇静剂，并密切观察疗效和副作用。①硝普钠或硝酸甘油：硝普钠给药过程中应避光，严密监测血压，根据血压调整给药速度；观察有无心动过速、面红、头痛、恶心等副作用。②脱水剂：常用 20% 甘露醇 250 mL 快速静脉滴注，呋塞米 20～40 mg 静脉注射。注意观察尿量，监测电解质，防止电解质紊乱。③镇静剂：常用哌替啶、地西泮或水合氯醛，注意观察病人呼吸情况，防止呼吸抑制。

（5）病人出现意识障碍时，提供保护性措施，安置床护栏，防止病人坠床，备好压舌板防止病人抽搐时咬伤舌头。昏迷病人应做好口腔护理，保持口腔清洁。

（四）用药护理

告知病人降压药应从小剂量开始，逐渐增加，不可自行增减或突然撤换药物；降压不宜过快，尤其对老年病人；改变体位时易出现体位性低血压，应注意防护；对于联合用药的病人更应做好监护和指导,减少每种药物的不良反应(表3-19),提高疗效。

表 3-19　降压药物的不良反应及用药护理

药名	主要不良反应	用药护理
利尿剂	低血钾和影响血脂、血糖、血尿酸代谢	监测电解质,糖尿病、高脂血症、痛风者禁用排钾利尿剂。肾功能衰竭者禁用保钾利尿剂
β受体阻滞剂	支气管痉挛,心动过缓、乏力、四肢发冷	用药期间嘱病人勿饮酒;监测病人的心率、脉搏、血压和呼吸的变化,如心率<55次/分,或伴有眩晕等症状,或出现房室传导阻滞,应报告医生减量或停用,但应避免突然撤药
钙通道阻滞剂	踝部水肿,头痛,潮红	用短效制剂注意观察有无头痛、头晕、面色潮红、下肢水肿等现象;注意监测血压、心率
血管紧张素转换酶抑制剂(ACEI)	咳嗽,血钾升高,血管神经性水肿	应用ACEI前停用利尿剂或开始宜用小剂量;宜在饭前服;注意有无咳嗽症状,出现持续性咳嗽,应告诉医生及时调整药物;注意监测血钾、肾功能、血压
血管紧张素Ⅱ受体阻滞剂	血钾升高,血管性神经水肿(少见)	监测血钾,注意观察有无高血钾症状
硝普钠	恶心、呕吐、肌肉抽搐、出汗、头痛、心悸、皮疹、甲状腺功能抑制、氰化物中毒	用药过程中要严密监测血压和心率,最好使用输液泵控制滴速;注意避光,现配现用,液体配制后无论是否用完,需6~8 h更换;交代病人不要随意调节滴速,体位改变时动作宜缓慢,防止体位性低血压;长期用药者应监测血氰化物浓度,防止氰化物中毒
硝酸甘油	低血压、头胀、头痛、面色潮红、心率加快	用药时从小剂量开始,严格控制输液速度;指导病人改变体位时动作缓慢,防止意外发生

【健康教育】

(一)疾病知识指导

正确引导病人及家属认识高血压的危险因素、治疗方法,让病人了解控制血压的重要性以及终生治疗的必要性。耐心向病人解释改变生活方式的重要性,使之理解其治疗的意义。

(二)生活方式指导

保持规律的生活方式,避免刺激血压升高的各种因素。坚持低盐、低脂、低胆固醇、高维生素、高纤维素饮食,避免辛辣刺激性食物,少量多餐,戒烟限酒,控制体重,保持大便通畅,冬季防寒保暖。指导病人运动要循序渐进,不宜进行剧烈运动,忌猛躺、猛坐、猛蹲、猛站,避免血压突然变化发生晕厥和加重心脏负担。保持情绪稳定,睡眠充足。

(三)用药指导

让病人及家属了解药物的名称、剂量、注意事项和不良反应,指导病人在服药期间,避免突然站立造成体位性低血压而出现一过性晕厥和摔伤。告知病人定时服用,若要调整剂量需有医生的指导,避免血压大幅波动或反跳。

（四）定时监测、复查

向病人说明长期监测血压的重要性，并教会家属和病人正确使用血压计测量血压和注意事项。血压达标者，每 3 月随访 1 次；血压未达标者，建议每 2～4 周随访 1 次；定期全身检查。

【护理评价】

病人是否：头痛减轻或消失；能坚持长期用药，血压控制在理想水平；在治疗期间情绪稳定；未发生高血压急症，或高血压急症被及时发现并得到及时处理。

第六节　心肌疾病病人的护理

案例引导

李某，18 岁。1 个月前着凉后出现发热，全身乏力，伴肌肉酸痛，活动时疼痛加重，休息后缓解，无明显咳嗽咳痰，无盗汗咯血，未予重视。3 天前病人再次受凉后出现发热，无咳嗽咳痰，伴乏力至我院急诊就诊。查心电图示窦性心动过速，左室高电压。心肌酶谱：CK 1099 U/L，CKMB 64 U/L，以"心悸待查"收住入院。病程中，无胸闷胸痛，无夜间阵发性呼吸困难，无头昏黑矇，饮食尚可，睡眠欠佳，体重有所减轻。

问题：1. 该病人存在的护理诊断/问题是什么？

2. 请为该病人制订护理计划。

心肌疾病是以心肌病变为主要表现，除心脏瓣膜病、冠状动脉粥样硬化性心脏病、高血压性心脏病、肺源性心脏病、先天性心血管病和甲状腺功能亢进性心脏病等的一组疾病，包括心肌病（原发性）和心肌炎。

心肌病（原发性）是指伴有心肌功能障碍的心肌疾病，常用分类主要为遗传性心肌病（如肥厚型心肌病、右心室发育不良心肌病、先天性传导阻滞、离子通道病等）、混合性心肌病（如扩张型心肌病、限制型心肌病等）和获得性心肌病（如感染性心肌病、心动过速性心肌病、心脏气球样变、围生期心肌病等）三大类。

心肌炎是以心肌炎症为主的心肌疾病，与心肌病的关系密切。

【概述】

心肌病（原发性）是一组异质性心肌疾病，由不同病因（遗传性多见）引起的心肌病变导致心肌机械和（或）心电功能障碍，常表现为心室肥厚或扩张。2007 年我国制定的《心肌病诊断和治疗建议》中将原发性心肌病分为扩张型、肥厚型、致心律失常型、限制型和稳定型五类。本节重点介绍扩张型心肌病和肥厚型心肌病。

一、扩张型心肌病

扩张型心肌病(DCM)是以左心室、右心室或双心室扩大和心肌收缩期功能障碍为特征的心肌病。本病预后差,确诊后 5 年生存率为 50%,男性多于女性(男女比例为 2.5∶1)。

【护理评估】

(一)健康史

病因尚不清楚,可能与遗传、感染、非感染的炎症、中毒、精神创伤和内分泌代谢异常等所致各种心肌损害有关。持续病毒感染是其重要原因,病毒对心肌的直接损伤或自体免疫包括体液、细胞免疫反应所致心肌炎均可导致和诱发扩张型心肌病。此外,围生期、乙醇中毒、抗肿瘤药物、代谢异常和神经激素受体异常等多因素也可引起本病。

(二)临床表现

1. 症状 起病缓慢,早期病人多无明显症状。后期出现气急、甚至端坐呼吸、水肿、肝肿大等充血性心力衰竭的表现,常合并各种类型心律失常。

2. 体征 主要体征为心脏扩大,常可听到第三或第四心音,心率快时呈奔马律。晚期出现左、右心功能不全的体征。

3. 并发症 可并发心力衰竭、各种类型心律失常。部分病人可发生栓塞或猝死。

(三)心理和社会状况

病人反复出现心力衰竭症状,活动受到限制,影响正常生活,或由于家庭条件限制,不能得到及时有效的治疗而产生抑郁、焦虑等不良情绪。

(四)辅助检查

1. X 线检查 心影明显增大,心胸比>50%,肺淤血。

2. 心电图检查 可见各种类型心律失常,如心房颤动、房室传导阻滞等,亦有 ST-T 改变、低电压、R 波降低,少数出现病理性 Q 波,多是由于心肌广泛纤维化所致。

3. 超声心动图 超声心动图是诊断和评估扩张型心肌病最常用的重要检查手段。疾病早期即可有左心室轻度扩大,后期心脏四腔均明显扩大,以左心室扩大早而显著,室壁运动减弱,心肌收缩功能下降,左心室射血分数显著降低。彩色血流多普勒显示二、三尖瓣反流。

4. 心脏磁共振(CMR) 对于心肌病诊断及预后评估均有很高价值。CMR 显示心肌纤维化常提示心电不稳定。

5. 冠状动脉造影和心导管检查 冠状动脉造影无明显狭窄有助于排除冠状动脉性心脏病。心导管检查不是扩张型心肌病诊断的常用和关键检查。在疾病早期大致正常,有心力衰竭时可见左心室舒张末期压、左心房压和肺毛细血管楔压增高,心搏出量、心指数减低。

6. 心肌核素显像 核素血池扫描可见舒张末期和收缩末期左心室容积增大,左心室射血分数降低,但一般不用于心功能评价。

7. 心内膜心肌活检 可见心肌细胞肥大、变性、间质纤维化等。

(五)诊断要点

本病缺乏特异性诊断指标。病人有心脏增大、心力衰竭和心律失常的临床表现,若超声心动图证实有心腔扩大与心脏搏动减弱,就应考虑本病的可能,但需排除各种病因明确的器质性心脏病后方可确立诊断。

（六）治疗要点

治疗目标是控制心力衰竭和心律失常，预防栓塞和猝死，提高生活质量和延长生存。

1. 心力衰竭的治疗　早期常用β受体阻滞剂、钙通道阻滞剂、血管扩张剂及血管紧张素转化酶抑制剂（ACEI）等，从小剂量开始，长期口服。中期限制体力活动，有液体潴留者应低盐饮食，合理应用利尿剂，本病较易发生洋地黄中毒，因此洋地黄药物应慎用。

2. 栓塞、心律失常和猝死治疗　有心房颤动或深静脉血栓形成等发生栓塞性疾病危险而没有禁忌证者，口服阿司匹林预防附壁血栓形成。已有附壁血栓和血栓栓塞发生者须长期抗凝治疗，如口服华法林等。

3. 中医中药治疗　中药黄芪、生脉散和牛磺酸等有抗病毒、调节免疫、改善心功能等作用，长期应用可改善症状及预后。

4. 其他治疗　严重者可进行心脏再同步化治疗、心脏移植等。

二、肥厚型心肌病

肥厚型心肌病（HCM）是一种遗传性心肌病，以心室非对称性肥厚、心室腔变小为特征，以左心室血液充盈受阻、舒张功能下降为基本病理的心肌疾病。根据左心室流出道有无梗阻分为梗阻性肥厚型心肌病和非梗阻性肥厚型心肌病。本病常为青年人和运动员猝死的原因。

【护理评估】

（一）健康史

1. 病因　常染色体显性遗传疾病。目前发现至少18个疾病基因和500种以上变异，约占肥厚型心肌病病例的一半。最常见的基因突变为β-肌球蛋白重链及肌球蛋白结合蛋白C的编码基因。

2. 病理特征　心室肥厚，尤其是室间隔增厚（非对称性心室间隔肥厚），亦有心肌均匀肥厚或心尖部肥厚。组织学特征为心肌细胞排列紊乱、小血管病变、瘢痕形成。

（二）临床表现

1. 症状　部分病人可无自觉症状而在体检中被发现。最常见的症状是劳力性呼吸困难和乏力，1/3病人可出现劳力性胸痛。最常见的持续性心律失常是心房颤动。部分病人可在起立或运动时出现眩晕或晕厥，与左心室舒张期充盈不足、心排血量降低有关。

2. 体征　心脏轻度增大，可闻及第四心音；流出道梗阻的病人可在胸骨左缘第3～4肋间或心尖部听到较粗糙的喷射性收缩期杂音。

知识链接

肥厚型心肌病猝死常见高危因素如下：①既往心脏停搏史。②晕厥史：特别反复发作，或劳力性发作，年轻人发作。③严重心律失常：持续室性心动过速（动态心电图监测发现）。④运动时血压不升高反而下降。⑤1个或1个以上家族成员有与心脏病有关的早发猝死家族史。⑥心室壁厚>30 mm，特别是年轻人（小于35岁）。⑦合并冠心病。⑧心尖室壁瘤（严重心律失常源）。⑨晚期瘢痕（造成3个表现：心脏收缩力下降，心脏扩大，心力衰竭进展）。⑩恶性基因突变。⑪酒精室间隔消融。⑫心肌排列紊乱。若有1个以上危险因素，应与病人讨论安装植入型体内自动除颤器（ICD）。

3. 并发症 可并发晕厥、猝死等。

（三）心理和社会状态

病人起病多缓慢，有明确家族史，且有猝死的危险，一旦确诊，医生会建议病人的其他直系亲属进行筛查，由此给病人及其家人带来很大的心理压力，病人担心自己的疾病，同时也担心自己的亲人患上此病。

（四）辅助检查

1. X 线检查 心脏可正常或左心室增大。

2. 心电图检查 主要表现为左心室高电压、T 波倒置及病理性 Q 波。室内传导阻滞和期前收缩亦常见。

3. 超声心动图 临床最主要的诊断手段。以心室不对称肥厚而无心室腔增大为特征。舒张期室间隔厚度与左心室后壁厚度之比≥1：3，间隔运动低下。

4. 心导管检查和心血管造影 心导管检查可见左心室舒张末期压力增高。心室造影显示左心室腔变形、变小，呈香蕉状或纺锤状。冠状动脉造影多无异常，有助于鉴别冠心病。

（五）诊断要点

对临床或心电图表现类似冠心病的病人，如较年轻，诊断冠心病依据不足而又不能用其他心脏病来解释，则应考虑本病的可能。结合心电图、超声心动图及心导管检查可做出诊断。如有阳性家族史（猝死、心脏增大等）更有助于诊断。

（六）治疗要点

梗阻性肥厚型心肌病治疗原则为弛缓肥厚的心肌，防止心动过速，维持正常窦性心律，减轻左心室流出道狭窄和抗室性心律失常，常用 β 受体阻滞剂、钙通道阻滞剂，如美托洛尔或维拉帕米（由小剂量逐渐增加）。对重度梗阻性肥厚型心肌病可做介入治疗或手术治疗。

【护理诊断/问题】

（1）疼痛：胸痛 与心肌肥厚、耗氧量增加、冠状动脉供血不足有关。

（2）活动无耐力 与心肌收缩力降低、心搏出量降低有关。

（3）焦虑/恐惧 与病情反复发作、担心疾病预后有关。

（4）有受伤的危险 与梗阻性肥厚型心肌病所致晕厥有关。

（5）潜在并发症 栓塞、心律失常、猝死等。

【护理目标】

（1）病人的胸痛逐渐缓解或消失。

（2）病人的活动耐力逐渐增强。

（3）病人在住院期间未发生晕厥，或晕厥时未受伤。

（4）病人未发生并发症，或发生并发症时被及时发现并处理。

【护理措施】

1. 一般护理

（1）环境：保持病室环境安静和空气新鲜，注意通风，温度和湿度适宜。及时防治上呼吸道感染。

（2）休息与活动：无症状病人，日常工作、生活多不受影响，但应生活规律，避免过度劳累和剧烈运动。有明显心力衰竭或心律失常的病人应充分休息，以不引起胸闷、心悸等症状为原则，随病情逐渐稳定可适当增加活动量。

（3）合理饮食：早期饮食无特殊限制，鼓励多吃富含维生素 C 的食物。晚期有明显心力衰竭病人按心力衰竭饮食指导进食。

（4）保持排便通畅：防止便秘，避免用力排便，必要时可使用缓泻剂。

（5）心理护理：不良情绪使交感神经兴奋，心肌耗氧增加，而心肌病病人多正值青壮年，担心疾病影响将来的学习、工作和家庭生活，思想负担大，可产生明显的焦虑或恐惧心理。护士应经常与病人沟通、交流，了解其心理特点，做好解释、安慰工作，解除其思想顾虑，树立战胜疾病的信心。

2. 病情观察

（1）注意观察病人胸痛、呼吸困难、心悸等症状和体征的变化。

（2）密切观察呼吸频率、节律变化，血压、尿量的改变，及早发现有无心功能不全、心源性低血压甚至休克的发生；密切观察心率、心律、心电图，监测有无心律失常发生，如室性期前收缩、房室传导阻滞等。

（3）注意观察慢性心力衰竭病人有无体循环和肺循环栓塞的征象，如肢体的温度、色泽、感觉和运动障碍、皮肤淤点和淤斑，以及有无突发胸痛、剧烈咳嗽、咯血等。

3. 对症护理

（1）心力衰竭、心律失常：参照有关章节护理。

（2）合并栓塞：在抗凝治疗期间，应密切观察凝血功能的改变，注意有无皮肤及黏膜出血、黑便、尿血等。发现异常，应及时通知医师。

（3）胸痛、头晕、晕厥：发作时立即停止活动，卧床休息，防止意外发生；吸氧时氧流量为 2～4 L/min；遵医嘱使用 β 受体阻断剂及钙通道阻滞剂。告诉病人避免情绪激动、突然屏气或站立等诱发因素。

4. 用药护理 遵医嘱用药，观察疗效及不良反应。注意扩张型心肌病对洋地黄耐受性差，应防止中毒，应慎用；梗阻性肥厚型心肌病病人应避免使用洋地黄。用 β 受体阻滞剂和钙通道阻滞剂者，应注意有无心动过缓等不良反应。

【健康教育】

1. 生活方式指导 避免劳累；进食高蛋白、高维生素食物，注意饮食卫生，防止肠道感染；注意居室通风，保持空气新鲜，注意保暖，预防上呼吸道感染。

2. 疾病知识指导 让病人及家属了解心肌病是长期、慢性发展的疾病，采取积极有效的预防措施可延缓病情，提高生活质量。抗心力衰竭和心律失常药物应按医嘱服用，并在医生指导下减量或更换药物。定期随访，复查心电图、X 线胸片、超声心动图等。

【护理评价】

病人是否：胸痛逐渐缓解或消失；活动耐力逐渐增强；在住院期间未发生晕厥，或晕厥时未受伤；未发生并发症，或发生并发症时被及时发现并处理。

【概述】

心肌炎指心肌的炎症性病变。起病急缓不定，少数可呈暴发性导致急性心力衰竭或猝死。病程多呈自限性，也可进展为扩张型心肌病。根据其发病原因分为感染性和非感染性两类，感染性多见。非感染性心肌炎常见病因包括药物、毒物、放射、血管炎、结节病等。下文重点介绍病毒性心肌病。

【护理评估】

（一）健康史

1. 病因　各种病毒均可引起，以肠道病毒、埃柯病毒（Echo病毒）、脊髓灰质炎病毒较常见，其中属于肠道病毒的柯萨奇B组病毒最常见，占30%～50%。此外，人类腺病毒、流感病毒、风疹病毒、单纯疱疹病毒、肝炎病毒、巨细胞病毒等都可引起心肌炎。当机体抵抗力下降时，如细菌感染、营养不良、劳累、寒冷、酗酒、妊娠、缺氧等更易发病。

2. 发病机制　病毒性心肌炎的发病机制为病毒直接作用；病毒与机体的免疫反应共同作用，直接作用造成心肌直接损害，病毒介导的免疫损伤，主要由T淋巴细胞介导；多种细胞因子和一氧化碳等介导的心肌损害和微血管损害。

（二）临床表现

1. 症状　病毒性心肌炎多见于儿童、青少年。临床症状取决于病变的范围和程度，个体差异很大，轻者可完全无症状，重者可出现心源性休克甚至猝死等严重并发症。临床诊断的病毒性心肌炎病人绝大部分以心律失常为主诉或首发症状。

（1）病毒感染症状：约半数发病前1～3周有病毒感染的前驱症状，如发热、全身酸痛、咽痛、恶心、呕吐、腹泻等表现。

（2）心脏受累症状：出现心悸、胸闷、气急、心前区隐痛、水肿、晕厥或阿-斯综合征。

2. 体征　常有心律失常；以房性或室性期前收缩及房室传导阻滞最为多见。心率增快与发热不成比例；心尖部第一心音减弱，出现第三心音、第四心音或舒张期奔马律；部分病人在心尖部可闻及收缩期吹风样杂音。心力衰竭病人可出现颈静脉怒张、肺部啰音、肝肿大等心力衰竭体征；严重者可出现血压下降、脉搏细弱、四肢厥冷等心源性休克的体征。

3. 并发症　可并发严重心律失常、心力衰竭、心源性休克，甚至猝死。

（三）心理和社会状况

多数心肌炎病人年龄较轻，思想顾虑重，担心疾病会影响今后的学习、工作和生活。

（四）辅助检查

1. X线检查　可见心影扩大，心包积液时可呈烧瓶样改变，心力衰竭者可有肺淤血征。

2. 心电图　多有ST改变和各种心律失常，尤其是室性心律失常和房室传导阻滞。严重心肌损害者可出现病理性Q波。

3. 超声心动图　可正常或左心室增大、收缩功能降低、附壁血栓等。合并心包炎可有心包积液。

4. 心脏磁共振　对心肌炎诊断有较大价值。典型表现为心肌片状钙化。心肌损伤标志物检测心肌肌酸激酶（CK-MB）及肌钙蛋白（T或I）增高。

5. 非特异性炎症指标检测　红细胞沉降率加快，C反应蛋白升高。

6. 心内膜心肌活检　有助于疾病诊断、病情及预后的判断。但因其为有创性，主要用于病情急重、治疗反应差、原因不明者。轻症病人一般不常规检查。

（五）诊断要点

病人多有病毒感染的前驱症状，心脏受累症状，常有心律失常和心电图改变，心肌损伤标志物检测心肌肌酸激酶（CK-MB）及肌钙蛋白（T或I）增高，心内膜心肌活检有助于诊断。

（六）治疗要点

1. 一般治疗　急性期应卧床休息，减轻心脏负担，稳定期避免劳累。进食易消化、高维生素和高蛋白的食物。

2. 保护心肌治疗 应用营养心肌、促进心肌代谢的药物,如 1,6-二磷酸果糖、三磷腺苷、辅酶 A、肌苷、大剂量维生素 C、细胞色素 C 等静脉滴注。

3. 抗病毒治疗 早期应用利巴韦林、干扰素、黄芪等抑制病毒复制并调节免疫功能药物。

4. 并发症处理 心力衰竭者给予利尿剂、血管扩张剂、ACEI 等。出现快速心律失常者,应采用抗心律失常药物。高度房室传导阻滞或窦房结功能损害而出现晕厥或明显低血压时,可使用临时心脏起搏器。糖皮质激素的疗效目前并不肯定,不主张常规使用。但对于其他治疗效果不佳者,可考虑在发病 10 天至 1 个月阶段使用。

【护理诊断/问题】

1. 活动无耐力 与心肌受损有关。

2. 焦虑 与担心疾病预后、学习和前途有关。

3. 潜在并发症 心力衰竭、心律失常等。

【护理目标】

(1) 病人活动耐力逐渐增强。

(2) 病人对病情的焦虑减轻。

(3) 病人未发生并发症,或发生并发症被及时发现和处理。

【护理措施】

(一) 一般护理

1. 充分休息 休息是最重要的护理措施。卧床休息可减轻心脏负担,减少心肌耗氧,利于心功能的恢复。急性期卧床休息,一般卧床 2 周,严重心律失常或心力衰竭者需卧床 4 周,待体温、心电图及 X 线胸片检查均恢复至正常后再离床活动,注意避免过度劳累和剧烈运动。

2. 合理饮食 进食高蛋白、高维生素、易消化的食物,避免刺激性食物。若伴心功能不全者则注意限制热量及钠盐的摄入,以免加重心脏的负担。

3. 心理护理 多数心肌炎病人年龄较轻,思想顾虑重,担心疾病会影响以后的学习、工作和生活。护士应加强与病人的沟通和交流,了解其心理特点和性格特征,做好解释和安慰工作,使其树立信心,积极配合治疗、护理工作。

(二) 病情观察

(1) 监测生命体征、尿量变化,尽早发现心源性低血压、心律失常等。

(2) 观察有无咳嗽、呼吸困难、颈静脉怒张、水肿、肺部啰音等心力衰竭的临床表现。

(三) 对症护理

有阿-斯综合征者,应就地进行心肺复苏,积极配合医生进行药物治疗或紧急临时心脏起搏处理。心功能不全者应按心力衰竭的护理进行。

(四) 用药护理

心肌炎病人对洋地黄耐受性差,当发生心力衰竭使用洋地黄时应特别注意其毒性反应。

【健康教育】

1. 生活方式指导 指导病人合理休息、生活规律、加强营养,戒烟、酒及刺激性食物,急性心肌炎病人出院后须继续休息 3～6 个月,1 年内避免剧烈运动和重体力劳动,适当锻炼身体,以增强抵抗力。保持积极乐观的心态,促使疾病康复。

2. 疾病知识指导 向病人宣教病毒性心肌炎经适当治疗后大多可以痊愈,少数可留有心律失常后遗症,部分病人多次复发后易演变成慢性心肌炎或心肌病。教会病人及家属测脉搏的方法,发现异常或伴有胸闷、心悸等不适及时复诊。女性病人1年内避免妊娠。注意防寒保暖,预防呼吸道感染。定期随访。

【护理评价】

病人是否:活动耐力逐渐增强;对病情的焦虑减轻;未发生并发症,或发生并发症被及时发现和处理。

第七节　感染性心内膜炎病人的护理

案例引导

张某,男性,56岁。超声诊断为二尖瓣关闭不全近10年。因持续发热7天入院。身体评估:T 38.7 ℃,R 24 次/分,P 106 次/分,BP 111/70 mmHg;心尖部可闻及3/6级收缩期杂音;脾大。

问题:1. 该病人最可能的诊断是什么?

2. 该病人需要进一步做什么检查?如何配合医生?

感染性心内膜炎是由病原微生物感染所致的心脏内膜、心瓣膜或邻近大动脉的炎症,通常伴赘生物形成。病原以细菌、真菌多见。瓣膜是最常受累部位,临床特点为发热、心脏杂音、脾大、淤点、周围血管栓塞及血培养阳性等。

【护理评估】

(一) 健康史

1. 病因及发病机制　急性感染性心内膜炎主要由金黄色葡萄球菌引起,病原菌来自皮肤、肌肉、骨骼或肺等部位的活动性感染灶,血液循环中细菌量大、毒性强、侵袭性和黏附性高,主动脉瓣常受累。

亚急性感染性心内膜炎最常见的致病菌为草绿色链球菌,主要发生于器质性心脏病,最常发生于心瓣膜病(尤以二尖瓣和主动脉瓣关闭不全为主)病人,其次为先天性心脏病病人。发病因素主要与血流动力学改变、非细菌性血栓性心内膜炎、短暂性菌血症、细菌感染、无菌性赘生物等有关。

2. 易患因素　感染性心内膜炎的主要易患因素是人工瓣膜、退行性心脏瓣膜疾病、静脉注射毒品,风湿性心脏病引起者罕见。

(二) 临床表现

1. 症状　发热是最常见症状,几乎所有病人都有发热症状。

（1）急性感染性心内膜炎：潜伏期一般很短暂，起病急，进展迅速，败血症为主要表现，如高热、寒战、呼吸急促、皮肤黏膜出血、血管栓塞和转移性脓肿等。

（2）亚急性感染性心内膜炎：起病隐匿，发热是最常见的临床表现，体温多在 37.5～39.5 ℃之间，热型多变，以不规则热、弛张热多见，午后和晚上较高，可伴有全身不适、乏力、食欲不振、面色苍白、体重减轻等非特异性表现。头痛、背痛和肌肉关节痛亦常见。

2. 体征

（1）心脏杂音：几乎所有的病人短期内都出现心脏杂音，且杂音粗糙、多变，可由原有心脏病和（或）心内膜炎引起的瓣膜关闭不全引起，以主动脉瓣关闭不全多见。急性者比亚急性者更易出现杂音强度和性质的变化。

（2）周围体征：多为非特异性，较少见。常见周围体征如下。①淤点，多出现在锁骨以上皮肤、口腔黏膜和眼结膜，中心呈白或黄色；②指甲下线状出血；③Roth 斑，为视网膜出现中心呈白色卵圆形血斑块，多见于亚急性；④Janeway 损坏，为手掌或足底出现直径 1～4 mm 的无压痛的出血红斑，主要见于急性；⑤Osler 结节手，为指或足趾末端的掌面出现豌豆大小有明显压痛的红色或紫色结节等。

（3）动脉栓塞：可发生于机体任何部位，脑、肺栓塞最常见，其次为心脏、脾、肾、肠、四肢等。

（4）感染的非特异性体征：①肝、脾大，见于 15%～30%、病程＞6 周的病人，一般为轻至中度的肿大；②贫血，较常见，多为轻、中度贫血，晚期出现中度贫血，主要由于感染抑制骨髓所致。

3. 并发症

（1）心脏：①心力衰竭最常见，主要由瓣膜关闭不全，尤其是主动脉瓣关闭不全引起。②心肌脓肿，急性病人多见，可发生于心脏任何地方，主动脉瓣环多见。③急性心肌梗死，由冠状动脉栓塞引起。④化脓性心包炎、心肌炎，较少见。

（2）细菌性动脉炎：亚急性多见，常见动脉受累部位依次是近端主动脉（包括主动脉窦）、脑、内脏、四肢，一般见于病程晚期。

（3）迁移性脓肿：多见于急性病人，常发生于肝、脾、骨髓和神经系统。

（4）神经系统：约 1/3 病人有神经系统受累表现，包括脑栓塞、脑细菌性动脉炎、脑出血、中毒性脑病、脑脓肿、化脓性脑膜炎等，后三者多见于急性病人。脑栓塞占其中半数，大脑中动脉及其分支最常受累。

（5）肾：多数病人有肾损害，如肾动脉栓塞和肾梗死，急性多见；局灶性和弥漫性肾小球肾炎，亚急性多见；肾脓肿不多见等。

（三）心理和社会状况

本病病情严重，由于发热、感染不易控制，病程长且易复发，并发症多见，病人往往情绪低落，易产生焦虑、烦躁、恐惧等心理问题。

（四）辅助检查

1. 血培养 血培养是确诊感染性心内膜炎的最重要方法，也是选择抗生素的主要依据。急性比亚急性阳性率高，尤其近期内未接受过抗生素治疗的病人血培养阳性率可高达 95% 以上。

2. 血常规 急性者常有白细胞计数增高和明显核左移。亚急性者属正常色素性正常细胞性贫血,白细胞计数轻度升高或正常,甚至偏低,但常有核左移。红细胞沉降率几乎均加快。

3. 尿检查 可有镜下血尿和轻度蛋白尿,肉眼血尿提示肾栓塞。红细胞管型和大量蛋白尿提示弥漫性肾小球肾炎。

4. 超声心动图检查 若能发现赘生物、瓣周并发症等支持心内膜炎的证据,有助于诊断。

5. X线检查 肺部多处小片状浸润阴影提示脓毒性肺栓塞所致肺炎。左心衰竭时有肺淤血或肺水肿征。主动脉细菌性动脉瘤可致主动脉增宽。CT扫描有助于脑梗死、脓肿和出血。

(五)诊断要点

阳性血培养对本病诊断有重要价值。根据临床表现、实验室及超声心动图检查制订了感染性心内膜炎 Duke 诊断标准,凡符合 2 项主要诊断标准,或 1 项主要诊断标准和 3 项次要诊断标准,或 5 项次要诊断标准可确诊。

主要诊断标准:①2 次血培养阳性,而且病原菌完全一致,为典型的感染性心内膜炎致病菌;②超声心动图发现赘生物,或新的瓣膜关闭不全。

次要诊断标准:①基础心脏病或静脉滥用药物史。②发热,体温≥38 ℃。③血管征象:栓塞、细菌性动脉瘤、颅内出血、结膜淤点以及 Janeway 损坏。④免疫反应:肾小球肾炎、Osler 结节、Roth 斑及类风湿因子阳性。⑤血培养阳性,但不符合主要诊断标准。⑥超声心动图发现符合感染性心内膜炎,但不符合主要诊断标准。

(六)治疗原则

1. 抗微生物药物治疗

(1)用药原则:①早期应用,在连续 3～5 次血培养后即可开始治疗。②充分用药,选用杀菌性抗生素,大剂量长疗程,至少用药 4 周。③静脉用药为主。④病原微生物不明时,急性者选择针对金黄色葡萄球菌、链球菌和革兰阴性菌均有效的广谱抗生素;亚急性者选择针对多数链球菌的抗生素。⑤已分离出病原微生物时,应根据致病微生物对药物的敏感程度选择抗生素。

(2)临床常用药物:本病大多数致病菌对青霉素敏感,青霉素应作为首选药物。应联合用药,以增强杀菌能力,早期进行血培养且做药敏试验,根据药敏试验使用敏感抗生素。真菌感染,静滴两性霉素 B。

2. 外科治疗 有严重心内并发症,抗生素治疗无效者,及早手术治疗;部分病人赘生物形成过大,应尽早手术、预防栓塞。

知识链接

我国首部《2014 成人感染性心内膜炎(IE)预防、诊断和治疗专家共识》(以下简称共识)由中华医学会心血管病学分会组织心力衰竭学组 2014 年实施完成。共识强调 IE 重在预防、规范了 IE 诊断流程、规范和细化了抗生素选用策略、外科手术、评估和随访以及多学科合作、遵循共识、提高 IE 诊治水平。

【护理诊断/问题】

1. 体温过高 与感染有关。

2. 营养失调:低于机体需要量 与长期发热机体消耗较大有关。

3. 疼痛　与动脉栓塞有关。

4. 焦虑　与病程长、病情反复有关。

5. 潜在并发症　心力衰竭、动脉栓塞、细菌性动脉瘤、转移性脓肿。

【护理目标】

（1）病人体温逐渐降至正常。

（2）病人进食量逐渐增加。

（3）病人情绪稳定，能积极主动配合治疗。

（4）病人未发生并发症，或并发症被及时发现和处理。

【护理措施】

（一）一般护理

1. 休息与活动　急性病人卧床休息，限制活动，以减少回心血量和减少赘生物脱落，从而减少栓塞出现的机会；保持环境安静，空气新鲜，减少探视。亚急性病人可适当活动，但应避免剧烈活动和情绪激动。

2. 合理饮食　高热者给予流质或半流质饮食。退热后应给予高热量、高蛋白、高维生素且易消化的饮食，以增强机体抵抗力和补充机体的消耗。加强口腔护理以增加食欲，脑栓塞不能进食者可鼻饲。

3. 心理护理　加强与病人的沟通，告知病人本病的基本知识，耐心向病人介绍各种治疗与护理措施的意义，安慰和鼓励病人，给予心理支持，使其积极配合治疗。

（二）病情观察

（1）观察体温、心率、心律、心音的变化，每 4 h 测量体温 1 次，准确绘制体温曲线，判断病情进展及治疗效果。

（2）观察有无栓塞的表现：脑栓塞可有神志和精神改变、视野缺损、偏瘫、失语、昏迷等表现；肾栓塞可出现腰痛、血尿等；脾栓塞可出现左上腹剧痛；肠系膜动脉损害可表现为急腹症；肢体动脉栓塞表现为受累肢体变白或发绀、发冷、疼痛、跛行，甚至动脉搏动消失等。

（三）对症护理

1. 高热　应卧床休息，给予降温措施，及时记录降温后体温变化。出汗多时，及时更换衣服及床单，避免受凉感冒而加重病情。

2. 动脉栓塞　同风湿性心瓣膜病的对症护理。

3. 呼吸困难　取半坐卧位，吸氧。注意输液的速度，避免加重心脏负荷。

（四）诊疗护理

1. 用药护理　告知病人抗生素治疗是本病关键，需坚持长期大剂量的抗生素治疗才能杀灭病原菌，在用药期间应有计划地选择和使用静脉，保护外周静脉；合理安排给药时间、静脉给药速度；注意观察治疗效果及不良反应，并定期进行血培养。

2. 正确采集血标本

（1）未经治疗的疑为亚急性感染性心内膜炎病人，应在第一日隔 1 h 采血 1 次，共 3 次，若次日未见细菌生长，应重复采血 3 次后开始抗生素治疗。

（2）用过抗生素者，停用 2～7 日后采血。

（3）本病的菌血症为持续性，无须在体温升高时采血。每次采血 10～20 mL 做需氧和厌氧菌培养。

（4）告知病人暂时停用抗生素和反复多次大量采血的必要性，取得病人的理解与配合。

【健康教育】

1. 生活方式指导 注意防寒保暖，合理休息和饮食，保持情绪稳定，正确面对疾病。

2. 疾病知识指导 向病人宣传坚持早期、足够疗程应用抗生素的重要意义。本病重在病因预防，有心瓣膜病、心血管畸形者应注意口腔卫生，避免口腔及呼吸道感染。在施行口腔手术、侵入性检查及其他外科手术治疗前预防性应用抗生素。自我监测体温，注意有无感染及动脉栓塞的表现，定期门诊随访。

【护理评价】

病人是否：体温逐渐降至正常；进食量逐渐增加；情绪稳定，能积极主动配合治疗；未发生并发症，或并发症被及时发现和处理。

第八节　心包疾病病人的护理

　　　　案例引导

王某，男性，40岁。1个月前诊断为急性心包炎，近2周呼吸困难严重，心率加快。查体发现病人有颈静脉怒张、奇脉，心浊音界向两侧增大，皆为绝对浊音区，左肩胛骨下叩诊浊音并闻及支气管呼吸音。

问题：1. 该病人最可能的诊断是什么？

2. 该病人的首优护理诊断是什么？如何护理该病人？

心包为双层囊袋结构，脏层心包为浆膜，与纤维壁层之间形成的心包腔内有15～50 mL浆膜液，起润滑作用。心包炎是指发生在心包脏层和壁层的炎症，可以单独存在，也可是全身疾病的一部分。

一、急性心包炎

急性心包炎为心包脏、壁两层的急性炎症性疾病，可由病毒、细菌、自身免疫、物理和化学因素引起。心包炎常是某种疾病表现的一部分或为其并发症，故常被原发病所掩盖，但心包炎也可单独存在。

【护理评估】

（一）健康史

1. 病因 最常见病因为病毒感染，其他病因包括细菌、自身免疫病、肿瘤、尿毒症、急性心肌梗死后心包炎、主动脉夹层、胸壁外伤及心脏手术后等。部分病人经检查仍然无法明确病因,称为特发性急性心包炎或急性非特异性心包炎。约 25% 的病人可复发,其中少数病人反复发作。

2. 发病机制 心包腔是心包脏层与壁层之间的密闭间隙,正常腔内有 50 mL 左右的浆膜液,以润滑心脏,减少搏动时的摩擦。急性炎症时,心包脏层和壁层出现纤维蛋白、白细胞和少量内皮细胞组成的炎性渗出,此时尚无明显液体积聚,为纤维蛋白性心包炎。随着病程进展,心包腔渗出液增多,则转变为渗出性心包炎,常为浆液纤维蛋白性,液体量由 100 mL 至 2000~3000 mL 不等,可呈血性或脓性。当渗出液短时间内大量增多时,心包腔内压力迅速上升,导致心室舒张期充盈受限,并使外周静脉压升高,最终导致心排血量降低,血压下降,出现急性心脏压塞的表现。

(二) 临床表现

病毒感染病人多于感染症状出现 10~12 日后有胸痛等症状,部分病人可伴有肺炎和胸膜炎等表现。

1. 症状

(1) 胸痛:心前区疼痛为主要症状,多见于急性非特异性心包炎和感染性心包炎的纤维蛋白渗出期。进展缓慢的结核性或肿瘤性心包炎疼痛症状可能不明显。疼痛可放射至颈部、左肩、左臂或上腹部,疼痛性质尖锐,与呼吸运动有关,可因咳嗽、变换体位或吞咽动作而加重。

(2) 呼吸困难:心包积液时最突出的症状,严重者可迅速发展为心包压塞,出现端坐呼吸、呼吸浅速、面色苍白或发绀,伴干咳、声嘶等症状。

(3) 全身症状:感染性心包炎可有发热、畏寒、多汗、乏力、食欲下降等毒血症状。

2. 体征

(1) 心包摩擦音:诊断急性心包炎最有价值的体征,呈抓刮样粗糙音,以胸骨左缘第 3~4 肋间最明显。坐位时身体前倾、深吸气或将听诊器胸件加压后摩擦音增强。心包摩擦音可持续数小时、数日甚至数周。积液增多将二层心包分开时,心包摩擦音消失。

(2) 心包积液征:心尖搏动减弱或消失,心音低而遥远,心脏叩诊浊音界向两侧扩大,并随体位不同发生浊音界改变,大量心包积液者出现脉压减小,静脉怒张、肝肿大及腹腔积液等静脉回流障碍。

(3) 心脏压塞征:可有心动过速、血压下降、脉压减小、静脉压明显上升和奇脉,甚至出现心排出量显著下降引起急性循环衰竭、休克。

(三) 心理和社会状况

病人因心前区疼痛、呼吸困难而出现精神紧张、烦躁不安,因急性心包压塞出现晕厥而感到恐慌;尤其是诊断不明、病情重、病程长时,病人易产生焦虑、悲观情绪。

(四) 辅助检查

1. 血清学检查 取决于原发病,感染性者可有血白细胞计数增高、红细胞沉降率增快等炎症反应。自身免疫病可有免疫指标阳性。

2. X 线检查 可正常,若心包积液较多,可见心影向两侧增大。

3. 心电图 常规导联(除 aVR 外)普遍 ST 段抬高呈弓背向下型,继而出现 T 波低平及倒置,常有窦性心动过速。

4. 超声心动图 可确诊有无心包积液,判断积液量及临床血流动力学改变是否由心脏压塞引起。

5. 心包穿刺　主要适用于心脏压塞，并有助于积液性质和病因诊断。

（五）诊断要点

一般根据临床表现、X线检查、心电图、超声心动图可做出心包炎的诊断，再结合心包炎穿刺、心包活检等做出病因诊断。

（六）治疗要点

急性心包炎的治疗与预后主要取决于病因，另外也与是否早期诊断和正确治疗有关。病因治疗如抗结核病、抗生素、化疗药物等。对症治疗如应用镇静剂。解除心脏压塞症状可采用心包穿刺、心包切开引流或心包切除术等方法。

二、缩窄性心包炎

缩窄性心包炎是指心脏被致密厚实的纤维化或钙化心包所包围，使心室舒张期充盈受限而产生一系列循环障碍的疾病，多为慢性。

【护理评估】

（一）健康史

1. 病因　缩窄性心包炎多继发于急性心包炎。在我国，以结核性心包炎最为常见，其次为急性非特异性心包炎、化脓性或创伤性心包炎后演变而来。近年来放射性心包炎和心脏手术后引起者逐渐多见。少数病人与自身免疫性疾病、恶性肿瘤、尿毒症和服用药物等有关。

2. 发病机制　急性心包炎后，随着渗出液逐渐吸收可有纤维组织增生，心包增厚粘连、钙化，最终形成坚厚的瘢痕，使心包失去伸缩性，致使心室舒张期扩张受阻、充盈减少，心搏量下降。为维持心排血量，心率必然代偿性增快，由于血液回流受阻，可出现静脉压升高、颈静脉怒张、肝肿大、腹腔积液、下肢水肿等。

（二）临床表现

1. 症状　病人常有急性心包炎、复发性心包炎或心包积液等病史。心包缩窄多于急性心包炎后1年内形成，少数可长达数年。常见症状为劳力性呼吸困难，主要与心搏量降低有关，可伴有活动耐力下降、疲乏、食欲不振、上腹胀满或疼痛等症状。

2. 体征　心尖搏动减弱或消失，多数病人收缩期心尖呈负性搏动，心浊音界正常或稍大，心率增快，心音轻而遥远，可闻及心包叩击音，可有颈静脉怒张、肝肿大、腹腔积液、下肢水肿。可见库斯莫尔（Kussmaul）征，即吸气时颈静脉怒张更明显。

（三）心理和社会状况

病人因患病影响工作和生活，且病程长，病情重，导致生活不能完全自理或需要心包切开等治疗而产生不安甚至恐惧等情绪。

（四）辅助检查

1. X线检查　可见心影偏小、正常或轻度增大。

2. 心电图检查　可有QRS波群低电压、T波低平或倒置。

3. 超声心动图　可见心包增厚、室壁活动减弱、室间隔矛盾运动等。

（五）诊断要点

典型缩窄性心包炎根据临床表现及实验室检查可明确诊断。

（六）治疗要点

早期实施心包切除术以避免病情发展而影响手术效果。通常在心包感染被控制，结核活动已静止时实施手术，并在术后继续用药1年。

【护理诊断/问题】

1. 疼痛：胸痛 与心包炎症有关。

2. 气体交换受损 与肺淤血、肺或支气管受压有关。

3. 体温过高 与心包炎症有关。

【护理目标】

（1）病人呼吸困难逐渐减轻或消失。

（2）病人胸痛逐渐减轻或消失。

（3）病人体温降低或降至正常。

【护理措施】

（一）一般护理

1. 环境 保持环境安静，限制探视，注意病室的温度与湿度，避免病人受凉，以免发生呼吸道感染而加重病情。

2. 体位 给予半坐卧位或坐位，可使膈肌上提，有利于呼吸。出现心脏压塞的病人往往被迫采用前倾坐位，可提供能依靠的床上小桌，保持病人体位舒适，指导病人休息，勿用力咳嗽、深呼吸或突然改变体位，以免引起疼痛，并协助病人的生活需要。

3. 饮食护理 给予高热量、高蛋白、高维生素、易消化的流食或软食，合理营养，适当限制钠盐摄入。

4. 心理护理 多与病人沟通，了解病人的心理状态，向其介绍疾病相关知识；告诉病人急性心包炎经积极治疗，大多数可以痊愈，仅少数演变成慢性缩窄性心包炎，解除病人的思想顾虑，使其积极配合治疗。

（二）病情观察

密切观察病人的意识、生命体征、胸痛的性质及部位、呼吸困难的程度，有无心包摩擦音和心脏压塞的表现。

（三）对症护理

胸痛明显者按医嘱给予止痛剂，以减轻疼痛对呼吸功能的影响，用药过程中注意观察病人有无胃肠道反应、出血等不良反应。胸闷、气急者给予氧气吸入。

（四）用药护理

遵医嘱给予解热镇痛药，注意有无胃肠道症状、出血等不良反应。遵医嘱给予糖皮质激素和抗菌、抗结核病、抗肿瘤等药物治疗，注意观察药物的疗效及不良反应。

（五）心包穿刺术的护理

穿刺时，护士以血管钳夹持与之连接的导液导管，并密切观察病人的反应，若出现面色、呼吸、血压、脉搏、心电等变化，及时协助医生处理。抽液时，护士用血管钳夹住针体并固定其深度，将注射器连接于导管上，放松导管上的止血钳，缓慢抽吸，每次抽液量不超过1 L，一般第一次抽液量不宜超过200～300 mL，以诊疗为目的者不超过50 mL。抽液期间观察病人的反应。穿刺后嘱病人绝对卧床休息4 h，每30 min密切观察生命体征1次，直至病情平稳，观察穿刺部位有无渗血、保护伤口,防止感染。心包引流者须做好引流管的护理,每日冲洗导管 1 次,待心包引流液每日不超过 25 mL 时拔除导管。

【健康教育】

1. 生活方式指导 由于病人抵抗力弱,应避免剧烈运动,生活起居有规律,保证足够的休息和睡眠;注意调节情绪,勿过多考虑病情,保持愉快的心情,树立治病的信心;同时给予病人合理的饮食指导,加强营养,增强机体抵抗力,进食高热量、高蛋白、高维生素易消化饮食,限制钠盐摄入;注意防寒保暖,防止呼吸道感染。

2. 疾病知识的指导 告知病人坚持足够疗程药物治疗(如抗结核病治疗)的重要性,不可擅自停药,防止复发;注意药物不良反应;定期随访检查肝、肾功能。对缩窄性心包炎病人讲明行心包切除术的重要性,解除思想顾虑,使其尽早接受手术治疗。术后病人仍需坚持休息半年左右,加强治疗,以利于心功能的恢复。

【护理评价】

病人是否:呼吸困难逐渐减轻或消失;胸痛逐渐减轻或消失;体温降低或降至正常。

第九节　循环系统常用诊疗技术的护理

一、心脏电复律技术

心脏电复律是利用高能量脉冲电流,经胸壁或直接作用于心脏,消除异位性快速心律失常,使其转复为窦性心律的方法。最早用于消除心室颤动,故又称为心脏电除颤。

【分类】

1. 非同步电复律 不用同步触发装置,在任何时间内放电,用于转复心室颤动或心室扑动。

2. 同步电复律 用同步触发装置,利用体表心电图 R 波来控制电流脉冲的发放,使电流仅在心动周期的绝对不应期中发放,避免诱发心室颤动,用于除室颤以外的其他快速型心律失常的转复。

【适应证】

(1)心室颤动和扑动是电复律的绝对指征。

(2)心房颤动和扑动伴血流动力学障碍者。

(3)药物及其他方法治疗无效或有严重血流动力学障碍的阵发性室上性心动过速、室性心动过速、预激综合征伴快速心律失常者。

【禁忌证】

(1)病史多年,心脏(尤其是左心房)明显增大及心房内有新鲜血栓形成或近 3 个月有栓塞史。

(2)伴高度或完全性房室传导阻滞的心房颤动或扑动。

(3)伴病态窦房结综合征的异位性快速心律失常。

（4）有洋地黄中毒、低钾血症时，暂不宜行电复律。

【操作流程】

1. 术前准备

（1）医护人员：解释目的，消除顾虑，讲清配合事项；停用洋地黄药1～2日，口服奎尼丁1～2日；完善心电图、电解质、凝血功能等相关检查。心房颤动有栓塞者抗凝治疗2周；术前洗手、戴口罩、戴帽子。

（2）物品准备：电复律器、心电监护仪、复苏设备（抢救车、气管插管、呼吸机、氧气、临时起搏器等）及药品（如抗心律失常药）等。

（3）环境准备：清洁、无尘，室温18～20 ℃。

（4）病人准备：术前6 h内应禁食、禁饮；建立静脉通道；测血压、吸氧。

2. 取位 病人平卧于硬板床上，取下义齿，暴露前胸壁，不与周围金属接触。

3. 连接 连接电复律器、心电监护仪，从示波器上选择高R波的心电图导联，打开同步导联，测试同步性能，观察试击时放电是否落在降支的1/3处。

4. 麻醉 静脉注射安定15～30 mg，直至病人嗜睡，睫毛反射消失为止。

5. 安电极 两块电极板用盐水纱布包好或涂以导电膏，分别放于心尖部和右缘第2肋间胸骨旁，用力按紧，以减少阻抗。

6. 充电 根据心律失常类型选用不同的能量充电能：心室颤动或心室扑动为200～360 J，室速为100～200 J，心房颤动为100～200 J，室上速为100～150 J，心房扑动为50～100 J。充电后嘱所有人员远离床边。

7. 放电 选择"同步"或"非同步"按钮键，然后放电，当病人躯干和四肢抽动一下后，立即移去电极板。若复律未成功，可在3～5 min后再次复律，可根据情况增加电功率，同步电复律不能超过3次，心室颤动时可多次重复。

8. 观察 复律成功后，严密观察心电图波形、心律、心率、血压、意识，做好相关记录。

9. 整理用物 整理床单位，清理用物，归还原处，洗手。

【复律后护理】

1. 休息与饮食 病人绝对卧床休息1～2日，清醒后2 h内避免进食，以免恶心、呕吐，然后给予高热量、高维生素、易消化饮食，避免进食刺激性食物。

2. 病情监测 持续心电监护24 h，注意心率、心律。密切观察病情变化，如神志、瞳孔、呼吸、血压、皮肤有无灼伤及肢体活动情况。及时发现有无因电击而导致的各种心律失常、循环栓塞、心肌损伤、局部皮肤灼伤、肺水肿等并发症，并协助医生给予处理。

3. 用药护理 遵医嘱继续服用奎尼丁、洋地黄或其他抗心律失常药物以维持窦性心律。对于心房颤动病人，即使复律前未使用抗凝药物治疗，但是复律后仍需要抗凝4周，因为心房功能的恢复可能延迟至窦性心律恢复后3周。

4. 保健指导 指导病人规律服药，告知服药的注意事项，并定期复查。告知病人心脏病有复发的可能性，要有心理准备。保持心情舒畅，避免情绪激动、吸烟、过度劳累等诱发因素。保持排便通畅。适当增加活动，活动量以不引起心慌、胸闷为度。

二、心电监护技术

心电监护是指用心电监护仪对被监护者进行持续不断的心电活动监测，是一种无创的监测方法，可适时观察病情，提供可靠的、有价值的心电活动指标，并指导实时处理。

【工作原理】

心电监护仪是通过感应系统如热敏电阻、电极、压力传感器、探头等接受来自病人的各种信息,经过导线输入到换能系统并放大,进一步计算和分析,最后显示到监护仪荧屏上,必要时可打印信息资料。

【适应证】

(1)凡是病情危重需要进行持续不间断的监测心搏的频率、节律与体温、呼吸、血压、脉搏及经皮血氧饱和度等病人。

(2)手术病人原则上须使用心电监护仪。

【操作流程】

1.术前准备

(1)医护人员:根据病情解释心电监护的目的;检查心电监护仪性能;术前洗手、戴口罩、戴帽子。

(2)物品准备:心电监护仪、探头、电极粘贴纸3～5片、导联线、弯盘、生理盐水、记录单、75％乙醇、棉球等。

(3)环境准备:清洁温暖,光线不太强,有完好的供电系统和良好的接地,无电磁波干扰。

(4)病人准备:情绪稳定能合作;术前6 h内应禁食、禁饮;建立静脉通道;测血压、吸氧。

2.摆好体位 取平卧位或半坐卧位;松解衣扣,注意保暖;乙醇棉球擦拭相应部位皮肤。

3.开机 接通心电监护仪电源,打开电源开关,再次检查仪器性能。

4.安放电极 将电极片牢固贴紧相应部位。正确连接位置为白线(RA)-右锁骨中线下方;黑线(LA)-左锁骨中线下方;红线(LL)-胸部左下方;绿线(RL)-胸部右下方;棕线(C)-胸骨左缘第4肋间心前区。连接后注意保护隐私。

5.连接监护线

(1)心电图:将心电导联线与心电监护仪接口连接,将电极头与电极片上电极扣扣上。

(2)血压袖带:选择合适的血压袖带,将袖带缠绕于病人肘窝上两横指,宽度、松紧度适宜;连接血压袖带和心电监护仪的充气管应通畅。

(3)血氧探头:血氧饱和度监测指套套入病人手指或脚趾上(最佳部位是食指),电缆线应沿手背放置;每2 h更换部位,尽量不与袖带放在同一肢体上测量。连接好后整理固定各种导线,不可折叠。

6.设置参数 评估监测时间;选择正确的无创测压模式;调整波幅、波形、波速;设置报警参数(ECG、BP、SpO_2、R)。

7.观察记录 观察心率、心律、血压、呼吸、血氧饱和度、心电图是否正常,发现异常时记录并及时报告医生;注意电极部位皮肤情况。

8.用物处置 整理床单位,病人体位舒适;清理用物,物品不能放置于心电监护仪上;洗手。

【监护后护理】

1.使用期间护理 ①妥善放置监护线,避免滑脱,不要自动移动或摘除电极片,也不要随意摘除血氧探头,保证监护的有效性。②3～4日更换电极片1次,并注意皮肤的清洁、消毒;血氧探头每班用乙醇消毒1次,1～2 h更换1次部位;袖带每班放松1～2次,使用3日后更换、清洁、消毒。③告知病人及家属避免在心电监护仪附近使用手机,以免干扰监测波形。机器报警时告知医护人员。④指导病人学会观察电极片周围皮肤情况,若出现红肿痒感及时告诉医护人员。

2. 停机护理　遵医嘱停机,停用前向病人说明,取得病人理解与合作;先关机,后断开电源。取下电极片、血压袖带、血氧探头;清洁皮肤,协助穿衣,整理床单位。

3. 保养护理　心电监护仪固定放置,通风良好,避免阳光直射;用干布定期擦拭尘埃;定期用清水擦拭导联线监护仪,屏幕每周用无水乙醇擦拭。

三、心包穿刺技术

心包穿刺技术是借助穿刺针直接刺入心包腔的诊疗方法。主要用于对心包积液性质的判断与协助病因的诊断,同时通过穿刺抽液可以减轻病人的临床症状。对某些心包积液,如化脓性心包炎,可经过穿刺排脓、冲洗和注药达到一定的治疗作用。

【适应证】

心脏压塞和未能明确病因的渗出性心包炎。

【禁忌证】

(1) 出血性疾病、严重血小板减少症及正在接受抗凝治疗者为相对禁忌证。

(2) 穿刺部位有感染者。

(3) 不能很好配合操作者。

【操作流程】

1. 术前准备

(1) 医护人员:根据病情解释手术的意义和必要性、消除病人顾虑;术前需行超声检查,以确定积液量和穿刺部位,并对最佳穿刺点做好标记;术前洗手、戴口罩、戴帽子。

(2) 物品准备:胸腔穿刺包 1 件,内有 12 号或 16 号带有导管的胸腔穿刺针、小镊子、止血钳、5 mL 注射器及针头、50 mL 注射器、纱布、孔巾、换药碗、无菌试管数只等。急救药品如心肺复苏药、阿托品、多巴胺、局麻药利多卡因。

(3) 环境准备:清洁、温暖;提供屏风或隐蔽的空间,以维护病人隐私。

(4) 病人准备:情绪稳定,勿咳嗽或深呼吸,必要时应用镇静剂;建立静脉通路。

2. 消毒定位　常规消毒穿刺点剑突与左肋弓缘夹角处或心尖部。协助病人采取适宜体位进针,如从心尖部进针常取坐位,从剑突下进针常取斜坡卧位,腰背部垫枕。

3. 局部麻醉　常规消毒局部皮肤,戴无菌手套、铺洞巾;自皮肤至心包壁层以 2% 利多卡因做局部麻醉。

4. 协助穿刺　穿刺时,护士以血管钳夹持与之连接的导液导管,并密切观察病人的反应,如出现面色、呼吸、血压、脉搏、心电等变化时,及时协助医生处理。

5. 协助抽液　抽液时,护士用血管钳夹住针体并固定其深度,将注射器连接于导管上,放松导管上的止血钳,缓慢抽吸,每次抽液量不超过 1 L,一般第一次抽液量不宜超过 200～300 mL,以诊疗为目的者不超过 50 mL。抽液期间观察病人的反应。

6. 拔针固定　抽液完毕,拔出穿刺针,穿刺部位覆盖无菌纱布,用胶布固定。

7. 整理用物　整理床单位,病人体位合适;清理用物,归还原处;洗手。

【操作后护理】

(1) 穿刺后嘱病人绝对卧床休息 4 h,每 30 min 密切观察生命体征 1 次,直至病情平稳。

(2) 观察穿刺部位有无渗血,保护伤口,防止感染。

(3) 心包引流者须做好引流管的护理,每日冲洗导管 1 次,待心包引流液每日不超过 25

mL 时拔除导管。

四、心导管检查术

心导管检查术是从周围血管插入导管,送至各心腔及大血管,进行心脏各腔室与血管的结构与功能的一种检查方法。其目的是明确诊断心脏和大血管病变的部位与性质、病变是否引起了血流动力学变化及其程度,可为采用介入性治疗或外科手术提供依据。

【分类】

1. 右心导管检查和造影 将导管从周围静脉置入导管,沿着静脉血管进入右心房、右心室,还可进一步伸入肺动脉测量肺毛细血管锲压。

2. 左心导管检查和造影 将导管从周围动脉逆行向上至主动脉弓及冠状动脉开口处,注射造影剂进行冠状动脉造影,或往主动脉经主动脉瓣进入左心室,行心室造影。

【适应证】

(1) 先天性心脏病,特别是右心内分流的先天性心脏病诊断及治疗。

(2) 主动脉弓及侧支病变,肺动脉、肺静脉、冠状动脉病变的评价。

(3) 心内电生理检查。

(4) 室壁瘤,需了解瘤体大小与位置以决定手术指标。

(5) 心肌活检术。

【禁忌证】

(1) 感染性疾病,如感染性心内膜炎、败血症、肺部感染等病人。

(2) 严重心律失常、严重心力衰竭、严重肺动脉高压和未控制的严重高血压者。

(3) 严重肝、肾损害者。

(4) 有严重出血疾病或正在进行抗凝治疗者。

(5) 外周静脉血栓性静脉炎或严重的外周动脉疾病病人。

【操作流程】

1. 术前准备

(1) 医护人员:向病人及家属介绍方法和意义、手术的必要性和安全性,解释术中可能出现的并发症及需配合的事项,并签署知情同意书;协助做好相关检查;询问过敏史,术前行造影剂、麻醉药、青霉素过敏试验;术前洗手、戴口罩、戴帽子。

(2) 物品准备:手术衣、无菌手套、消毒用碘伏、1‰利多卡因、肝素盐水、穿刺针和血管鞘、心导管和指引导丝、无菌注射器、止血钳、高压注射器、造影剂等。

(3) 环境准备:此检查具有侵入性,通常会安排在心导管室进行。

(4) 病人准备:进行平卧排尿、深呼吸、憋气和咳嗽训练;前 1 日洗澡并行术前相应部位局部备皮;前晚给予镇静安眠药,以利睡眠;术前禁食、禁饮 4～6 h;建立静脉通道;术前排空膀胱,并去除随身物品。

2. 消毒麻醉 嘱病人平卧于 X 线透视床上,协助消毒、铺巾;用 1‰利多卡因局部麻醉。

3. 穿刺插管 采用 Seldingers 经皮穿刺法,如为右心导管术则可选择股静脉、上肢贵要静脉或锁骨下静脉穿刺,如为左心导管术可选择股动脉、肱动脉、桡动脉穿刺。穿刺成功后,在 X 线透视下将导管送入至相应部位,并注入肝素 3000 U,随后每延长 1 h 追加肝素 1000 U。插管期间观察病人的反应。

4. 协助测压 根据诊断需要测量各部位压力、并抽取不同部位血样,测定血氧含量和氧饱和度等,术中连续心电及血压监护。

5. 拔针固定　结束上述操作后,沿以上路径逐步撤出导管;如是静脉切口需结扎并缝合,如是动脉穿刺抽血 2 mL 血气分析,局部压迫止血 15～20 min,加压包扎,注意观察动脉的末梢供血状态。

6. 整理用物　清理用物,洗手,护送病人返回病室。

【操作后护理】

1. 病情观察　病人术后第 1 h 内,每 15 min 需测量血压、脉搏 1 次,第 2～3 h 每 30 min 测量 1 次,第 4～5 h 每小时测量 1 次,稳定后可恢复常规测量。避免穿刺部位测量血压。观察有无术后并发症,如心律失常、空气栓塞、出血、感染、热原反应、心脏压塞、心脏壁穿孔等。

2. 穿刺局部护理　术后取平卧位休息。①静脉穿刺者以 1 kg 沙袋压迫 4～6 h,穿刺侧肢体制动 4～6 h,卧床 12 h;②动脉穿刺者以左手食、中指压迫止血 15 min,压迫点在穿刺点上方 1 cm 处,确认无出血后,以弹力绷带包扎,并用 1 kg 左右沙袋压迫 6 h,穿刺侧肢体制动 12 h,卧床 24 h。术侧肢体伸直,随时观察切口处有无渗血,术后每 15 min 观察足背动脉搏动情况,比较两侧肢端皮肤的颜色、温度、感觉功能等。

3. 常规应用抗生素　预防感染。

4. 生活护理　局麻者可不限制饮食,全麻者给予去枕平卧,头偏向一侧。清醒后鼓励病人多喝水,以利造影剂排出。禁止屈膝及髋关节至少 6 h,但可以两侧翻身。穿刺部位无渗血或其他不适时,方可下床活动。排尿困难者可给予导尿。

5. 健康指导　出院后病人可进行一般日常的活动,但体育及健身运动要暂时停止。指导病人养成良好的饮食习惯,戒烟、戒酒,少量多餐,保持大便通畅。告知病人穿刺伤口若出现微量渗血,可以用手指按压止血,若流血不止或伤口红肿痛,尽快回医院检查。

五、心导管射频消融术

射频消融术通过心脏电生理检查,明确心律失常发生机制,在心脏内对发生心律失常的病变部位进行标测定位后,将导管电极置于引起心律失常的病灶处或异常传导路径区域,发放射频电流,使病变区域心肌坏死或损伤,达到治疗顽固性心律失常的方法。

【适应证】

(1) 预激综合征合并阵发性心房颤动及快速心室率引起血流动力学障碍者或已有充血性心力衰竭者。

(2) 房室折返性心动过速、房室结折返性心动过速、房性心动过速、典型心房扑动和特发性室性心动过速(包括反复性单形性室速)反复发作者,或合并有充血性心力衰竭(CHF)者,或有血流动力学障碍者。

(3) 非典型心房扑动,发作频繁、心室率不易控制者。

(4) 窦性心动过速合并心动过速心肌病者。

(5) 慢性心房颤动合并快速心室率且药物控制效果不好、合并心动过速心肌病者。

(6) 手术切口折返性房速反复发作者。

【禁忌证】

同心导管检查。

【操作流程】

1. 术前准备

(1) 医护人员:向病人和家属讲解手术的目的、大致过程、术中注意事项和术中配合,并签署知情同意书;对精神过度紧张者术前可遵医嘱给予地西泮 10 mg 肌内注射;心房颤动者术前停用华法林 3 日,改用低分子肝素皮下注射;完善相关检查;术前洗手、戴口罩、戴帽子。

（2）物品准备:手术衣、无菌手套、穿刺针、穿刺导管、止血钳、造影剂和各种急救药品及设备等。

（3）环境准备:此检查具有侵入性,通常会安排在心导管室进行。

（4）病人准备:术前 1 日备皮,清洁预选穿刺点皮肤;术前常规停用抗心律失常药物至少 5 个半衰期,术前 1～2 日训练床上排尿,术前 6 h 禁食、禁饮,排空膀胱。

2. 消毒麻醉 嘱病人平卧于床上,协助消毒、铺巾,局部麻醉,注意保护隐私。

3. 穿刺插管 将电极导管经股静脉、锁骨下静脉送入冠状静脉窦、高位右心房及房室束、右心室等部位,刺激心房和心室诱发与临床一致的心动过速,定位心动过速起源点。插管期间观察病人的反应。

4. 消融 选用射频消融导管引入射频电流。消融左侧房室旁路时,消融导管经股动脉逆行或股静脉经房间隔置入;消融右侧房室旁路或改良房室结时,大头导管经股静脉置入。确定电极到位后,用功率 5～30 W 放电 10～60 s。随后再进行心内电生理检查,确认异常传导途径或异位兴奋灶消失。消融期间应全程监护。

5. 整理用物 清理用物,洗手,护送病人返回病室。

【操作后护理】

1. 一般护理 静脉穿刺者局部仅须压迫 3～5 min,止血后用无菌纱布包扎,平卧 3～4 h,卧床 4～6 h;动脉穿刺者局部用手压迫 10～20 min,止血后用弹力绷带包扎,沙袋压迫,平卧 8～12 h,卧床 12～24 h。卧床期间保持大腿伸直,切勿屈腿。避免长时间卧床,以免发生静脉血栓。协助病人生活护理,选择低脂、易消化饮食。

2. 病情观察 注意观察穿刺局部是否有出血、渗血;观察病人是否出现心慌、胸闷、气急、恶心等症状;术后每日复查心电图。

3. 出院指导 术后 2～3 日可出院,但不要负重或剧烈运动。1～2 周后即可进行相对正常的生活和工作。1～2 个月可恢复完全正常的生活和工作。告知病人术后需要进行 1～3 个月抗凝治疗。

六、冠状动脉造影术

冠状动脉造影术是诊断冠心病的一种有效方法。将导管经股动脉、肱动脉或桡动脉插入,送至主动脉根部,然后分别插入左或右冠状动脉口,注入造影剂,使冠状动脉显影。可提供冠状动脉病变的部位、性质、范围、侧支循环状况等的准确资料,有助于选择最佳的治疗方案,是目前诊断冠心病最可靠的方法之一。

【适应证】

（1）心绞痛经药物治疗后病情仍较重者,须明确动脉病变情况以决定治疗方案者。

（2）胸痛疑似心绞痛而不能确认者。

（3）中老年人心脏增大、心力衰竭、心律失常、疑有冠心病而经无创检查不能确诊者。

（4）拟行手术治疗的冠心病病人。

【禁忌证】

（1）有严重的心功能不全,不能耐受手术者。

（2）患有外周动脉血栓性脉管炎者。

（3）造影剂过敏者。

（4）未控制的严重心律失常者。

（5）电解质紊乱未及纠正时。

【操作流程】

1. 术前准备

（1）医护人员：向病人及家属介绍方法和意义、手术的必要性和安全性，解释术中可能出现的并发症及需配合的事项，并签署知情同意书；协助做好相关检查；术前认真评估病人双侧股动脉、足背动脉搏动情况；询问过敏史，术前行青霉素皮试及碘过敏试验；术前洗手、戴口罩、戴帽子。

（2）物品准备：手术衣、无菌手套、消毒用碘伏、1%利多卡因、肝素、穿刺针、动脉导管和指引导丝、无菌注射器、止血钳、高压注射器、造影剂等。

（3）环境准备：此检查具有侵入性，通常会安排在心导管室进行。

（4）病人准备：术前指导病人练习床上排尿；术前1日晚给病人服镇静剂，如安定5～10 mg，以保证睡眠；排空膀胱；术区常规备皮；造影前禁食6 h；建立静脉通路；遵医嘱术前30 min应用镇静药物。

2. 消毒麻醉 嘱病人平卧于X线透视床上，协助消毒、铺巾，局部麻醉。注意保护隐私。

3. 穿刺插管 经皮穿刺选择股动脉、肱动脉、桡动脉并置入动脉鞘管，酌情给予肝素2000～3000 U，必要时可追加。经常抽吸动脉鞘侧管，观察有无血栓阻塞。

4. 协助造影 通常取正位或左前斜位行左冠状动脉造影，取左前斜位行右冠状动脉造影，在导管送入后，用高压注射装置注射造影剂至相应部位，造影剂注射后指导病人行迅速有效的数声咳嗽；在造影术中要密切观察心电波，做好除颤及急救的准备工作。

5. 拔针固定 造影操作后，拔出导管；局部压迫止血15～20 min，加压包扎，可酌情使用血管闭合装置。注意动脉的末梢供血状态。

6. 整理用物 清理用物，洗手，护送病人返回病室。

【操作后护理】

1. 病情观察 术后行心电监护并严密观察病人的一般状态、生命体征，以及有无术后并发症，如心律失常、空气栓塞、出血、感染、热原反应、心脏压塞、心脏壁穿孔等。

2. 穿刺部位护理 术后取平卧位，拔除动脉置管后穿刺者以左手示、中指压迫止血15 min，压迫点在穿刺点上方1 cm处，确认无出血后，以弹力绷带包扎，并用1 kg左右沙袋压迫6 h，穿刺侧肢体制动12 h，卧床24 h。术侧肢体伸直，并观察穿刺部位有无渗血渗液、血肿形成，双侧足背动脉搏动是否有力对称，术侧肢体皮肤温度及颜色，尤应注意观察趾端末梢循环，防止术侧下肢动脉血栓形成。

3. 常规应用抗生素 预防感染。

4. 生活护理 术后指导病人多饮水，促进造影剂排泄，以免加重肾脏负担；若无并发症，术后2 h可进清淡、易消化的半流质饮食；早期（前3日）应卧床休息，减轻心脏负荷，以后逐渐增加活动量。对于排尿困难者可给予听流水声、按摩等方法，如无效行导尿术。

七、经皮腔内冠状动脉成形术和经皮冠状动脉内支架置入术

经皮冠状动脉介入（PCI）治疗是用心导管技术疏通狭窄甚至闭塞的冠状动脉管腔，从而改善心肌血流灌注的方法。它包括经皮腔内冠状动脉成形术（PTCA）、经皮冠状动脉内支架

置入术、冠状动脉内旋切术、旋磨术和激光成形术。其中,PTCA 和经皮冠状动脉内支架置入术是冠心病的重要治疗手段。

PTCA 是采用股动脉穿刺将球囊导管送至冠状动脉狭窄病变处,加压扩张以增大血管内径,改善心肌血供。

【适应证】

(1)稳定型心绞痛经药物治疗后仍有症状且左心室功能良好者。

(2)心绞痛伴有多支病变;急性心肌梗死;运动试验或放射性核素检查有心肌缺血;冠状动脉旁路移植术后再发心绞痛;高危心绞痛;变异型心绞痛但有严重的固定狭窄;PTCA 术后再狭窄。

【禁忌证】

(1)冠状动脉僵硬或钙化性、偏心性狭窄。

(2)慢性完全性阻塞性伴严重钙化的病变。

(3)无侧支循环保护的左主干病变。

(4)冠状动脉病变狭窄程度<50%者或仅有痉挛者。

(5)多支、广泛性弥漫性病变。

(6)有出血倾向者、病变部位在分支血管的分叉处或血管严重迂曲者不宜采用经皮冠状动脉内支架置入术。

【操作流程】

1. 术前准备　与冠状动脉造影术基本相同。术前须口服肠溶阿司匹林和氯吡格雷,并指导病人进行呼吸、闭气、咳嗽训练。

2. 消毒麻醉　嘱病人平卧于 X 线透视床上,协助消毒、铺巾,局部麻醉。注意保护隐私。

3. 穿刺插管　协助经皮穿刺选择股动脉、肱动脉、桡动脉并置入动脉鞘管,给予肝素2000～3000 U,必要时可追加,经常抽吸动脉鞘侧管,观察有无血栓阻塞。

4. 置入导管或支架　在冠脉造影后用球囊导管沿导丝至狭窄病变处,以 1∶1 稀释的造影剂注入球囊,加压使血管膨胀。或在 PTCA 术后将金属支架置入病变的冠状动脉内,使其管壁得到支撑。在支架植入前及后冠脉内注入硝酸甘油 200 μg,以减少冠脉痉挛。期间严密监督无菌操作,检查心电图、血压、呼吸变化,一旦发现异常,立即报告医生,并在医生指导下使用相关药物。

5. 拔针固定　操作结束后,拔出导管;局部压迫止血 15～20 min,加压包扎,可酌情使用血管闭合装置。注意观察动脉的末梢供血状态。

6. 整理用物　清理用物,洗手,护送病人返回病室。

【操作后护理】

1. 病情监测　持续行心电、血压、血氧饱和度监测,严密观察有无心律失常、心肌缺血、心肌梗死等急性期并发症。术后做 12 导联心电图,并与术前对比,有症状时再复查。定时抽取静脉血检测心肌酶谱的变化,若发现异常及时报告医生及时处理。

2. 拔管护理　一般于术后停用肝素 4～6 h 后,测定激活凝固时间(ACT)<150 s,即可拔除动脉鞘管。拔除动脉鞘管后,按压穿刺部位 15～20 min 以彻底止血,并用弹力绷带加压包扎,沙袋压迫 6～8 h,术侧肢体制动 24 h,防止出血。经桡动脉穿刺者术后立即拔除动脉鞘管,局部按压彻底止血后加压包扎。

3. 术后用药　术后常规给予低分子肝素皮下注射,注意观察有无出血倾向,如伤口渗血、牙龈出血、鼻出血、血尿、血便、呕血等；常规使用抗生素3～5日，预防感染；出院后指导病人继续服用药物，以巩固冠状动脉介入治疗的效果，预防再狭窄的发生。

4. 一般护理　告知病人进食低盐、低脂、易消化、不含维生素K的食物，如粥类、汤类或半流质的食物，待可以下床活动后再如常进食。术后24 h，可逐渐增加活动量，但起床、下蹲时动作应缓慢，不要突然用力。经桡动脉穿刺者除急诊外，如无特殊病情变化，不强调严格卧床时间，但仍须注意病情观察；鼓励病人多饮水，以利造影剂的排泄；保持排便通畅。

5. 术后负性效应的观察与护理

（1）腰酸和腹胀：多数由于术后平卧、术侧下肢伸直时间较长所引起。应告知病人起床活动后自然会消失，同时可适当活动另一侧肢体。腰痛病人可选用软硬适中的床垫或在腰部垫棉垫，定时做腰部按摩，必要时使用止痛剂、镇静剂。腹胀者术后不宜吃得过饱或进食不易消化的食物、不喝奶制品或生冷的食物，以免引起腹胀；并给予腹部保暖、热敷及按摩，或予药物促进肛管排气。

（2）穿刺局部出血或血肿：拔管后，应立即用食指和中指压迫皮肤穿刺点上1～2 cm处30 min，并注意压迫方法及位置正确；然后用止血带压迫包扎，嘱咐病人绝对卧床8～12 h，术侧肢体保持伸直位，在此期间不得抬高床头，病人不可翻身、坐起及弯曲、抬高患肢，24 h后方可下床活动，要向病人强调患肢保持伸直位的重要性。搬动病人时应采用4人同时搬运法，以防止搬动过程中病人术侧肢体的弯曲及抬高。拔管后72 h内术侧肢体完全制动，48 h内仍要卧床休息，嘱病人勿用力咳嗽、排尿和排便时按压穿刺点，防止穿刺点出血。若病人穿刺部位出现血肿，可用50%硫酸镁冷敷处理。

（3）栓塞：栓子可来自导管或导丝表面的血栓，或因操作不当致粥样硬化板块脱落等。因此，术后应注意观察双下肢足背动脉波动情况、皮肤颜色、温度、感觉改变，下床活动后肢体有无疼痛或跛行等，发现异常及时通知医生。

（4）尿潴留：因病人不习惯床上排尿而引起。护士应训练病人床上排尿；做好心理疏导，解除床上排尿时的紧张心理；诱导排尿，如用温水冲洗会阴部、听流水声、热敷等，或按摩膀胱并适当加压。以上措施均无效时，可实行导尿。

（5）低血压：为伤口局部加压引发血管迷走反射所致，少数为应用硝酸甘油所致，要遵医嘱合理用药，预防血容量不足，严格控制滴速，并监测病人血压、心率、尿量等，准确记录24 h出入量。

（6）造影剂反应：极少数病人注入造影剂后出现皮疹或寒战感觉，经使用地塞米松后可缓解，肾功能损害及严重过敏反应罕见。

（7）心肌梗死：由病变处血栓形成导致急性闭塞所致。故术后要经常了解病人有无胸闷、胸痛症状，并注意有无心肌缺血的心电图表现。

6. 健康教育　嘱病人出院后按时服药，注意剂量准确，定期复查凝血酶原时间、血常规及肝功能。饮食有规律、不要暴饮暴食，多吃蔬菜、水果，增加粗纤维饮食，要戒烟、酒，不喝浓茶、浓咖啡等；要保持大便通畅，勿用力排便；要适当参加体育锻炼，勿过度劳累，保证充足睡眠，避免情绪激动，防止受凉，预防感染；PTCA和支架置入术后半年内病人可能发生再狭窄，故应定期门诊随访。

第四章 消化系统疾病病人的护理

 学习目标

1. 掌握消化系统常见疾病的护理评估、护理诊断/问题和护理措施。

2. 熟悉消化系统常见疾病的病因、发病机制和治疗原则；熟悉消化系统常见疾病的护理评价和护理目标。

3. 了解消化系统常用诊疗技术的护理。

第一节 胃炎病人的护理

案例引导

李某，男性，45岁。因发热、胃痛伴呕吐4 h，来院就诊。病人于昨晚10点吃了冰冻的西瓜，天亮时出现胃痛伴呕吐一次，呕吐物为胃内容物，伴腹胀不适，自测体温38 ℃。今晨来院就诊。

问题：1. 该病人最可能的护理诊断/问题是什么？

2. 如何对该病人进行健康教育？

胃炎(gastritis)是由各种病因引起的胃黏膜炎症，多伴有上皮损伤和细胞再生，是最常见的消化系统疾病之一。根据病情发展的缓急和病程长短，一般可分为急性胃炎和慢性胃炎。

一、急性胃炎

急性胃炎(acute gastritis)是各种病因引起的胃黏膜急性炎症。内镜检查可见胃黏膜充血、水肿、糜烂、出血及浅表性溃疡等一过性病变，起病急，主要表现为上腹部症状。急性胃炎主要包括三种类型：①由幽门螺杆菌感染引起的急性胃炎；②除幽门螺杆菌之外的病原体感染所致的急性胃炎;③由多种病因所致,主要表现为以胃黏膜多发性糜烂为特征的急性胃炎。

【护理评估】

（一）健康史

1. 病因

（1）药物:非甾体抗炎药是引起胃黏膜炎症最常见的药物,如吲哚美辛、阿司匹林等。另外,某些抗肿瘤药物、铁剂等也可引发胃炎。

（2）急性应激:包括各种严重创伤、脏器疾病、大手术、大面积烧伤、休克以及严重的精神心理因素刺激等;如烧伤引起的,称为 Curling 溃疡。

（3）其他:长期大量饮酒、急性感染、胆汁和胰液反流、胃内异物及大剂量射线照射,均可引起胃炎的发生。

2. 发病机制

（1）非甾体抗炎药可通过抑制前列腺素的合成,减少前列腺素对胃黏膜的保护作用;铁剂、某些抗肿瘤药物可直接损伤黏膜屏障,引起胃黏膜糜烂。

（2）急性应激引起的生理性代偿,不足以维持胃黏膜微循环的正常运行,引起黏膜缺血、缺氧,黏液分泌减少和局部前列腺素合成不足,导致胃黏膜屏障破坏、胃酸分泌增加、H^+ 弥散渗入黏膜,造成胃黏膜糜烂和出血。

（3）某些病毒、细菌及其毒素、胰液和胆盐,可直接造成胃黏膜损伤;乙醇具有亲脂和溶脂性能,能破坏胃黏膜,引起黏膜的糜烂、出血。

（二）临床表现

1. 症状 多数病人无明显症状;有症状者,主要表现为胃部饱胀不适、上腹疼痛、恶心、呕吐、食欲减退等。急性糜烂性出血性胃炎,主要表现为呕血和（或）黑便,是上消化道出血常见的原因之一。持续小量出血可导致贫血,大出血可引起晕厥或休克等。

2. 体征 上腹部可有不同程度的压痛。

（三）心理和社会状况

因起病急,上腹部疼痛、不适,或有呕血、黑便。病人易出现烦躁、紧张、甚至恐惧心理。

（四）辅助检查

1. 粪便检查 粪便隐血试验可呈阳性。

2. 胃镜检查 胃镜检查是确诊的主要依据。一般应在大出血后 $24\sim48$ h 内进行,镜下可见胃黏膜多发性糜烂、出血、水肿或浅表溃疡,表面附有黏液和炎性渗出物。

（五）诊断要点

近期有服用非甾体抗炎药或抗肿瘤药、各种应急状态及大量饮酒或不洁饮食史,有上腹部不适、疼痛、恶心、呕吐、食欲减退甚至呕血和（或）黑便等症状,体检有上腹部轻度压痛者,应考虑本病,确诊需要借助胃镜检查。

（六）治疗要点

去除病因,积极治疗原发病。由药物引起者,应立即停药,遵医嘱服用抑制胃酸分泌的药物,如 H_2 受体拮抗剂、质子泵抑制剂等;服用具有保护胃黏膜作用的药物,如硫糖铝、米索前列醇等;急性应激性胃炎,积极治疗原发疾病的同时,加用抑制胃酸分泌的药物;上消化道出血者,治疗参照上消化道大出血。

二、慢性胃炎

慢性胃炎(chronic gastritis)是各种病因引起的胃黏膜慢性炎症。慢性胃炎发病率随年龄增加而上升,在各种胃病中居首位。其分类方法很多,我国目前按照国际上新悉尼系统的分类方法,将慢性胃炎分为三大类,分别为慢性非萎缩性胃炎(即过去的浅表性胃炎)、慢性萎缩性胃炎和特殊类型胃炎。其中,慢性萎缩性胃炎又分为多灶萎缩性胃炎和自身免疫性胃炎。本节重点介绍慢性非萎缩性胃炎和慢性萎缩性胃炎。

【护理评估】

(一) 健康史

1. 病因

(1) 幽门螺杆菌(Helicobacter pylori,HP)感染:目前认为幽门螺杆菌感染是慢性胃炎最主要的病因。长期 HP 感染,部分病人可发展成慢性多灶性萎缩性胃炎。

(2) 饮食:据流行病学资料显示,长期高盐和缺乏新鲜蔬菜、水果的饮食与慢性胃炎的发生关系密切。长期饮浓茶、咖啡、酒,以及食用过热、过冷的食物,也可损伤胃黏膜。

(3) 自身免疫:自身免疫性胃炎病人,血清中存在壁细胞抗体和内因子抗体,可使壁细胞受到破坏,胃酸分泌减少,并可影响维生素 B_{12} 的吸收,导致恶性贫血。

(4) 其他因素:长期服用非甾体抗炎药,各种原因引起的十二指肠液反流,某些全身性疾病等,均会导致胃黏膜慢性损伤。

2. 发病机制

(1) HP 引起慢性胃炎的机制如下:①HP 有鞭毛,可黏附在胃黏膜上皮细胞,直接侵袭胃黏膜;②HP 能分泌尿素酶,分解尿素产生 NH_3,中和胃酸,既有利于 HP 的定居和繁殖,又损伤了上皮细胞膜;③HP 能产生空泡毒素(VacA)和细胞毒相关蛋白(CagA),前者可使胃上皮细胞空泡变性,后者则能引起强烈的炎症反应;④HP 的菌体胞壁还可作为抗原诱导自身免疫反应。这些因素长期共存,导致胃黏膜的慢性炎症。

> **知识链接**
>
> ### 幽门螺杆菌的发现
>
> 　　1893 年,意大利病理学家 Bizzozero 首次报告在哺乳动物胃内发现螺旋形微生物。1979 年,澳大利亚病理学医生 Warren 在慢性胃炎病人的胃黏膜活检中观察到一种弯曲状细菌,发现该细菌邻近的胃黏膜总有炎症存在,意识到这种细菌与慢性胃炎可能有密切关系。1981 年,Warren 与消化科临床医生 Marshall 合作进行临床研究,证实这种细菌的存在确实与胃炎相关,并发现该细菌还存在于所有十二指肠溃疡病人、大多数胃溃疡病人和约一半胃癌病人的胃黏膜中。1982 年 4 月,Marshall 从胃黏膜活检样本中成功培养和分离出了这种细菌。为了证实这种细菌就是导致胃炎的罪魁祸首,Marshall 和另一位医生 Morris 喝下了这种细菌的培养液,结果大病一场。自此幽门螺杆菌的研究在世界逐渐高涨,其在胃炎和胃溃疡等疾病中所起的作用逐渐清晰,科学家对该病菌致病机理的认识也不断深入。
>
> 　　2005 年,Marshall 与 Warren 因发现幽门螺杆菌及其在胃炎和胃溃疡等疾病中的作用,获得 2005 年度诺贝尔奖。

（2）其他：长期不良的饮食习惯、各种理化刺激、药物等，均会削弱胃黏膜的保护作用，破坏胃黏膜。某些全身性疾病会引起胃黏膜缺血、缺氧导致胃黏膜被破坏。

（二）临床表现

1. 症状 慢性胃炎起病隐匿，病情迁延，大多数病人无明显症状，部分病人有消化系统非特异性症状，如上腹部不适或隐痛、食欲减退、反酸、嗳气、饱胀、恶心等，症状多与进食或食物的种类有关。胃黏膜有糜烂者，可有上消化道出血的表现；自身免疫性胃炎病人，出现明显厌食、体重下降、贫血；极少数慢性多灶萎缩性胃炎，经长期演变可发展为胃癌。

2. 体征 多不明显，部分病人可有上腹部轻压痛。

（三）心理和社会状况

因慢性胃炎病情迁延、反复发作，部分病例有发展成胃癌的可能，病人易出现紧张、恐惧心理。

（四）辅助检查

1. 胃镜和胃黏膜活检 此为诊断慢性胃炎最可靠的方法，在胃镜直视下，可确定病变性质、部位、程度，并可通过胃黏膜活检确定病变类型。

2. HP 检查 可通过侵入性（如组织学检查、尿激酶测定、HP 培养等），以及非侵入性（如 ^{13}C 或 ^{14}C 尿素呼气试验、血清学检测、粪便幽门螺杆菌抗原检测等）方法检测 HP。

3. 血清学检查 自身免疫性胃炎病人血清中，抗壁细胞抗体和抗内因子抗体呈阳性，血清促胃液素水平明显升高；而多灶萎缩性胃炎，促胃液素水平正常或偏低。

4. 胃液分析 多灶萎缩性胃炎，胃酸分泌正常或偏低；自身免疫性胃炎，胃酸分泌减少。

（五）诊断要点

消化道非特异性症状反复发作，病情迁延，胃镜及胃黏膜活检有助于确诊，HP 检查有助于病因诊断。

（六）治疗要点

治疗原则是去除病因、缓解症状、控制感染、防止并发症。

HP 感染者，根除 HP，其治疗方法详见消化性溃疡；长期服用非甾体抗炎药者，立即停药并给予抗酸药；胆汁反流者，可用硫糖铝及胃动力药来中和胆盐、防止反流，或者氢氧化铝凝胶来吸附胆汁；自身免疫性胃炎伴有恶性贫血者，遵医嘱肌内注射维生素 B_{12}；对胃黏膜重度异型增生者，可预防性选择内镜下胃黏膜切除术。

【护理诊断/问题】

1. 疼痛：腹痛 与胃黏膜炎症病变有关。

2. 营养失调：低于机体需要量 与畏食、消化不良有关。

3. 知识缺乏 缺乏本病相关知识。

4. 焦虑 与病情反复、部分病例预后不良有关。

【护理目标】

（1）病人疼痛减轻或者消失。

（2）养成规律饮食习惯,逐渐恢复体重。

（3）病人能了解与本病相关的病因、预防、治疗、护理相关知识。

（4）保持情绪稳定。

【护理措施】

（一）一般护理

1. 休息与活动　急性胃炎或慢性胃炎急性发作者,应卧床休息,病情缓解后可逐渐增加活动量,但应避免劳累。

2. 饮食　养成良好的饮食习惯,饮食原则为高热量、高蛋白、高维生素、易消化饮食,少量多餐,细嚼慢咽;避免过热、过冷、过咸及辛辣刺激性食物。胃酸高者,可选用偏碱性食物,如牛奶、面包、菜泥等;胃酸低者,可多食用刺激胃酸分泌的食物如浓肉汤、鸡汤等,或含酸性的食物如山楂、食醋等;频繁呕吐或急性大出血者应暂禁食。

3. 心理护理　主动关心安慰病人,讲解疾病相关知识,树立其治疗信心,使病人积极配合治疗,消除焦虑、恐惧心理。

（二）病情观察

观察腹痛的部位、性质、持续时间、缓解方式,呕吐物及大便的量、颜色和性状,以及用药后的疗效;监测有无上消化道出血的征象,如粪便隐血试验阳性、呕血、黑便等,及时发现病情变化。

（三）腹痛护理

腹痛不适者,指导其放松情绪,避免紧张、焦虑心理,采用转移注意力、做深呼吸等方法缓解疼痛,或者用热水袋热敷上腹部以解除痉挛,减轻疼痛。

（四）用药护理

禁用或慎用非甾体抗炎药等对胃黏膜有刺激性的药物;遵医嘱使用根除 HP 的药物、抑酸药及胃黏膜保护剂,注意观察疗效及不良反应(具体见消化性溃疡相关章节);多潘立酮不良反应较少,偶可有过敏、肝功能损害等症状。口服应选用饭前服用。

【健康教育】

1. 疾病相关知识指导　向病人及家属介绍疾病的病因,预防要点;指导病人平时生活规律,注意劳逸结合,保持心情愉快,积极配合治疗;有癌变倾向者,定期门诊复查。

2. 饮食指导　指导病人加强饮食管理,养成规律的饮食习惯,避免过热、过冷、辛辣等刺激性的食物;戒烟限酒,注意饮食卫生。

3. 用药指导　指导病人禁用或慎用对胃黏膜有刺激的药物,嘱病人遵医嘱服用根除 HP 药物、制酸药或胃黏膜保护剂,告知药物的不良反应,若出现异常及时复诊。

【护理评价】

（1）病人腹痛症状是否减轻或者消失。

（2）病人是否形成了良好的饮食习惯,营养状态是否改善。

（3）病人是否能知晓疾病相关知识。

（4）病人是否情绪稳定,能否积极配合治疗。

第二节　消化性溃疡病人的护理

案例引导

　　某病人,男性,42岁。病人自5年前开始间断出现上腹胀痛,空腹时明显,进食后可自行缓解,有时夜间痛醒,无放射痛,伴嗳气和反酸,常因进食不当或生气诱发,每年冬、春季节易发病,未系统检查过。1周前因吃麻辣鸡后再犯,腹痛较前重,但部位和规律同前,自服中药后无明显减轻来诊。发病以来无恶心、呕吐,饮食好,二便正常,体重无明显变化。

　　问题:1. 该病人存在哪些护理诊断/问题?
　　　　　2. 如何对该病人进行健康教育?

　　消化性溃疡(peptic ulcer)是指发生在胃和十二指肠黏膜的慢性溃疡,即胃溃疡(gastric ulcer,GU)和十二指肠溃疡(duodenal ulcer,DU),因溃疡的形成主要与胃酸和胃蛋白酶的消化作用有关,故称消化性溃疡。临床特征为慢性过程、周期性发作、节律性的上腹痛。

　　消化性溃疡是一种全球性常见病,可发生于任何年龄。临床上DU比GU多见,两者之比约为3:1。DU多见于青壮年,GU好发于中老年,GU的发病高峰年龄较DU迟约10年。流行病学显示,我国发病率男性多于女性,南方多与北方,城市高于农村,秋、冬和冬、春之交是本病的好发季节。

【护理评估】

（一）健康史

1. 病因　研究认为,消化性溃疡是一种多因素疾病,溃疡发生的基本原理是由于胃、十二指肠黏膜自身防御-修复因素与侵袭因素失去平衡的结果。

　　（1）HP感染:研究表明HP感染是消化性溃疡的主要病因。

　　（2）胃酸和胃蛋白酶:胃液的主要成分,消化性溃疡的最终形成是由于胃酸和胃蛋白酶对黏膜的自身消化所致,胃酸在溃疡形成中起决定作用。

　　（3）药物因素:非甾体抗炎药、抗癌药物、糖皮质激素等,对胃、十二指肠黏膜有损伤作用,其中以非甾体抗炎药最明显。

　　（4）胃、十二指肠运动异常:胃排空延迟,引起十二指肠液反流入胃,损伤胃黏膜导致胃溃疡;胃排空增快,十二指肠酸负荷过重,损伤十二指肠黏膜,导致DU。

　　（5）遗传:流行病学资料显示,部分消化性溃疡有家族聚集现象;另外,O型血者发生DU的概率也较其他血型高,曾视为间接遗传标志。

（6）其他：饮食不规律，嗜酒、浓茶、咖啡、高盐等刺激性食物，都是消化性溃疡发生的常见原因；吸烟可影响溃疡的愈合和促进溃疡复发；急性应激可以引起应急性溃疡；长期精神紧张、焦虑或过度劳累，可引起慢性溃疡的发作和加重。

2. 发病机制

（1）HP 感染引起消化性溃疡的机制：具体尚未阐明，与下列因素有关。①HP 感染通过直接或间接作用于胃黏膜的 G 细胞、D 细胞及壁细胞，增加胃酸分泌，导致十二指肠的酸负荷增加；②十二指肠、胃上皮化生：十二指肠溃疡常发生于胃上皮化生处，主要是胃上皮化生为 HP 在十二指肠的定植提供了条件，引起十二指肠炎症，黏膜屏障被破坏，最后发展成 DU；③十二指肠黏膜屏障受损：HP 感染引起十二指肠碳酸氢盐分泌减少，黏膜屏障功能减弱发生 DU；④胃黏膜屏障受损：HP 感染引起胃黏膜炎症，削弱胃黏膜的屏障功能，加上 HP 感染引起胃酸增多，使受损的胃黏膜被侵蚀，导致 GU 发生。

（2）胃酸和胃蛋白酶的作用机制：胃蛋白酶是由胃蛋白酶原经过胃酸的激活后转变得来，它能降解蛋白质分子，侵袭黏膜。而胃蛋白酶的活性取决于胃液的 pH 值，当胃液 pH 值在 4 以上，胃蛋白酶就会失去活性。因此，胃酸是溃疡发生的决定性因素。

（3）其他：非甾体抗炎药（NSAID）除可直接作用于胃、十二指肠黏膜，产生细胞毒性而损害黏膜屏障外，还可以通过抑制前列腺素的合成，削弱对黏膜屏障的保护作用；应激和精神心理因素，会影响神经，干扰胃、十二指肠的运动、分泌及黏膜血流；吸烟能增加胃酸分泌、影响前列腺素的合成。

3. 病理　消化性溃疡多为单发，也可为多发或混合发生，呈圆形或者椭圆形。GU 多发生在胃角、胃窦或胃小弯处，DU 多发生在球部。溃疡边缘多有增厚，基底光滑、清洁，表面有灰白色或灰黄色纤维渗出物覆盖。溃疡浅表者累及肌层，深者累及至浆膜层，累及血管致破溃可出血，穿破浆膜层则导致穿孔。

（二）临床表现

1. 症状　临床表现不一，典型消化性溃疡有慢性过程、周期性发作、节律性的上腹痛的临床特征。上腹痛是消化性溃疡的主要症状，GU 和 DU 上腹痛的特点见表 4-1。多数病人上腹部疼痛长期反复发作，发作与缓解交替，可达数年至数十年之久，多在冬、春或秋、冬之交发病。另外，可有上腹胀满、食欲减退、反酸、嗳气、体重减轻等消化不良的表现，以及失眠、多汗等自主神经功能失调的表现。部分病人可无任何症状，或以出血、穿孔等并发症为首发症状。

表 4-1　GU 和 DU 上腹痛的特点

项目	GU	DU
部位	中上腹或剑突下偏左	中上腹或中上腹偏右
时间	常在餐后约 1 h 发生，经 1～2 h 逐渐缓解，较少发生夜间痛	常在两餐之间，至下次进餐后缓解，又称空腹痛、饥饿痛，部分午夜发生
性质	多呈灼痛、胀痛或饥饿样不适感	多呈灼痛、胀痛或饥饿样不适感
节律性	进食-疼痛-缓解	疼痛-进食-缓解

2. 体征　溃疡发作期有上腹部局限性轻压痛，缓解期无明显体征。

3. 并发症

（1）上消化道出血：是消化性溃疡最常见的并发症，而上消化道出血最常见的病因也是消化性溃疡(约占所有病因的 50%)。溃疡侵蚀血管引起不同程度的出血,出血的表现主要取决于出血的速度和量,轻者仅表现为黑便,重者出现呕血、周围循环衰竭的症状,甚至出现低血容量性休克。

(2)穿孔:是消化性溃疡最严重的并发症。临床上分为急性、亚急性和慢性三种类型,其中急性穿孔最常见。服用非甾体抗炎药、饮酒、劳累等可诱发急性穿孔,主要表现为突然发生的剧烈腹痛、大汗淋漓、烦躁不安,疼痛从上腹部开始迅速蔓延至全腹,出现明显的压痛、反跳痛和腹肌紧张,肠鸣音减弱或消失,肝浊音界缩小或消失,部分病人甚至出现休克征象。

(3)幽门梗阻:主要由 DU 和幽门管溃疡引起。溃疡急性发作时,可因急性炎性水肿或幽门部痉挛,引起暂时性水肿;溃疡多次发作,愈合后瘢痕收缩,形成持久性梗阻。表现为胃排空延迟,上腹部饱胀不适,餐后疼痛加重,有反复大量呕吐,呕吐物为发酵酸性宿食,吐后腹胀、腹痛可稍缓解,严重频繁呕吐可引起失水、低钾低氯性碱中毒。查体可见为胃蠕动波、空腹振水音以及空腹抽出胃液大于 200 mL 是幽门梗阻的特征性表现。

(4)癌变:GU 部分可发生癌变,DU 极少见。慢性胃溃疡史、年龄 45 岁以上、溃疡顽固不愈及粪便隐血实验持续阳性者,应高度警惕癌变,及时到医院检查、就诊。

(三)心理和社会状况

消化性溃疡具有周期性发作、节律性上腹痛的特点,病人容易出现烦躁、紧张情绪;如果出现消化道出血、穿孔、癌变等并发症,病人因担心生命受到威胁而容易产生恐惧、抑郁等心理反应。

(四)辅助检查

1. 胃镜及胃黏膜活检 确诊消化性溃疡的首选方法。胃镜可直接观察到溃疡的部位、大小、性质,还可在直视下取黏膜组织做病理学检查和幽门螺杆菌检查;合并出血者,还可在内镜下行止血治疗。

2. X 线钡餐检查 溃疡的 X 线直接征象是龛影,对消化性溃疡有确诊价值。

3. 幽门螺杆菌检查 消化性溃疡诊断的常规项目,其结果可作为治疗方案的依据。

4. 粪便隐血试验 阳性提示溃疡处于活动期,若 GU 病人经积极治疗后,隐血试验持续阳性,提示有癌变的可能。

(五)诊断要点

根据慢性病程、周期性发作、节律性上腹痛的临床特点,可初步做出诊断。确诊一般需进行胃镜检查,X 线钡餐检查发现龛影也有诊断价值。

(六)治疗要点

治疗原则为消除病因、缓解症状、促进溃疡愈合、防止复发和防止并发症。

1. 药物治疗

(1)降低胃酸的药物:包括碱性抗酸药和抑制胃酸分泌的药物。①碱性抗酸药:中和胃酸,迅速缓解溃疡所致疼痛;常用药物有氢氧化铝、铝碳酸镁及其复方制剂;长期单一使用,不良反应较大,故很少单一应用。②抑制胃酸分泌的药物:主要有 H_2 受体拮抗剂和质子泵抑制剂两大类。H_2 受体拮抗剂主要通过阻断组胺与壁细胞上的 H_2 受体结合。抑制壁细胞导致胃酸分泌减少,常用药物有西咪替丁、法莫替丁、雷尼替丁等。质子泵抑制剂可使壁细胞分泌胃酸的关键酶(即 H^+-K^+-ATP 酶)不可逆失去活性,从而抑制胃酸分泌,常用药物有奥美拉唑、泮托拉唑、兰索拉唑等。

（2）保护胃黏膜的药物：常用的药物有硫糖铝、枸橼酸铋钾和前列腺素类药物。①硫糖铝和枸橼酸铋钾：能黏附在溃疡表面形成一层保护膜，防止胃酸/胃蛋白酶对溃疡面的侵袭，还能促进内源性前列腺素合成及刺激表皮生长因子分泌；枸橼酸铋钾还兼有较强的抑制幽门螺杆菌的作用。②前列腺素类：常用药物有米索前列醇等，具有抑制胃酸分泌，增加胃、十二指肠黏膜的黏液/碳酸氢盐分泌、增加黏膜血流等作用。

（3）根除 HP 的药物：根除 HP 可促进溃疡面愈合，还可预防溃疡复发，达到治愈效果。目前推荐质子泵抑制剂或胶体铋剂为基础，加上两种抗生素的三联治疗方案，或质子泵抑制剂＋胶体铋剂＋两种抗生素的四联疗法。常用抗生素主要有阿莫西林、克拉霉素、甲硝唑，可任选其中两种。

2. 并发症治疗　对消化道出血经内科治疗无效、急性穿孔、瘢痕性幽门梗阻、GU 可疑癌变者，可行手术治疗。

【护理诊断/问题】

1. 疼痛：腹痛　与胃酸刺激溃疡面引起炎症反应有关。

2. 营养失调：低于机体需要量　与疼痛导致进食减少、梗阻有关。

3. 焦虑　与病情迁延、反复发作、出现并发症有关。

4. 潜在并发症　上消化道出血、穿孔、幽门梗阻、癌变。

【护理目标】

（1）病人疼痛缓解或者消失。

（2）病人消化道症状改善，养成良好饮食习惯，体重增加。

（3）病人情绪稳定，积极配合治疗护理。

（4）病人无并发症发生，或者发生并发症被及时发现并正确处理。

【护理措施】

（一）一般护理

1. 休息与活动　溃疡活动期、症状较重或有并发症时，应多卧床休息，以缓解疼痛。溃疡缓解期，鼓励病人适当活动，劳逸结合，以不感到疲劳和诱发疼痛为宜，避免餐后剧烈活动。夜间疼痛明显者，遵医嘱指导病人睡前加服 1 次抑酸药，以保证睡眠。

2. 饮食护理　指导病人规律进食，养成良好的饮食习惯。溃疡活动期应少量多餐、细嚼慢咽，避免夜间零食和睡前进食，有助于胃酸规律分泌。选择营养丰富、清淡、易消化的食物，症状明显者以面食为主，或以米粥代替；避免生、冷、硬、辛辣等刺激性食物及粗纤维食物，避免食用刺激胃酸分泌的食物及调味品。

3. 心理护理　采用放松技术如听音乐、转移注意力等方法，保持病人情绪稳定，减轻疼痛；告知病人溃疡经过积极治疗，是可以痊愈的，树立病人战胜疾病的信心；争取社会和家庭支持，帮助病人缓解焦虑情绪。

（二）病情观察

观察上腹部疼痛的规律及特点；监测生命体征、意识状态及腹部体征，如有呕血、黑便应考虑上消化道出血，有突发剧烈腹痛应考虑急性穿孔，及时发现和处理各种并发症。

（三）用药护理

遵医嘱用药，及时观察药物的疗效及不良反应。

1. 降低胃酸的药物　①碱性抗酸药：应在饭后 1 h 及睡前服用。服用片剂时应嚼碎服，服用乳剂前应充分摇匀;避免与酸性食物及饮料同服;避免与奶制品同时服用,因两者可相互作用形成络合物。氢氧化铝凝胶可引起磷缺乏症,表现为疲乏无力、食欲不振、便秘甚至骨质疏松等;镁制剂可引起腹泻。②抑制胃酸分泌的药物:H_2 受体拮抗剂应在餐中或饭后即刻服用,或一天的剂量睡前服用,与抗酸药同服应间隔 1 h 以上,静脉注射时速度宜慢,以免过快引起低血压和心律失常等不良反应,西咪替丁可导致性功能紊乱,少数病人还会引起一过性肝、肾功能损害,亦可有腹泻、疲乏、头晕等症状,出现上述反应应及时报告医生积极处理;奥美拉唑可引起头晕,用药期间避免从事高度精力集中的工作如开车、攀岩等;兰索拉唑可导致皮疹、瘙痒、肝功能异常,较为严重时要遵医嘱停药;泮托拉唑不良反应少,偶有头痛、腹泻等。

2. 保护胃黏膜的药物　硫糖铝应在进餐前 1 h 服用,可有便秘、口干、眩晕、皮疹等不良反应,不宜与多酶片同服,以免降低两者的药效。

（四）并发症的护理

上消化道出血或 GU 出现癌变时,详见本章相关内容;出现急性穿孔和持久幽门梗阻时,遵医嘱立即做好手术准备;急性幽门梗阻时,立即禁食、禁饮,行胃肠减压,并积极观察呕吐状况及病人有无水、电解质紊乱及酸碱失衡,遵医嘱及时补液治疗。

【健康教育】

1. 疾病相关知识指导　向病人及家属讲解消化性溃疡的病因、诱因、主要症状及可能出现的并发症等相关知识,出现症状和并发症要及时就医;告知他们通过积极的治疗、护理,溃疡是可以愈合并预防复发的,树立病人战胜疾病的信心。

2. 生活指导　指导病人规律饮食,戒烟限酒、避免刺激性的食物;合理安排活动和休息,劳逸结合,保持心情愉快。

3. 用药指导　指导病人遵医嘱正确使用药物,注意药物的疗效和不良反应,不可擅自停药、换药或减量,以免溃疡复发。慎用对胃、十二指肠黏膜有损伤的药物,如阿司匹林、泼尼松等,定期门诊复查。

【护理评价】

（1）病人疼痛是否缓解或者消失。

（2）病人消化道症状是否得到改善;是否养成良好饮食习惯,体重增加。

（3）病人是否情绪稳定,能否积极配合治疗护理。

（5）病人有无并发症发生,或者发生并发症能否被及时发现并正确处理。

第三节　胃癌病人的护理

案例引导

张某,男性,52 岁。10 个月前开始无明显诱因出现上腹部不适感,以餐后饱胀、隐痛为主,自服胃药后好转。半年前上述症状加剧,给予抑制胃酸、保护胃黏膜和止痛等治疗,症状有所缓解,但体重逐渐下降,1个月前开始出现排黑色大便,后进展为排柏油样稀便,到当地大医院检查胃镜初步诊断为"胃窦癌"。

问题:1. 胃癌的发病可能与哪些因素有关?

2. 该病人胃癌最主要的诊断依据是什么?

胃癌是发生在胃黏膜上皮的恶性肿瘤,占消化道恶性肿瘤的首位。胃癌在不同年龄、不同地区、不同国家种族有较大差异。男性发病率高于女性,男女之比约为 2:1,好发年龄为 50 岁以上。一般而言,有色人种发病率高于白种人,我国西北地区发病率最高,中南和西南地区较低。

【护理评估】

(一) 健康史

1. 病因　胃癌是一个多因素参与、多步骤进行性发展的过程。现一般认为,下列因素共同参与着胃癌的发生。

(1) 环境及饮食生活因素:在我国,西北与东部沿海地区胃癌发病率比南方地区明显增高。长期食用烟熏、霉变粮食、咸菜、盐腌食品的人群中胃癌发病率高;研究显示,吸烟者的胃癌发病危险性较不吸烟者高 50%。

(2) HP 感染:1994 年 WHO 宣布,HP 是人类胃癌发病的 I 类致癌原。我国胃癌高发区成人 HP 感染率在 60% 以上。

(3) 遗传因素:研究表明,胃癌的发病有明显的家族聚集现象,一般认为,遗传体质使易感者对致癌物质更敏感。

(4) 癌前状态:胃癌的癌前状态包括癌前疾病和癌前病变。癌前疾病有胃息肉、慢性萎缩性胃炎及胃部分切除后的残胃炎等胃良性疾病,有发展成胃癌的危险;癌前病变指容易发生癌变的胃黏膜病理组织学改变,包括胃黏膜上皮的异型增生和肠黏膜上皮的异型化生。

2. 发病机制

(1) 饮食因素所致的发病机制:烟熏、腌制食品含硝酸盐较高,硝酸盐可在胃内受细菌硝酸盐还原酶的作用,形成亚硝酸盐,再与胺结合成致癌的亚硝胺;高盐饮食发生胃癌,可能与高浓度盐导致胃黏膜损伤,黏膜易感性增加协同致癌作用有关。

(2) HP 感染所致的发病机制:HP 导致的慢性炎症有可能成为一种内源性致突变原;HP本身是一种硝酸盐还原剂,具催化亚硝酸盐转化作用而致癌;HP 的某些代谢产物可以促进上皮细胞变异。

(二) 临床表现

1. 症状　根据癌肿侵犯胃壁的程度,胃癌可分为早期和进展期。早期胃癌多无症状或仅有上腹不适、泛酸等轻微非特异性消化道症状,往往不被病人所重视;进展期胃癌最早出现的症状是上腹痛,一般较轻,且无规律性,进食或服用制酸剂后不能缓解,常伴有纳差、厌食、体重进行性下降等;晚期胃癌发展扩大,可出现上腹部持续性剧烈疼痛、相应部位的梗阻症状以及恶病质等。

2. 体征　早期无明显体征。进展期胃癌可有上腹部肿块,多偏右,有压痛;出现肝脏转移时会有肝肿大,扪及坚硬结节,常伴黄疸,甚至出现腹腔积液;远处淋巴结转移可在左锁骨上触及质地坚硬且固定的淋巴结,称为 Virchow 淋巴结。

3. 并发症　可并发出血、穿孔、贲门或幽门梗阻等。

(三) 心理和社会状况

胃癌一旦确诊,病人会出现紧张、恐惧等情绪;出现出血、梗阻等并发症时,更会加剧其焦虑、恐惧心理;晚期症状加重,加上化疗、放疗等不良反应,病人容易表现为悲观、甚至绝望。

(四) 辅助检查

1. 粪便隐血试验　呈持续阳性,对辅助诊断有一定的意义。

2. 血常规检查　多数病人会有缺铁性贫血的指标结果。

3. 胃镜及胃黏膜活检　内镜直视下可观察病变的部位、大小、性质,取黏膜做活组织病理检查,是确诊胃癌的主要手段。

4. X 线钡餐检查　主要表现为充盈缺损、边缘欠规则,或者腔内龛影及胃壁僵直失去蠕动等,其与良性息肉及溃疡的鉴别需要组织病理学的检查。

(五) 诊断要点

确诊主要依据胃镜及胃黏膜活检和 X 线钡餐检查。早期发现和诊断是胃癌根治的前提,有下列现象者,应及早和定期做胃镜检查:①40 岁以上,特别是男性,近期出现消化不良、呕血或黑便者;②慢性萎缩性胃炎伴胃酸缺乏,有不典型增生或肠化生者;③胃溃疡经正规治疗 2 个月无效,经检查溃疡反而增大者;④发现胃息肉>2 cm 者;⑤良性溃疡但胃酸缺乏者;⑥胃切除术后 10 年以上者。

(六) 治疗要点

1. 手术治疗　手术切除仍是目前有可能根治胃癌的唯一方案,也是治疗胃癌的主要手段。

2. 内镜下治疗　早期胃癌可以在胃镜下行高频电凝切除术、激光或者微波凝固及光动力治疗等,但有淋巴结转移,则应选择手术治疗切除。

3. 化疗　对有淋巴结转移的早期胃癌及进展期胃癌,可以在术前、术中或者术后,辅以化疗,使癌肿局限、消灭残存癌细胞及防止复发、转移。晚期化疗主要是缓解症状,改善病人生命质量和延长生命。常用药物有氟尿嘧啶(5-FU)、替加氟(FT-207)、丝裂霉素(MMC)、阿霉素(ADM)等。

4. 支持治疗　高能量营养疗法,增强病人体质;使用生物治疗等,提高病人免疫力。

【护理诊断/问题】

1. 疼痛:腹痛　与癌肿浸润有关。

2. 营养失调:低于机体需要量　与消化吸收障碍、幽门梗阻引起呕吐有关。

3. 活动无耐力　与疼痛及体力消耗过多有关。

4. 预感性悲哀　与病情严重、预后差有关。

【护理目标】

(1) 病人疼痛减轻或者消失。

(2) 病人能满足营养供给,保持体重,维持日常活动耐力。

（3）病人能知晓疾病相关知识，保持情绪稳定，积极配合治疗。

【护理措施】

（一）一般护理

1. 休息与活动　早期病人病情轻时，可以适当活动、进行体育锻炼，以不疲劳为宜；重者卧床休息，取舒适卧位。

2. 饮食护理　能进食者，鼓励病人尽可能地进食，给予高热量、高蛋白、高维生素、易消化的流质或半流质饮食，改善病人的营养状况；创建良好进餐环境，减少不良刺激，变换食物的色、香、味，促进食欲。

3. 心理护理　与病人建立良好的护患关系，运用沟通技巧，真诚地关心、体贴病人，稳定病人情绪；介绍胃癌治疗新进展，提高病人信心，积极配合治疗；化疗及晚期病人，应认真听取病人感受，尊重、维护其尊严，给予支持和鼓励；取得家属及社会对病人的支持，树立其战胜疾病的信心。

（二）病情观察

观察病人疼痛的部位、性质、持续时间及缓解方式，有无严重的恶心及呕吐、吞咽困难、呕血及黑便等症状；定期监测体重及血清白蛋白、血红蛋白等，观察病人营养状态等。

（三）对症护理

疼痛明显者，除采取各种放松疗法外，应遵医嘱使用止痛药，应遵循 WHO 推荐的三阶梯疗法；吞咽困难、幽门梗阻、严重呕吐者及晚期胃癌病人，遵医嘱静脉补充高营养物质，维持机体代谢需要。

（四）用药护理

遵医嘱用药，注意观察药物的疗效及不良反应。多数化疗药物可导致骨髓抑制、胃肠道反应、肝功能异常等，应定期验血，及时发现并处理；使用三阶梯疗法止痛时，应从弱到强，先使用非麻醉药，不能控制再加用弱麻醉及强麻醉镇痛药。

【健康教育】

1. 疾病预防指导　避免高盐、烟熏和腌制食品，不吃霉变食品；提倡多吃富含维生素 C 的新鲜蔬菜、水果。对胃癌高危人群，如癌前疾病或癌前状态者，定期复查，以便早期诊断及治疗。

2. 生活方式指导　指导病人规律生活、充足睡眠，根据病情及体力耐受程度，适当活动，增加机体抵抗力；体质虚弱者，做好皮肤、口腔等基础护理，防止继发感染；鼓励病人保持心情愉快，以乐观积极的心态面对疾病。

3. 用药指导及复查　指导病人合理使用止痛药，告知药物疗效及不良反应；指导病人定期复查，监测病情发展，及时调整治疗方案；教会病人及家属识别并发症的表现，及时就诊。

【护理评价】

（1）病人疼痛是否减轻或者消失。

（2）病人能否满足营养供给，保持体重；是否能维持日常活动耐力。

（3）病人是否知晓疾病相关知识，能否保持情绪稳定，配合治疗是否积极。

第四节　肝硬化病人的护理

案例引导

余某,男性,60 岁。6 年前无明显诱因出现乏力、腹胀,1 个月前上述症状进行性加重,伴纳差、厌油。发病以来,精神尚可,大便正常,尿量减少,体重增加 3 kg。既往乙肝病史 30 年。查体:T 36.5 ℃、P 86 次/分、R 16 次/分、BP 125/80 mmHg。慢性病容,巩膜轻度黄染,面部可见 1 个蜘蛛痣,心、肺、淋巴结检查无异常。肝脏肋下未扪及,脾肋下 3 cm,腹壁静脉扩张,呈蚯蚓状改变,腹部膨隆,移动性浊音(＋),双下肢水肿。

问题:1. 该病人最可能的医疗诊断是什么? 为明确诊断,还可以做哪些检查?

2. 该病人有哪些护理诊断/问题? 饮食及腹腔积液护理要点有哪些?

肝硬化是一种由不同病因引起的常见慢性、进行性、弥漫性肝病。其病理特点为广泛肝细胞变性坏死、肝细胞再生结节形成、结缔组织增生及纤维化,导致正常肝小叶结构破坏和假小叶形成。临床上可有多系统受累,主要表现为肝功能损害和门静脉高压,晚期出现上消化道出血、肝性脑病、继发感染等严重并发症。

【护理评估】

(一)健康史

1. 病因

(1)病毒性肝炎:我国引起肝硬化最常见的原因,主要为乙型肝炎,其次为丙型或丁型肝炎,通常经过慢性肝炎演变而来。慢性肝炎的重叠感染可加速病情的发展。

(2)慢性酒精中毒:国外引起肝硬化的主要原因。在我国约占 15%,长期大量饮酒(每日摄入酒精 80 g 在 10 年以上)时,酒精及其中间代谢产物(乙醛)的毒性作用,可引起酒精性肝炎。

(3)药物及化学性毒物:长期使用对肝脏有毒性的药物,如巴比妥类、抗结核药、抗肿瘤药物,或者长期接触化学毒物,如砷、磷、四氧化碳等,都可能引起中毒性肝炎,而逐渐演变成肝硬化。

(4)胆汁淤积:各种原因引起的长期胆汁淤积、肝外胆管阻塞、高浓度胆汁酸和胆红素的毒性作用,导致胆汁性肝硬化。

(5)循环障碍:慢性充血性心力衰竭、缩窄性心包炎、肝静脉和(或)下腔静脉阻塞等,长期引起肝脏淤血,肝细胞缺血、缺氧、坏死和结缔组织增生,导致淤血性肝硬化。

（6）血吸虫病性肝硬化：反复或长期感染日本血吸虫，虫卵会沉积于肝脏汇管区，刺激肝纤维组织增生，导致肝硬化。

（7）其他：如免疫紊乱、营养障碍、遗传和某些代谢性疾病等，也可以引起肝硬化。

2. 发病机制 上述各种病因均可引起肝脏的持续损伤，其病理变化和发展演变过程基本一致。其特征为肝细胞广泛变性坏死、正常肝小叶纤维支架塌陷；残存肝细胞形成不规则结节状肝细胞团（再生结节）；汇管区之间或汇管区与肝小叶中央静脉之间，大量结缔组织增生及纤维化并相互连接，导致假小叶形成。以上病理变化导致肝内血管扭曲、受压、闭塞，肝内门静脉、肝动脉小分支、肝静脉之间异常吻合形成短路，引起肝内血液循环紊乱，而假小叶的形成，使肝细胞失去正常的血液供应进一步引起肝细胞缺氧、坏死及纤维增生，陷入恶性循环。肝内严重血液循环障碍，是门静脉高压形成的病理基础，也使肝细胞缺氧和营养障碍加重，促使肝硬化的发展演变。

（二）临床表现

1. 症状 多数肝硬化病人起病隐匿，发展缓慢，可隐伏 3~5 年或更长时间。少数病例因病情严重，肝细胞大面积坏死，经 3~6 个月即发展成肝硬化。根据有无腹腔积液及上消化道出血等并发症，分为代偿期或失代偿期肝硬化。

1）肝功能代偿期 早期症状轻，缺乏特异性。乏力、食欲减退、体重减轻出现较早，可伴恶心、上腹隐痛、腹泻等消化道症状。多呈间歇性，因劳累或伴其他疾病而出现，经休息或治疗后可缓解。营养状况一般，肝、脾轻度肿大，肝功能多正常或轻度异常。

2）肝功能失代偿期 症状显著，主要表现为肝功能减退和门静脉高压引起的全身多系统症状。

（1）肝功能减退的症状：肝功能减退会出现如下症状。

①全身症状：一般情况及营养状况较差，乏力常为病人早期症状，可有精神不振，消瘦、面色晦暗，部分病人可有低热、水肿等。

②消化道症状：可有食欲不振、厌食，进食后上腹饱胀不适、恶心或呕吐等，对脂肪、蛋白质耐受性差，稍进油腻肉食易引起腹泻，其产生与门静脉高压时胃肠道淤血水肿、消化吸收障碍和肠道菌群失调等有关。半数以上病人有轻度黄疸，少数为中、重度黄疸，提示肝细胞有进行性或广泛坏死，预后较差。

③出血倾向和贫血：轻者表现为鼻出血、牙龈出血、皮肤紫癜等皮肤黏膜出血，重者可有内脏出血（如胃肠出血）等倾向，与脾功能亢进、肝脏合成凝血因子减少和毛细血管脆性增加有关。另外，病人有不同程度的贫血，与营养不良、肠道吸收障碍、出血倾向和脾功能亢进等因素有关。

④内分泌紊乱：由于肝脏灭活雌激素的能力减弱，导致雌激素增多、雄激素减少，男性病人常有性欲减退、睾丸萎缩、毛发脱落及乳房发育等表现，女性可有月经不调、闭经、不孕等表现；部分病人在面部、颈、上胸和上肢等上腔静脉区域引流出现蜘蛛痣，在手掌大、小鱼际和指端腹侧部位出现皮肤发红，称为肝掌，均与雌激素增多有关。肝功能减退时，肝脏对醛固酮和抗利尿激素灭活作用减弱，导致继发性醛固酮增多和抗利尿激素增多，出现尿量减少和水肿，也是腹腔积液形成和加重的因素之一；由于肾上腺皮质功能减退，病人面部和其他暴露部位可见皮肤色素沉着。

（2）门静脉高压的症状：门静脉高压可导致如下症状。

①脾肿大：脾脏因长期淤血而肿大，多为轻、中度肿大，晚期脾肿大常伴有白细胞、血小板

和红细胞计数减少,称为脾功能亢进。

②三条侧支循环的建立和开放:门静脉压力增高时,来自消化道和脾脏的回心血液流经肝脏受阻,导致主要的门静脉与腔静脉之间的交通支开放并扩张,血流量增加,侧支循环建立,这是门静脉高压的特征性表现。(a)食管下段和胃底静脉曲张:主要是门静脉系的胃冠状动脉和腔静脉系的食管静脉、奇静脉等开放所致,常因进食粗糙食物机械损伤、胃酸反流腐蚀损伤时,或恶心、呕吐、咳嗽、便秘等腹内压增高时,曲张静脉容易破裂引起大出血。(b)腹壁静脉曲张:门静脉回流受阻,脐静脉重新开放,与附脐静脉、腹壁静脉等连接,脐周和腹壁可见迂曲静脉,以脐为中心向上及向下腹壁延伸。(c)痔静脉曲张:门静脉系的直肠上静脉与下腔静脉系的直肠中、下静脉吻合扩张,形成痔核,破裂时可引起便血。

③腹腔积液:肝硬化失代偿期最突出的表现,约75%以上的失代偿期病人可有不同程度的腹腔积液存在。病人常伴腹胀、食欲减退,大量腹腔积液时腹部明显膨隆,腹部皮肤绷紧发亮,呈蛙状腹,可有呼吸困难、心悸等症状,部分病人可发生脐疝。腹腔积液形成的机制与下列因素有关。(a)门静脉高压:腹腔积液形成的主要原因。门静脉高压在 $300 \ mmH_2O$ 以上时,腹腔脏器毛细血管网静水压显著增高,组织间液回吸收减少而漏入腹腔。(b)低白蛋白血症:腹腔积液形成的另一个重要原因。肝功能减退,肝脏合成白蛋白减少,且蛋白质摄入及吸收障碍,可发生低白蛋白血症。当血清白蛋白低于 $30 \ g/L$ 时,血浆胶体压明显降低,血管内液外渗,导致腹腔积液形成。(c)肝淋巴液生成过多:肝静脉回流受阻,肝淋巴液生成明显增加,超过胸导管引流能力,淋巴管内压力过大,大量淋巴液从肝包膜和肝门淋巴管渗出至腹腔。(d)抗利尿激素和继发性醛固酮增多:肝功能减弱,对抗利尿激素和醛固酮的灭活作用减弱,导致肾脏对水、钠的重吸收增加而加重腹腔积液。(e)有效循环血容量不足:腹腔积液时,有效循环血容量不足,肾脏血流量减少,肾小球滤过率降低,肾脏排水、钠减少而加重腹腔积液。

2. 体征 病人呈慢性肝病面容,面色晦暗、无光泽,皮肤干燥粗糙,晚期多有明显消瘦。部分病人皮肤可见肝掌、蜘蛛痣,男性乳房发育等。多数病人可有腹腔积液,表现为腹部膨隆,移动性浊音阳性,严重者还伴有双下肢明显水肿、甚至胸腔积液。部分病人可见以脐为中心的腹壁静脉曲张。

肝脏早期轻度肿大,表面尚光滑,质地稍硬。晚期肝脏缩小,表面可呈结节状,质地坚硬,一般无压痛。半数以上病人可触及脾脏中度肿大,少数重度肿大。

3. 并发症

(1)上消化道出血:肝硬化最常见的并发症,多为食管下段、胃底静脉曲张破裂所致,少数为并发急性胃黏膜糜烂或者消化性溃疡引起。起病急,常为大量出血,主要表现为突发大量呕血、黑便,可导致失血性休克或诱发肝性脑病。诱因主要有腹内压突然增高、进食粗糙刺激食物或胃酸反流腐蚀损伤食管胃底黏膜。

(2)肝性脑病:肝硬化最严重的并发症,也是病人最常见的死因。详见本章"肝性脑病病人的护理"。

(3)感染:由于病人抵抗力低下,以及门腔静脉开放等原因,病人常可并发各种细菌感染,包括自发性细菌性腹膜炎、肺炎、胆道感染等。自发性细菌性腹膜炎是在腹腔内无感染源的情况下发生的,致病菌多为革兰阴性杆菌,病人主要表现为发热、腹痛、腹胀、腹膜刺激征等。

(4)电解质和酸碱平衡紊乱:主要表现为低钠、低钾、低氯血症及代谢性碱中毒,与病人长期食欲减退、低钠饮食、大量利尿以及大量放腹腔积液有关。

(5)原发性肝癌:肝硬化病人如果病情迅速恶化,肝脏迅速增大,伴肝区持续性疼痛,或出现血性腹腔积液等,应警惕并发原发性肝癌。

(6)肝肾综合征:又称功能性肾衰竭。严重肝硬化病人,多种原因导致全身有效循环血容量不足,引起肾血管强烈收缩,肾血流量明显减少,肾小球滤过率下降所致。主要表现为少尿或无尿、氮质血症、稀释性低钠血症等,但肾脏无明显器质性损伤。

(7)肝肺综合征(HPS):是发生在严重肝病基础之上的低氧血症,主要与肺内血管扩张有关。临床表现为呼吸困难和低氧血症。

(三)心理和社会状况

肝硬化病程迁延,随着病情反复逐渐加重,病人会逐渐丧失工作能力,加上经常住院,经济负担过重、家庭生活质量受到影响等,均可使病人出现焦虑、易怒、抑郁、紧张等各种心理问题;出现各种严重并发症时,病人更易出现恐慌、悲观、甚至绝望等心理反应。

(四)辅助检查

1. 实验室检查

(1)血常规检查:代偿期多正常,失代偿期可有不同程度的贫血。脾功能亢进时,可出现全血细胞减少。

(2)肝功能检查:代偿期正常或轻度异常,失代偿期多明显异常,可有白蛋白(A)降低,球蛋白(G)增高,A/G下降甚至倒置,还可伴有谷丙转氨酶(ALT)、谷草转氨酶(AST)增高,重症病人血清总胆红素、结合胆红素均升高,凝血酶原时间可有不同程度的延长。

(3)腹腔积液检查:一般为漏出液。并发自发性腹膜炎时,腹腔积液检查则为渗出液。出现血性腹腔积液,应警惕原发性肝癌的发生。

2. 影像学检查 超声影像、CT和MRI等检查,可显示肝脾大小和质地变化、门静脉及脾静脉宽度以及腹腔积液情况;X线钡餐检查可以发现有无食管胃底静脉曲张。

3. 内镜检查 胃镜检查可以发现有无食管胃底静脉曲张及程度;并发上消化道大出血时,还可确定出血的原因、部位,并进行止血治疗;腹腔镜可以直接观察肝、脾的情况,并可在直视下对病变部位行穿刺做活检。

4. 肝穿活检 B超指引下行肝穿活检,发现有假小叶形成可确诊肝硬化,是代偿期肝硬化诊断的金标准。

(五)诊断要点

肝硬化代偿期的诊断常不容易,对慢性肝炎、长期酗酒者,应定期复查,肝穿活检发现假小叶形成可确诊;失代偿期肝硬化主要根据病史,肝功能减退和门静脉高压的临床表现,以及血常规、肝功能检查、影像学检查等资料,可以得出诊断。

(六)治疗要点

肝硬化目前尚无特效治疗,主要采取综合治疗措施。代偿期病人主要是早发现,加强病因治疗,注重一般治疗和支持治疗,保护肝功能,延长代偿期时间;失代偿期主要是对症治疗,改善肝功能,防止并发症的发生。

1. 一般治疗

(1)休息:代偿期病人应避免劳累、保证休息,适当减少活动;失代偿期者应适当增加卧床休息时间。

(2)饮食:给予高热量、高蛋白、高维生素、易消化食物。有食管胃底静脉曲张者,应避免进食粗糙、刺激性食物;有腹腔积液者,应限水限钠;病情严重或有肝性脑病倾向者,应限制或禁食蛋白;禁烟、酒,禁用对肝脏有损害的食物和药物。

(3) 抗纤维化治疗:代偿期病人可适当服用抗纤维化的药物(如秋水仙碱),或者保护肝细胞的药物(如肌苷、辅酶 A 等)。

(4) 支持疗法:对病情重、进食少、营养摄入不足者,可静脉补充营养,纠正水、电解质及酸碱失衡。

2. 腹腔积液的治疗

(1) 限制水、钠的摄入:低盐或无盐饮食,盐的摄入每日控制在 1.2~2 g;限水一般不需要过分严格,当血清钠低于 125 mmol/L 时,每日约限水 1000 mL,量出为入。

(2) 利尿剂:常用保钾利尿剂(如螺内酯和氨苯蝶啶等)和排钾利尿剂(如速尿、氢氯噻嗪等)联合应用,既可增大疗效,又可以减少不良反应。

(3) 提高血浆胶体渗透压:对严重低白蛋白血症者,每周定期、多次输入新鲜血浆或人体白蛋白,提高血浆胶体渗透压,促进腹腔积液消退。

(4) 难治性腹腔积液的治疗:经严格限水限钠、利尿剂治疗已使用最大剂量、去除各种病因后,仍难以消退的难治性腹腔积液病人,可采取大量放腹腔积液加输入白蛋白、腹腔积液浓缩回输术或经颈静脉肝内门体分流术等方法进行治疗。

3. 并发症的治疗

(1) 自发性细菌性腹膜炎:加强全身支持治疗的同时,及时选用对革兰阴性杆菌有效且在腹腔积液中浓度高、肾毒性小的广谱抗生素,临床首选第三代头孢菌素,可与喹诺酮类药物联用,以提高疗效。

(2) 肝肾综合征(HRS):积极预防和消除引起肝肾综合征的诱因,如感染、过度利尿、上消化道出血、肾毒性药物的使用等;输注血浆、白蛋白等增加有效血容量,改善肾灌注量;使用血管活性药物等。

(3) 其他:上消化道出血、肝性脑病、原发性肝癌的治疗详见本章其他相关章节;肝肺综合征目前治疗无特效,可以考虑肝移植。

4. 肝移植　肝移植是治疗晚期肝硬化最有效的方法。

【护理诊断/问题】

1. 营养失调:低于机体需要量　与肝功能减退、门静脉高压引起的食欲减退、消化吸收障碍有关。

2. 体液过多　与肝功能减退、门静脉高压引起的水钠潴留有关。

3. 焦虑　与病情反复、担心疾病预后不良有关。

4. 有皮肤完整性受损的危险　与营养不良、水肿、长期卧床有关。

5. 潜在并发症　上消化道出血、肝性脑病、继发感染、肝肾综合征等。

【护理目标】

(1) 病人能认识到营养的重要性,自觉进行合理饮食,营养状况得到改善。

(2) 病人腹腔积液和皮肤水肿减轻或者消失。

(3) 病人保持稳定情绪,积极配合治疗护理。

(4) 病人保持皮肤完整,无破损及感染。

(5) 病人无并发症发生,或者发生并发症时能被及时发现并正确处理。

【护理措施】

（一）一般护理

1. 休息与活动　失代偿期病人应以卧位休息为主，可以减轻体力消耗，减轻肝脏负担，增加肝脏血流量，改善肝循环，有利于肝细胞的修复和再生，但为避免长期卧床所致的消化不良，也应适当活动，以不疲劳为宜；代偿期病人可以参加较为轻松的工作。

2. 饮食护理　饮食护理是改善肝功能、延缓病情发展的基本措施。饮食基本原则为食用高热量、高蛋白质、高维生素、适量脂肪、易消化的食物。蛋白质是修复肝细胞和维持血浆白蛋白正常的重要物质基础，血氨正常者，给予高蛋白质饮食，蛋白质应以豆制品、瘦肉、鸡肉、牛奶、鸡蛋等为主；血氨升高者或者肝功能损害严重者，应限制或禁食蛋白质，待病情好转后，逐渐增加蛋白质摄入，以植物蛋白为主，因其含支链氨基酸较多。腹腔积液明显者，限水限钠，盐的摄入每日控制在 1.2～2 g，每日约限水 1000 mL，量出为入。有食管胃底静脉曲张者，应避免进食坚硬、粗糙、刺激性食物，以免诱发上消化道大出血。严禁饮酒。

3. 皮肤护理　有下肢水肿者，保持皮肤清洁干燥，及时翻身，避免推、拉、拽，以防皮肤破溃；皮肤瘙痒者，穿宽松棉质衣服，避免搔抓，必要时适当涂擦炉甘石洗剂等止痒。

4. 心理护理　肝硬化病人病情反复，预后较差，病人容易出现焦虑、悲观等情绪。应多与病人沟通交流，给予及时真诚地关心和支持，鼓励他们说出内心的感受，并及时取得家庭的支持，增强病人战胜疾病的信心，使其积极配合治疗和护理。

（二）病情观察

观察病人有无食欲减退、恶心、呕吐等消化道症状，评估病人的营养状况；观察病人腹腔积液及水肿的消长情况，准确记录 24 h 出入量，每日测腹围及体重；观察病人有无呕血、黑便，或者精神状态紊乱、感染等并发症的发生，及时发现并处理。

（三）腹腔积液护理

1. 体位　少量腹腔积液的病人应取平卧位，增加肝、肾血流量；大量腹腔积液的病人应取半坐卧位，使膈肌下降，有利于缓解呼吸困难；下肢水肿者，抬高下肢，增加回心血量，减轻水肿；阴囊水肿者，用托带托起阴囊，有利于水肿消退。

2. 饮食　限制水、钠摄入，具体见饮食护理。

3. 防止腹内压骤降的因素　如避免咳嗽、打喷嚏、用力排便等。

4. 用药护理　遵医嘱使用利尿剂，注意观察其疗效及不良反应，特别注意维持水、电解质及酸碱平衡。利尿效果不可过快，一般以每日不超过 0.5 kg（无水肿者）或 1 kg（有下肢水肿者）为宜。

5. 腹腔穿刺放腹腔积液的护理　术前向病人和家属讲解操作的目的、方法、注意事项，测体重、腹围、生命体征；术中及术后密切观察病人生命体征，有无不良反应发生；术后用无菌敷料覆盖穿刺部位，以防感染，束紧腹带，以防腹内压骤降；观察腹腔积液的颜色、量、性状，及时送检。

（四）用药护理

遵医嘱服用抗纤维化或者保肝药时，注意药物的疗效及不良反应，切勿滥用；慎用对肝脏有损害的药物；利尿剂的护理详见本章腹腔积液护理部分。

（五）并发症的护理

上消化道出血、肝性脑病、原发性肝癌的护理见本章相关内容。

【健康教育】

1. 疾病相关知识指导　向病人及家属讲解本病的病因、主要表现、可能出现的并发症、预后，以及自我护理的方法，指导病人积极配合治疗，延缓病情发展，提高生命质量。

2. 生活方式指导　指导病人合理饮食，适当安排休息和活动，保证充足的睡眠和休息。生活规律，保持心情愉快。

3. 用药指导　指导病人严格遵医嘱用药，禁忌盲目和滥用药物，以免加重肝脏负担；勿用对肝脏有损害的药物；指导常用药物的原理、用法，注意观察药物的疗效和不良反应。

4. 定期复查　指导病人定期到医院进行复查，使病人及家属了解各种并发症的诱因及表现，以便发现病情变化，及时就诊。

【护理评价】

(1) 病人能否进行合理饮食，营养状况是否得到改善。

(2) 病人腹腔积液和皮肤水肿是否减轻或者消失。

(3) 病人是否保持稳定情绪，是否能积极配合治疗护理。

(4) 病人是否皮肤完整，无破损及感染。

(5) 病人有无并发症发生，或者发生并发症时是否被及时发现并正确处理。

第五节　原发性肝癌病人的护理

案例引导

王某，男性，39 岁。半年前无明显诱因出现右上腹钝痛，为持续性，自服去痛片缓解。1 个月来，右上腹痛加重，止痛药效果不好，自觉右上腹饱满，能触及包块，伴腹胀、纳差、恶心，B 超显示肝脏占位性病变。病人自发病来，偶有发热（体温最高 37.8 ℃），体重下降约 5 kg，既往有乙型肝炎病史 15 年，每日饮酒约 250 g。

问题：1. 该病人为明确诊断，还应该进行哪些检查？

2. 该疾病最主要的治疗手段有哪些？

3. 为预防该疾病，应怎样加强对患病人群的健康教育？

原发性肝癌是指发生在肝细胞或肝内胆管细胞的癌肿，是我国常见的恶性肿瘤之一。其发病率为我国沿海地区人群高于内地人群，东南和东北地区人群高于西南和西北地区人群。肝癌可发生于任何年龄，其中以 40～50 岁多见，男女之比为 (2～5)∶1。

【护理评估】

(一) 健康史

1. 病因　目前尚未确定，普遍认为与以下几点因素有关。

（1）病毒性肝炎：研究显示，在我国肝癌高发区，乙型肝炎感染率高达 90％，日本、欧洲的肝癌病人中，丙型肝炎抗体阳性率明显增高，可见，乙肝病毒和丙肝病毒均是肝癌的促发因素。

（2）肝硬化：原发性肝癌合并肝硬化者为 50％～90％，肝硬化病人每年约 3％会发展成肝癌。在国外，肝癌常发生在酒精性肝硬化基础上；在我国，肝癌常发生乙肝病毒、丙肝病毒感染后的肝硬化。

（3）黄曲霉毒素：黄曲霉毒素的代谢产物黄曲霉毒素 B_1 有强烈的致癌作用。流行病学调查显示，在粮食被黄曲霉毒素 B_1 严重污染的地区，肝癌的发病率较高。

（4）饮用水污染：有研究显示，饮用水污染与肝癌的发生有一定关系。池塘中滋生的蓝绿藻可产生藻类毒素，有明显的促癌作用。

（5）其他因素：另外，长期饮酒、吸烟及遗传、有机氯类农药、寄生虫感染等，都可能与肝癌的发生有关。

2. 发病机制　具体不明。

（二）临床表现

原发性肝癌起病隐匿，早期缺乏典型症状和体征，经甲胎蛋白（AFP）普查出的早期病例无任何症状体征，称为亚临床肝癌。出现症状才就诊者，大多数病程已经进入中、晚期。

1. 症状

（1）肝区疼痛：半数以上病人肝区疼痛为首发症状，多呈持续性钝痛、胀痛或刺痛，是由于肿瘤生长迅速，使肝包膜张力增加所致。部分病人疼痛可牵涉至右肩背部，表面的肝癌结节，可发生包膜下出血或向腹腔内破裂，出现肝区剧烈疼痛、腹膜刺激征等急腹症表现。

（2）全身症状：主要表现为乏力、发热、营养不良、进行性消瘦等，严重者可有恶病质的表现。少数病人由于癌肿本身的代谢异常，出现内分泌代谢异常，如高血钙、高血脂、自发性低血糖等伴癌综合征的表现。

（3）消化道症状：主要表现为食欲减退、恶心、呕吐、腹胀等。

（4）转移灶症状：晚期肝癌转移，可引起相应的症状。其中肺转移和骨转移多见，如肺转移可引起咳嗽、咯血；胸腔转移可有血性胸腔积液、胸痛；骨转移可出现局部压痛或神经受压的症状等。

2. 体征

（1）肝区肿大：进行性肝区肿大，是晚期肝癌最常见的体征之一。肝质地坚硬，表面凹凸不平，边缘不规则，常呈结节状，可有不同程度的压痛。

（2）黄疸：一般出现在肝癌晚期，多数为阻塞性黄疸，少数为肝细胞性黄疸。前者主要是癌肿或肝门转移性淋巴结压迫胆管所致，后者主要是由于癌组织肝内广泛浸润或合并肝硬化，引起肝细胞严重损害所致。

（3）肝硬化征象：肝癌伴肝硬化者，可有肝功能减退和门静脉高压的症状、体征。有腹腔积液者，表现为腹腔积液增加迅速且难治，为漏出液，多呈血性腹腔积液。

3. 并发症

（1）肝性脑病：肝癌终末期最严重的并发症，约是 1/3 肝癌病人的死因。

（2）上消化道出血：肝硬化或者癌栓阻塞导致门静脉高压，引起食管胃底静脉曲张破裂出血；晚期肝癌可因胃肠道黏膜糜烂或者凝血功能障碍引起出血。约占肝癌死因的 15％。

（3）肝癌结节破裂出血：肝癌组织坏死、液化，可引起自发破裂或因外力作用导致破裂。破裂局限于包膜下，可形成压痛性血肿；破入腹腔则可引起急性腹痛及腹膜刺激征，严重者还可致休克,甚至死亡。约占肝癌死因的10%。

(4)继发感染:病人因长期大量消耗,以及化疗、放疗后白细胞减少,抵抗力低下,容易并发各种感染,如肺炎、肠道感染、泌尿系统感染、败血症等。

(三)心理和社会状况

多数肝癌病人是通过体检或普查发现的,往往无自觉症状,容易出现否认、愤怒、悲伤、接受等几个心理阶段。一旦确诊,因预后较差,极易出现悲观,甚至绝望等心理。应全面评估病人及家属对疾病的认识,以及家庭和社会支持度。

(四)辅助检查

1.肝癌肿瘤标记物检测

(1)血清甲胎蛋白(AFP)测定:广泛用于肝癌普查,有助于发现早期肝癌,对诊断本病有相对的特异性,也是反映病情、判断疗效、预测复发最敏感的指标。

(2)其他:肝癌病人血清中 γ-谷氨酰转肽酶及其同工酶、血清岩藻糖苷酶、异常凝血酶原、乳酸脱氢酶同工酶常高于正常,有助于 AFP 阴性肝癌的诊断,但缺乏特异性。

2.影像学检查

(1)超声检查:最常用、最有效的首选无创性检查方法,对直径 2 cm 以上的肿瘤,可发现其大小、形态、所在部位以及肝静脉或门静脉内有无癌栓。AFP 结合 B 超检查,是早期诊断肝癌的主要方法。

(2)CT 检查:CT 具有较高的分辨率,可检出直径 1.0 cm 左右的微小癌灶。

(3)磁共振成像(MRI):能清楚显示肝癌内部结构特征,用于怀疑肝癌但 CT 没有发现病灶或不能确定性质者。

(4)选择性肝动脉造影检查:用于其他影像学检查没发现病灶,但仍怀疑肝癌者,属创伤性检查,必要时才考虑采用。

3.肝穿刺活体组织检查 在 B 超、CT 引导下行细针穿刺活体组织检查,是确诊肝癌最可靠的方法。适用于经过各种检查仍不能确诊,但又高度怀疑者。

(五)诊断要点

中年人,特别是有肝病史的病人,若有原因不明的肝区疼痛、消瘦、进行性肝脏肿大者,应及时进行甲胎蛋白(AFP)检测、B 超等影像学检查,有助于早期诊断。

(六)治疗要点

早发现、早诊断、早治疗是改善肝癌预后最主要的措施,早期肝癌尽可能手术切除,不能手术切除者,应根据病情进行个体化综合治疗措施。

1.手术治疗 手术切除是治疗肝癌的首选,也是目前根治肝癌最有效的方法。

2.局部治疗

(1)肝动脉化疗栓塞治疗(TACE):肝癌非手术疗法中的首选方案。TACE 是在 X 线指引下,将导管插到固有动脉或其分支,注射抗肿瘤药物和栓塞剂。常用栓塞剂为碘化油和明胶海绵碎片,或者用抗肿瘤药物与碘化油混合后,注入肝动脉,发挥持久的抗癌作用。多次治疗后,可使癌肿明显缩小,缓解症状,或再进行手术切除。

(2)无水酒精注射法(PEI):在 B 超指引下,将适量的无水酒精直接注射到肿瘤内,使肿瘤细胞脱水、变性、坏死。PEI 可使小肝癌明显缩小,甚至治愈,也可延缓晚期肝癌的生长速度,延长病人生命,适用于肿瘤直径在 3 cm 以内、结节数在 3 个以下,伴有肝硬化而不能进行手术的病人。

3. 化学治疗 顺铂常为肝癌首选化疗药物,其他常用化疗药物还有多柔比星、5-氟尿嘧啶、丝裂霉素 C 等,多采用联合用药。

4. 放射治疗 对一般情况较好、肝功能尚好、癌肿较局限、尚无远处转移而又不适于手术切除者,可采用放射治疗为主的综合治疗。

5. 生物和免疫治疗 用于手术切除、化疗、放疗后,控股和增加疗效。目前,单克隆抗体(mAbs)和酪氨酸激酶抑制剂(TKI)类的各种靶向治疗药物,已相继应用于临床治疗。

6. 中医中药治疗 可通过调节机体的抗肿瘤能力,促进病人恢复,减轻化疗、放疗的不良反应。

【护理诊断/问题】

1. 疼痛:肝区疼痛 与肿瘤增大、肝包膜张力增高或肝动脉化疗栓塞术后产生栓塞综合征有关。

2. 营养失调:低于机体需要量 与长期慢性消耗、抗肿瘤药物引起胃肠道反应有关。

3. 预感性悲哀 与病情严重、预后不良有关。

4. 潜在并发症 肝性脑病、消化道出血、肝癌结节破裂、继发感染等。

【护理目标】

(1)病人疼痛减轻或消失。

(2)病人营养状况得到改善,体重无明显下降。

(3)病人能保持情绪稳定,能积极配合治疗和护理。

(4)病人无并发症发生,或者发生并发症时被及时发现并正确处理。

【护理措施】

(一)一般护理

1. 休息与活动 保持环境安静、舒适,病人以卧床休息为主,减轻体力消耗,增加肝脏血流量,减少肝脏负担。

2. 饮食护理 给予高热量、高蛋白质、高维生素、易消化、富营养的食物;增加食物的色、香、味,促进病人食欲;恶心、呕吐严重者,遵医嘱使用止吐剂,呕吐后 30 min 内暂禁食;进食无法满足机体需要者,遵医嘱静脉补充营养。

3. 心理护理 全面评估病人的心理反应,建立良好的护患关系,鼓励病人表达内心的感受,帮助病人取得良好的家庭支持,稳定病人情绪,坚定其战胜疾病的信心。

(二)病情观察

观察病人疼痛的部位、性质、持续时间、程度,以及有无发热、腹腔积液、黄疸、体重减轻等伴随症状;观察有无肿瘤转移的征象,如咳嗽、咯血、胸痛、局部压痛等;观察有无并发症的表现,如呕血、黑便,意识状态的改变,或者出现剧烈腹痛、急性腹膜炎等症状。

(三)疼痛护理

轻度疼痛者,保持环境安静、舒适,避免不良刺激,缓解心理压力,适当应用放松技巧和转移注意力的方法,减轻疼痛;效果不佳者的中、重度疼痛,可根据 WHO 的疼痛三阶梯止痛法,遵医嘱使用镇痛药,或使用自控镇痛法(PCA)进行止痛,注意观察疗效及不良反应。

(四)肝动脉化疗栓塞的护理

1. 术前护理 ①耐心向病人及家属介绍简要的手术过程及手术的优点、注意事项,消除其紧张、恐惧心理；②完善各项术前检查：如三大常规检查，出、凝血时间测定，肝、肾功能，心电图，CT、B超等；③术前行备皮，做碘过敏试验、抗生素过敏试验，静脉留置针穿刺等，术前0.5 h遵医嘱给予镇静剂；④术前1天给予易消化饮食，术前6 h禁食禁饮。

2. 术中配合　①监测生命体征、血氧分压，出现异常及时报告医生进行处理等；②关心、陪伴病人，给予其心理支持，使其情绪放松，配合治疗；③观察有无不良反应发生，如注射造影剂后，有无恶心、心慌、皮疹等过敏反应，使用化疗药后，有无恶心、呕吐等胃肠道反应等，及时报告医生进行处理，如出现肝区轻度疼痛，可安慰病人，转移注意力，疼痛严重时可遵医嘱使用镇痛药。

3. 术后护理　①术后2 h内，每30 min监测生命体征1次，血压平稳无异常可改为每2～4 h 1次，连续24 h。②绝对卧床休息24 h，穿刺部位压迫止血15 min后，再加压包扎，用沙袋压迫6 h；手术侧下肢制动，保持伸直位6 h，观察穿刺部位有无出血、血肿，并观察术肢足背动脉有无减弱或消失、肢体皮肤颜色、皮温有无改变等，如有异常立即通知医生。③术后禁食2～3天，初期可进少量流食，少食多餐，逐渐过渡到正常饮食。栓塞术后一周，病人因肝缺血会影响肝糖原及蛋白质的合成，应遵医嘱静脉补充白蛋白及葡糖糖溶液，准确记录出入液量，作为补液依据。

【健康教育】

1. 疾病预防指导　宣传普及肝癌预防知识。完善乙肝疫苗的接种措施，预防肝炎，对慢性肝炎高危地区和高危人群进行普查，以便对肝癌早发现、早诊断、早治疗；注意饮水及饮食卫生，加强粮食保管，防止食物霉变，减少各种有害物质的接触，也是减少肝癌发生的重要措施。

2. 疾病知识指导　指导病人生活规律，建立健康的生活方式，保持乐观心态，注意劳逸结合，适当锻炼，避免劳累。合理饮食，戒烟、酒，避免加重肝脏负担的各种因素。指导病人遵医嘱服药，注意药物的疗效及不良反应，禁用对肝脏有损害的药物。

3. 定期复查　指导病人定期复查AFP、肝功能、CT等，指导病人和家属了解并发症的表现，若出现呕血、黑便或腹部剧烈疼痛等征象，应及时到医院就诊。

【护理评价】

（1）病人疼痛有无减轻或消失。

（2）病人营养状况是否得到改善，体重有无下降。

（3）病人能否保持情绪稳定，能否积极配合治疗和护理。

（4）病人有无并发症发生，或者发生并发症时能否被及时发现并正确处理。

第六节　肝性脑病病人的护理

案例引导

某病人，55岁，男性。6年前诊断为肝硬化，间歇性乏力、纳差2年。5天前出现持续大量呕血、解黑便，经积极治疗后出血有所好转，但1天前出现说胡话，扑翼样震颤,随即进入昏迷。查体:T 37.2 ℃,P 96 次/分,BP 95/62 mmHg,肝病面容,颈部可见蜘蛛痣,四肢湿冷,腹壁静脉可见曲张,脾肋下 4 cm,肝脏未及,腹水征阳性,临床诊断为"肝性脑病"。

问题:1. 该病人主要的护理诊断/问题有哪些?

2. 该怎样避免肝性脑病的发生?

肝性脑病(hepatic encephalopathy,HE)又称肝昏迷(hepatic coma),是由严重肝病或门体静脉分流引起的、以代谢紊乱为基础的中枢神经系统功能失调综合征,临床主要表现为意识障碍、行为失常和昏迷。

【护理评估】

（一）健康史

1. 病因　各种类型的肝硬化,特别是肝炎后肝硬化是引起肝性脑病最常见的病因;其次,重型病毒性肝炎、药物型肝炎、肝癌、严重胆道感染、妊娠期急性脂肪肝等,也可以引起肝性脑病。

2. 诱因　肝性脑病,特别是门体分流性肝性脑病,病人常有明显诱因,如上消化道出血、感染、便秘、高蛋白质饮食、大量排钾利尿和抽取腹腔积液、镇静催眠麻醉药使用不当、外科手术等。

3. 发病机制　目前尚未完全阐明。一般认为本病的病理基础为:肝硬化引起的肝功能衰竭和门静脉高压,使肠道产生的许多有毒的代谢产物,未能通过肝脏解毒和清除,直接经侧支循环进入体循环,透过血-脑屏障进入中枢神经系统,引起脑组织代谢和功能的障碍。主要有以下几个学说。

（1）氨中毒学说:血氨主要来自胃肠道。正常情况下,胃肠道每天约产氨 4 g,以非离子型氨(NH_3)和离子型氨(NH_4^+)两种形式存在,两者的相互转化与肠道的 pH 有关,当肠道内 pH>6 时,氨在肠道主要以 NH_3 的形式存在,通过肠黏膜大量吸收入血,当肠道内 pH<6 时,则 NH_3 从血液转至肠腔,形成 NH_4^+,随粪便排出体外。

肝功能正常时,通过门静脉进入肝的 NH_3,经鸟氨酸代谢环在肝脏转变为无毒的尿素,经肾脏排出;当肝功能衰竭时,肝脏代谢 NH_3 的能力减弱,或门体静脉分流存在时,NH_3 不经肝脏代谢直接进入体循环,均可导致血氨明显增高。

游离的 NH_3 具有神经毒性,且能透过血-脑屏障,对中枢神经系统可造成以下影响:①干扰脑的能量代谢,使脑细胞的能量供应不足;②干扰正常神经递质的平衡:使脑内抑制性神经递质如 5-羟色胺、γ-酪氨酸增多,而脑内兴奋性神经递质如谷氨酸、乙酰胆碱减少,引起中枢神经系统被抑制;③增加了对酪氨酸、色氨酸、苯丙氨酸等,对脑功能有抑制作用的物质的摄取;④谷氨酰胺合成增加:氨进入脑组织,导致星形胶质细胞合成大量的谷氨酰胺,使神经元肿胀,是脑水肿发生的重要原因;⑤氨还可以直接干扰神经的电活动。

（2）假性神经递质学说:神经冲动的传导依靠神经递质来完成,神经递质分为兴奋性和抑制性,正常时两者维持生理平衡。食物中的芳香族氨基酸如苯丙氨酸、酪氨酸等,经肠道细菌的作用分别生成苯乙醇胺和 β-羟酪胺,两者均通过肝脏代谢解毒。当肝功能严重受损时,苯乙醇胺和 β-羟酪胺不能被肝脏清除而进入脑内,它们的化学结构与兴奋性神经递质去甲肾上腺素极为相似,可竞争性地取代正常神经递质,但却不能传递神经冲动或者传递神经冲动的作用很弱,导致大脑皮质的神经冲动不能正常传递而产生异常抑制,最终发生意识障碍。

（3）γ-氨基丁酸/苯二氮䓬（GABA/BZ）复合体学说：GABA是哺乳动物大脑的主要神经递质，肝功能衰竭的时候，进入体循环会明显增加，与神经细胞上的GABA受体结合激活该受体；同时，GABA受体还可以与苯二氮䓬（BZ）和巴比妥（BARB）受体紧密结合，形成GABA/BZ复合体，共同调节氯离子通道。复合体中任何一个受体被激活，都可以使氯离子大量内流而造成神经抑制。

（4）色氨酸学说：肝功能衰竭时，肝脏合成白蛋白减少，色氨酸与白蛋白结合减少，导致游离色氨酸增多。游离的色氨酸可以透过血-脑屏障，在大脑中生成5-羟色胺和5-羟吲哚乙酸，这两者均属于抑制性神经递质，参与肝性脑病的发生。

（二）临床表现

肝性脑病的临床表现常因原有肝病性质、肝细胞损害的程度及诱因不同而有所不同。根据意识障碍程度、神经系统表现以及脑电图的改变，将肝性脑病的临床过程分为四期。

1. Ⅰ期（前驱期） 病人表现以轻度的性格改变及行为异常为主，例如，原外向型性格者可表现为抑郁，而原内向型性格者可表现为欣快多语等。能基本正确回答问题，但反应迟钝，可有扑翼样震颤，无明显神经系统阳性体征，脑电图正常。此期临床表现不典型，易被忽视。

2. Ⅱ期（昏迷前期） 病人表现以意识模糊、行为失常为主，如出现嗜睡、言语不清，时间、地点、人物定向力障碍等，有扑翼样震颤，有神经系统的阳性体征，如肌张力增高、Babinski征阳性、腱反射亢进等，脑电图出现异常。

3. Ⅲ期（昏睡期） 病人表现以昏睡和严重精神错乱为主，呈昏睡状态，可唤醒，醒后也尚可应答，但常有神志不清、幻觉等，扑翼样震颤存在，神经系统体征阳性，脑电图出现明显异常。

4. Ⅳ期（昏迷期） 病人呈昏迷状，不能唤醒。浅昏迷时，对强烈刺激有反应，腱反射和肌张力亢进；深昏迷时，各种反射均消失，肌张力降低。因病人不能配合，扑翼样震颤不能引出，脑电图明显异常。

肝性脑病临床各期的分界并不明显，前后期可有重叠，病情可有反复。肝功能严重损害的肝性脑病病人，还常出现严重黄疸、出血倾向、肝臭等征象，且容易伴发各种感染、肝肾综合征和脑水肿等并发症，使病情更加严重且复杂。

（三）心理和社会状况

病人大脑处于抑制状态，逐渐丧失工作及自理能力。前驱期病人反应迟钝、出现轻度性格改变、行为异常，家属往往不能识别病情，不能很好照顾，甚至会责怪病人；晚期病人病情危重，家属则容易出现焦虑、紧张、恐惧心理，应对能力不足。

知识链接

扑翼样震颤

扑翼样震颤是肝性脑病最具特征性的神经系统体征，具有早期诊断意义，但并非所有病人均会出现。具体方法：嘱病人伸出前臂，展开五指，或腕部过度伸展并固定不动，如果病人掌-指及腕关节出现快速的屈曲及伸展运动（一般每秒可出现1～2次，也可达5～9次），且常伴有手指的侧位动作，即为阳性。

部分病人可同时伴有整个上肢、舌、颌部的细微震颤及步态的共济失调，可发于单侧，也可出现于双侧。震颤常于病人睡眠及昏迷后消失，苏醒后仍可出现。

（四）辅助检查

1. 血氨   慢性肝性脑病,尤其是门体分流性肝性脑病病人,多半伴有血氨升高。但急性肝性脑病病人血氨可以正常。

2. 脑电图   正常人的脑电图呈α波,每秒8～13次。肝性脑病病人的脑电图表现为节律变慢,Ⅱ期和Ⅲ期的病人表现为δ波或三相波,每秒4～7次;昏迷时表现为高波幅的δ波,每秒不超过4次。

3. 诱发电位   诱发电位是大脑皮质或皮质下层接受各种感觉器官受刺激的信息后产生的电位,常用于轻微肝性脑病的诊断和研究。

4. 心理智能测验   心理智能测验适合于早期肝性脑病的诊断和轻微肝性脑病的筛选,方法简便,但容易受年龄、教育程度的影响。一般将数字连接试验、数字符号试验和木块图试验联合应用。

5. 影像学检查   进行头部CT或MRI检查时,急性肝性脑病病人可发现脑水肿,慢性肝性脑病病人则可发现不同程度的脑萎缩。

（五）诊断要点

应综合分析,主要依据如下:①有严重肝病和(或)广泛的门体分流的病史;②出现一系列神经、精神症状,可引出扑翼样震颤;③常伴血氨升高和(或)反映肝功能的生化指标明显异常;④脑电图或诱发电位异常并排除其他原因;⑤有引起肝性脑病的诱因。

（六）治疗要点

无特效治疗手段,主要采取综合治疗。治疗原则为积极治疗原发疾病,去除诱因,维护肝脏功能,治疗氨中毒及调节神经递质。

1. 去除诱因   上消化道出血者,尽快止血并积极清除肠道积血;预防各种感染,出现感染及时治疗;防止便秘;避免或禁食高蛋白质饮食;避免大量排钾利尿和放腹腔积液;慎用镇静催眠麻醉药;避免外科手术等各种急性应激。

2. 减少肠道氨的生成和吸收   ①限制或禁食蛋白质;②清洁肠道:灌肠或导泻,清除肠道积食、积血或其他含氮物质;③抑制肠道细菌生长:可选用新霉素、甲硝唑等抗生素口服,抑制肠道产尿素酶的细菌生长,减少氨的生成;④减低肠道pH:口服乳果糖或乳梨醇,可在肠道被细菌分解为乳酸、乙酸,从而降低肠道pH,抑制肠道细菌生长,减少氨的吸收,促进氨的排泄;⑤益生菌:维护肠道正常菌群,抑制有害菌的生长,对减少氨的生成也有一定的作用。

3. 促进体内氨的代谢   ①L-鸟氨酸-L-门冬氨酸(OA):通过促进体内的鸟氨酸循环而降低血氨,是目前最常用的降氨药;②谷氨酸钠和谷氨酸钾:可与血液中过多的氨结合生成无毒的谷氨酰胺,减少血氨浓度;③盐酸精氨酸:可增加尿素合成而降低血氨。

4. 调节神经递质   ①GABA/BZ复合体拮抗剂(如氟马西尼),可以通过抑制GABA/BZ受体而发挥治疗作用;②减少和拮抗假性神经递质:支链氨基酸可竞争性的抑制芳香族氨基酸进入大脑,减少假性神经递质的形成,纠正病人的负氮平衡。

5. 人工肝   通过血浆置换、血液透析、血液灌流、分子吸附再循环系统(molecular absorbent recycling system,MARS)等人工肝支持治疗,能清除肝性脑病病人血液中部分有毒物质,对肝性脑病有一定的疗效。近年生物人工肝的研究有一定的进展,有望在体外代替肝脏的部分生物功能。

6. 肝移植   适合于严重和顽固性肝性脑病且有肝移植指征者,是治疗各种终末性肝病的有效手段。

7. 对症治疗　保持呼吸道通畅,必要时行气管插管或气管切开;遵医嘱补液,注意纠正水、电解质、酸碱失衡,保证能量供给,维持有效血容量;静脉滴入甘露醇等脱水剂,防止脑水肿;积极防治各种并发症。

【护理诊断/问题】

1. 意识障碍　与血氨增高,干扰大脑神经传导和影响能量代谢有关。

2. 营养失调:低于机体需要量　与肝功能减退、消化吸收障碍、限制蛋白质摄入有关。

3. 有受伤的危险　与行为异常、精神错乱有关。

4. 照顾者角色困难　与病人病情严重、缺乏照顾相关知识以及经济负担过重有关。

5. 知识缺乏　缺乏肝性脑病的相关知识。

【护理目标】

(1) 病人意识障碍逐渐恢复,无受伤发生。

(2) 病人营养状况得到改善。

(3) 照顾者能复述照顾相关知识,积极配合病人治疗护理。

(4) 病人及照顾者能简述肝性脑病相关知识。

【护理措施】

(一) 一般护理

1. 休息与活动　病人以卧床休息为主,减轻肝脏负担,有利于肝细胞的修复。昏迷病人由专人护理;烦躁病人应注意保护其安全,可加床挡,必要时使用约束带;意识逐渐恢复清醒者,加强巡视,及时发现异常。

2. 饮食护理

(1) 高热量饮食:保证足够的热量供给,以减少机体因热量不足而引起蛋白质的分解增强,减少血氨的形成,每日应保证 1200~1600 kcal 热量供应,口服不能满足者,应静脉输注葡萄糖溶液补充。

(2) 蛋白质摄入:①发病开始数日内,禁食蛋白质,保证足够的热量和维生素;②病情好转清醒后,可逐渐增加蛋白质的摄入,刚开始时每日摄入 20 g,待病情稳定后每 3~5 日增加 10 g,以植物蛋白(如豆制品)为主,因植物蛋白含支链氨基酸较多,而含蛋氨酸、芳香族氨基酸比较少,且植物蛋白含纤维素较多,有利于维持肠道正常菌群及酸化肠道,有利于氨的排出。

(3) 脂肪摄入:应尽量减少,因其可延缓胃的排空。

(4) 忌用维生素 B_6:因维生素 B_6 可使多巴在周围神经处转化为多巴胺,影响多巴进入脑组织,影响中枢神经系统正常的神经递质。

3. 心理护理　关心病人,理解病人,尊重病人,安慰病人,提供情感支持,切忌嘲笑病人的异常行为,应注意观察病人是出现了疾病所致的心理障碍还是发生了精神障碍;重视家属的心理支持,让其了解本病特点,帮助家属合理安排时间,制订切实可行的照顾计划,提高家庭应对能力。

(二) 病情观察

密切观察病人有无肝性脑病早期征象,如淡漠或欣快、行为异常以及扑翼样震颤等;观察病人生命体征、意识障碍的程度、瞳孔及精神状态;定期复查血氨、肝功能、肾功能、电解质的变化,如有异常及时报告医生处理。

（三）消除和避免诱因

1. 及时清除肠道积血　上消化道出血为肝性脑病最常见的诱因。应积极控制消化道出血，待病情稳定，及时给予导泻或灌肠，清除肠道积存血液，减少氨的吸收。

2. 保持大便通畅　便秘会使含氨、胺类及其他有毒物质的粪便在肠腔停留时间增加，促进毒物吸收。可用生理盐水或弱酸性溶液（生理盐水 100～150 mL，加用食醋 30 mL）灌肠，但禁用肥皂水，因其呈碱性，可促进氨的吸收；或用 33％的硫酸镁口服导泻；也可用乳果糖或乳梨醇口服，协助排便。

3. 慎用药物　避免使用镇静、催眠、麻醉药，以及对肝功能有损害的药物，前者能直接抑制大脑呼吸中枢，降低大脑对氨的耐受，后者可进一步加重肝脏损伤。

4. 保持水、电解质、酸碱平衡　避免大量使用排钾利尿剂快速利尿、大量放腹腔积液，放腹腔积液的时候应补充血浆蛋白质；记录 24 h 出入液量，病人常有水钠潴留，不易大量补液，一般每日补液量为前一日尿量加上 1000 mL。

5. 预防和控制感染　感染可使组织的分解代谢加速，增加氨的生成和机体耗氧量，还可加重肝脏负担。应加强各种基础护理措施，积极预防各种感染的发生；发生感染时，应遵医嘱及时、准确处理，以有效控制。

（四）昏迷的护理

使病人平卧，头偏向一侧；保持呼吸道通畅，给氧；做好口腔、眼睛、皮肤、尿道等基础护理，尿潴留者做好留置导尿管的护理；加强病人肢体的被动运动，防止肌肉萎缩或静脉血栓的形成。

（五）用药护理

1. 乳果糖　可使肠道产气较多，主要不良反应为腹胀、腹痛、恶心、呕吐及电解质紊乱等，应从小剂量开始使用。

2. 降氨药物　包括谷氨酸钠、谷氨酸钾、精氨酸等。病人出现尿少、尿闭时，慎用谷氨酸钾，以防血钾过高；出现严重水肿、大量腹腔积液、脑水肿时，慎用谷氨酸钠；精氨酸呈酸性，不宜与碱性溶液配伍。此类药物静脉输注时，速度宜慢，过快可出现呕吐、流涎、面色潮红等反应。

3. 新霉素　部分可以引起听力和肾功能的损伤，服用不能超过 6 个月，用药期间做好听力和肾功能的监测。

【健康教育】

1. 疾病知识指导　指导病人和家属了解肝性脑病的相关知识，特别是去除和避免诱因的具体方法，如避免和控制上消化道出血、控制感染、保持大便通畅、减少蛋白质摄入等。

2. 用药指导　指导病人严格遵医嘱用药，了解药物的不良反应，勿用对肝脏有损害的药物，定期随访。

3. 照顾者指导　指导家属关心和理解病人，给予病人正确的生活照顾和有力的精神支持，帮助病人树立战胜疾病的信心；指导家属了解肝性脑病的早期征象，以便病人能及时发现病情变化，及时就医。

【护理评价】

（1）病人意识障碍是否恢复，有无受伤。

（2）病人营养状况是否得到改善，体重有无增加。

（3）照顾者是否能复述照顾相关知识，能否积极配合病人治疗护理。

（4）病人及照顾者是否能简述肝性脑病的相关知识。

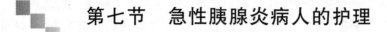

第七节 急性胰腺炎病人的护理

 案例引导

张某，男性，34岁。以主诉"腹痛1天"入院。4 h前病人在酒席宴会后出现上腹痛，为持续性绞痛，伴阵发性加重，向腰背部放射，伴频繁恶心、呕吐，呕吐物为胃内容物和胆汁，无黄疸、腹泻，既往有胆结石病史。查体：T 38.7 ℃，HR 110 次/分，R 21 次/分，BP 105/70 mmHg，中上腹部压痛明显，余（－）。

问题：1. 该病人的初步医疗诊断是什么？ 为明确诊断，可以做哪些检查？

2. 哪些因素可诱发或加重该疾病？

3. 该病人有哪些主要护理诊断/问题？ 护理要点有哪些？

急性胰腺炎（acute pancreatitis）是由多种病因引起的胰酶在胰腺内被激活，引起胰腺组织自身消化、水肿、出血甚至坏死的化学性炎症反应。临床以急性上腹痛、发热、恶心、呕吐、血和尿淀粉酶增高等为特点，是消化系统常见急症之一。病情程度轻重不等，轻者病理表现以胰腺水肿、充血等为主，临床较多见，预后较好，称为轻症急性胰腺炎（MAP）；少数病人病理表现以胰腺出血、坏死为主，常继发感染、腹膜炎、休克等严重并发症，病情凶险，预后极差，称为重症急性胰腺炎（SAP）。

【护理评估】

（一）健康史

1. 病因 引起急性胰腺炎的病因很多，主要有胆道疾病、大量饮酒和暴饮暴食、胰管阻塞及其他等。

（1）胆道疾病：胆石症、胆道感染或胆道蛔虫等均可引起急性胰腺炎，占所有急性胰腺炎病因的50%以上，又称胆源性胰腺炎，其中以胆石症最为常见。其机制可能为：①胆总管下端与主胰管汇合成共同通道，开口于十二指肠壶腹部，当胆道结石、蛔虫、狭窄等因素引起梗阻时，使胆汁逆流入胰管，激活胰酶；②胆结石等在移行过程中，损伤胆总管、壶腹部或引起胆道炎症，导致暂时性奥迪（Oddi）括约肌松弛，使富含肠激酶的十二指肠液反流入胰管，激活胰酶；③胆道炎症时，细菌毒素、游离胆酸、非结合胆红素等，也可能通过胆胰间淋巴管交通支扩散到胰腺，激活胰酶。

（2）大量饮酒和暴饮暴食：其发生机制如下。①大量饮酒和暴饮暴食均可刺激胰液分泌增加,引起十二指肠乳头水肿、Oddi 括约肌痉挛,胰液排出受阻,胰管内压力增加,引发急性胰腺炎;②大量饮酒所致的剧烈呕吐还可使十二指肠内压骤增,十二指肠液反流入胰管;③长期嗜酒者常有胰液内蛋白质含量增高,易沉淀而形成蛋白栓堵塞胰管,致胰液排出不畅。

（3）胰管阻塞:胰管内结石或胰管狭窄、肿瘤等均可使胰管阻塞,胰管内压力增高,胰管小分支及胰腺腺泡破裂,胰酶渗入间质,引发急性胰腺炎。

（4）其他:手术与创伤可直接或间接损伤胰腺组织引起急性胰腺炎,例如,内镜逆行胰胆管造影(ERCP)检查后,少部分病人可因注射时压力过高,导致胰腺炎的发生;某些可以引起高钙血症或高脂血症的内分泌与代谢障碍疾病,可通过胰管钙化或胰液内脂质沉着等引发胰腺炎;某些急性传染病(如急性流行性腮腺炎等)、药物刺激(如糖皮质激素、磺胺类等)等也可以诱发急性胰腺炎。另外,5%～25%的急性胰腺炎病人原因不明,称为特发性胰腺炎。

2. 发病机制　具体尚未完全清楚,目前一致认为,虽然其病因不同,但均有共同的发病过程,即胰腺各种消化酶被激活引起胰腺组织的自身消化。在正常情况下,胰液分泌的消化酶有两种形式,一种是有生物活性的酶,如淀粉酶、脂肪酶等,另一种是以酶原形式存在为主的无活性的酶,如胰蛋白酶、糜蛋白酶等。其中,无活性的酶原占多数。这些酶原通过胰管流入十二指肠后,受胆汁和肠液中的肠激酶(enterokinase)激活作用后才变为有活性的胰蛋白酶,具有消化各种食物的作用。急性胰腺炎发生时,在各种病因的作用下,一方面胰蛋白酶原在胰腺腺泡内被激活,引起胰腺自身消化;另一方面,胰管内通透性增加,活性胰酶渗入胰腺组织,加重胰腺炎症。

上述各种消化酶的共同作用,最终造成胰腺实质和邻近组织的损伤和坏死,而组织损伤和坏死又会增加消化酶的释出,加重病情,形成恶性循环;此外,研究发现,急性胰腺炎发生时,在胰腺组织的损伤过程中会产生一系列炎性介质,如氧自由基、前列腺素、血小板活化因子、白三烯等,这些炎性介质和血管活性物质(如血栓素 2(TXA2)、一氧化氮(NO)等),可导致胰腺血液循环障碍而加重病情,同时,这些物质还可通过血液循环和淋巴管输送到全身,引起多脏器损害,成为急性胰腺炎多种并发症发生和病人死亡的重要原因。

(二) 临床表现

急性胰腺炎临床表现的轻重常与病因、病理类型、治疗是否及时等因素有关。

1. 症状

（1）腹痛:本病最主要的表现和首发症状,通常在暴饮暴食、高脂肪饮食或大量饮酒后发生。病人多突发中上腹剧痛,并可向腰背部呈带状放射,取弯腰屈膝位可减轻疼痛。疼痛性质为钝痛、刀割样痛、钻痛或绞痛,呈持续性,可有阵发性加剧,一般胃肠解痉药不能缓解。轻症急性胰腺炎的腹痛 3～5 天即缓解,重症急性胰腺炎的腹痛剧烈,病情进展快,腹痛持续时间较长,因渗液扩散,可引起全腹痛。极少数年老体弱病人可无腹痛或仅有轻微腹痛。

（2）恶心、呕吐及腹胀:多数病人伴有恶心、呕吐等症状,呕吐物通常是胃内容物,重者可混有胆汁,呕吐后腹痛不缓解。常同时伴有腹胀,严重者甚至可出现麻痹性肠梗阻。

（3）发热:病人多有中等程度以上发热,持续 3～5 天。如发热超过 1 周以上并伴白细胞计数升高,应怀疑继发感染,如胰腺脓肿或胆道感染等。

（4）水、电解质及酸碱平衡紊乱:病人多有不同程度的脱水,频繁呕吐者可有代谢性碱中毒;重症病人有明显脱水及代谢性酸中毒,并伴有血钾、血镁及血钙的降低;部分病人可有血糖增高,偶尔可发生糖尿病酮症酸中毒或高渗性昏迷。

（5）低血压或休克:主要见于重症急性胰腺炎病人。病人出现烦躁不安、脉速、皮肤苍白湿冷等休克表现,极少数病人休克可突然发生,甚至导致猝死。休克发生机制主要为有效血容量不足,胰腺坏死释放心肌抑制因子、并发消化道出血等。

2. 体征

(1) 轻症急性胰腺炎:体征较轻,中上腹有轻度压痛,无腹肌紧张及反跳痛。

(2) 重症急性胰腺炎:体征多且严重。病人呈急性痛苦面容,烦躁不安,脉速,呼吸急促,血压降低;可有全腹压痛、反跳痛、腹肌紧张;麻痹性肠梗阻时可有明显腹胀,肠鸣音减弱或消失;少数病人因胰酶、坏死组织沿腹膜间隙与肌层渗入腹壁下,致腰部两侧出现暗灰蓝色斑,称为 Grey-Turner 征,若致脐周皮肤青紫,称为 Cullen 征;并发脓肿时可触及明显压痛及腹部包块;胰头水肿时可压迫胆总管而出现黄疸。

3. 并发症

(1) 局部并发症:包括胰腺脓肿和假性囊肿等。其中,胰腺脓肿常在起病 2~3 周后出现,是胰腺及胰周坏死继发感染而形成的脓肿,伴高热、腹痛、上腹肿块和全身中毒症状等;假性囊肿常在起病后 3~4 周出现,由胰液和液化的坏死组织在胰腺内或其周围包裹所致,多位于胰体尾部,可压迫邻近组织引起相应症状,囊肿穿破可致胰源性腹水。

(2) 全身并发症:见于病后数天,重症急性胰腺炎常并发不同程度的多器官功能衰竭(MOF),如急性肾功能衰竭、急性呼吸窘迫综合征、心力衰竭、胰性脑病、弥散性血管内凝血、脓毒症等,病死率极高。

(三) 心理和社会状况

急性胰腺炎因起病急,腹痛剧烈且一般的止痛药疗效差,容易使病人出现烦躁、焦虑、紧张等情绪。重症病人因病情危重,预后差,以及各种治疗抢救引起气氛紧张,病人容易产生恐惧、焦虑心理。应正确评估病人的不良情绪反应,以及病人及家属对疾病知识的了解、应对能力等。

(四) 辅助检查

1. 血常规检查 病人多有白细胞计数增加及中性粒细胞百分比增高,感染严重者可出现核左移。

2. 淀粉酶检查 发病 6~12 h 后,血清淀粉酶开始升高,48 h 开始下降,一般持续 3~5 天,若血清淀粉酶超过正常值 3 倍即可确诊本病,其升高程度与病情严重程度不一定成正比。重症胰腺炎病人,血清淀粉酶正常或降低;尿淀粉酶升高较晚,在发病 12~14 h 开始升高,下降相对较慢,持续 1~2 周,但尿淀粉酶值容易受病人尿量的影响;胰源性腹腔积液和胸腔积液中的淀粉酶值亦明显增高。

3. 血清脂肪酶测定 血清脂肪酶常在起病后 24~72 h 开始升高,持续 7~10 天,对就诊较晚的急性胰腺炎病人有一定的诊断意义,且特异性也较高。

4. C 反应蛋白(CPR) CPR 是组织损伤和炎症的非特异性标志物。胰腺坏死时可明显升高,有助于判断急性胰腺炎的严重程度。

5. 血液生化检查 急性胰腺炎病人可见暂时性血糖升高,可能与胰岛素释放减少和胰高血糖素释放增加有关。重症急性胰腺炎多表现为持久的空腹血糖高于 10 mmol/L,提示预后不良。重症急性胰腺炎还可见暂时性低钙血症(血钙<2 mmol/L),低血钙程度与病情严重程度平行,血钙若低于 1.5 mmol/L 提示预后不良。

6. 影像学检查 X 线腹部平片可见哨兵袢和结肠切割征,为胰腺炎的间接指征,还可发现肠麻痹征象;B超、CT可见胰腺弥漫增大、光点增多、轮廓与周围边界不清楚等;还可通过MRI胆胰管造影判断有无胆胰管阻塞等。

(五)诊断要点

有胆道疾病、暴饮暴食、大量饮酒等病史,以及典型上腹剧烈疼痛伴恶心、呕吐等临床表现,实验室检查血或尿淀粉酶显著增高,排除其他急腹症者,均应考虑急性胰腺炎的可能。重症病人除了具备轻症急性胰腺炎的诊断标准外,还应具有局部并发症和(或)器官衰竭的表现。

(六)治疗要点

治疗原则为减轻腹痛、减少胰腺分泌、防治并发症。轻症急性胰腺炎病人,多数经过3~5天积极治疗即可治愈;重症胰腺炎病人则必须采取综合性治疗措施,积极抢救。

1. 轻症急性胰腺炎的治疗 轻症急性胰腺炎的治疗措施如下。

(1)禁食和胃肠减压:禁食、禁饮1~3天,必要时胃肠减压,以减少胃酸分泌,进而减少胰液分泌,达到减轻腹痛和腹胀的目的。

(2)静脉补液:积极补充血容量,维持水、电解质和酸碱平衡。

(3)止痛:腹痛剧烈者可给予哌替啶。禁用吗啡,因其会引起Oddi括约肌的痉挛,加重病情。

(4)抗生素:因我国大多数急性胰腺炎的发病与胆道疾病有关,故多应用抗生素;如确定合并感染,则必须使用。

(5)抑酸治疗:静脉给予H_2受体阻滞剂或质子泵抑制剂(PPI),通过抑制胃酸分泌而抑制胰液分泌。

2. 重症急性胰腺炎的治疗 除上述治疗措施以外,还应该给予以下方法治疗。

(1)监护:重症急性胰腺炎病情凶险,一旦确诊,应将病人转入重症监护病房(ICU),密切观察病情变化。

(2)抗休克:重症伴休克病人在积极补液的基础上,应给予白蛋白、全血及血浆代用品,在扩容基础上使用血管活性药物,并积极纠正酸碱失衡。

(3)营养支持:早期一般采用全胃肠外营养(TPN),若无肠梗阻发生,应尽早过渡到肠内营养(EN),以增强肠道黏膜屏障。

(4)减少胰液分泌:生长抑素和其类似物奥曲肽能抑制胰液分泌和胰酶合成,对重症胰腺炎的治疗有较好疗效,已被临床广泛使用。

(5)抑制胰酶活性:常用药物有抑肽酶、加贝酯等,能抑制胰酶活性,仅在重症急性胰腺炎早期使用。

(6)抗感染:重症病人应常规使用有效抗生素,以预防胰腺坏死及合并感染,多选用喹诺酮类或头孢类抗生素联合抗厌氧菌药物(如甲硝唑等);合并真菌感染者,行抗真菌治疗。

(7)其他治疗:胆源性胰腺炎合并胆道感染或胆道梗阻,以及老年和不宜手术的病人,可在内镜下行Oddi括约肌切开术;腹腔灌洗可清除腹腔内胰酶、炎性因子、细菌、内毒素等;另外,中药柴胡、黄连、黄芩、枳实、厚朴、木香、白芍、芒硝、大黄等对急性胰腺炎有一定疗效。

3. 手术治疗 经内科治疗无效的重症急性胰腺炎,或并发肠穿孔、肠梗阻、肠麻痹、坏死脓肿、假性囊肿等时,应实施外科手术治疗。

【护理诊断/问题】

1. 疼痛:腹痛 与胰腺及周围组织炎症、水肿或出血坏死有关。

2. 体液不足 与呕吐、禁食、胃肠减压等有关。

3. 焦虑 与病情严重、担心疾病预后有关。

4. 潜在并发症 低血容量性休克、肾功能衰竭、心力衰竭、急性呼吸衰竭等。

【护理目标】

（1）病人疼痛减轻或消失。

（2）病人能维持有效循环血量，无脱水征。

（3）病人情绪稳定，积极配合治疗护理。

（4）病人未发生并发症，或发生并发症后被及时发现与正确处理。

【护理措施】

（一）一般护理

1. 休息与活动 病人应绝对卧床休息，以减轻胰腺负担，增加胰腺血流量，有利于促进组织修复，改善病情；保证环境安静舒适，协助病人取弯腰屈膝侧卧位以减轻疼痛；因剧烈疼痛辗转不安者，应注意保证安全，必要时用床挡或者约束带加以保护。

2. 饮食护理 向病人及家属讲解饮食护理的原因及重要性，以取得配合。轻症急性胰腺炎病人禁食1～3天，必要时胃肠减压，以减少胃酸分泌，进而减少胰液分泌，待腹痛、恶心、呕吐基本消失后，可开始进少量低脂低糖流质饮食（如清淡米汤等），逐渐过渡到正常饮食，注意避免高脂油腻食物，以防复发，重症病人则须延长禁食和胃肠减压的时间。禁食期间应予补液，保证足够的营养支持。

3. 心理护理 建立良好的护患关系，允许家属陪护给予亲情支持；同情、理解和关心病人，向病人和家属讲解急性胰腺炎疾病的相关知识及治疗大致过程，稳定病人情绪，使之主动配合治疗和护理。

（二）病情观察

密切观察生命体征、神志的变化，观察病人腹痛的部位、性质、持续时间和缓解方式，呕吐及胃肠减压物的量、性状，记录24 h出入液量，观察尿量及皮肤黏膜弹性改变，评估失水的程度及有无脱水征；准确、及时采取标本，观察血淀粉酶、尿淀粉酶及血清电解质、血糖、血钙的变化；重症病人应进入ICU病房严密监测病情，及时监测有无呼吸急促、尿量减少、脉搏细速等多器官功能衰竭的表现。

（三）对症护理

禁食期间做好口腔护理，保持口腔清洁舒适，以防并发感染；高热者遵医嘱物理降温，必要时药物降温，并注意观察降温的疗效及不良反应；腹痛时取弯腰屈膝侧卧位，指导病人各种缓解疼痛的方法，如转移注意力、松弛疗法等。

（四）用药护理

遵医嘱用药，注意药物的疗效及不良反应。使用抗生素时注意有无过敏反应；用阿托品止痛时，观察病人有无口干、心动过速、尿潴留等表现；哌替啶止痛效果好，但要注意避免反复使用，以免药物成瘾；禁用吗啡，因其可导致Oddi括约肌痉挛，加重病情。

【健康教育】

1. 疾病相关知识指导 告知病人及家属急性胰腺炎的病因、诱因、主要表现、治疗方法及预后等相关知识,指导积极治疗胆道疾病,避免疾病复发。

2. 生活方式指导　指导病人养成规律进食的习惯,避免暴饮暴食,避免刺激性强、产气多、高脂肪和高蛋白质的食物。腹痛缓解后,应从少量低脂、低糖饮食开始,逐渐恢复正常饮食,戒除烟酒,防止复发。

【护理评价】

（1）病人疼痛是否减轻或消失。

（2）病人能否维持有效循环血量,有无脱水征。

（3）病人是否情绪稳定,能否积极配合治疗护理。

（4）病人有无发生并发症,或发生并发症后能否被及时发现与正确处理。

第八节　炎症性肠病病人的护理

案例引导

　　某病人,20 岁,经常熬夜,喜欢吃夜宵、喝可乐。最近连续 3 个月腹泻,每天 3~4 次,量中等,多呈稀便,偶有黏液,在药店买了一些止泻药吃,但未见好转,反而还出现了便血,随后到医院检查。医生为该病人做了结肠镜检查,诊断为"溃疡性结肠炎"。

　　问题:1. 溃疡性结肠炎与急性胃肠炎的病因、预后有什么不一样?

　　2. 该病人存在哪些主要的护理诊断/问题?

　　炎症性肠病(inflammatory bowel disease,IBD)指病因不明的慢性非特异性肠道炎症性疾病,包括溃疡性结肠炎(ulcerative colitis,UC)和克罗恩病(Crohn's disease,CD)两大类。一般认为,UC 和 CD 是同一类疾病的不同亚类,其组织损伤的基本病理过程相似,但可能因为致病因素不同,最终导致的组织损害表现会有所不同。在我国 UC 比 CD 多见,且病情相对较轻。IBD 可发生于任何年龄,15~25 岁为发病高峰。

【护理评估】

（一）健康史

1. 病因和发病机制　尚未完全明确,目前认为是下列多种因素相互作用所致。

（1）环境因素:近几十年,IBD 的发病率持续增高,并有较明显的地域差异。首先增长的是经济高度发达的北欧、北美地区,继之为西欧、南欧,最后才是日本等。提示环境因素的变化在 IBD 的发病中有重要作用,如饮食、吸烟或其他尚不明确的环境因素等。

（2）免疫因素:是目前最为关注的因素,肠道黏膜的免疫系统在 IBD 肠道炎症的发生、发展、转归中,发挥着重要作用。有研究显示,UC 的 T 淋巴细胞反应低下,而 CD 的 T 淋巴细胞常显示效应增强。另外,肠道的非免疫细胞(如血管内皮细胞、上皮细胞等),以及免疫因子和炎症介质均参与了肠道黏膜的炎症反应。

（3）遗传因素:有研究报道,IBD 的一级亲属发病率高,但配偶的发病率并不增加,CD 的发病率为单卵双胎同胞高于双卵双胎同胞,均证明本病的发生有一定遗传倾向。目前认为,IBD 不仅是一种多基因疾病,也是遗传异质性疾病,即不同的病人由不同基因引起,由于遗传易感,病人会在一定的环境因素作用下发病。

（4）感染因素:目前相关研究多认为 IBD 的发生与微生物感染有关,但尚未找到某一特异微生物病原体与 IBD 有恒定关系。但有实验研究证明,IBD(特别是 CD)可能存在对正常菌丛的免疫耐受缺失,是针对自身正常菌群丛的异常免疫反应引起的。

总之,IBD 是由于环境因素作用于遗传易感,在肠道菌丛的作用下,启动了肠道的免疫和非免疫系统,最终导致肠道的免疫反应及炎症反应的过程。

2. 病理改变

（1）UC:范围多自肛门端直肠开始,逆行向近端发展,主要累及直肠和乙状结肠,严重者甚至累及至全结肠及末段回肠,呈连续性、弥漫性分布。病变主要仅限于肠黏膜和黏膜下层,少数重者可累及肌层。活动期肉眼可见肠黏膜弥漫性充血、水肿,脆性增加,糜烂及溃疡。因结肠病变一般仅限于肠黏膜与黏膜下层,很少深入肌层,故并发肠穿孔、瘘管或周围脓肿的较少见。少数暴发型或重症病人病变涉及结肠全层,可发生中毒性巨结肠,甚至并发急性穿孔。慢性反复发作的病人,由于肠黏膜不断破坏和修复,导致正常结构被破坏,大量新生肉芽组织形成,可形成炎性息肉;溃疡反复愈合形成瘢痕及黏膜肌层肥厚,使结肠变形缩短、结肠袋消失,甚至肠腔缩窄;少数病人可发生结肠癌变。

（2）CD:病变主要见于回肠末段和邻近右侧结肠,或只涉及小肠,少数病人口腔至肛门各段消化道均可受累,呈节段性或跳跃式分布,而非连续性。病变累及肠壁全层,肠壁增厚变硬,肠腔狭窄。早期黏膜溃疡呈鹅口疮样,随后溃疡逐渐增大,形成纵行溃疡和裂隙溃疡,可将黏膜分割呈鹅卵石样外观。肠腔狭窄,可引起肠梗阻;溃疡穿孔可引起局部脓肿,或穿透至其他肠段、器官、腹壁,形成内瘘或外瘘;肠壁浆膜纤维素渗出还可引起肠粘连。

（二）临床表现

1. 症状

1）UC 多数病人起病缓慢,病程长,常呈发作期和缓解期交替出现。少数病人起病急骤,偶见暴发性起病者。

（1）消化系统症状:①腹泻:本病最主要的症状,黏液脓血便是 UC 病人活动期的重要表现。大便的次数、便血的程度以及粪便的性状可反映病情的轻重,轻者每天排便 2～4 次,粪便多为糊状,混有部分黏液、脓血;重症病人每天排便 10 次以上,呈明显黏液脓血,甚至血水样便。病变仅限于乙状结肠和直肠者,常有便秘和腹泻交替出现的现象。②腹痛:轻者或缓解期的病人,可无腹痛或者仅有腹部不适;活动期病人可有轻到中度的腹痛,腹痛多局限于左下腹或下腹,少数可涉及至全腹痛,可有"腹痛-便意-便后缓解"的规律,常伴有里急后重感;重症病人可有持续性剧烈腹痛。③其他:可有胃部不适、腹胀,部分病情严重者还可有食欲减退、恶心、呕吐等消化道症状。

（2）全身症状:轻者不明显。中、重症病人可出现轻到中度的发热,甚至脉速,贫血,水、电解质平衡紊乱等表现。

（3）肠外症状:可有口腔黏膜溃疡、关节炎、结节性红斑等表现,少数病人可出现抑郁、失

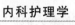

眠、情绪紊乱及自主神经功能失调等神经精神症状。

2）CD：临床表现有较大差异性。多数病人起病缓慢，为慢性病程，活动期与缓解期交替出现，少数起病急，可表现为急腹症。

（1）消化系统症状：①腹痛：本病最常见的症状。多位于右下腹或脐周，为痉挛性阵痛伴肠鸣音活跃，与肠内容物经过狭窄的肠腔引起局部痉挛有关，多在进餐后加重，排便或肛门排气后缓解。若腹痛持续且明显，提示炎症已累及腹膜或腹腔内脓肿形成；若出现剧烈腹痛、急性腹膜炎的表现，应警惕发生了肠穿孔。②腹泻：本病常见症状，初期多为间歇性，后期转为持续性。粪便多为糊状，一般无黏液和脓血，主要是病变肠道炎症渗出、蠕动增加及继发性吸收不良所致。少部分病变累及直肠和乙状结肠者，可有黏液脓血和里急后重感。

（2）全身症状：较多且更严重。主要表现：①可有轻到中度的发热，与肠道炎症及继发感染有关，严重者可呈高热，少数病人以高热为首发和主要症状；②营养障碍：表现为贫血、消瘦、低白蛋白血症等，主要与慢性腹泻、食欲减退、疾病消耗有关。

（3）肠外症状：与 UC 相似，但发生率更高。

2. 体征 病人呈慢性病容，精神较差，重症者可呈贫血、消瘦貌等，轻症 UC 病人多有左下腹轻压痛，而 CD 病人压痛部位以右下腹和脐周多见。若 UC 病人出现腹痛剧烈、明显鼓肠等体征，应警惕中毒性巨结肠，而出现腹膜刺激征、肠鸣音减弱，要考虑发生肠穿孔；瘘管形成是 CD 病人的特殊体征。

3. 并发症 UC 的主要并发症为中毒性巨结肠、肠梗阻、肠穿孔、癌变等；而 CD 的主要并发症肠梗阻最常见，其次是腹腔内脓肿、急性穿孔或大出血以及瘘管形成，病变累及直肠者也有发生癌变的危险。

UC 和 CD 的鉴别见表 4-2。

表 4-2 UC 和 CD 的鉴别

项目	UC	CD
部位	直肠、乙状结肠多见	回盲部多见
分布	呈连续性	呈节段性
范围	肠道黏膜层及下层	肠道全层
症状	腹泻，脓血便多见	腹泻，脓血便少见
内镜	浅表溃疡，黏膜充血、水肿 颗粒状炎性息肉	呈鹅卵石样改变（纵行溃疡、周围黏膜正常），非弥漫性
病理	浅溃疡、隐窝脓肿	裂隙溃疡
穿孔	少	少
瘘管	无	较多见
肠腔狭窄	少	多见

（三）心理和社会状况

IBD 病因不明，疾病呈慢性过程、长期反复发作、迁延不愈，病人容易出现焦虑、紧张心理。当病情严重或出现并发症时，治疗效果不佳，预后较差，病人容易对疾病丧失信心，甚至产生恐惧、绝望心理。

（四）辅助检查

1. 血液检查 可见血红蛋白下降、白细胞计数增高。红细胞沉降率和 C 反应蛋白增高为疾病活动期的标志。

2. 粪便检查 UC 粪便肉眼常见黏液脓血，显微镜检查可见红细胞和脓细胞，大便培养做粪便病原学检查，需多次（至少 3 次）反复进行，可帮助排除感染性结肠炎；CD 隐血试验多为阳性，有吸收不良综合征者粪便脂肪排出增加，以及其他吸收不良功能改变。

3. 自身抗体检查 近年研究发现，血液中可检测到 UC 和 CD 的相对特异性抗体。

4. 结肠镜检查 结肠镜检查是 IBD 诊断和鉴别诊断最重要的手段之一。一般做全直肠结肠和回盲末段检查，并取活组织做病理学检查。UD：病变多从肛门端直肠开始逆行向上扩展，呈连续性、弥漫性分布，常见表现如下：①肠黏膜充血、水肿、易脆、出血及脓性分泌物附着，亦常见黏膜呈细颗粒状；②病变明显处可见弥漫性多发糜烂或浅表溃疡；③慢性病变者可见结肠袋囊变浅，或消失、假息肉等。CD：病变多见于回盲末段及邻近结肠，也可见于其他任何部位；病变呈节段性分布，表现为纵行溃疡、鹅卵石样改变、炎性息肉、肠腔狭窄等。

5. X 线检查 小肠病变做胃肠钡餐检查，结肠病变做钡剂灌肠检查。UC 可见黏膜粗乱、多发性小龛影，慢性者可见结肠袋消失、肠壁变硬；CD 可见纵行溃疡或裂沟、鹅卵石样征、假息肉及多发性狭窄等。注意，暴发型 UC 不易做此检查，以免加重病情甚至诱发中毒性巨结肠。

6. 黏膜活组织检查 黏膜活组织检查也是 IBD 诊断和鉴别诊断的重要方法之一。UC 活动期可见黏膜表层糜烂、溃疡，隐窝炎、隐窝脓肿，缓解期可见隐窝结构紊乱等；CD 则可见裂隙溃疡、结节病样肉芽肿、固有膜底部和黏膜下层淋巴细胞聚集，但隐窝结构正常。

（五）诊断要点

根据腹泻、腹痛等消化道、全身及肠道外症状，腹部压痛、慢性疾病的体征等临床表现，结合 X 线、结肠镜及黏膜活组织检查等特征性改变，一般可以做出该病的诊断及鉴别诊断。

（六）治疗要点

治疗目的为控制病情，缓解症状，减少复发，防止并发症发生。

1. 氨基水杨酸制剂 柳氮磺吡啶（简称 SASP）是治疗 UC 的首选药物，适用于对轻症、中症或重症经治疗后已缓解者，对病变局限于结肠的 CD 也有一定的疗效。美沙拉嗪对病变在回肠和结肠的 CD 均有效，可作为缓解期治疗的维持用药。

2. 糖皮质激素 适用于对氨基水杨酸制剂疗效不佳的中症、特别是重症或暴发型 IBD 病人，对急性期活动期控制病情有较好疗效。初期量要足，疗程要充分。一般每天给予泼尼松 40～60 mg 口服，重症者可先予氢化可的松、地塞米松静脉点滴 7～14 天后，再改用泼尼松口服，病情好转逐渐减量至停药。

3. 免疫抑制剂 硫唑嘌呤或巯嘌呤可用于对糖皮质激素疗效不佳者或对激素有依赖的慢性活动性病人。

4. 手术治疗 对发生了中毒性巨结肠、出血、肠梗阻、肠穿孔、癌变等并发症者，或经过内科治疗无效者，需进行手术治疗。

【护理诊断/问题】

1. 腹泻 与肠道炎症有关。

2. 腹痛 与肠道炎症、溃疡，或肠内容物通过狭窄肠腔引起局部痉挛有关。

3. 营养失调:低于机体需要量　与长期腹泻、吸收障碍有关。

4. 焦虑　与病情反复、迁延不愈有关。

5. 潜在并发症　中毒性巨结肠、肠梗阻、肠穿孔、癌变等。

【护理目标】

（1）病人腹痛、腹泻缓解或者消失。

（2）病人营养状况得到改善，保持正常体重。

（3）病人情绪稳定，能积极配合治疗护理。

（4）病人无并发症发生，或者发生并发症被及时发现并得到及时、准确处理。

【护理措施】

（一）一般护理

1. 休息和活动　轻症者增加卧床休息时间，减少活动量，避免劳累；重症者应卧床休息，减少肠蠕动，减轻腹泻和腹痛症状。

2. 饮食　进食清淡、易消化、少纤维、高热量、富营养的食物，维持机体代谢需要，减少对肠道黏膜的刺激。避免进食生冷、刺激性强、高纤维饮食，忌食牛乳或乳制品。急性发作期，给予流质或半流质饮食，重症者暂禁食，遵医嘱静脉补充所需营养。

3. 环境　因病人排便次数明显增加，应注意保护病人隐私，尽量提供私密空间，并保持病室整洁、舒适。

4. 心理护理　因该病容易反复，病程迁延，治疗效果欠佳，病人常有焦虑、悲观甚至恐惧心理。应关心、理解病人，引导病人保持情绪稳定，以积极的心态应对疾病，增强其战胜疾病的信心。

（二）病情观察

密切观察生命体征的变化；观察病人腹泻的次数、量、性状，腹痛的部位、性质，有无水、电解质及酸碱平衡失调发生；定期监测体重，监测病人血红蛋白和白蛋白的变化，了解病人的营养是否得到改善；病人如有腹痛性质突然改变，应警惕中毒性巨结肠、肠梗阻、肠穿孔等并发症的发生，并立即通知医生进行抢救。

（三）对症护理

腹泻者加强饮食护理，保持肛周皮肤清洁干燥；腹痛者观察腹痛的特点及变化，可用转移注意力、放松情绪等方法缓解疼痛，必要时遵医嘱使用解痉药。

（四）用药护理

遵医嘱用药，注意观察药物的疗效和不良反应。使用柳氮磺吡啶时，注意观察有无恶心、呕吐、皮疹、关节痛和白细胞计数减少等不良反应；使用糖皮质激素时，注意病情缓解要逐渐减量，减量速度不能太快，以免发生反跳现象。

【健康教育】

1. 疾病相关知识指导　给病人和家属讲解本病可能的诱因、疾病的发展及转归，以及合理休息、饮食的重要性。指导病人饮食应清淡、易消化、少纤维、少刺激，有足够热量和营养，满足病人机体所需。

2. 用药指导　指导病人坚持用药的重要性，讲解药物的疗效及可能产生的不良反应，给病人及家属强调不可随意停药和换药。如果出现疲乏、发热、手脚麻木、排尿不畅等症状，应及时就诊，以免耽误病情。

【护理评价】

(1) 病人腹痛、腹泻是否得到缓解或者消失。

(2) 病人营养状况是否得到改善，体重是否恢复。

(3) 病人是否情绪稳定，能否积极配合治疗护理。

(4) 病人有无并发症发生，或者发生并发症时是否被及时发现并得到及时、准确处理。

第九节　肠结核和结核性腹膜炎病人的护理

案例引导

　　某病人，女性，28 岁。病人 1 个月前出现低热、乏力，伴食欲减退、夜间盗汗，经中药调理（具体不详）无明显好转，发病以来体重下降约 3 kg，3 年前曾有肺结核病史。查体：神清，消瘦，腹部饱满，腹壁柔韧感，全腹轻压痛及反跳痛，移动性浊音（＋），双下肢无水肿。临床诊断为"结核性腹膜炎"。

　　问题：1. 该病人存在的主要护理诊断/问题有哪些？

　　　　　2. 应怎样对该病人进行健康教育？

　　肠结核(intestinal tuberculosis)和结核性腹膜炎(tuberculous peritonitis)均是由结核分枝杆菌引起的。肠结核主要侵犯部位为肠道，引起肠道慢性特异性感染；结核性腹膜炎主要侵犯部位为腹膜，引起腹膜慢性弥漫性炎症。本病一般见于青壮年，女性略高于男性。

一、肠结核

【护理评估】

(一) 健康史

1. 病因　主要是由于机体免疫力低下，肺结核或者体内其他部位的结核继发引起。其感染途径有以下三种。

(1) 经口感染：是结核分枝杆菌侵犯肠道的主要途径，包括病人吞咽含结核分枝杆菌的痰液、与开放性肺结核病人共同进餐、饮用未消毒的牛奶或乳制品等。

(2) 血行播散：多见于粟粒性肺结核。

(3) 直接蔓延：腹腔内结核直接蔓延引起，如输卵管结核等。

2. 发病机制　本病的发生是人体与结核分枝杆菌相互作用的结果，只有当人体的免疫力下降、肠功能紊乱引起局部抵抗力低下，且入侵的结核分枝杆菌数量多、毒力大时，才会引起发病。

3. 病理　随人体对结核分枝杆菌的免疫力与过敏反应的情况而定。若人体过敏反应强，病变以渗出为主；当侵入的结核分枝杆菌数量多、毒力大时，可有干酪样坏死，可形成溃疡，称为溃疡型肠结核；若人体免疫功能好，则感染轻，表现为肉芽组织纤维化增生，称为增生型肠结核。肠结核主要位于回盲部，也可累及结肠，直肠少见。

（二）临床表现

因病理类型、病变活动性以及机体反应性不同而有所不同。多数病人起病缓慢，少数起病急骤，病情发展迅速。

1. 症状

1) 全身症状　可有低热、盗汗、乏力、体重减轻等结核毒血症状，可同时出现肠外结核尤其是活动性肺结核的表现。增生型肠结核多无肠外结核表现，一般情况较好。

2) 腹部症状

（1）腹痛：多位于右下腹，可牵涉至上腹或脐周，疼痛多呈隐痛或钝痛，排便后可有不同程度的缓解。若并发肠梗阻时，有腹部绞痛、腹胀，伴有肠鸣音亢进、肠型和蠕动波。

（2）腹泻与便秘：溃疡型肠结核的主要表现为腹泻，排便次数因病情严重程度不同而有所不同。轻者每天排便 2～4 次，粪便呈糊状，一般不含黏液、脓血，无明显里急后重感；重者每天排便 10 余次，粪便可有少量黏液及脓血，部分病人可有腹泻与便秘交替出现。增生型肠结核的主要表现是便秘。

2. 体征　病人呈慢性病容，面色苍白、消瘦，增生型肠结核病人常可在右下腹扪及较固定肿块，质地中等，伴有轻中度压痛。

3. 并发症　见于晚期病人，以肠梗阻、瘘管形成多见，肠出血少见，偶可见急性肠穿孔。

（三）心理和社会状况

病人因病程长，结核毒血症状，以及有腹泻、腹痛、便秘等不适，容易出现焦虑、烦躁等心理反应。

（四）辅助检查

1. 血液检查　可有不同程度的血红蛋白下降，红细胞沉降率明显增快是评估结核病活动指标之一，结核菌素试验呈强阳性有助于本病诊断。

2. 粪便检查　肉眼为糊状，一般无黏液及脓血，显微镜下可见少量白细胞及红细胞。

3. X 线检查　X 线胃肠钡餐或钡剂灌肠检查，对肠结核的临床诊断有重要意义。溃疡型肠结核 X 线钡影呈跳跃征，而增生型肠结核 X 线表现为肠腔狭窄、黏膜皱襞紊乱、充盈缺损等征象。

4. 结肠镜检查　可直接观察病变部位、程度、范围。病变部位多呈充血、水肿、溃疡状，伴有炎性息肉及管腔狭窄。取肠黏膜活组织病理检查，显示干酪样坏死性肉芽肿或查到结核分枝杆菌可确诊。

（五）诊断要点

有以下情况可考虑诊断本病：①有肠外结核，主要是肺结核；②有腹泻、腹痛、右下腹压痛、腹部肿块，伴有低热、盗汗等结核毒血症状；③结核菌素试验强阳性；④X 线检查有跳跃征或结肠镜检查回盲部黏膜有充血、水肿、溃疡、炎症息肉、肠腔狭窄等。黏膜活组织病理检查发现干酪样肉芽肿或结核分枝杆菌，可以确诊。

（六）治疗要点

治疗原则如下：早期、联合、足量、规则、全程给予抗结核化疗药物治疗，以达到早日治愈、预防复发和防止并发症的目的。

（1）抗结核药物治疗：治疗的关键环节，化疗方案见肺结核病人的护理。

（2）对症治疗：腹泻或营养不良者，加强营养，纠正水、电解质、酸碱失衡；腹痛明显者，可适当应用解痉止痛药；不完全肠梗阻者，可行胃肠减压。

（3）手术治疗：对内科治疗无效合并肠梗阻、肠穿孔、肠瘘的病人，应考虑手术治疗。

二、结核性腹膜炎

【护理评估】

（一）健康史

1. 病因 主要是由于机体免疫力低下，肺结核或者体内其他部位的结核继发引起的。其感染途径有以下两种。

（1）直接蔓延：主要途径，由腹腔内结核直接蔓延感染腹膜引起，如肠结核、肠系膜淋巴结核、输卵管结核等。

（2）血行播散：相对少见，常由活动性肺结核和关节、骨结核引起。

2. 发病机制 同肠结核。

3. 病理 根据病理解剖特点，可将本病分为渗出型、粘连型及干酪型三种类型，以粘连型最为常见，渗出型次之，干酪型最少。在疾病的发展过程中，可两种或三种类型同时存在，称为混合型。渗出型腹膜的脏层与壁层可有不同程度的充血、水肿及纤维物渗出，积聚在腹腔的渗出液可形成腹腔积液，多为草黄色；粘连型腹膜有大量纤维增生，腹膜明显增厚，并和邻近器官形成广泛粘连，致使肠区受压而引起梗阻；干酪型以干酪坏死性病变为主，病变最为严重，多由另两型转变而来。

（二）身体状况

1. 症状

1）全身症状 发热与盗汗最为常见，以低到中度发热为主。渗出型、干酪型病人或合并有严重腹膜外结核的病人，可呈稽留热，多盗汗严重。部分病人后期有贫血、消瘦、口角炎及维生素 A 缺乏等营养不良表现。在育龄妇女中，停经不孕者较多见。

2）腹部症状

（1）腹痛：约有 2/3 的病人可出现不同程度的腹痛，多为持续性隐痛或钝痛，疼痛多位于脐周、下腹或全腹，也有病人可始终无腹痛。当病人出现急腹症表现，应考虑是肠系膜淋巴结核或腹腔其他结核干酪样坏死破溃后引起；并发不完全肠梗阻时，可有阵发性绞痛。

（2）腹胀和腹腔积液：多数病人有腹胀感，可与结核毒血症状或腹膜炎伴有的肠功能紊乱有关。约有 1/3 的病人可出现腹腔积液，以小量、中等量为多见，腹腔积液量超过 1000 mL 可出现移动性浊音。

（3）腹泻与便秘：腹泻常见，一般每天 3～4 次，多呈糊状，主要是腹膜炎引起肠功能紊乱所致，有时腹泻与便秘交替出现。

2. 体征 腹壁柔韧感是结核性腹膜炎的常见体征，是由腹壁受到刺激或慢性炎症引起。大多数的病人可有不同程度的压痛，一般较轻微，少数压痛明显并有反跳痛，主要见于干酪型。

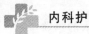

另外,部分病人可有面色苍白、消瘦等营养不良的体征。

3. 并发症　肠梗阻较常见,也可出现肠瘘、急性肠穿孔及腹腔内脓肿等。

（三）心理和社会状况

因病程长,病情迁延,症状多且用药时间长,病人容易出现焦虑、烦躁、紧张等心理反应。

（四）辅助检查

1. 实验室检查　病程长者,血红蛋白可降低,白细胞计数多正常,干酪型和腹腔结核急性扩散者白细胞计数可升高;红细胞沉降率增快提示病情呈活动性,病变静止红细胞沉降率逐渐恢复正常,结核菌素试验呈强阳性,可作为本病的辅助诊断。

2. 腹腔积液检查　腹腔积液呈渗出液,多为草黄色,少数为淡血性。腹腔积液浓缩检测结核分枝杆菌阳性率一般较低。

3. 腹部 B 超检查　可发现少量腹水,可辅助鉴别腹部包块性质,也可为腹腔穿刺提示准确位置。

4. X 线检查　腹部 X 线平片若出现钙化影,提示肠系膜淋巴结核钙化;X 线胃肠钡剂检查若发现肠梗阻、肠瘘、肠腔外肿块等,对本病有辅助诊断意义。

5. 腹腔镜检查　对诊断困难者有意义,一般适合有游离腹腔积液的病人,可见灰白色结节散在或聚集分散在内脏表面、腹膜、网膜。禁用于腹腔有广泛粘连者。

（五）诊断要点

本病的主要诊断依据如下:①有结核病病史,伴其他器官结核病依据;②原因不明的发热两周以上,伴腹痛、腹胀、腹泻、腹腔积液、腹壁柔韧感或腹部包块;③腹腔穿刺腹腔积液呈渗出液,普通细菌培养阴性;④X 线胃肠钡剂检查发现肠粘连;⑤结核菌素试验强阳性等。若临床表现典型病例,可做临床诊断,给予抗结核药物治疗两周有效可以确诊。

（六）治疗要点

1. 抗结核药物治疗　化疗方案见肺结核病人的护理。在用药中需注意:渗出型病人,因腹腔积液和结核毒血症状消失快,容易自行停药,一定要强调全程规则治疗的重要性;粘连或干酪型病人,因大量纤维增生,药物不易达到病灶而使治疗效果受影响,应加强药物的联合用药,并适当延长治疗时间。

2. 对症治疗　大量腹腔积液者,可适当放腹腔积液以减轻症状;营养不良者,应加强营养,纠正水、电解质、酸碱失衡;腹痛明显者,可适当应用解痉止痛药。

3. 手术治疗　对内科治疗无效合并肠梗阻、肠穿孔、肠瘘的病人,应考虑手术治疗。

【护理诊断/问题】

1. 疼痛:腹痛　与结核分枝杆菌侵犯结肠、腹膜致炎性病变或肠梗阻有关。

2. 腹泻　与肠结核、结核性腹膜炎致肠道功能紊乱有关。

3. 营养失调:低于机体需要量　与病程迁延、慢性消耗有关。

4. 潜在并发症　肠梗阻、肠穿孔、肠瘘。

【护理目标】

（1）病人疼痛减轻或缓解。

（2）病人排便次数减少或排便恢复正常。

（3）病人营养摄入充足,体重增加。

（4）病人无并发症发生,或者发生并发症后被及时发现并正确处理。

【护理措施】

（一）一般护理

1. 休息与活动　病情活动期应卧床休息,以降低代谢,减少毒素吸收;症状消失、病情稳定,可适当增加活动,以不疲劳为宜,增加抵抗力。

2. 饮食护理　病人应积极改善营养状态,多摄入高热量、高蛋白质、高维生素且易于消化的食物,少食多餐,戒烟、酒。腹泻明显者应减少乳制品、富含脂肪和粗纤维食物的摄入;对营养不良和因胃肠症状而妨碍进食者,可静脉补充营养;肠梗阻者暂禁食;腹水者应限水、限钠,水一般控制在每天 1000 mL,钠为每天 3～5 g。

3. 心理护理　向病人和家属讲解疾病的相关知识,告知该病虽病程长、症状多,但只要早期、足量、规则、全程抗结核药物治疗,是可以逐渐缓解以致痊愈的,增强病人战胜疾病的信心。协助病人保持轻松愉快的心情,解除焦虑、紧张情绪。

（二）病情观察

严密观察病人生命体征,腹泻、腹痛特点,排便性状、次数;评估病程进展状况,每周测体重,观察相关指标,如电解质、血红蛋白等;有无腹痛突然加重、压痛明显或出现便血、肠鸣音亢进等肠梗阻、肠出血的并发症征象,及时报告医生进行急救。

（三）对症治疗

腹痛者,转移病人注意力,遵医嘱用颠茄、阿托品和其他抗胆碱能药物;摄入不足或腹泻严重者,应补液,防止水、电解质及酸碱失衡;对不完全性肠梗阻的病人,需要配合胃肠减压,以缓解梗阻近端肠区的膨胀及潴留;大量腹腔积液者,遵医嘱用利尿剂,或协助医生行腹腔穿刺放腹腔积液等治疗。

（四）药物护理

遵医嘱给予抗结核药,告知病人及家属规律、全程用药的重要性,以及结核药物的用法、作用及常见不良反应,若有不良反应出现时及时报告医生;阿托品可有口干、面红等不良反应,告知病人可多饮水。

【健康教育】

1. 疾病预防指导　向病人及家属介绍本病消毒、隔离的有关知识,如注意个人卫生,肺结核病人不可吞咽痰液,提倡使用公筷及分餐制,对乳制品及牛奶应灭菌后饮用,肠结核病人的粪便要消毒处理等。

2. 疾病知识指导　指导病人生活规律,保证足够的休息和营养,保持情绪稳定,以增强机体抵抗力。指导病人遵医嘱服药,学会自我监测药物的疗效和不良反应,若出现异常,及时复诊。

【护理评价】

（1）病人疼痛是否减轻或缓解。

（2）病人排便次数是否减少或排便恢复正常。

（3）病人是否营养摄入充足,体重有无增加。

（4）病人有无并发症发生,或者发生并发症后是否被及时发现并正确处理。

第十节　上消化道出血病人的护理

案例引导

　　某病人,男性,36 岁。上腹节律性疼痛反复发作 6 年,每次空腹时疼痛,进食后缓解,有夜间痛。今晨食火锅后连续呕血 3 次,总量约 1200 mL,呕吐物初为咖啡色,后为鲜红色,有稀黑便、头晕、心慌。查体:T 36 ℃,P 110 次/分,R 22 次/分,BP 80/50 mmHg。血常规:血红蛋白 80 g/L。

　　问题:1. 请估计该病人出血量大约是多少?

　　2. 该病人的病因是什么?上消化道出血有哪些诱因?

　　3. 如何配合医生抢救、护理该病人?

　　上消化道出血是指屈氏韧带以上的消化道,包括食管、胃、十二指肠和胰、胆道病变引起的出血,以及胃空肠吻合术后的空肠病变引起的出血。上消化道大量出血一般是指数小时内,上消化道失血量超过 1000 mL 或全身循环血容量的 20%,临床主要表现为呕血和(或)黑便,常伴有血容量减少,引起急性周围循环衰竭,甚至导致失血性休克而危及生命。

【护理评估】

（一）健康史

　　上消化道出血的原因很多,消化系统疾病和全身疾病均可引起,其中,最常见的病因依次为消化性溃疡、食管胃底静脉曲张破裂、急性糜烂性胃炎和胃癌。

　　(1) 上消化道疾病:包括食管疾病和胃、十二指肠疾病,如食管炎、食管癌、食管损伤、急性糜烂性胃炎、消化性溃疡(最常见)、胃癌等。

　　(2) 门静脉高压:引起食管胃底静脉曲张破裂出血(较多见)。

　　(3) 上消化道邻近器官或组织疾病:如胆道出血,胰腺癌,急性胰腺炎,肝或脾动脉瘤破裂以及主动脉瘤破入食管、胃或十二指肠等。

　　(4) 全身性疾病:如过敏性紫癜、血小板减少性紫癜、白血病、血友病、应激性溃疡、流行性出血热等。

（二）临床表现

1. 症状　主要取决于出血的量和出血速度。

　　(1) 呕血和黑便:上消化道出血的特征性表现。呕血均有黑便,黑便不一定有呕血。出血部位在幽门以上常伴有呕血,但如果出血量少、出血速度慢,也可无呕血;出血部位在幽门以下,但出血量大且出血速度快,血液也可反流入胃而引起呕血。呕血多呈咖啡色,主要是胃酸与血红蛋白作用生成酸化正铁血红蛋白所致,但如果出血量大,在胃内停留时间短,则呕血为鲜红色或伴有血块;粪便颜色多呈黏稠发亮的柏油样便,主要是血红蛋白中的铁与硫化物作用形成黑色的硫化铁所致,但如果出血量大,血液在肠道停留时间短,大便也可呈鲜红或暗红色。

(2)失血性循环衰竭的表现:急性大出血时,循环血量迅速减少,心排血量减少,引起周围循环衰竭,表现为头晕、心悸、乏力、出汗、晕厥等,严重者可致失血性休克。

(3)发热:大量出血后,多在 24 h 内出现发热,一般不超过 38.5 ℃,持续 3～5 天,可能与周围循环衰竭导致体温调节中枢功能障碍有关。

(4)氮质血症:上消化道大量出血后,肠道中血液蛋白质的消化产物被吸收,引起血中尿素氮浓度暂时升高,称为肠源性氮质血症。多在出血后数小时后尿素氮开始升高,24～48 h达到高峰,不超过 14.3 mmol/L,3～4 天后可降至正常。

(5)血常规:出血早期,红细胞计数、红细胞比容和血红蛋白无明显变化。一般出血 4 h以后,组织液渗入血管内,使血液稀释才出现贫血。贫血程度取决于出血的量、病人原来是否贫血、出血后体液平衡维持情况等。

2. 体征 病人可有面色苍白、发绀、四肢厥冷等征象;可有心率增快、血压下降、呼吸困难、体温不升或者发热,以及烦躁不安、表情淡漠等神志改变。

(三)心理和社会状况

病人因出血量大、病情危重,容易出现烦躁、紧张、恐惧心理;慢性病或者全身性疾病反复发作者,容易丧失对治疗的信心,出现不配合治疗的状况;家属也容易因病人病情反复、经济因素等原因,出现悲观、沮丧等不良情绪,使应对及支持能力下降。

(四)辅助检查

1. 实验室检查 红细胞计数、血小板计数及血红蛋白浓度、红细胞比容、肝肾功能、大便隐血等测定,有助于评估失血量及动态观察有无活动性出血,判断治疗效果及协助病因诊断。

2. 内镜检查 出血后 24～48 h 内做急诊内镜检查,可直接观察出血部位,明确出血病因,还可对出血灶进行止血治疗,是上消化道出血病因诊断的首选。

3. X 线钡剂检查 需在病情稳定后数日或出血停止后进行,用于胃镜检查禁忌者或不愿进行胃镜检查者,对明确病因也有一定的价值。

4. 其他 选择性腹腔动脉造影、放射性核素检查、小肠镜检查等,主要用于原因不明的消化道出血。

(五)诊断要点

根据呕血、黑便及失血性循环衰竭等临床表现,呕吐物或粪便隐血试验强阳性,实验室检查红细胞计数、红细胞比容和血红蛋白浓度下降等,一般可做出上消化道出血的诊断;但要注意与咯血、下消化道出血及进食引起的黑便相鉴别;通过内镜、X 线钡剂检查或选择性动脉造影等检查,可确定出血病因。

(六)治疗要点

上消化道大量出血为临床急症,起病急、变化快,严重者危及生命。应采取积极抢救措施:给予迅速补充血容量,抗休克,止血,纠正水、电解质及酸碱失衡等治疗。

1. 一般抢救措施 绝对卧床休息,头偏向一侧,防止误吸,保持呼吸道通畅;活动性出血暂禁食;吸氧。

2. 积极补充血容量 立即查血型及配血,建立有效静脉通道,尽快补充血容量:先输注生理盐水或葡萄糖盐水、右旋糖酐、林格液等,必要时尽早输血,一般输入浓缩红细胞,严重大出血时应输入全血。肝硬化病人引起的大出血应输新鲜血,因库血含氨过多,容易诱发肝性脑病。

3. 止血措施

1) 食管胃底静脉曲张破裂出血者

(1) 药物止血:①血管加压素:食管胃底静脉曲张破裂出血的常用药物。可通过对内脏血管的收缩,减少门静脉血流量,从而降低门静脉高压。推荐疗法是 0.2 U/min 静脉持续点滴,根据治疗效果逐渐增加至 0.4 U/min,可同时用硝酸甘油舌下含服或静脉点滴,可减少血管加压素引起的不良反应,同时协同降低门静脉压力。但高血压、冠心病病人禁用。②生长抑素及其拟似物:可明显减少门静脉及其侧支循环的血流量,止血效果好,且不伴全身血流动力学改变,故短期内几乎没有严重不良反应。该类药物已经成为近年治疗食管胃底静脉曲张破裂出血的最常用药物。③三甘氨酰基赖氨酸加压素(特利加压素):血管加压素拟似物,与血管加压素相比,止血效果好、不良反应少、使用方便(每次 2 mg,4~6 h 1 次,静脉注射),但价格昂贵,目前国内尚未推广。

(2) 气囊压迫止血:经口或者鼻插入双气囊三(四)腔管压迫止血,注气至胃气囊向外加压牵引压迫胃底,如未能止血,再注气食管气囊压迫食管曲张静脉。该方法止血效果肯定,但病人痛苦大,副作用多(如食管胃底黏膜坏死、窒息、吸入性肺炎、心律失常等),且停药后再出血率高,目前已不作为首选止血措施,仅用于药物不能控制出血的暂时止血,为其他有效止血措施赢得时间。

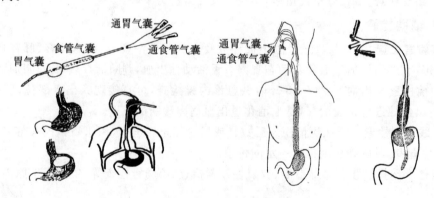

图 4-1 三腔二囊管原理示意图

(3) 内镜治疗:目前治疗食管胃底静脉曲张破裂出血的重要手段,还可以预防再出血。一般在药物或气囊压迫治疗大出血基本控制后,病人一般情况基本稳定,在急诊进行胃镜检查时同时进行。包括内镜直视下注射硬化剂或组织黏合剂到曲张的静脉,或用橡皮圈结扎出血或曲张的静脉使血管闭合。

(4) 手术治疗:内科治疗无效时,可考虑外科手术或者经颈静脉肝内门体分流术。

2) 非静脉曲张出血者

(1) 药物止血:因血小板聚集和血浆的凝血功能,需要在 pH>6 时才能发挥作用,且新形成的血凝块在 pH<5 的环境中会被胃液消化,因此,对消化性溃疡和急性胃黏膜损伤引起的出血,常规使用 H_2 受体拮抗剂或质子泵抑制剂,抑制胃酸分泌、提高胃内 pH,从而达到止血目的。

（2）内镜治疗：适用于有活动性出血或暴露血管的溃疡的止血，包括热探头、高频电凝、激光电凝、微波、血管钳钳夹、局部注射1/10000肾上腺素或硬化剂等。

（3）手术治疗：对内科积极治疗无效可能危及生命者，需尽早进行外科手术治疗。

（4）介入治疗：对少数不能内镜治疗、外科手术治疗，但病情严重的大出血病人，可考虑选择性肠系膜动脉造影寻找出血灶，给予血管栓塞治疗。

【护理诊断/问题】

1. 体液不足　与上消化道大出血有关。

2. 活动无耐力　与失血后贫血有关。

3. 有受伤的危险　与气囊长时间压迫食管胃底黏膜、气囊阻塞气道、血液或分泌物流入气管有关。

4. 恐惧　与大量呕血、黑便等有关。

5. 潜在并发症　失血性休克。

【护理目标】

（1）病人无继续出血，血容量得到有效补充。

（2）病人活动耐力逐渐增加。

（3）病人无食管胃底黏膜压迫性损伤，无窒息和误吸发生。

（4）病人恐惧感减轻或者消失，能积极配合治疗。

（5）病人无并发症发生，或者发生并发症被及时发现并得到积极处理。

【护理措施】

（一）一般护理

1. 休息与体位　大出血病人应绝对卧床休息，取平卧位，下肢略抬高，以保证脑部血液供应；呕血时将头偏向一侧，以防误吸或窒息；必要时用负压吸引器，及时清除气道内异物，保持呼吸道通畅，遵医嘱给氧。

2. 饮食护理　食管胃底静脉曲张破裂活动性出血者，应暂禁食；出血停止后1~2天，可逐渐进食高热量、高维生素流质饮食，逐渐过渡到半流质饮食、软食，细嚼慢咽；限制蛋白质食物，以免诱发肝性脑病；避免粗糙、坚硬、刺激性食物，以防再次出血。非食管胃底静脉曲张破裂出血者，急性大出血或有严重恶心、呕吐者，应暂禁食；少量出血无呕吐者，可进少量清淡、温凉流质饮食，以中和胃酸，促进溃疡面愈合；出血停止后逐渐过渡到易消化、无刺激、营养丰富的半流质饮食或软食，直至正常饮食，少量多餐。

3. 心理护理　病人因大量呕血、黑便，容易出现恐惧、悲观心理。要及时关心、安慰病人，了解并尽量满足病人的需求；大出血时应陪伴在其身边，给予心理支持，增加其安全感；抢救病人时有条不紊、沉着冷静，以减轻其紧张、焦虑情绪；及时清除病人呕血或黑便后的血迹和污物，以减少对其心理的恶性刺激。

（二）病情观察

1. 生命体征、神志、出入液量的观察　严密观察生命体征及神志、精神状态的变化，准确记录24 h出入液量，如果出现面色苍白、血压下降、脉搏细速、皮肤湿冷、烦躁不安、尿量减少等表现，提示周围循环衰竭，应及时通知医生，积极配合抢救。

2. 估计出血量　密切观察呕吐物及大便的颜色、量、次数及性质的变化，正确估计出血量及速度。无明显呕血、黑便，成人仅粪便隐血试验阳性，提示每天出血量>5 mL；出现黑便，提示每天出血量＞50 mL;出现呕血,提示胃内积血＞250 mL;一次出血在 400 mL 以内,一般无明显全身症状;出血量若超过 400 mL,可出现头晕、乏力、心悸等全身症状;短时间内出血量超过 1000 mL,则病人可出现周围循环衰竭的表现,严重时可发生失血性休克。

3. 估计有无继续出血或再出血 病人出现以下现象,提示有活动性出血或者再出血:①反复呕血,呕吐物颜色由咖啡色转为鲜红色;②黑便次数增加,色泽转为暗红色甚至鲜红色,伴随肠鸣音亢进;③经充分补液、输血,病人周围循环衰竭征象无明显改善,或者改善后又恶化,血压不稳定,中心静脉压仍在下降;④血液检查显示,红细胞计数、血红蛋白浓度、红细胞比容持续下降,但网织红细胞持续升高;⑤在补液充足、尿量足够的情况下,病人的血尿素氮持续或再次升高;⑥门静脉高压病人出血后,原增大的脾脏常暂时缩小,若脾脏没恢复肿大,提示出血未止。

4. 原有疾病的观察 对消化性溃疡引起者,应注意观察腹痛的部位、诱因、缓解方式及性质变化特点;食管胃底静脉曲张破裂引起者,应注意观察有无肝性脑病、感染等并发症发生。

(三)对症护理

病人因失血严重,常容易在便后起立或变换体位时出现晕厥,故应嘱咐家属在病人排便时要有人陪同如厕或暂时床上排便,变换体位时动作易缓慢,出现头晕、心慌时,应立即卧床休息并通知医护人员;重症病人加床挡,以保护病人安全。

(四)治疗护理

1. 积极补充血容量 迅速建立静脉通道,遵医嘱尽快给予输液、输血、各种止血药物等急救措施,注意观察疗效及不良反应。输液速度应先快后慢,必要时根据中心静脉压调整输液速度和量,特别是老年人和心肺功能不良者,应避免输液过多过快引起急性肺水肿的发生;肝病引起者应输入新鲜血,避免镇静、催眠、麻醉药的使用;准备好各种急救药品和器械。

2. 止血药的护理 遵医嘱正确使用止血药,注意观察疗效及不良反应。血管加压素可引起血压升高、心肌缺血、腹痛等,甚至发生心肌梗死,所以输注速度应慢、用量应准确,高血压、冠心病禁用。

3. 双气囊三(四)腔管的护理

1)操作前 向病人及家属解释本治疗方法的目的、过程,取得病人配合;仔细检查三(四)腔管的性能,确保各管道通畅并做好标记,检查气囊是否漏气、膨胀是否均匀等,确定气囊性能完好后,抽尽囊内气体备用。

2)置管中

(1)协助插管:安置病人于半坐卧位或平卧位,头偏向一侧,清洁鼻腔,协助医生做好病人鼻腔、咽喉部局部麻醉,将三(四)腔管前端及气囊外面涂上液状石蜡,经病人鼻腔或口腔插管至胃内,当插入约 65 cm 时,抽胃液证实已达胃腔,可暂做固定,抽出胃内积血。

(2)协助注气:先向胃气囊内注气 150～200 mL,至囊内压约 50 mmHg 时,封闭管口,轻轻外拉至有阻力感为止,表示胃气囊已压在胃底部。若单用胃气囊压迫已经止血,则食管气囊不必注气。若未能止血,再向食管气囊注气约 100 mL 至囊内压约 40 mmHg 时,封闭管口,使气囊压迫食管下段的曲张静脉。

（3）协助牵引：导管外端以绷带连接 0.5 kg 沙袋，经牵引架做持续牵引。

3）置管后

（1）密切观察：将食管引流管、胃管连接负压吸引器，定时抽吸，记录引流液的颜色、量、性质的变化，观察出血是否停止。

（2）清除积血：可经胃管冲洗胃腔，清除胃内积血，减少氨在肠道内的吸收，减少肝性脑病的发生。

（3）做好基础护理：置管期间，做好鼻腔、口腔清洁，用液体石蜡润滑口唇、鼻腔。

（4）防并发症：①防创伤：定时监测囊内压力，压力不够不足以达到止血效果，而压力太高又可引起黏膜坏死。故气囊加压 12～24 h 应放松牵引，放气 30 min，若出血未止，再注气加压，以防使食管和胃底黏膜受压过久而致糜烂、坏死。②防窒息：胃气囊充气不足或破裂时，食管气囊和胃气囊可向上移动，阻塞喉部引发窒息，一旦发生应立即抽出囊内气体，拔出管道。对昏迷病人尤其应密切观察有无突发的呼吸困难或窒息表现，必要时约束病人双手，以防病人烦躁或神志不清时试图拔管而发生意外。③防误吸：四腔管应用时，应定时经食管引流管抽出食管内积聚的液体，以防误吸引起吸入性肺炎；三腔管因无食管引流管，必要时可另行插管进行分泌物抽吸。及时清除病人口腔和鼻腔分泌物，嘱病人勿下咽唾液等。

（5）心理支持：多巡视、陪伴病人，及时给予安慰和鼓励，安抚病人因插管而致的焦虑、恐惧情绪。

4）拔管护理 出血停止后，放松牵引，放出囊内气体，保留管道继续观察 24 h，未再出血可考虑拔管。拔管前口服液状石蜡 20～30 mL，使黏膜与管外壁润滑后，再缓慢拔出导管。气囊压迫一般以 3～4 天为限，继续出血者可适当延长。

【健康教育】

1. 疾病预防指导 注意饮食规律、卫生，给予清淡、易消化、富营养饮食，避免进食粗糙、坚硬、刺激性食物，少量多餐，戒烟、戒酒；保持情绪稳定，生活规律，劳逸结合，充足休息；遵医嘱用药，避免用药不当诱发出血。

2. 疾病知识指导 应根据病因的不同，针对性地向病人和家属介绍引起消化道出血的病因、诱因、治疗及预后，帮助他们掌握自我护理的相关知识，减少再次出血的危险。

3. 病情监测指导 教会病人和家属识别上消化道出血征象及应急措施：出现呕血、黑便、心悸、头晕时，应立即卧床休息，减少活动，保持安静，呕吐者头偏向一侧以免误吸，并及时送医院就诊。慢性病人应定期门诊复查。

【护理评价】

（1）病人是否有继续出血，血容量是否得到有效补充。

（2）病人活动耐力有无逐渐增加。

（3）病人有无食管胃底黏膜压迫性损伤，有无窒息和误吸发生。

（4）病人恐惧感是否减轻或者消失，能否积极配合治疗。

（5）病人有无并发症发生，或者发生并发症能否被及时发现并得到积极处理。

第十一节　消化系统常用诊疗技术的护理

一、上消化道内镜检查的护理

上消化道内镜检查包括食管、胃、十二指肠的检查,是临床应用最广、进展最快的内镜检查。该检查可在直视下观察食管、胃、十二指肠黏膜的炎症、溃疡或肿瘤等的大小、性质、部位范围,并可行黏膜活检,做组织学或细胞学检查,有较大的诊断价值。

【适应证】　比较广泛,一般诊断不明的食管、胃、十二指肠疾病均可行此检查。

(1) 上消化道症状明显而不明原因者。

(2) 消化道出血原因待查。

(3) 疑有消化道肿瘤,但 X 线钡餐检查不能确诊者。

(4) 需要随访观察的慢性上消化道疾病,如消化性溃疡、萎缩性胃炎、反流性食管炎等。

(5) 需做内镜治疗者,如急性上消化道出血的止血、胃息肉摘除、胃内异物摘除、食管胃底静脉曲张的硬化剂注射和结扎等。

(6) 怀疑有胰腺、胆道系统疾病,需要通过十二指肠镜逆行胆管造影者。

【禁忌证】

(1) 怀疑有食管、胃、十二指肠急性穿孔者。

(2) 严重心、肺、肾、脑功能不全及休克、心律失常、哮喘发作者等。

(3) 精神失常或意识明显障碍不能合作者。

(4) 腐蚀性食管炎急性期病人。

(5) 严重咽喉部疾病,主动脉瘤及严重颈、胸段脊柱畸形者等。

【护理】

(一) 术前护理

1. 病人准备

(1) 向病人和家属解释胃、十二指肠镜检查的意义、过程和注意事项,消除其焦虑不安和恐惧心理。

(2) 仔细询问病史,遵医嘱采血检测乙型、丙型肝炎病毒标记,检测血小板、出凝血时间、凝血酶原时间、肝肾功能等,以排除检查禁忌证。

(3) 病人检查前 8 h 禁食、禁饮,有幽门梗阻者检查前一晚应洗胃。

(4) 遵医嘱可于检查前 20～30 min 肌内注射山莨菪碱(654-2)或阿托品,以减少胃液分泌和减轻胃肠蠕动;若病人过分紧张,可加用地西泮 5～10 mg 肌内注射或静脉注射;术前 5～10 min 用 2‰～4‰利多卡因喷雾麻醉咽部 2～3 次,直至病人感觉咽部麻木、吞咽似有梗阻感时,表明咽喉部局部麻醉成功。

2. 用物准备　①纤维胃、十二指肠镜检查仪器一套,并检查各部件功能是否保持良好;②喉头麻醉喷雾器,无菌注射器及针头;③药物:如 2‰的利多卡因、阿托品、654-2、地西泮等;

④其他：如无菌手套、润滑剂、酒精棉球、纱布、甲醛固定标本瓶、监护仪器、氧气等。

（二）检查中协助及护理

（1）协助病人取左侧卧位，双腿屈膝，头稍向前倾，放松领扣和腰带，取出义齿，口边置弯盘，咬紧牙垫。

（2）插管操作由医生独立完成。护士应站在医生旁或者病人头部，注意保持病人头部位置不动，当胃、十二指肠镜到达咽喉时，嘱其做吞咽动作，使胃镜能顺利进入食管，但注意不要吞咽唾液以免引起呛咳，可让唾液流入弯盘或用吸管吸出。嘱病人操作过程中不要拉扯镜子，不能自行吐出牙垫，指导其缓慢深呼吸，有助于减轻恶心、呕吐等不适。

（3）术中密切观察病人的面色、呼吸、脉搏。若出现异常立即报告医生及时处理或停止操作。

（4）配合医生做好检查过程中取组织活检、内镜下止血、保证检查视野清晰度等工作，尽可能缩短检查时间。

（5）检查结束退镜时，护士应手持纱布将镜身外黏附的血迹和黏液擦掉。

（三）检查后护理

（1）术后麻醉作用尚未消退，嘱病人暂时不要吞咽唾液，以免呛咳。一般2h后麻醉作用消失，可先少量饮水，无呛咳发生再进食，当天以流质、半流质饮食为宜。

（2）部分病人检查后可出现咽痛、吞咽不适、咽部异物感等症状，一般1~2天后可自行缓解，如出现黑便、头晕、心悸等消化道出血症状，或腹痛伴压痛、反跳痛等急性腹膜炎症状和体征，应立即就诊或通知医护人员进行处理。

（3）术后，护理人员对内镜等器械进行彻底消毒、保养，以备再用。

二、结肠镜检查及护理

结肠镜检查主要用于诊断炎症性肠病、结肠的肿瘤、出血、息肉等疾病，具有安全、有效的特征，是可靠、简便的方法之一，并可行结肠息肉切除、异物钳取等治疗。

【适应证】　范围很广，结肠病变及回肠末端病变均是结肠镜检查的适应证。

（1）原因不明的下消化道出血，原因不明的慢性腹泻、便秘、腹痛、腹胀。

（2）怀疑有结肠或回肠末端肿瘤者。

（3）结肠肿瘤的普查。

（4）结肠某些疾病的追踪观察或药物治疗随访，结肠癌手术后及大肠息肉摘除后随访。

（5）结肠息肉、出血、肿瘤等病变需要做内镜下治疗或手术定位者。

【禁忌证】

（1）疑有肠穿孔、肠出血、腹膜炎者。

（2）严重心、肺、肾、肝及精神疾病者。

（3）女性月经期及妊娠期。

（4）多次开腹手术或有肠粘连者。

（5）肛门、直肠严重狭窄者。

（6）高热、低血压、极度衰竭者，应待病情稳定后方可进行。

（7）结肠炎症性疾病急性活动期、肠道准备不充分、不合作者等。

【护理】

（一）检查前护理

1. 病人准备

（1）向病人解释结肠镜检查的意义、过程和注意事项，消除焦虑不安和恐惧心理。询问病史，了解肠道准备的情况，有特殊情况给予处理。

（2）检查前 3 天进食无渣或少渣半流质饮食，检查前 1 天避免服用铁剂和阿司匹林类药物，进少渣流质饮食，检查当天早晨禁食。

（3）做好肠道准备。现多采用 50％的硫酸镁 50～60 mL 于检查前晚口服，同时在 20 min 内饮水 1000～2000 mL，进行全肠道灌洗，以达到清洁肠道的目的。应详细告知病人肠道灌洗剂的服用方法。

（4）术前遵医嘱给予病人地西泮肌内注射，注意该药物会降低病人的疼痛反应，可使发生肠穿孔等并发症时腹痛症状不明显，应特别注意。术前半小时用阿托品 0.5 mg 或 654-2 10 mg 肌注。

2. 用物准备　①纤维胃、十二指肠镜检查仪器一套，并检查各部件功能是否保持良好；②药物：如阿托品、654-2、地西泮等；③其他：如无菌手套、润滑剂、酒精棉球、纱布、甲醛固定标本瓶、监护仪器、氧气等。

（二）检查中协助及护理

（1）协助病人取左侧卧位，双腿屈膝，膝盖弯至胸部，嘱病人检查中尽量保持身体不动。

（2）为病人常规做肛门指检，排除肛门狭窄和直肠肿瘤，涂抹润滑剂（一般用硅油）。

（3）密切观察病人的面色、呼吸、脉搏等。若出现腹胀不适等异常，应指导病人深呼吸；若出现面色苍白、心悸、护理急促等不适，应立即报告医生，做相应处理或停止操作。

（4）协助医生做摄像或取活组织行细胞学检查等。

（三）检查后护理

（1）术后应详细询问病人有无腹胀、腹痛、心慌等不适，注意观察血压及腹部体征，观察大便的颜色、性状，警惕肠出血、肠穿孔等并发症发生，如有异常，应立即就诊或通知医护人员。嘱病人休息 15～30 min，无不适，一般情况平稳，才可离开。

（2）嘱病人在检查后 3 h 无不适时可进食、进水，术后 3 天避免进辛辣、刺激、坚硬等食物等。

（3）对器械进行消毒、保养，以备再用。

三、腹腔穿刺术及护理

腹腔穿刺术（abdominocentesis）是用穿刺技术抽取腹腔液体，以明确腹水性质来协助诊断、降低腹内压或向腹腔内注射药物等进行局部治疗的方法。

【适应证】

（1）抽取腹水进行各种实验室检查，寻找病因。

（2）大量腹水病人，适当放腹水，以减轻腹内压，缓解症状。

（3）向腹腔内注射药物，协助治疗。

【禁忌证】

（1）有肝性脑病倾向者禁忌放腹水。

（2）确诊有粘连性结核性腹膜炎、包虫病、卵巢肿瘤者。

（3）急性腹膜炎症者。

【护理】

（一）术前护理

（1）向病人及家属解释操作的目的、过程及注意事项,取得病人合作。

（2）术前嘱病人排空膀胱,测量腹围、体重、生命体征。

（3）协助病人取侧卧位、平卧位或半坐卧位,屏风遮挡。

（二）术中协作及护理

1. 协助选择合适的穿刺点　一般常选择脐与左髂前上棘连线的中外 1/3 交界处,侧卧时可取脐水平线与腋前线相交点,端坐时也可取脐与耻骨连线中点稍偏左或稍偏右 1～1.5 cm 处。

2. 协助穿刺　穿刺部位常规消毒,术者戴手套,铺洞巾,用 2% 利多卡因 3～5 mL 做穿刺点局麻。术者左手拇指和食指固定穿刺部位皮肤,右手持连接胶管(用止血钳夹住)的腹穿针,刺入腹壁,用力均匀,缓慢进针,待感到阻力消失时,提示针头已穿过腹膜壁层,即可抽到腹腔积液。

3. 防腹内压骤降　协助医生放腹腔积液时,为防止腹内压急剧降低,护士可在腹腔积液抽取时用腹带为病人加压腹腔,一般肝硬化腹腔积液病人一次放液不超过 3000 mL。

4. 密切观察　操作过程密切观察病人反应,如出现面色苍白、出汗、脉速或出现头晕、心悸、恶心等,应停止抽液并做相应处理。

5. 协助拔管　术毕拔针,穿刺部位盖上无菌纱布,用胶布固定。

（三）术后护理

（1）术后卧床休息 8～12 h。

（2）注意观察穿刺部位是否渗漏,如有渗漏应及时更换消毒棉垫,加用腹带加压压迫。

（3）记录腹腔积液的量、颜色和性质,及时送检。

（4）注意观察病人面色、血压、脉搏的变化,观察有无腹痛、压痛和腹肌紧张等急性腹膜炎的征象,如有异常及时报告医生处理。

四、肝穿刺活组织检查及护理

肝穿刺活组织检查又叫肝活检,是通过穿刺肝组织,采取肝组织标本进行组织学检查或制成涂片做细胞学检查,用以明确肝病诊断,或了解肝病演变过程、观察疗效以及判断预后。

【适应证】

（1）原因不明的肝肿大、肝功能异常者。

（2）原因不明的黄疸或门静脉高压的鉴别诊断。

（3）协助各型肝炎的诊断、疗效及预后判断。

【禁忌证】

（1）全身情况极度衰竭者。

（2）严重贫血、出血倾向者。

（3）肝功能严重障碍、肝包虫病、肝血管瘤、肝外梗阻性黄疸、大量腹腔积液者。

（4）精神障碍、烦躁不能合作者。

【护理】

（一）术前护理

1. 病人准备

（1）向病人和家属解释操作的目的、过程及注意事项，消除其紧张、恐惧心理，取得合作。

（2）训练病人屏气呼吸方法：先深吸气，然后呼气，接着憋住气片刻，以助于术中配合。

（3）遵医嘱为病人测定肝功能，出、凝血时间，血小板计数，凝血酶原时间等，如有异常，遵医嘱肌注维生素 K_1 10 mg，连续 3 天后复查，正常后方可进行手术。常规验血型，以备必要时输血。

（4）术前行胸部 X 线检查，观察病人有无胸膜增厚、肺气肿。

（5）术前测血压、脉搏，情绪紧张者可于术前 1 h 口服地西泮 10 mg。

2. 用物准备 包括无菌肝脏穿刺包、无菌手套、无菌纱布、消毒棉签和胶布、2% 利多卡因注射液、无菌注射器、碘伏、75% 的酒精、无菌生理盐水、腹带、小沙袋、治疗盘、标本瓶等。

（二）术中协作及护理

1. 协助选择穿刺点 经 B 超定位选择穿刺点，一般选择右侧腋中线第 8～9 肋间肝实音处为穿刺点。

2. 体位放置 协助病人取仰卧位，身体右侧靠近床沿，将右手屈曲置于枕后，保持固定体位。

3. 消毒、麻醉 严格无菌操作，常规消毒穿刺局部皮肤，术者戴无菌手套、铺无菌孔巾，用 2% 利多卡因注射液局部逐层浸润麻醉穿刺点皮肤、肋间肌、膈肌直至肝包膜。

4. 协助穿刺 嘱病人平静呼吸，术者持"枪式切割式穿刺针"于选定的穿刺点穿透皮肤、肌层进至肝包膜时，嘱病人先深吸气，然后于呼气末屏气片刻。在病人屏气开始时，快速推动切割式针芯垂直进入肝实质，同时套管针自动前行切割肝组织，并快速拔针，整个过程只需 1 s 左右即可完成。绝对不能搅动穿刺针，穿刺深度一般为 4～6 cm，总穿刺深度不能超过 6 cm。

5. 协助伤口处理 拔出穿刺针后，迅速用无菌纱布覆盖伤口，按压穿刺部位 5～10 min，再用胶布固定，用小沙袋加压 4 h，束紧腹带 12 h。

6. 标本处理 清理用物，用无菌生理盐水从穿刺针内冲出取得的肝组织标本，注入标本瓶内固定，立即送检。

（三）术后护理

（1）术后卧床休息 24 h。

（2）密切观察生命体征变化，如果出现脉搏细速、血压下降、面色苍白、出冷汗等内出血现象，立即通知医生进行处理。

（3）观察穿刺部位有无渗血、红肿、疼痛等表现，如穿刺部位疼痛明显，应仔细查找原因，在排除出血或其他创伤后，可遵医嘱适当使用解痉止痛剂；如为气胸、胆汁性腹膜炎征象者，应通知医生紧急处理。

（4）术后 1 周内防止剧烈运动，避免重体力劳动。

第五章　泌尿系统疾病病人的护理

学习目标

1. 熟悉泌尿系统常见疾病的病因、发病机制和治疗原则；熟悉泌尿系统常见疾病的护理评价和护理目标。

2. 掌握泌尿系统常见疾病的护理评估、护理诊断/问题和护理措施。

3. 了解泌尿系统常用诊疗技术的护理。

泌尿系统是由肾脏、输尿管、膀胱、尿道及相关的血管和神经组成的，其主要功能是生成和排泄尿液。其中肾脏是人体重要的生命器官，它不仅通过尿液排泄机体内的代谢产物，调节水、电解质及酸碱平衡，维持机体内环境的稳定，而且可以产生多种内分泌激素，调节肾血循环和肾小球滤过率，并与其他激素共同维持血压和水盐代谢平衡及调节钙磷代谢和促进血红蛋白合成。目前，肾脏疾病病因及发病机制仍不十分清楚，治疗多为对症处理，疾病多呈久治不愈的慢性过程，持续发展可导致严重的肾功能不全，使全身各系统受到损害。近几十年来，慢性肾脏疾病的发病率逐年增高，在我国人群中慢性肾脏疾病的患病率为 $11.8\% \sim 13.0\%$，患病人数超过 1 亿，成为继心脑血管疾病、恶性肿瘤、糖尿病之后又一个威胁人类健康的重要疾病。

近年来，肾脏病学的发展极为迅速，免疫学、分子遗传学和分子细胞学的研究进展使人们对许多肾脏疾病的发病机制有了新的认识，并为肾炎的治疗和某些与遗传密切相关的肾脏疾病的基因治疗打下了坚实的基础；肾脏内分泌的研究对阐明高血压发病机制、肾内血流调节和水、电解质代谢平衡调节的机制有着重要的意义；器械检查、影像学检查使泌尿系统畸形、结石、肿瘤、肾积水等得到明确诊断；各种血液净化技术的进步，大大延长了尿毒症病人的寿命，同时为严重感染导致的多器官功能衰竭、严重水肿等治疗开辟了新的途径；肾脏病学的发展带来了肾脏病护理学的进步，使经皮穿刺肾活组织检查、血液透析、肾移植等的护理水平有了明显的提高。

第一节 肾小球肾炎病人的护理

一、急性肾小球肾炎病人的护理

案例引导

王某,男性,45 岁。腰疼、水肿加重 1 周入院。病人自诉 1 周有感冒史,近 1 个月自感疲乏、精神不振。

查体:T 37.2 ℃,P 103 次/分,R 32 次/分,BP 150/65 mmHg。双肾区叩击痛阳性。

尿常规检查:RBC 5/Hp,WBC 8/Hp,可见白细胞管型。

问题:1. 该病人目前存在哪些护理诊断/问题?

2. 该病人应采取哪些护理措施?

急性肾小球肾炎(acute glomerulonephritis,AGN)简称急性肾炎,是一种起病急,以血尿、蛋白尿、水肿和高血压肾炎综合征为特征的肾脏疾病。本病好发于儿童,男性居多,多数病例可自然痊愈,部分病例病情迁延或转为慢性肾炎。

【护理评估】

(一)健康史

1. 病因 本病发病前 1～3 周常有感染史,常发生于 A 族乙型溶血性链球菌引起的上呼吸道感染(如扁桃体炎、咽炎等)或皮肤感染(如脓疱疮等)之后。

2. 发病机制 目前多认为链球菌的主要致病抗原是胞浆或分泌蛋白的某些成分,抗原刺激机体产生相应抗体,形成免疫复合物沉积于肾小球,引起双侧肾脏弥漫性的炎症反应而致病。

(二)临床表现

发病前 1～3 周有呼吸道感染或皮肤感染史。本病起病急,病情轻重不一,轻者可无明显临床症状,仅表现为镜下血尿及血清补体异常,重者可表现为少尿型急性肾衰竭。大多数预后良好,常在数月内自愈。

(1)全身症状:表现为疲乏、精神不振、腰酸、头痛、恶心等。

(2)尿液改变:几乎所有病人均有肉眼或镜下血尿,40%～70%出现肉眼血尿,且常为首发症状或就诊的原因。绝大多数病人有蛋白尿,常为轻、中度,每天尿蛋白不超过 3.5 g,仅有20%病人呈大量蛋白尿。

（3）水肿：70%～90%的病人有水肿，多表现为晨起眼睑水肿，面部肿胀呈肾炎面容，可伴有双下肢水肿。严重者可出现全身性水肿、胸腔积液和腹腔积液。大部分病人于2～4周内自行消肿。若水肿持续发展，常提示预后不良。主要为肾小球滤过率下降，加上肾小管重吸收功能异常，导致水钠潴留。

（4）高血压：病人有不同程度的高血压，多为轻、中度高血压，少数为严重高血压，甚至并发高血压脑病。高血压的发生主要与水钠潴留有关，常与水肿程度相平行，故利尿后血压可很快恢复正常。如血压持续升高2周以上，且无下降趋势，提示肾脏病变较为严重。

（5）肾功能异常：部分病人在起病早期可因尿量减少而出现一过性轻度氮质血症，常于1～2周后随尿量增加而恢复正常，仅极少数病人可出现急性肾衰竭。

（三）心理和社会状况

起病初因出现血尿，病人常有恐惧，思想负担重，诊断明确后担心变为慢性，不能治愈，易出现焦虑，儿童对长期的卧床会产生忧郁、烦躁等心理反应。

（四）辅助检查

1. 尿液检查　几乎所有病人均有镜下血尿，尿蛋白多为＋～＋＋，尿沉渣可有红细胞、白细胞、管型，管型为红细胞管型、颗粒管型等。

2. 血清补体测定　血清总补体及C3在发病初期明显下降，8周内逐渐恢复正常，对本病具有诊断意义。

3. 抗链球菌溶血素"O"抗体(ASO)测定　ASO常在链球菌感染后2～3周出现，3～5周滴度达高峰后下降。ASO滴度明显升高表明近期有链球菌感染，其滴度高低与链球菌感染严重性相关。

4. 红细胞沉降率检查　常增快。

5. 肾功能检查　可有肾小球滤过率降低，血尿素氮和血肌酐升高。

（五）诊断要点

链球菌感染后1～3周，出现血尿、蛋白尿、水肿和高血压，甚至少尿及氮质血症等临床表现，伴血清总补体及C3下降，病情于发病8周内逐渐减轻到完全恢复正常者，即可临床诊断为急性肾炎。

（六）治疗要点

本病的治疗以休息、对症处理为主，积极预防并发症和保护肾功能。

1. 一般治疗　急性期应卧床休息，直至肉眼血尿消失、水肿消退及血压恢复正常。根据病情给予饮食治疗，若有水肿应限制水、钠摄入，若有氮质血症应限制蛋白质摄入等。

2. 对症治疗　利尿治疗可消除水肿、降低血压，利尿后高血压控制不满意时，可加用其他降压药物。

3. 控制感染　有上呼吸道或皮肤感染者，应选用无肾毒性抗生素治疗，如青霉素、头孢菌素类等，疗程为10～14天，不主张长期预防性使用抗生素。对于反复发作的慢性扁桃体炎，待肾炎病情稳定后行扁桃体摘除术，手术前后2周应用抗生素。

4. 透析治疗　少数发生急性肾衰竭，可及时给予透析治疗。

【护理诊断/问题】

1. 活动无耐力　与水肿、低盐饮食有关。

2. 体液过多　与肾小球滤过率下降，水钠潴留有关。

3. 焦虑 与全身症状明显,缺乏疾病相关知识有关。

4. 潜在并发症 高血压脑病、急性肾衰竭。

【护理目标】

(1) 能实施休息计划,活动耐力增强。

(2) 能控制水、钠的摄入,水肿减轻或消失。

(3) 情绪稳定,积极配合治疗和护理。

(4) 无并发症发生。

【护理措施】

(一) 一般护理

1. 休息与活动 急性期病人应绝对卧床休息,以增加肾血流量和减少肾脏负担,至少卧床休息6周至2个月,尿液检查只有蛋白尿和镜下血尿时,方可离床活动。病情稳定后逐渐增加运动量,在1~2年内避免劳累和剧烈运动,待完全康复后才能恢复正常的体力劳动。

2. 饮食护理

(1) 合理水、钠摄入:若有水肿、高血压,应严格限制水、钠摄入,以减轻水肿和心脏负担。一般每天钠盐的摄入量不超过2 g,每天摄水量为前1天尿量加500 mL。待病情好转、水肿消退、血压下降后,可由低盐饮食逐渐转为正常饮食。尿量明显减少者,还应控制钾的摄入,以防高钾血症。

(2) 适量蛋白质摄入:肾功能正常者,给予正常量的蛋白质摄入,即1 g/(kg·d),以优质蛋白质为主。出现氮质血症的病人,则应严格限制蛋白质的摄入,一般给予0.6~0.8 g/(kg·d)的优质蛋白质,以防血中氮质潴留增加。

(3) 补充足够热量及维生素:以免引起负氮平衡;此外还要补充各种维生素。

(二) 病情观察

观察水肿部位、范围、程度及其变化,有胸腔积液者注意呼吸频率改变。有腹腔积液者测量腹围。注意观察有无左心衰竭、高血压的表现,记录24 h出入液量。密切观察生命体征、体重、肾功能、尿液颜色及尿量情况。

(三) 用药护理

严格执行医嘱,密切观察治疗效果和不良反应。利尿剂长期使用可出现电解质紊乱(如低钾、低钠血症)、高凝状态等不良反应,氢氯噻嗪可致低钾血症、血尿酸和血糖升高。降压药在应用过程中,应定时观察血压变化,降压不宜过快过低,以免影响肾灌注,注意防止眩晕和体位性低血压。

(四) 心理护理

应尽量多关心、巡视病人,随时注意病人的情绪变化和精神需求,按照病人的要求尽量予以尽快解决,耐心解答病人的疑问,解除病人的思想顾虑;卧床休息需要持续比较长的时间,应适当予以说明,并要组织一些有趣的活动丰富病人的精神生活,使病人能以愉快、乐观的态度接受治疗。

【健康教育】

1. 预防知识指导 向病人介绍本病的发生常与呼吸道或皮肤感染有关,指导病人出院后平时注意加强锻炼,增强体质;向病人介绍保暖、注意个人卫生等预防感染措施;告知病人患咽炎、扁桃体炎或皮肤感染后,应及时就医治疗,必要时切除扁桃体。

2. 疾病知识指导　向病人讲解疾病的发生、发展过程及预后,注意休息,增强体质。

3. 自我监测病情与随访指导　急性肾炎的完全康复一般需1～2年。当临床症状消失后,蛋白尿、血尿可能仍然存在,故应随访,监测病情。

【护理评价】

(1) 水肿是否减轻或消失,皮肤是否出现破损或感染。

(2) 高血压是否得到改善。

(3) 焦虑是否减轻或消失,情绪是否稳定。

(4) 有无并发症发生。

二、慢性肾小球肾炎病人的护理

案例引导

　　李某,男性,50岁。因双眼睑、下肢水肿反复发作3年,加重1周入院。1周前受凉感冒后眼睑及下肢水肿加重,伴恶心、呕吐、腹胀、不能进食、小便量少。

　　查体:T 36.4 ℃,P 84次/分,R 21次/分,BP 90/70 mmHg。病人神清,精神差,自动体位,贫血貌,颜面部轻度水肿,双肺呼吸音清,心率84次/分,律齐。腹部膨隆,腹部移动性浊音(+)。肝脾未触及,双肾无叩击痛,双膝关节以下指凹性水肿。入院后食欲、睡眠差,既往体健。

　　辅助检查:尿常规检查:尿蛋白(++++),尿潜血(++)。血生化检查:血肌酐140 μmol/L,胆固醇18 mmol/L,尿酸10.73 mg/dL,甘油三酯7.2 mmol/L,总蛋白48 g/L,血清血红蛋白24 g/L。

　　入院诊断:慢性肾小球肾炎、肾功能不全代偿期。

　　双肾B超:左肾8.2 cm×3.4 cm×3.2 cm,右肾8.4 cm×4.1 cm×3.4 cm。双肾皮质变薄,集合系统回声紊乱。

　　医学诊断:慢性肾小球肾炎、慢性肾功能不全(代偿期)。

　　问题:1. 病人目前存在哪些护理诊断/问题?

　　　　　2. 应采取哪些护理措施?

慢性肾小球肾炎(chronic glomerulonephritis,CGN)简称慢性肾炎,是一种起病隐匿,病情迁延,进展缓慢,最终发展成慢性肾衰竭的肾小球疾病。病人以青、中年男性居多,主要临床表现为蛋白尿、血尿、水肿、高血压、肾功能损害。由于病理类型及病变所处的阶段不同,疾病表现呈多样化,个体差异较大。

【护理评估】

(一) 健康史

1. 病因　大多数慢性肾炎的病因尚不清楚,起病即属慢性肾炎,仅少数病人是由急性链球菌感染后演变而来。

2. 发病机制　一般认为本病的起始因素为免疫介导性炎症,但随疾病的发展,也有非免

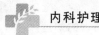

疫非炎症性因素参与。

3. 病理　常见病理类型有系膜增生性肾炎、系膜毛细血管性肾炎、膜性肾病及局灶性节段性肾小球硬化等。上述所有类型到晚期均进展成硬化性肾小球肾炎,临床上进入尿毒症阶段。

(二) 临床表现

1. 临床表现　本病多数起病缓慢、隐袭,部分病人因感染、劳累、妊娠等呈急性发作。临床表现多样,病情时轻时重,逐渐发展为慢性肾衰竭。

(1) 蛋白尿:是本病必有的表现,尿蛋白定量常在每天 1~3 g。

(2) 血尿:多为镜下血尿,也可见肉眼血尿。

(3) 水肿:多为晨起时眼睑、颜面水肿,下午或劳累后出现下肢轻、中度凹陷性水肿,一般无体腔积液,水肿是由水钠潴留和低蛋白血症引起。

(4) 高血压:高血压的出现与水钠潴留,血液中的肾素和血管紧张素的增加有关。病人常有持续性中等度以上的高血压(尤其是舒张压),有肾衰竭时,90%以上的病人有高血压。

(5) 肾功能损害:呈慢性进行性损害,进展速度主要与相应的病理类型有关。常因感染、劳累、妊娠、血压增高、高蛋白质饮食、高脂高磷、肾毒性药物的应用等使病情急剧恶化。若能及时去除这些诱因,肾功能可在一定程度上恢复。

2. 并发症　慢性肾炎病人容易并发尿路感染、上呼吸道感染,多与病人抵抗力差与应用免疫抑制剂药物有关。

(三) 心理和社会状况

慢性肾炎病程长,长期用药而治疗效果不理想,使病人及家属感到焦虑不安和担忧,后期病程进一步恶化,出现肾衰竭时,病人常产生悲观、绝望情绪。

(四) 辅助检查

1. 尿液检查　尿蛋白＋~＋＋＋,24 h 尿蛋白定量常在 1~3 g,尿中可有多形性红细胞＋~＋＋及管型尿等,当发生肾浓缩功能不全时,可出现多尿和夜尿增多,尿比重偏低。

2. 血液检查　肾功能不全的病人可有肾小球滤过率(GFR)下降、血尿素氮(BUN)、血肌酐(Cr)增高。贫血病人红细胞及血红蛋白均有不同程度的降低。部分病人可有血脂升高、血浆白蛋白降低。

3. B超检查　双肾可有结构紊乱、缩小等改变。

4. 肾活检　肾穿刺活检,可确定慢性肾炎的病理类型和预后,并为制订治疗方案提供依据。

(五) 诊断要点

临床出现蛋白尿、血尿、水肿、高血压等病史达 1 年以上,无论有无肾功能损害均应考虑此病,肾活检有典型病理变化,排除继发性肾炎,即可诊断为慢性肾炎。

(六) 治疗要点

治疗的主要目的是防止或延缓肾功能进行性恶化,改善或缓解临床症状,防治严重并发症,而不以消除轻微蛋白尿和尿红细胞为目标。一般不宜使用激素及细胞毒药物,多采用综合治疗。

1．一般治疗

（1）休息与活动：慢性肾炎病人若尿蛋白不多，水肿不明显，无严重的高血压及肾功能损害时，可从事轻体力工作，但应避免体力活动、受潮、受凉、感染等，避免使用对肾有损害的药物。

（2）饮食：限制食物中蛋白质及磷的摄入，应精选优质蛋白食物，如鸡肉、牛奶、瘦肉等。限制蛋白质摄入（0.5～0.8 g/(kg·d)），因摄入蛋白质时常伴有磷的摄入，故限制蛋白质摄入也就达到了低磷饮食的要求。此饮食可减轻肾小球内高压、高灌注及高滤过状态，延缓肾小球硬化和肾功能的减退。水肿、高血压病人应限制盐的摄入，每天不宜超过 3 g。

2．利尿 水肿明显者可用利尿药物，常用口服药物有氢氯噻嗪，每天 75～100 mg，分 2～3 次服用，强效利尿药如呋塞米长期用药，注意电解质紊乱。螺内酯（安体舒通）与氨苯蝶啶为保钾利尿药，与氢氯噻嗪合用，可加强利尿作用。安体舒通每天 60 mg，分 3 次口服，氨苯蝶啶每天 100～300 mg，分 2～3 次口服。

3．降压治疗 高血压和尿蛋白是加速肾小球硬化、促进肾功能恶化的主要因素，因此，控制高血压和减少尿蛋白是延缓本病进展至慢性肾衰竭的重要措施。尽量选择对肾有保护作用的降压药物，利尿药是水钠潴留的容量依赖性高血压的首选药。血管紧张素转换酶抑制药（ACEI）或血管紧张素Ⅱ受体拮抗药（ARB）不仅有降压作用，还可降低肾小球内高压力、高灌注和高滤过状态，减少尿蛋白，保护肾功能。常用的 ACEI 有卡托普利（25 mg，每天 3 次）、贝那普利（20 mg，每天 3 次）等；ARB 有氯沙坦（75 mg，每天 1 次）等。其他降压药可选用钙通道阻滞剂、β 受体阻滞剂及血管扩张药等。理想的血压控制水平视蛋白尿程度而定，尿蛋白＞1 g/d，血压最好控制在 125/75 mmHg 以下；尿蛋白＜1 g/d，血压最好控制在 130/80 mmHg 以下。

4．抗血小板药物 长期使用抗血小板药物可改善微循环、延缓肾功能衰退。大剂量双嘧达莫（潘生丁）300～400 mg/d、小剂量阿司匹林 40～300 mg/d，有抗血小板聚集作用，对系膜毛细血管性肾小球肾炎有降低尿蛋白的作用。

5．糖皮质激素和细胞毒药物 一般不主张应用，但肾功能正常或轻度损害、病理类型较轻、尿蛋白较多且无禁忌证者可试用。

【护理诊断/问题】

1．体液过多 与肾小球滤过率下降导致水钠潴留有关。

2．营养失调：低于机体需要量 与限制蛋白质饮食、低蛋白血症等有关。

3．焦虑 与疾病的反复发作、预后不良有关。

4．潜在并发症 慢性肾衰竭。

【护理目标】

（1）水肿减轻或消失。

（2）膳食合理，营养状态得到改善。

（3）焦虑减轻或消失，情绪稳定。

（4）无并发症发生。

【护理措施】

（一）一般护理

1．休息与活动 休息可减轻肾脏负担，减轻尿蛋白及水肿，慢性肾炎病人在保证充分休息和睡眠的基础上，应进行适度的活动，肥胖者应通过活动减轻体重，以减少肾和心脏的负担。

病情加重时应限制活动。

2. 饮食护理 帮助病人制订合理的饮食计划。水肿少尿者限钠、限水,盐的摄入为 1～3 g/d,并记录 24 h 出入液量,每天测量腹围、体重,观察水肿消退情况。优质低蛋白、低磷饮食,蛋白质的摄入量控制在 0.6～0.8 g/(kg·d),其中 60% 以上为高生物效价蛋白质(如鸡肉、牛奶、精瘦肉等)。饮食中增加糖的摄入,保证足够热量,减少自体蛋白的分解,同时注意维生素的补充。

(二)病情观察

密切观察血压的变化,突然升高或持续高血压可加重肾功能的恶化。严格记录 24 h 出入液量,注意观察水肿的发生部位、性质、程度及消长情况,在相同条件(饮食、体位、衣服、大小便排泄等)下定期测量病人的体重、腹围,注意变化情况;观察病人有无出现胸腔积液、腹腔积液等全身水肿征象。监测病人的尿量变化及肾功能,如血肌酐、血尿素氮升高和尿量迅速减少,应警惕肾衰竭的发生。

(三)用药护理

严格执行医嘱,密切观察治疗效果及不良反应。使用利尿药时注意观察电解质、酸碱平衡紊乱,如低钾、低钠血症等。应用降压药过程中,应定时观察血压变化,降压不宜过快过低,以免影响肾灌注,在服药过程中不可擅自改变药物剂量或停药,防止眩晕和体位性低血压。肾功能不全的高血压病人在使用 ACEI 时,要注意监测有无高钾血症等。抗血小板药使用时应注意观察有无出血倾向,监测出血、凝血时间。慢性肾炎伴肾病综合征常应用糖皮质激素和细胞毒药物,应观察药物可能出现的不良反应,如水钠潴留、高血压、糖尿病、精神兴奋性增高、消化道出血、骨质疏松、继发感染等。

(四)心理护理

本病的病程长,病情反复,长期服药疗效差,副作用大,预后不良,病人易产生悲观、恐惧等不良情绪反应。且长期患病使病人生活、工作能力下降,经济负担加重,更进一步增加了病人及亲属的负担。因此,心理护理尤为重要,应积极主动与病人沟通,鼓励其说出内心的感受,对其提出的问题予以耐心解答。与亲属一起做好病人的疏导工作,使病人以良好的心态正确面对现实。

【健康教育】

1. 疾病预防指导 告知病人应避免受凉、受潮,注意个人卫生,预防呼吸道、泌尿道和皮肤感染,如出现感染症状时,应及时治疗。

2. 生活指导 严格按照饮食计划进餐,注意摄入含优质蛋白质的食物并控制摄入量,保证热量充足和维生素的供给,勿食过咸的食物;禁烟、酒;劳逸结合,避免剧烈运动和重体力劳动;学会与疾病有关的家庭护理知识,如何控制饮水量、自我监测血压等。育龄期妇女应避孕。

3. 用药指导 告知病人药物治疗的目的,使病人能遵医嘱坚持长期用药,掌握利尿药、降压药等各种药物的使用方法、用药过程中的注意事项;不使用对肾功能有损害的药物。

4. 出院指导 向病人及家属说明定期复查的重要性,学会自我观察病情。定期复查尿常规及肾功能,以利早期发现病情变化,及时得到治疗。

【护理评价】

(1)水肿是否减轻或消失,皮肤是否出现破损或感染。

（2）能否调整饮食,营养状况是否得到改善。

（3）焦虑是否减轻或消失,情绪是否稳定。

（4）有无并发症发生。

第二节 尿路感染病人的护理

案例引导

周某,女性,26岁,已婚。因"寒战、高热、全身酸痛、食欲减退2天,尿频、尿急、尿痛1天"入院。

查体:T 39.7℃,P 103次/分,R 32次/分,BP 100/65 mmHg。双肾区叩击痛阳性。

尿常规检查:RBC 5/Hp,WBC 8/Hp,可见白细胞管型。

问题:1. 为进一步明确诊断,还需要做什么检查?

2. 该病人目前存在哪些护理诊断/问题?

3. 应采取哪些护理措施?

4. 如何对该病人进行健康教育?

尿路感染（urinary tract infection,UTI）简称尿感,是指各种病原微生物感染所引起的尿路急、慢性炎症。根据感染发生的部位分为上尿路感染和下尿路感染,上尿路感染主要是肾盂肾炎,下尿路感染包括膀胱炎和尿道炎。上尿路感染常伴有下尿路感染,下尿路感染可单独存在。两者临床表现有时极为相似,故统称为尿路感染。肾盂肾炎、膀胱炎临床上分为急性和慢性。根据有无尿路功能或结构的异常,可分为复杂性和非复杂性尿路感染,复杂性尿路感染指伴有尿路引流不畅、结石、畸形、膀胱输尿管反流等功能或结构的异常,或在慢性肾实质性疾病基础上发生的感染;不伴有上述情况者称为非复杂性尿路感染。本病好发于女性,女性与男性的发病率比为10∶1,以育龄期妇女多见。本病急性期如能得到及时、彻底治疗和护理,一般预后良好,若病情反复发作或迁延不愈,超过半年即转入慢性期,则可导致肾实质损害,影响肾功能。

【护理评估】

（一）健康史

1. 病因 尿路感染最常见的致病菌为革兰阴性杆菌,其中以大肠埃希菌最常见,约占尿路感染的80%以上,其次为变形杆菌、克雷白杆菌、产气杆菌等;5%～10%的尿路感染由革兰阳性杆菌引起,主要是粪链球菌、葡萄球菌。其他如厌氧菌、真菌、病毒和衣原体等,也可引起感染。

2. 发病机制

(1) 感染途径:①上行感染:最常见的感染途径,正常情况下,尿道口及其周围定居着少量细菌,但一般不引起感染。当机体抵抗力下降或尿道黏膜有轻微损伤(如月经期、尿液过度浓缩、性生活后、医源性操作等)时,或入侵细菌的毒力大、黏附于尿路黏膜并上行传播的能力强时,细菌沿尿路上行经膀胱达肾盂及肾实质引起感染。②血行感染:较少见,多为体内慢性感染病灶(如慢性扁桃体炎、皮肤感染等)的细菌侵入血液循环到达肾脏,引起肾盂肾炎。③淋巴管感染:更少见,多因盆腔、肠道炎症时,细菌经该处淋巴管与肾周围淋巴管交通支进入肾脏,引起炎症。④直接感染:偶见外伤或肾周围器官发生感染时,该处细菌直接侵入肾脏引起感染。

(2) 易患因素:①尿路梗阻引起尿流不畅:各种原因引起的尿路梗阻,如结石、肿瘤、前列腺肥大等,可使尿流不畅而患本病。此外,妊娠期子宫对输尿管的压迫和黄体酮使输尿管张力松弛、神经性膀胱无力、肾下垂等,导致尿流不畅,细菌容易生长繁殖而易患本病。②尿路畸形或功能缺陷:如肾、肾盂、输尿管畸形,多囊肾、马蹄肾、膀胱输尿管反流等。③性别:由于女性尿道宽、短、直,又与阴道、肛门邻近等,因而易患尿道逆行感染。④机体抵抗力降低:女性月经期、糖尿病、慢性肝病、贫血、营养不良、长期应用肾上腺皮质激素等,均可使机体抵抗力降低而易患本病。⑤医源性感染:如导尿或尿路器械检查不但会将细菌带入尿路,而且常使尿路黏膜损伤,引起感染。据统计,即使在严格消毒下,1 次导尿引起的尿路感染率为 3%,留置导尿 3 天以上几乎达 90%。⑥其他:常见因素有尿道内或尿路口周围的炎症病变,如尿道膀胱炎、阴道炎、前列腺炎、会阴部皮肤感染等,细菌沿尿路上行引起肾盂肾炎。

(二) 临床表现

1. 临床表现

(1) 急性膀胱炎:约占尿路感染的 60%,病人主要表现为尿频、尿急、尿痛,伴下腹部疼痛。一般无全身感染的表现,常有白细胞尿,约 30% 有血尿。

(2) 急性肾盂肾炎:①全身表现:起病急,常有寒战、高热(体温可达 39 ℃以上)、头痛、食欲减退、恶心、呕吐等。如高热持续不退,提示并存尿路梗阻、肾周围脓肿或败血症等。②泌尿系统表现:常有尿频、尿急、尿痛等尿路刺激症状,多数伴腰痛或肾区不适。肾区有压痛和(或)叩击痛,腹部上、中输尿管点和耻骨上膀胱区有压痛。③尿液变化:尿液外观混浊,可见脓尿或血尿。

临床上轻症病人全身症状可不明显,仅有尿路局部表现和尿液变化,与膀胱炎鉴别困难。

(3) 慢性肾盂肾炎:肾盂肾炎多次发作或迁延不愈超过半年者,并伴有肾盂、肾盏变形,或双肾大小不等,表面凹凸不平及肾小管功能持续减退者,则为慢性肾盂肾炎,多见于有易患因素的病人。慢性肾盂肾炎的临床表现复杂多样,全身及泌尿系统局部表现多不典型。常见有:①复发型:多次急性发作,症状类似急性肾盂肾炎。②低热型:以长期低热为主要表现,可伴乏力、腰酸、食欲减退、体重下降等。③血尿型:以镜下或肉眼血尿为主要表现,发作时伴腰痛、腰酸和尿路刺激症状等。④隐匿型:可无任何全身或局部症状,仅有尿液变化,尿菌检查阳性,又称无症状性菌尿。⑤高血压型:在病程中出现高血压,偶可发展为急性高血压,常伴贫血,但无明显的蛋白尿和水肿等。

2. 并发症 常见于严重的急性肾盂肾炎,尤其并存易患因素而发病者,可有肾乳头坏死、肾周围脓肿、败血症等。

（三）心理和社会状况

病人心情应尽量放松,过分紧张可加重尿频,协助完成各种日常生活活动,以减轻病人的不适感,指导病人从事一些感兴趣的活动,如听音乐、看电视等,分散病人对自身不适的注意力,减轻病人的焦虑。

（四）辅助检查

1. 尿常规检查　急性肾盂肾炎镜检可见大量白细胞或成堆脓细胞,有时可见白细胞管型,对肾盂肾炎有诊断价值。红细胞少量,尿蛋白少量。慢性肾盂肾炎镜检白细胞 5 个/高倍视野以上。

2. 血常规检查　急性肾盂肾炎白细胞计数及中性粒细胞百分比可增多,慢性肾盂肾炎红细胞计数及血红蛋白可降低。

3. 尿细菌学检查　该检查为诊断尿路感染的主要依据。尿涂片镜检,可采用清洁中段尿沉渣涂片进行革兰染色,如平均每个视野不少于 1 个细菌,提示尿感,可初步确定是杆菌或球菌、革兰阴性或阳性杆菌,对及时选择有效抗生素有重要参考价值。临床常用清洁中段尿做细菌培养及菌落计数,尿细菌定量培养的临床意义是清洁中段尿定量培养含菌量≥10^5/mL 为真性菌尿,可确诊尿路感染;10^4～10^5/mL 为可疑阳性,需复查;如含菌量<10^4/mL 则可能是污染。

4. 肾功能检查　急性肾盂肾炎无改变。慢性肾盂肾炎肾功能损害时可出现夜尿增多、低比重尿、血肌酐升高等。

5. 影像学检查　B 型超声检查可观察肾脏的大小、形态、有无结石及梗阻等。腹部 X 线平片观察肾脏的大小、形态、位置及有无结石;静脉肾盂造影以明确有无肾盂、肾盏变形、缩窄,肾肿瘤等,一般用于慢性肾盂肾炎的检查。放射性核素检查以确定有无梗阻、畸形和肾脏排泄功能改变。

（五）诊断要点

急性肾盂肾炎根据典型临床表现及尿液检查即可诊断;慢性肾盂肾炎多次发作或病情迁延不愈,病程达半年以上,结合有关检查如肾盂、肾盏变形、缩窄等改变可考虑本病。

（六）治疗要点

治疗主要目的是去除易患因素,合理使用抗菌药物,控制症状。

1. 急性肾盂肾炎

（1）一般治疗:多饮水、勤排尿,保持每天尿量在 2500 mL 以上;症状明显时,应卧床休息。

（2）抗菌药物治疗:主要是选用对革兰阴性杆菌敏感的抗菌药物,可选用磺胺类药物、氨基糖苷类药物、喹诺酮类药物或头孢菌素类药物等。同时,口服碳酸氢钠可碱化尿液以缓解尿路刺激征及增强抗菌药物疗效。抗菌药物疗程通常为 10～14 天,或用药至症状完全消失,尿检阴性后继续用药 3～5 天。停药后,应每周复查尿常规和细菌培养 1 次,连续 2～3 周,至第 6 周再复查 1 次,若均为阴性可认为临床治愈。

2. 慢性肾盂肾炎

（1）一般治疗:首要治疗措施是寻找病因,去除易患因素,解除尿流不畅和尿路梗阻,提高机体免疫力。

（2）抗菌药物治疗:选用敏感药物联合治疗,疗程为 2～4 周;或轮换用药,每组用一个疗程,中间停药 3～5 天,共 2～4 个月,选用肾毒性小、不良反应少的抗生素,氨基糖苷类抗生素肾毒性大,应慎用。必要时采用中西医结合方法治疗。

【护理诊断/问题】

1. 体温过高 与细菌感染有关。

2. 排尿异常:尿频、尿急、尿痛 与膀胱受炎症刺激有关。

3. 疼痛:腰痛 与肾脏炎症而致肾包膜牵拉有关。

4. 潜在并发症 肾乳头坏死、肾周脓肿等。

【护理目标】

(1)感染控制,体温恢复正常。

(2)排尿无异常。

(3)疼痛减轻或消失。

(4)无并发症发生。

【护理措施】

(一)一般护理

1. 休息 保持环境安静,保证病人充分休息,症状严重者应卧床休息。各项治疗、护理操作最好能集中进行,以提供充足的休息和睡眠时间,尽量少干扰病人,以利疾病的恢复。

2. 饮水 增加水的摄入,在无禁忌证的情形下,应嘱病人尽量多饮水、勤排尿,饮水量应超过 2000 mL/d,饮水时应注意水量均匀分布于全天,保持每天尿量在 2500 mL 以上,并督促病人每 2 h 排尿 1 次,以达到冲洗尿路、促进细菌和炎性分泌物排泄的目的,减轻尿路刺激症状,并向病人指出不要憋尿,以免加重病情。

3. 减少感染机会 保持床铺清洁、平整、干燥,指导病人做好个人卫生,督促病人勤换内裤,勤洗会阴部,教会病人正确清洁外阴部的方法,女病人月经期间增加外阴清洁次数,以减少肠道细菌引起尿路感染的机会。

4. 其他 指导病人用热水袋热敷下腹部或轻按下腹部,可减轻膀胱区疼痛。

(二)病情观察

密切观察病人全身情况及体温的变化,每 4 h 测量体温、脉搏和呼吸 1 次,对发热病人注意做好降温和生活护理,同时观察泌尿系统症状及其他伴随症状的变化。若病人经治疗后高热不退、腰痛加剧,应考虑是否出现肾周围脓肿、肾乳头坏死等并发症;若病人出现恶心、呕吐、畏食等表现,应警惕尿毒症的发生。

(三)用药护理

遵医嘱使用抗生素,注意观察药物的治疗反应及有无出现不良反应,嘱病人按时、按量、按疗程服药,切勿擅自换、减、停药,以达到彻底治疗的目的。磺胺类药物口服可引起恶心、呕吐、畏食等胃肠道反应,经肾排泄时易析出磺胺结晶引起肾功能损害,还可引起粒细胞减少等,应嘱病人多饮水,同时口服碳酸氢钠以碱化尿液,减少磺胺结晶的形成。喹诺酮类药物可引起消化道反应、皮肤瘙痒等;氨基糖苷类药物对肾脏和听神经有损害作用等。发现不良反应及时报告医生。尿路刺激征明显者遵医嘱予以阿托品、普鲁苯辛等抗胆碱能药物以缓解疼痛,应注意观察药物不良反应。

(四)尿细菌检查的护理

向病人解释检查的意义和方法,为保证培养结果的准确性,尿细菌定量培养宜在应用抗菌药物之前或停用抗菌药物 5 天之后留取尿标本;应收集清晨第 1 次的清洁、新鲜、中段尿液送检,以保证尿液在膀胱内停留 6 h 以上;留取尿标本前用肥皂水充分清洗外阴部,但不宜使用消毒剂,然后嘱病人排尿,留取中段尿,并在 1 h 内做细菌培养或冷藏保存;尿标本中勿混入消毒药液,女性病人留尿时注意勿混入白带。

【健康教育】

1. 疾病知识指导　病人及家属能了解本病的病因、易患因素、临床表现及治疗等知识,积极去除易患因素,提高机体免疫力。

2. 生活指导　保持良好的卫生习惯,注意个人清洁卫生,尤其是会阴部及肛周皮肤的清洁,特别是女性月经期、妊娠期、产褥期;学会正确清洗外阴部的方法,避免擦便纸污染尿道口;养成勤洗澡、淋浴冲洗和勤换衣的良好卫生习惯,内裤应在高温或阳光下消毒。女婴应勤换尿布。

3. 疾病预防指导　多饮水、勤排尿、少憋尿是最简单而有效的预防尿路感染的措施。避免劳累,坚持体育锻炼,增强机体的抵抗力,如果炎症的反复发作与性生活有关,应注意房事后排尿,并口服抗菌药物预防。尽量避免使用尿路器械检查,若必须使用,则严格无菌操作,并防止损伤。若会阴部有炎症(如女性膀胱炎、阴道炎及男性前列腺炎等),应及时治疗。

【护理评价】

(1) 感染能否得到控制,体温是否恢复正常。

(2) 排尿症状是否得到改善。

(3) 疼痛是否减轻或消除。

(4) 有无并发症的发生。

第三节　慢性肾衰竭病人的护理

案例引导

江某,男性,38岁。近2年来出现乏力、头痛、食欲减退及夜间尿量增多。近2个月全身皮肤瘙痒,并有畏食、恶心。3天前出现心悸、气急、不能平卧,病人情绪低落、悲观。

查体:T 36.5 ℃,P 100次/分,R 33次/分,BP 160/95 mmHg,神志清楚,呼吸深大,面色苍白晦暗、轻度水肿,口腔有尿臭味,口腔黏膜有溃疡,皮肤有抓痕;双肺底闻及湿啰音。

血常规检查:Hb 78 g/L,血钙 1.95 mmol/L,血磷 2.14 mmol/L,BUN 36 mmol/L,GFR 8 mL/min;pH 7.28。

尿常规检查:尿比重1.009,尿蛋白(++),有颗粒管型。

B超:双肾缩小。

问题:1. 慢性肾衰竭的主要病因是什么? 如何进行分期?

2. 该病人目前存在哪些护理诊断/问题?

3. 应采取哪些护理措施?

慢性肾衰竭(chronic renal failure,CRF)简称慢性肾衰,是在各种慢性肾脏疾病的基础上,由于肾功能缓慢进行性减退最终导致体内代谢产物潴留及水、电解质和酸碱平衡紊乱为主要表现的临床综合征。随着病情的进展,肾功能可呈进行性减退,根据肾功能的减退程度和临床表现,可将慢性肾衰竭分为4期,即肾功能代偿期、肾功能失代偿期、肾衰竭期和尿毒症期。

1. 肾功能代偿期 内生肌酐清除率下降,但在 50 mL/min 以上,血尿素氮、血肌酐正常,临床除原发疾病表现外,无症状。

2. 肾功能失代偿期 肾衰竭早期,内生肌酐清除率下降至 25~50 mL/min,出现氮质血症,血肌酐>178 μmol/L,血尿素氮>9 mmol/L,无明显症状。

3. 肾衰竭期 内生肌酐清除率降至 25 mL/min 以下,血肌酐>445 μmol/L,血尿素氮>20 mmol/L,临床出现水、电解质、酸碱平衡紊乱和各系统症状。

4. 尿毒症期 肾衰竭晚期,内生肌酐清除率降至 10 mL/min 以下,血肌酐>707 μmol/L,临床出现显著的各系统症状和血生化异常。

慢性肾衰竭一般为不可逆病变,病程拖延可长达数年,透析疗法和肾移植可明显延长病人的生存时间,若不进行积极治疗,慢性肾衰竭病人大都可能死于尿毒症。

【护理评估】

（一）健康史

1. 病因 慢性肾衰竭的常见病因如下:①原发性肾脏疾病,如慢性肾炎、肾盂肾炎、肾结核、多囊肾等;②继发性肾脏疾病,如系统性红斑狼疮性肾炎、糖尿病肾病、高血压肾病等;③尿路梗阻性肾病,如尿路结石、前列腺肥大等。其中以慢性肾炎最常见,其次为梗阻性肾病、糖尿病肾病、高血压肾病等。而在发达国家最常见的病因依次为糖尿病肾病、高血压肾病、肾小球肾炎、多囊肾等。

在上述基本病因基础上,若存在诱发因素,可加剧肾功能损害而出现尿毒症。常见的诱发因素有:①感染:是最常见的诱因,主要有呼吸道或尿路感染。②肾血流量减少:如长期进食量少,严重呕吐、腹泻、利尿等使有效循环血容量减少。③摄入过多蛋白质。④水、电解质紊乱。⑤使用对肾脏有毒性的药物。

2. 发病机制 本病的发病机制尚未完全清楚,主要与下列因素有关(此外,血管紧张素Ⅱ、蛋白尿、遗传因素等都在肾衰竭的恶化中起着重要作用)。

（1）健存肾单位学说:肾实质疾病导致相当数量肾单位破坏,而残余健全肾单位代偿,当肾实质疾病的破坏继续进行,健全肾单位越来越少,最后不能达到人体代谢的最低要求,而出现肾衰竭。

（2）矫枉失衡学说:当出现肾衰竭时,出现一系列病态现象,机体为了矫正这些现象,需做出相应调整,在调整过程中,却不可避免地要付出一定的代价,因而发生新的失衡,从而使机体受到新的损害。

（3）肾小球高灌注、高压力、高滤过学说:随着肾单位的破坏增加,残余肾单位的代谢废物的排泄负荷增加,代偿性发生肾小球的高灌注、高压力和高滤过,导致肾小球毛细血管壁损伤,系膜区大分子物质沉积,继而肾小球硬化,使肾功能进一步恶化。

（二）临床表现

肾衰竭早期仅有原发病症状,晚期可引起全身各系统中毒症状及水、电解质和酸碱平衡紊乱的表现。

1. 代谢产物潴留所致的各系统表现

(1) 消化系统表现：胃肠道症状是最早、最突出的症状，最初表现为食欲缺乏，然后出现上腹饱胀、恶心、呕吐、呃逆、腹泻、舌和口腔黏膜溃疡等，晚期可有口腔尿臭味、消化道出血等。

(2) 心血管系统表现：大部分病人存在不同程度的高血压，主要是由水钠潴留引起的，也与肾素活性增高有关。高血压可引起左心室扩大、心力衰竭、动脉硬化以及加重肾损害，少数发生恶性高血压。心力衰竭是常见死亡原因之一，可表现为急性左心衰竭、慢性全心衰竭。其原因与水钠潴留及高血压，尿毒症性心肌病，贫血等有关。心包炎主要见于透析不充分者（透析相关性心包炎），临床表现与一般心包炎相同，但心包积液多为血性，可能与毛细血管破裂有关，严重者有心包填塞征。尿毒症性心包炎是病情危重的表现之一。病人常有高甘油三酯血症及轻度胆固醇升高，脑动脉和全身周围动脉均可发生动脉粥样硬化，是尿毒症的主要死亡原因之一。可发生各种心律失常，与心肌病变、毒素、电解质紊乱等有关。

(3) 呼吸系统表现：酸中毒时呼吸深而长，代谢产物潴留可引起尿毒症性支气管炎、胸膜炎、肺炎，其肺炎表现为呼吸困难、咳泡沫痰、两肺湿啰音，胸片示肺门血管淤血，周边肺野相对清楚，为蝶翼分布，称尿毒症肺。

(4) 血液系统表现：贫血是尿毒症病人必有的临床表现，贫血常为正细胞正色素性贫血。主要原因是由于肾脏产生促红细胞生成素减少，其次为代谢产物抑制骨髓造血，毒素使红细胞寿命缩短，造血原料不足，透析时失血等。出血倾向常表现为皮下出血、鼻出血、月经过多等，严重时呕血、便血。出血倾向与外周血小板破坏增多，出血时间延长、血小板聚集和黏附能力下降等有关。可出现白细胞异常，白细胞趋化、吞噬和杀菌的能力减弱，因而容易发生感染；部分病人白细胞计数减少。

(5) 神经肌肉系统表现：早期常有精神萎靡不振、疲乏、失眠、注意力不集中等症状；后期可出现性格改变、抑郁、记忆力下降、表情淡漠、谵妄、幻觉、昏迷等。晚期病人常有周围神经病变，病人可出现肢体麻木、深反射减弱或消失、肌无力等，但最常见的是肢端袜套样分布的感觉丧失。

(6) 皮肤表现：常见皮肤瘙痒，且伴有抓痕，可能与尿毒症的毒素沉积皮肤及甲状旁腺功能亢进引起的钙沉着于皮肤所致的尿毒症性皮炎有关。病人面色较深而萎黄，有轻度水肿感，称为尿毒症面容，与贫血、尿素霜的沉积等有关。

(7) 骨骼系统：慢性肾衰竭可引起骨营养不良症，又称肾性骨病。常见有纤维性骨炎、尿毒症骨软化症、骨质疏松症和骨硬化症等，病人可有骨酸痛、行走不便等。纤维性骨炎和骨软化症易引起自发性骨折。肾性骨病是由缺乏活性维生素 D_3、继发性甲状旁腺功能亢进、营养不良等因素引起的。

(8) 内分泌失调：病人常有性功能障碍，女性常有月经失调，甚至闭经、不孕等，男性常有性欲低和阳痿等。

(9) 代谢紊乱：尿毒症的毒素可干扰胰岛素的作用，加强外周组织对胰岛素的抵抗性，可表现空腹血糖轻度升高、糖耐量异常。因长期恶心、呕吐使蛋白质摄入不足，出现负氮平衡及低蛋白血症。另外，慢性肾衰竭病人基础代谢率下降，体温常偏低。

(10) 继发感染：尿毒症病人易并发严重感染，与机体免疫功能低下、白细胞功能异常等有关，以肺部及尿路感染常见，且不易控制，多为主要死亡原因之一。

2. 水、电解质和酸碱平衡失调

(1) 脱水与水肿：一方面，因肾对尿的浓缩功能减退而致尿量增多，突出表现为夜尿多，加上畏食、呕吐、腹泻等，易引起脱水。另一方面，肾排水能力差，多饮水或补液过多过快，则引起水潴留，出现水肿、高血压，甚至产生心力衰竭。容易脱水和水肿是尿毒症常见的表现。

（2）低钠血症与高钠血症：可因水潴留而出现稀释性低钠血症，或长期低盐饮食、呕吐、腹泻和利尿作用造成低钠血症，表现为极度乏力、表情淡漠、恶心、肌肉痉挛、抽搐、昏迷等。若钠盐摄入量增加，肾脏不能相应增加排钠，则引起高钠血症，加重水肿、高血压及心力衰竭。

（3）低钾血症与高钾血症：一方面，由于长期使用排钾利尿剂、呕吐、腹泻或因纠正酸中毒过快等易发生低钾血症，主要表现为肌肉软弱无力、肢体瘫痪，重者表现为心律失常、心搏骤停。另一方面，由于少尿、无尿时钾的排出减少，保钾利尿剂的使用，酸中毒或摄入钾增加（包括含钾食物和药物）等均易发生高钾血症，导致严重心律失常，甚至心搏骤停。

（4）低钙血症与高磷血症：慢性肾衰竭时，尿磷排出减少，血磷升高，为维持钙、磷平衡，血钙下降，病人可出现肌肉痉挛或抽搐。机体为调整高磷低钙使甲状旁腺素分泌增加，使骨质脱钙，引起骨质疏松、骨软化症等肾性骨病。

（5）代谢性酸中毒：尿毒症病人都有不同程度的代谢性酸中毒，表现为乏力、嗜睡、恶心、呕吐、呼吸深而长、躁动不安等，严重者因呼吸中枢和血管运动中枢麻痹而死亡。

（三）心理和社会状况

慢性肾衰竭病人由于病程长，长期治疗效果不理想，预后不佳，给病人带来极大身心痛苦，常使病人及家属感到担忧和焦虑不安。后期病情恶化，治疗费用又较昂贵，尤其是需要进行长期透析或做肾移植手术时，病人及家属承受的心理压力较大，会出现各种情绪反应，如抑郁、恐惧、悲观、绝望等。

（四）辅助检查

1. 血常规检查 红细胞计数下降，血红蛋白常低于 80 g/L，最低可达 20 g/L。白细胞计数、血小板偏低或正常。

2. 尿常规检查 尿比重低，大多在 1.018 以下，严重时固定在 1.010～1.012 之间；尿蛋白（＋）～（＋＋＋），后期反而减少；尿沉渣可有红细胞、白细胞、颗粒或蜡样管型等，若细胞数量增多，表示病情活动或有感染，蜡样管型对诊断有意义。

3. 血生化检查 血肌酐、尿素氮增高，肌酐清除率多在 30 mL/min 以下。血钙降低，血磷增高，血钾、血钠可正常、降低或增高，血二氧化碳结合力降低。

4. 其他检查 B超检查示双肾体积缩小，肾图示双肾功能明显受损。

（五）诊断要点

根据慢性肾脏疾病病史，慢性肾衰竭的临床表现，内生肌酐清除率下降，血肌酐升高，B超示双肾体积缩小，即可初步诊断为慢性肾衰竭，应进一步查明原发病。

（六）治疗要点

慢性肾衰竭的治疗应根据肾功能处于不同阶段而确定相应的治疗重点。尿毒症前期以去除导致肾功能损害的所有不利因素（如基础疾病的活动、高血压、高蛋白质饮食、感染等）为治疗重点；至尿毒症期时，适时选择合适的肾替代手段（如血液透析、肾移植等）为治疗的关键。

1. 治疗原发病和纠正加重肾衰竭的可逆因素 治疗原发病和纠正加重肾衰竭的可逆因素是治疗慢性肾衰竭的关键，努力做到早期诊断，对已有的肾疾病或可能引起肾损害的疾病进行及时有效的治疗，防止慢性肾衰竭的发生，这是降低慢性肾衰竭发生率的基础工作或称初级预防。对早、中期慢性肾衰竭要及时治疗，延缓、停止或逆转慢性肾衰竭的进展，防止尿毒症的发生。坚持病因治疗,避免或消除引进慢性肾衰竭的危险因素,阻断或抑制肾单位损害渐进性发展的各种途径,保护健在肾单位。如治疗狼疮性肾炎可使肾功能有所改善,纠正水钠缺失、控制感染、控制高血压、控制血糖、控制蛋白尿、解除尿路梗阻、控制心力衰竭、停止使用肾毒性药物等均可使肾功能有不同程度的恢复。

2. 营养治疗　营养治疗可以延缓肾单位的破坏速度,缓解尿毒症的症状,提高病人的生活质量,改善预后。因此,慢性肾衰竭病人的营养治疗非常关键,要注意严格按照营养治疗方案,保证蛋白质、热量、钠、钾、磷及水的合理摄入。

3. 必需氨基酸的应用　慢性肾衰竭时,低蛋白质饮食虽可降低血中含氮的代谢产物,但若摄入低蛋白质饮食的时间超过 3 周,则会发生蛋白质营养不良,所以必须加用必需氨基酸,才能使病人维持良好的营养状态。另外,必需氨基酸在合成蛋白质的过程中,可利用一部分尿素,使血尿素氮下降,改善尿毒症症状。使用必需氨基酸的适应证为肾衰竭晚期病人。

4. 对症治疗

(1) 高血压的治疗:应进行及时、合理的治疗,容量依赖性高血压可通过限水钠、配合利尿药及降压药等综合治疗达到降压目的。上述疗效不佳时,可用透析来脱水,使血压降低。对肾素依赖性高血压应首选血管紧张素转化酶抑制剂,其他降压药有血管紧张素 II 受体拮抗药、钙通道拮抗药、β 受体阻滞药、血管扩张剂等,用药过程中注意药物不良反应。

(2) 防治感染:慢性肾衰竭出现感染时,应积极控制感染,治疗与一般感染相同,但剂量要适当调整,在疗效相近时,尽量选择对肾毒性小的药物。

(3) 纠正代谢性酸中毒和水、电解质紊乱:酸中毒不严重可口服碳酸氢钠 $1\sim2$ g,每天 3 次。若二氧化碳结合力<13.5 mmol/L,酸中毒明显时,应静脉补碱,在纠酸过程中同时补钙,防止低钙引起的手足抽搐。为防止出现水钠潴留应限制钠摄入量,并积极预防高钾血症的发生,对已有高钾血症的病人,应采取纠正酸中毒、给予袢利尿药、口服聚磺苯乙烯治疗或给予血液透析治疗。

(4) 贫血的治疗:重组人类红细胞生成素(EPO)是治疗肾性贫血的特效药。同时应补充造血原料(如铁剂、叶酸等),严重贫血者可适当输新鲜血。

(5) 肾性骨病的治疗:活性维生素 D_3(骨化三醇)主要用于长期透析的肾性骨病病人,使用过程中要注意监测血钙、血磷浓度,防止异位钙化的发生。

5. 替代治疗　当慢性肾衰竭病人肾小球滤过率(GFR)在 $6\sim10$ mL/min、血肌酐>707 μmol/L 并有尿毒症明显临床表现,经治疗不能缓解时,则应进行透析治疗,血液透析、腹膜透析和肾移植是替代肾功能的治疗方法。血液透析和腹膜透析的疗效相近,各有优点和缺点,应结合病人的情况来选用。透析一个时期后,待病情稳定后,可考虑是否进行肾移植术。

【护理诊断/问题】

1. 营养失调:低于机体需要量　与长期限制蛋白质的摄入,胃肠功能紊乱,水、电解质紊乱,贫血等因素有关。

2. 体液过多　与肾小球滤过功能降低导致水钠潴留、多饮水或补液不当等因素有关。

3. 活动无耐力　与心脏病变、贫血及水、电解质和酸碱平衡紊乱等有关。

4. 有感染的危险　与免疫功能低下、低蛋白血症、透析治疗等有关。

5. 有皮肤完整性受损的危险　与水肿、皮肤瘙痒等有关。

6. 焦虑　与病情反复发作、疾病预后不良等有关。

【护理目标】

（1）膳食合理，能摄入足够的营养物质，营养状态得到改善。

（2）水肿减轻或消失，肾功能得到改善。

（3）活动耐力增强。

（4）无感染发生。

（5）皮肤完整性未受损。

（6）焦虑减轻或消失，情绪稳定，积极配合治疗。

【护理措施】

（一）一般护理

1. 休息与活动　提供安静、舒适的休息环境，协助做好各项生活护理，避免过度劳累，以减轻肾脏负担。根据病情指导病人合理安排休息与活动，如症状不明显，病情稳定者，可在护理人员或亲属的陪伴下活动，以不出现疲劳、胸痛、心慌、气急、头晕为度。

2. 营养治疗的护理　营养治疗能提高病人的生活质量、改善预后。告知病人及家属营养治疗的重要性，保证蛋白质、热量、钠、钾、磷及水的合理摄入。

（1）蛋白质：在高热量的前提下，应根据病人的 GFR 来调整蛋白质的摄入量。当 GFR<50 mL/min 时，即应开始限制蛋白质的摄入，其中 60% 以上的蛋白质必须是富含必需氨基酸的蛋白质（即高生物价优质蛋白质），如鸡蛋、鱼、牛奶、瘦肉等，尽量少摄入植物蛋白质，如花生、豆类及其制品等，因其含非必需氨基酸较多，米面中所含的植物蛋白也要设法去除，可部分采用麦淀粉作主食，当 GFR>20 mL/min 时，每天摄入蛋白质约为 40 g（0.7 g/kg），GFR 为 10～20 mL/min 时，每天摄入蛋白质约为 35 g（0.6 g/kg），当 GFR 为 5～10 mL/min 时，每天摄入蛋白质约为 25 g（0.4 g/kg）；当 GFR<5 mL/min 时，每天摄入蛋白质约为 20 g（0.3 g/kg），此时病人需用氨基酸（EAA）疗法。必要时，可静脉输入白蛋白，以防止发生蛋白质营养不良症。

（2）热量与糖类：病人每天应摄取足够的热量，以防止体内蛋白质过度分解。每天供应热量至少 125.5 kJ/kg（30 kcal/kg），主要由碳水化合物和脂肪供给，其中糖占总热量的 2/3，其余由脂肪（植物油）供给。低蛋白质摄入会引起病人的饥饿感，这时可进食芋头、马铃薯、苹果、马蹄粉等。

（3）水与食盐：慢性肾衰竭早期，可适当增加水和盐的摄入，到肾衰竭末期，应注意限制水和盐的摄入。

知识链接

走出慢性肾衰竭病人饮食上的误区

慢性肾衰竭病人及家属对饮食治疗往往存在许多误区：①不吃盐、少喝水。慢性肾衰竭病人是否严格控制水、盐的摄入，应视具体情况由医生而定；过度恐水、恐盐是没有必要的。②素食可减轻肾脏负担。大多数植物也含有蛋白质，素食并不能减轻肾脏负担。③饥饿疗法可保护肾功能。由于主食和动物蛋白质受到过分限制，慢性肾衰竭病人往往营养不良，容易合并感染，导致肾功能恶化。④多喝骨头汤能补钙强身。慢性肾衰竭病人常表现为低钙高磷，骨头汤中有较多的磷，喝骨头汤不但改善不了钙缺乏，而且会由于血磷升高加速肾功能损害。

（4）其他：有高钾血症时，应停止使用含钾药物，限制含钾量高的食物（如白菜、萝卜、榨菜、橘子、香蕉、梨、桃、葡萄、西瓜等）的摄入，及时纠正酸中毒，禁止输入库存血。有低钙血症，可摄入含钙量较高的食物，如牛奶，或遵医嘱使用活性维生素 D_3（骨化三醇）及钙剂等。同时还应注意供给富含维生素 C、B 族维生素和叶酸的食物。

（二）病情观察

严密监测意识状态，生命体征，每天定时测量体重，准确记录出入液量。注意观察有无液体量过多的症状和体征，如短期内体重迅速增加，血压升高，心率加快，肺底部湿啰音，颈静脉怒张等；结合肾功能、血清电解质、血气分析结果，观察有无高血压脑病、心力衰竭、尿毒症性肺炎及电解质代谢紊乱和酸碱平衡失调等并发症的表现，观察有无感染的现象，如体温升高、寒战、疲乏无力、咳嗽、咳脓痰、尿路刺激征、白细胞增高等，发现异常及时报告医生。

（三）用药护理

遵医嘱准确使用药物，若使用红细胞生成素纠正贫血时，注意观察用药后不良反应，如头痛、高血压、癫痫发作等，定期查血红蛋白和血细胞比容等。使用骨化三醇治疗肾性骨病时，要随时监测血钙、血磷的浓度，防止内脏、皮下、关节血管钙化和肾功能恶化。静脉输入必需氨基酸时，应注意输液速度，注意保护和有计划地使用血管，尽量保留前臂、肘等部位的大静脉，以备用于血液透析治疗，输液过程中若有恶心、呕吐时，应减慢输液速度，同时遵医嘱给予止吐剂，切勿在氨基酸内加入其他药物，以免引起不良反应。用利尿、降压、降脂等药物时，亦应注意其不良反应。

（四）预防感染

感染是慢性肾衰竭的最常见诱因，故应采取切实措施，在护理的各个环节预防感染。尽量将病人安置在单人病室，注意保暖和室内清洁消毒，减少探视，避免与有上呼吸道感染者接触。协助病人做好全身皮肤黏膜清洁卫生，床铺、衣裤应干燥、平整、柔软，严重水肿的病人，尤其要保护好皮肤，以免损伤水肿皮肤而引起感染，慢性肾衰竭病人由于尿素霜的刺激，常出现皮肤瘙痒，注意勿用力搔抓，可每天用温水清洗后涂抹止痒剂，勤换衣裤，忌用肥皂和乙醇擦身。唾液中的尿素可引起口角炎及腮腺炎。应做好口腔护理，保持口腔清洁、舒适。避免任意插放保留导尿管，需留置导尿管的病人应加强消毒，定期更换导尿管和进行尿液检查以确定有无尿路感染。意识清醒者鼓励病人每小时进行深呼吸及有效排痰，意识不清者定时抽取气管内分泌物，以预防肺部感染的发生。进行血浆置换、透析时应注意严格无菌操作。

（五）心理护理

加强与病人的沟通和心理疏导，鼓励病人说出患病后的心理感受，并给予关爱和同情。向病人及亲属解释各项检查、治疗的目的，增强病人对疾病治疗及生活的信心，使病人能积极自觉地配合检查和治疗。指导病人注意避免长期的精神紧张、焦虑、抑郁等，以免加重病情、加速肾功能衰退。指导家庭成员参与病人的护理，给病人以感情支持。

【健康教育】

1. 疾病知识指导　介绍慢性肾衰竭的基本知识，避免加重病情的各种因素，延缓病情进展，提高生命质量。准确记录每天的尿量、血压、体重。定期复查肾功能、血清电解质。必须遵医嘱用药，避免使用肾毒性较大的药物，如氨基糖苷类抗生素等。

2. 生活指导　注意劳逸结合，避免劳累和重体力活动，根据病情和活动耐力，进行适当的活动，以增强机体的抵抗力。严格遵从营养治疗原则，教会病人制订选用优质低蛋白质、低磷、高热量食谱的方法。注重心理调节,保持良好的心态,培养积极的应对能力。注意个人卫生,预防各种感染,保持口腔、皮肤及会阴的清洁。皮肤瘙痒时避免用力搔抓。注意保暖,避免受凉。尽量避免妊娠。

3. 透析指导　慢性肾衰竭的病人应注意保护和有计划地使用血管,尽量保留前臂、肘等部位的大静脉,以备用于血液透析治疗。已进行血液透析治疗的病人,应注意保护好动-静脉瘘管,腹膜透析者注意保护好腹膜透析管道。定期复查。

【护理评价】

(1) 饮食是否合理,营养状况有无改善。

(2) 水肿是否减轻或消失。

(3) 活动耐力有无增强,进行日常活动后有无不适感。

(4) 有无感染发生,出现感染时能否得到及时治疗和处理。

(5) 皮肤完整性有无受损。

(6) 情绪是否稳定,能否积极配合治疗。

第四节　泌尿系统常用诊疗技术的护理

一、血液透析的护理

血液透析(hemodialysis,HD)简称血透,是当肾脏不能发挥其正常功能时,用以去除体内代谢废物和不纯物的装置,是最常用的血液净化方法之一。主要工作原理(图5-1)是利用半透膜的物理特性及膜两侧的压力差,使两种不同浓度及性质的溶液通过渗透、自由扩散和过滤作用而发生物质交换,最后达到膜两侧浓度平衡,从而清除血液中的有害物质,纠正体内电解质紊乱,维持酸碱平衡。

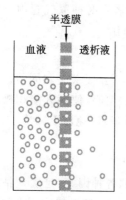

图 5-1　透析原理图

【适应证】

1. 急性肾衰竭　对高分解代谢者,血尿素氮＞71.4 mmol/L,且每天升高 17.85 mmol/L,应立即透析。对非高分解代谢者,符合下列第1项和其他任何1项者,应立即透析。①无尿或少尿48 h以上;②血尿素氮＞35.7 mmol/L;③血肌酐≥530.4 μmol/L;④血钾≥6.5 mmol/L;⑤二氧化碳结合力＜15 mmol/L;⑥有明显水肿、肺水肿、恶心、呕吐、嗜睡、意识障碍者;⑦输血后游离血红蛋白＞12.4 mmol/L。

2. 慢性肾衰竭　一旦慢性肾衰竭病人的内生肌酐清除率下降接近 5～10 mL/min,血肌酐＞707 μmol/L,且开始出现尿毒症症状时,便应开始透析。另外,当发生重度高血钾、严重代谢性酸中毒、左心衰竭时,应立即进行透析治疗。肾移植前准备、肾移植后急性排异反应导致肾衰竭或慢性排异反应移植,肾失去功能时,均需透析。

3. 急性药物或毒物中毒 凡相对分子质量小、不与组织蛋白结合的毒物,在体内分布比较均匀,且能通过透析膜被析出者,应采取透析治疗,且争取在 8～16 h 内进行,如巴比妥类等镇静催眠药、阿米替林等三环类抗抑郁药、地高辛等洋地黄类药、氨基糖苷类等抗生素、有机磷类、汞等金属、鱼胆及某些内源性毒素等。

【禁忌证】 无绝对禁忌证,相对禁忌证有严重休克或低血压、心肌梗死、心力衰竭、心律失常、严重出血或感染、恶性肿瘤晚期、极度衰竭等病人及不能合作者。

【操作前护理】

1. 血液透析设备的准备 血液透析设备包括透析器、透析机、透析供水系统、透析管道和穿刺针等(图 5-2)。其中透析器是物质交换的场所,目前最常用的是中空纤维型透析器(图5-3),中空纤维是由人工合成的半透膜,空芯腔内供血液通过,腔外为透析液。血液透析机可控制透析液的流量、温度、脱水量、血液的流量等,并具有体外循环的各种监护系统。

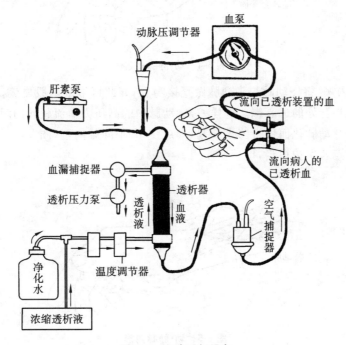

图 5-2 血液透析设备

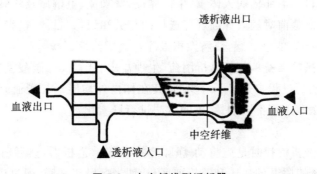

图 5-3 中空纤维型透析器

2. 病人的准备 包括血液通路的准备、应检查的项目及心理准备。

1) 血液通路的准备 血液通路即血液从人体内引出,再返回到体内的通道。它是进行血液透析的必要条件,也是维持性血透病人的生命线。血液通路可分为临时性血液通路(动-静脉外瘘)和永久性血液通路(动-静脉内瘘)。

(1) 动-静脉外瘘:通常是切开前臂的桡动脉和头静脉并分别插管,在皮肤外将两用硅胶管连接成"U"字形,形成动静脉体外分流(图5-4)。外瘘手术简单、术后能立即使用,但外接导管易滑脱、出血,且长期留置易发生感染和血栓,所以主要用于急诊病人的短期透析。若需维持血液透析,则需使用动-静脉内瘘。

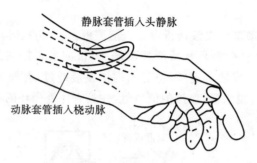

图5-4　动-静脉外瘘

(2) 动-静脉内瘘:将桡动脉与头静脉做直接吻合,如此可形成两股血流,一股在吻合处的近心端,另一股在吻合处的远心端。这样一来,动脉中的高压力血流就转向阻力较小的静脉血管,使得吻合的静脉动脉化而慢慢膨大鼓起,形成皮下动-静脉内瘘(图5-5)。一般在吻合术2周后就能使用,内瘘若保护得当,可长期使用。

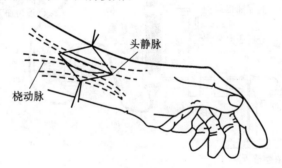

图5-5　动-静脉内瘘

2) 应检查的项目　需评估病人体重、生命体征、肾功能、电解质及酸碱平衡等。

3) 心理准备　血透前对病人详细解释透析的相关知识,如目的、过程及术中配合的方法,引导病人放松,缓解病人的恐惧感,使病人积极配合透析治疗。

3. 血液透析药品的准备　包括透析用药(生理盐水、肝素、5%碳酸氢钠)、急救用药、透析液等。其中肝素在透析过程中是必不可少的,其在体内外均能延长凝血时间。注意对于出血程度不同的病人遵医嘱采用不同剂量、不同方法进行肝素化。

【操作过程】

1. 操作过程　透析治疗时是先将动-静脉瘘打开接上透析器,然后将血液和透析液分别引入透析器中由半透膜隔开的血区和透析液区,让两者紧贴半透膜,通过广阔的接触面发生弥散和渗透,起到血液净化的目的。为了去除病人体内过多的水分,通常加大透析液区的负压,以增加跨膜压力差,使水分从血液中滤出,称为超滤。

2. 透析过程中的护理　透析过程中应监测病人和透析装置的情况,发现异常及时处理。

（1）病人方面：①体位：因透析1次需约7 h，应定时帮助病人翻身，或者定时将床头摇高或摇低，以增加舒适度及防止压疮。②饮食：坚持少量多餐，禁食含钠高的食物，根据透析前后病人的体重差决定补液量。③病情观察：严密监测病人的意识状态和生命体征，并注意有无烦躁不安、呼吸困难、脸部潮红、兴奋、嗜睡、痛苦等反应。及时发现病人的不适或透析并发症，发现异常及时处理。

（2）设备方面：①透析液温度：维持在38～40 ℃。②静脉压及透析液压：不可超过300 mmHg。③血液及透析液流速：透析液500～600 mL/min，血液100～300 mL/min。④观察及记录：观察流出的透析液颜色是否正常，观察机器有无报警、电源是否中断。准确记录透析时间、脱水量、肝素用量等。

【操作后护理】

1. 操作后处理　透析结束后，对动-静脉内瘘或外瘘进行适当处理，消毒皮肤并包裹，并对透析器进行清洁；测量生命体征、称体重，并与透析前比较；透析后2～4 h避免注射，防止注射部位出血；采用低盐、低蛋白质、中度热量的饮食，适当限制水分。

2. 并发症的预防、观察及处理

（1）低血压：常见并发症之一，主要表现为恶心、呕吐、胸闷、面色苍白、出汗、意识改变等，可能与脱水过多过快、心源性休克、过敏反应等有关。透析中应严格掌握脱水量，对不能耐受醋酸盐溶液者遵医嘱改为碳酸氢盐透析液。出现低血压时应立即减慢血液流速，通过透析管道注入生理盐水、碳酸氢钠、林格液或鲜血等。

（2）失衡综合征：严重高尿素氮质血症病人开始透析时易发生，表现为头痛、恶心、呕吐、高血压、抽搐、昏迷等。处理时应注意第1次透析时间应短，发生失衡综合征时可遵医嘱静脉注射高渗糖、高渗钠，应用镇静剂等。

（3）致热原反应：因内毒素进入体内所致，主要表现为寒战、发热等。预防措施为透析操作要严格无菌操作；做好透析管道、透析器的消毒等。发生致热原反应时，应立即停止透析，遵医嘱服用异丙嗪、地塞米松等药物。

（4）出血：多由肝素应用不当、高血压、血小板功能不良等所致。可表现为牙龈出血、消化道出血、甚至颅内出血等。注意观察出血反应，同时遵医嘱减少肝素用量、静脉注射鱼精蛋白中和肝素，或改用无抗凝剂透析等。

（5）其他：如过敏反应、心绞痛、心律失常、栓塞、溶血等，均按相应的措施进行处理。

二、腹膜透析的护理

腹膜透析（peritoneal dialysis，PD）简称腹透，是利用人体内腹膜作为自然半透膜，将适量透析液引入腹腔并停留一段时间，使腹膜毛细血管内血液和腹膜透析液之间进行水和溶质的交换，如此反复更换透析液，达到清除体内代谢产物和多余水分的目的。腹膜透析方法有间歇性腹膜透析（IPD）、持续性非卧床性腹膜透析（CAPD）、持续循环式腹膜透析等。本部分以CAPD为重点进行介绍。

【适应证】　同血液透析。但年龄超过65岁的老年人、原有心血管疾病的病人、糖尿病病人、儿童、反复血管造瘘失败者、有明显出血倾向不适于肝素化者更适合腹膜透析。

【禁忌证】

1. 禁忌证　无绝对禁忌证，但有腹膜广泛粘连或纤维化、弥漫性腹腔感染时不宜腹膜透析。

2. 相对禁忌证 腹部大手术不足 3 天者、全身性血管疾病者、腹腔巨大肿瘤或晚期妊娠者及腹膜炎、肠梗阻、肠麻痹等病人及不合作者等。

【操作前准备】

1. 腹腔插管 在成人脐下中上 1/3 交界处,通过手术将小号硅胶管的一端放入腹腔最低处的膀胱直肠窝内,另一端通过皮下隧道引出,以备透析。注意插管术后 1～2 周需进行隔离,且要专人护理,房间进行消毒,防止感染。

2. 病人准备 透析前排空膀胱,向病人介绍腹膜透析的过程、术中配合的方法及术后的注意事项,稳定病人情绪,配合腹膜透析治疗。

3. 透析液准备 检查透析液的有效期,液体有无混浊、杂质等,包装是否合格。符合标准的透析液输入腹腔前要加热至 37 ℃。

【操作过程】

1. 操作过程 先打开包扎纱布用酒精消毒,再打开橡皮塞,连接导管与透析袋,抬高透析袋,使透析液在 10 min 内流入腹腔,然后夹紧管口,1 h 后将透析袋置放在低于腹腔的位置,使腹腔内透析液引流出,如此反复,一般可灌入透析液量为 10000～12000 mL/d。

2. 术中护理 术中注意连接各种管道前要注意消毒和严格无菌操作,观察各管道连接是否紧密,引流是否通畅。观察并准确记录病人的生命体征、体重及透析液每次进出腹腔的时间、液量等。如引流量与灌入量相差太多,必须立即通知医生。观察透析液的颜色、性质,有无混浊、蛋白团等。监测病人的水、电解质平衡情况。

【操作后护理】

1. 饮食护理 由于腹膜透析会丢失体内大量的蛋白质及其他营养成分,应通过饮食补充,即要求病人蛋白质的摄入量为 $1.2～1.5\ \mathrm{g/(kg \cdot d)}$,其中 50% 以上为优质蛋白质;水的摄入应根据每天的出量来决定,如出量在 1500 mL 以上,病人无明显高血压、水肿等,可正常饮水;透析液中不含钾,所以病人的饮食不必限钾。

2. 腹透装置的护理 观察透析管出口处皮肤有无渗血、漏液、红肿等,如经发现,及时报告医生做必要的处理;病人淋浴前可将透析管用塑料布包扎好,淋浴后将其周围皮肤轻轻拭干,消毒后重新包扎。

3. 病情监测 定期测量生命体征及液体出入量,定时送引流液做各种检查。

4. 常见并发症的观察及护理

(1)引流不畅或腹膜透析管堵塞:常见并发症,一旦发生将影响腹透的正常进行。常见原因有腹膜透析管移位、受压、纤维蛋白堵塞、大网膜的粘连等。护理方法如下:①改变病人的体位,或将床头抬高 45°。②排空膀胱,教病人深呼吸或用双手在下腹部加压。③服用导泻剂或灌肠,促使病人的肠蠕动。④腹膜透析管内注入肝素、尿激酶、生理盐水、透析液等可使堵塞透析管的纤维块溶解。⑤可在 X 线透视下调整透析管的位置或重新手术置管。

(2)腹痛:常见原因可能包括透析液的温度和酸碱度不当、渗透压过高、透析液流入或流出的速度过快、腹膜炎等。护理时应注意调节好透析液的温度,降低透析液的渗透压以及透析液进出的速度;如果有腹膜炎,可用透析液 1000 mL 连续冲洗 3～5 次、暂时改作 IPD、腹膜透析液中加入抗生素及肝素等方法处理。

(3)其他并发症:如腹膜透析超滤过多引起的脱水、低血压、腹腔出血、腹膜透析管滑脱,慢性并发症有肠粘连、腹膜后硬化等,一旦发生,及时通知医生,尽早采取措施。

第六章　血液系统疾病病人的护理

学习目标

1. 掌握血液系统疾病常见症状和体征的护理;掌握血液系统疾病的护理评估、护理诊断/问题、护理措施。

2. 熟悉血液系统疾病的病因、发病机制和治疗原则;熟悉血液系统常用诊疗技术的护理。

3. 了解血液系统疾病的护理目标、护理评价。

第一节　贫血病人的护理

贫血是血液病最常见的症状,是许多疾病的临床表现,而并非独立的疾病。贫血可由多种原因引起,其临床表现主要是由血红蛋白浓度降低和红细胞计数降低引起全身组织和器官缺氧所致。

贫血常根据其病因及发病机制进行分类。①红细胞生成减少,包括造血原料不足和骨髓造血功能障碍;②红细胞破坏过多,包括红细胞内在缺陷和红细胞外在因素所致溶血;③失血,包括急性和慢性失血,慢性失血是贫血最常见的原因。此外,根据红细胞形态特点,将贫血分为大细胞性贫血、正常细胞性贫血和小细胞低色素性贫血;根据贫血发生的速度,将贫血分为急性贫血与慢性贫血;根据贫血的严重程度,将贫血分为轻度、中度及重度贫血。

病因治疗是治疗贫血的首要原则,其他治疗措施有药物治疗、对症治疗和支持治疗等,必要时可选用免疫制剂和实施脾切除。

一、缺铁性贫血病人的护理

案例引导

王某,女性,38岁,已婚。因头晕、乏力4年,加重1周于2010年9月10日入院。

病人近 4 年来月经量明显增多,且不规律,历时 8～10 天。曾在我院妇科诊断为"子宫肌瘤"。起病来经常感到头晕、乏力,时轻时重,未引起足够重视。近 1 周来,感觉症状加重,活动后心悸、气短明显,不能坚持正常工作,故来院就诊并收入院。病人食欲尚可,既往体健。

查体:T 36.8 ℃,P 90 次/分,R 24 次/分,BP 110/75 mmHg,面色苍白,巩膜无黄染,全身浅表淋巴结无肿大。肺脏检查无异常。心浊音界不大,心率为 90 次/分,律齐,心尖区可闻及 2/6 级柔和的吹风样收缩期杂音。腹部及神经系统检查无异常。指甲无光泽。

实验室检查:Hb 60 g/L,RBC $2.8×10^{12}$/L,MCV 70 g/L,MCHC 0.30,WBC $4.5×10^9$/L,PLT $350×10^9$/L,血清铁 6 μmol/L(降低),总铁结合力 80 μmol/L(增高),血清铁蛋白 10 μg/L(降低)。

问题:1. 为进一步明确诊断,应做什么检查?

2. 病人存在哪些护理诊断/问题?

3. 应采取哪些护理措施?

缺铁性贫血(iron deficiency anemia,IDA)是体内用来制造血红蛋白的贮存铁缺乏,使血红蛋白合成减少而引起的一种小细胞低色素性贫血。缺铁性贫血是最常见的一种贫血类型,全球有 6 亿～7 亿人患此病,各年龄均可发生,以育龄妇女和婴幼儿多见。本病预后主要取决于原发病能否彻底治疗,如原发病及时彻底治疗,注意合理饮食营养均衡,补充铁剂,血红蛋白即可恢复正常。

【铁代谢】

1. 铁的分布 健康成人体内的含铁总量男性为 50～55 mg/kg,女性为 35～40 mg/kg,其中 65% 的铁存在于血红蛋白中;30% 以铁蛋白的形式贮存于肝、脾、骨髓等处,称为贮存铁;余下为组织铁,存在于肌红蛋白、细胞色素及含铁类酶中,血浆中转运铁极少。

2. 铁的来源和吸收 利用正常人体每日制造新鲜红细胞所需的铁大部分来源于衰老红细胞破坏后释放的铁,从食物中需摄取 1～1.5 mg/d 即可满足需要。含铁量较丰富的食物有动物肝脏、瘦肉类、蛋黄、豆类、紫菜、海带及香菇等,而谷类、多数蔬菜、水果含铁低,乳类(如牛奶)含铁最低。铁的主要吸收部位在十二指肠及空肠上段。胃酸及维生素 C 能使三价铁还原成二价铁,以便于吸收。肠黏膜能根据体内贮存铁情况,调节其吸收。正常人铁的吸收率为 10%,当缺铁时吸收率可增至 30%～40%。吸收入血的二价铁大部分被氧化为三价铁后,与血浆转铁蛋白结合成转铁蛋白复合体即血清铁,将铁运送到需要的各组织,主要是骨髓中的幼红细胞,参与血红蛋白的合成。

3. 铁的贮存及排泄 贮存铁主要以铁蛋白和含铁血黄素形成贮存在肝、脾、骨髓、肠黏膜等组织中,当体内需铁量增加时可动用。通过测定血浆铁蛋白浓度可了解铁贮存状况。正常人铁排泄不超过 1 mg/d,主要由胆汁或粪便排泄,育龄妇女主要通过月经、妊娠、哺乳而丢失。

【护理评估】

(一)健康史

1. 病因

(1)需要量增加而摄入不足:婴幼儿、青少年生长快,需铁量多,如铁摄入不足,可导致缺铁。妊娠和哺乳期妇女需铁量亦增加,如哺乳期妇女从乳汁中泌出铁 0.5~1 mg/d,妊娠期妇女需供给胎儿 80 mg/kg 的铁,若饮食中供铁不足,易发生缺铁性贫血。

(2) 铁吸收不良:十二指肠及空肠上端是铁的主要吸收部位,胃大部分切除或胃空肠吻合术后,由于胃酸缺乏,肠道功能紊乱,小肠黏膜病变等可使铁吸收障碍。

(3) 铁丢失过多:慢性失血是缺铁性贫血最多见、最重要的病因,由于反复多次小量失血,常使体内贮存铁耗竭,如消化性溃疡出血、痔出血、月经量过多、钩虫病等。

2. 发病机制

(1) 缺铁对铁代谢的影响:当体内贮存铁减少到不足以补偿功能状态的铁时,铁代谢指标发生异常,铁蛋白、含铁血黄素减低,血清铁和转铁蛋白饱和度减低,总铁结合力和未结合铁的转铁蛋白升高、组织缺铁、红细胞内缺铁。

(2) 缺铁对造血系统的影响:红细胞内铁缺,血红素合成障碍。大量原卟啉不能与铁结合成为血红素。以游离原卟啉的形式积累在红细胞内或与锌原子结合成为锌原卟啉,血红蛋白生成减少;红细胞胞浆少、体积小,发生小细胞低色素性贫血。

(3) 缺铁对组织细胞代谢的影响:组织缺铁,细胞中含铁酶和铁依赖酶的活性降低,进而影响病人的精神、行为、体力、免疫功能及患儿的生长发育和智力;缺铁可引起黏膜组织病变和外胚叶组织营养障碍。

(二) 临床表现

本病发展缓慢,常有原发病的表现,缺铁加重才出现贫血及含铁酶活性降低的表现。

(1) 贫血表现:面色苍白、疲乏无力、头晕、耳鸣、心悸、气短等,严重者可发生贫血性心脏病。

(2) 缺铁的表现:可有神经、精神系统异常,如易激动、烦躁、兴奋、头痛、易动,以儿童多见。少数病人有异食癖,如喜吃生米、泥土、石子等。部分病人可出现神经痛、末梢神经炎,严重者可出现颅内高压、视神经水肿、智力障碍等。口角炎、舌炎、舌乳头萎缩,严重者引起吞咽困难。皮肤干燥、角化、萎缩、无光泽、毛发干枯易脱落、指(趾)甲扁平、不光整、脆薄易裂,甚至"反甲"(勺状甲)。

(3) 缺铁的原发病表现:如消化性溃疡、肿瘤、痔、月经过多、钩虫病等疾病的表现。

(三) 心理和社会状况

由于缺血、缺氧引起的不适和活动无耐力,致病人自觉工作能力下降而忧虑不安、烦躁和焦虑。

(四) 实验室及其他检查

(1) 血常规:为小细胞低色素性贫血,血红蛋白降低,红细胞体积较小且大小不一,中心淡染区扩大。白细胞、血小板均正常。

(2) 骨髓象增生活跃或明显活跃:以红系增生为主,粒系和巨核系无明显异常。

(3) 铁代谢:血清铁低于 $8.95~\mu mol/L$,血清总铁结合力升高,大于 $64.44~\mu mol/L$;转铁蛋白饱和度降低,小于 15%;血清铁蛋白是体内贮存铁的指标,低于 $14~\mu g/L$ 可作为缺铁的重要依据。

(4) 骨髓铁染色检查:骨髓涂片用普鲁士蓝染色后,检查骨髓含铁血黄素(细胞外铁)及铁粒幼红细胞(细胞内铁),可反映体内铁贮存情况,正常细胞外铁为中等量(＋)~(＋＋),骨髓细胞外铁消失为缺铁的可靠依据。

（五）诊断要点

根据病史、红细胞形态及骨髓检查和骨髓铁染色可做出诊断；早、中期病例常无贫血表现，必须借助有关铁的生化指标辅助或确定诊断。试用铁剂治疗也是一种有效的诊断方法，但必须检查引起缺铁的原因和原发病。

（六）治疗要点

1. 病因治疗　查明原发病因并及时治疗，这是纠正贫血、防止复发的关键。

2. 铁剂治疗　药物首选口服铁剂，如硫酸亚铁 0.3 g 口服，每日 3 次；富马酸亚铁 0.4 g 口服，每日 3 次；胃酸缺乏者可同服稀盐酸促进铁吸收。口服铁剂不能耐受或胃肠道病变影响铁的吸收可用注射铁剂，常用右旋糖酐铁肌内注射，首次给药须用 0.5 mL 作为实验剂量，1 h 后无过敏反应可给足量治疗，成人第 1 日给 50 mg，次日起每日或隔日给 100 mg，直至完成总的注射铁剂量。计算铁的总需要量按公式计算，应避免过量致铁中毒。计算公式为注射铁总量＝（需达到的血红蛋白浓度－病人血红蛋白浓度）×0.33×病人体重(kg)。

【护理诊断/问题】

1. 活动无耐力　与贫血引起全身组织缺氧有关。

2. 营养失调：低于机体需要量　与铁摄入不足有关。

【护理目标】

（1）活动耐力增加。

（2）能描述引起缺铁的原因，缺铁状况纠正，营养失调改善。

【护理措施】

（一）一般护理

根据贫血程度、发生速度及原有身体状况，帮助病人制订活动计划。轻、中度贫血病人，活动量以不感到疲劳、不加重症状为度；重度贫血伴显著缺氧者，应卧床休息，并注意保暖，必要时给予氧气吸入、输血或成分输血。应进食高蛋白质、高维生素、高铁质食品，如瘦肉、动物血、肝、肾、蛋黄、豆类、海带、香菇、木耳等，饮食要多样化，服药时不要饮浓茶，因为茶叶中含鞣酸，与铁结合后形成沉淀物质，影响铁的吸收。咖啡、牛乳、谷类不利于铁吸收，应避免同时服用。

（二）病情观察

（1）观察及判断病情，协助医师寻找有无失血的可能。观察病人的面色、皮肤和黏膜，以及自觉症状如心悸、头晕、气急等有无改善。

（2）定期监测血常规、血清铁蛋白等生化指标，判断药物的疗效。

（三）用药护理

向病人解释口服铁剂易引起恶心、呕吐等胃肠道刺激症状，饭后服用可减轻消化道副作用，从小剂量开始。为避免牙齿及舌质被染黑，口服液体铁剂时要使用吸管，将药液吸至舌根部咽下，再喝温开水并漱口。服铁剂同时忌饮茶。服铁剂期间大便会变成黑色，向病人说明以消除顾虑。肌内注射铁剂除可引起局部肿痛外尚可发生面部潮红、恶心、头痛、肌肉酸痛、关节痛和淋巴结炎、荨麻疹，严重者可发生过敏性休克。故注射时宜深部肌内注射，剂量要准确，注射后应密切观察有无副反应发生。铁剂治疗 1 周后血红蛋白开始上升，网织红细胞数增加可作为有效的指标，8～10 周血红蛋白达正常后，病人仍需继续服用铁剂 3～6 个月，目的是补足体内贮存铁，以免复发。

（四）心理护理

应帮助病人及家属掌握本病的有关知识，解释缺铁性贫血是完全可以治愈的，且痊愈后对身体无不良影响。讲明缺铁性贫血可能出现的一些神经精神异常，说明这些症状是暂时的，在消除病因积极治疗后，这些症状会很快消失，以解除病人的心理障碍，使其精神得到安慰。

【健康教育】

（1）向病人介绍缺铁性贫血的常见原因，说明消除病因的重要性，及时治疗各种慢性失血性疾病，如消化性溃疡、钩虫病、月经量过多、痔出血等。

（2）注意休息，增加营养，多摄取动物肝脏、瘦肉、蛋黄、海带、香菇、木耳等有利于改善贫血症状，预防疾病复发。

（3）开展预防缺铁性贫血的卫生宣传，对婴幼儿强调改进喂养方法，应及时增加辅食；妊娠期、哺乳期妇女除食用含铁多的食物外，还可给小剂量铁剂预防。

（4）按时足量服药，定期复查血常规。

【护理评价】

（1）活动后是否出现头晕、呼吸困难、脉搏增快，是否有疲乏或软弱无力。

（2）缺铁的病因和与之有关的社会因素是否消除；饮食结构是否合理，摄铁量是否增加且能满足机体需要；食欲缺乏、吸收不良、口角炎、舌炎、舌乳头萎缩、口角皲裂等是否好转；贮备铁有无恢复正常。

二、巨幼细胞贫血

巨幼细胞贫血（megaloblastic anemia，MA）是指叶酸和（或）维生素 B_{12} 缺乏或其他原因引起细胞核 DNA 合成障碍所致的贫血。其特点是骨髓呈典型"巨幼变"。在我国，营养性巨幼红细胞贫血占 90%，以叶酸缺乏为主，山西、陕西、河南等省的农村地区较多见。恶性贫血罕见。在欧美国家，维生素 B_{12} 缺乏及体内产生内因子抗体所致的恶性贫血多见。

【叶酸和维生素 B_{12} 的代谢】

1. 叶酸的代谢　人体不能合成叶酸，所需要的叶酸必须由食物供给。叶酸亦称蝶酰谷氨酸，属水溶性 B 族维生素，其性质不稳定，经光照及煮沸易被分解破坏。食物中的叶酸多为谷氨酸盐与蝶酰结合的化合物，溶解度低，需先经小肠分泌的谷氨酰胺羧基肽酶分解为谷氨酸盐后才能在空肠近端被吸收，在吸收过程中转变为 N5-甲基四氢叶酸，通过维生素 B_{12} 的作用，去甲基后成为四氢叶酸进入细胞内。单谷氨酸的四氢叶酸通过 ATP 合成酶的作用，再形成多谷氨酸后贮存在肝脏。人体内叶酸的贮存量为 $5\sim10$ mg，需要量为 200 $\mu g/d$，因此当食物中缺乏叶酸时，短时间内就会导致叶酸的缺乏。叶酸及其代谢产物主要从尿中排泄。

2. 维生素 B_{12} 的代谢　维生素 B_{12} 又名氰钴胺，亦属水溶性 B 族维生素，体内代谢所需维生素 B_{12} 完全靠食物供给。在胃内维生素 B_{12} 与胃体壁细胞分泌的内因子结合后，被回肠黏膜吸收。在血液中，维生素 B_{12} 主要以甲基钴胺形式存在，在肝脏及其他组织内主要以腺苷钴胺的形式存在。体内大部分维生素 B_{12} 存在于肝脏，其贮存量可用 $2\sim5$ 年或更长时间，故极少见因食物缺少维生素 B_{12} 引起的巨幼细胞贫血，多为内因子缺乏而造成维生素 B_{12} 缺乏引起的恶性贫血。成人体内维生素 B_{12} 有 $4\sim5$ mg，每日的需要量仅为 $2\sim5$ μg，由尿中排出约为 30 ng。大量摄入时，由尿中排出的量增多，约有 70%。

【护理评估】

（一）健康史

1. 病因

（1）叶酸缺乏的病因：①摄入量不足：食物中缺少新鲜蔬菜，过度烹煮或腌制食物可使叶酸丢失。乙醇可干扰叶酸的代谢，因而酗酒者常有叶酸的缺乏。②吸收不良：小肠（尤其是空肠）的炎症、肿瘤、手术切除后，热带口炎性腹泻均可导致叶酸的吸收不良。③需要量增加：婴幼儿，妊娠、哺乳期妇女，恶性肿瘤、溶血性贫血、慢性炎症、感染、甲状腺功能亢进症、白血病等病人均可使叶酸的需要量增加，如补充不足就会发生叶酸缺乏。④药物：应用抗叶酸制剂，如氨甲蝶呤、乙胺嘧啶、异烟肼、苯妥英钠等可阻断四氢叶酸的形成。

（2）维生素 B_{12} 缺乏的病因：维生素 B_{12} 缺乏多与肠道疾病或功能紊乱有关。①摄入减少：绝对素食、偏食、老年人、萎缩性胃炎者易发生维生素 B_{12} 摄入减少。由于维生素 B_{12} 每日需要量极少且可由肠肝循环再吸收，维生素 B_{12} 缺乏的发生常需若干年后才出现。②内因子缺乏：先天性或后天性原因使内因子生成减少或体内产生内因子抗体使维生素 B_{12} 吸收减少，如胃大部切除术后、慢性萎缩性胃炎、胃体部糜烂性胃炎、胃体癌肿破坏壁细胞。③吸收不良：回肠疾病，细菌、寄生虫感染，外科手术后的盲袢综合征等均可影响维生素 B_{12} 的吸收。④其他：严重肝病影响维生素 B_{12} 贮备。长期接触氧化亚氮（N_2O）可影响维生素 B_{12} 的血浆转运和细胞内的转变、利用。

2. 发病机制 四氢叶酸和维生素 B_{12} 是合成 DNA 过程中重要的辅酶，而维生素 B_{12} 还可促进叶酸进入细胞和各种生化反应。当叶酸和维生素 B_{12} 缺乏到一定程度时，细胞核中的 DNA 合成速度减慢，细胞的分裂和增殖时间延长，而胞浆内的 RNA 仍继续成熟，RNA 与 DNA 的比例失调，造成细胞核浆发育不平衡，细胞体积变大而核发育较幼稚，形成巨幼细胞。这种巨幼变也可发生在粒细胞和巨核细胞。巨幼变的细胞大部分在骨髓内未成熟就被破坏，称为无效造血。由于红细胞的生成速度变慢，进入血流中的成熟红细胞寿命也较短，故引起贫血。

（二）临床表现

1. 营养性巨幼细胞贫血 绝大多数因叶酸缺乏所致。

（1）贫血：起病多缓慢，特别是维生素 B_{12} 缺乏者。由于叶酸在体内的贮存量少，胃肠道疾病、孕妇或长期肠道外营养的病人，亦可急性发病。临床表现为中度到重度贫血，主要为一般贫血表现，如疲乏无力、皮肤黏膜苍白、心悸、气短等。20％左右病人伴有白细胞和血小板减少，可发生感染和出血。少数有肝、脾肿大，部分病人可出现轻度黄疸。

（2）消化道症状：早期出现食欲下降、腹胀、腹泻或便秘。部分病人出现口角炎、舌炎、舌面光滑（镜面舌）或舌质绛红（牛肉舌）。

（3）其他：消瘦、全身水肿或末梢神经炎，小儿生长发育受到影响。少数病人可出现锥体束征、共济失调及精神症状，如健忘、易怒、表情呆滞，甚至精神失常。

2. 恶性贫血 由于缺乏内因子致维生素 B_{12} 吸收障碍，可能与自身免疫有关。临床上除营养性巨幼细胞贫血的表现外，常有较严重的神经系统改变，如末梢神经炎、手足对称性麻木无力、深感觉障碍、共济失调，部分病人腱反射消失和锥体束征阳性等。

（三）心理和社会状况

由于缺血、缺氧引起不适和活动无耐力，使学习、工作、社交活动受到影响，因而常感不安或容易激动、生气；病人担心某些检查如骨髓穿刺对身体有影响，长期患病者因反复住院造成经济上的困难而紧张、忧虑。

（四）实验室及其他检查

1. 血常规 呈大细胞性贫血，平均红细胞体积（MCV）＞100 fl。多数病人 Hb＜ 60 g/L，血涂片中红细胞大小不等，以大卵圆形红细胞为主。白细胞、血小板减少，中性粒细胞呈多分叶现象。网织红细胞数正常或轻度增多。

2. 骨髓象 骨髓增生活跃，以红系增生为主，可见各阶段巨幼红细胞。细胞核发育晚于细胞浆，称"核幼浆老"现象。粒细胞亦出现巨型变。巨核细胞数目大致正常，亦可见巨型变，部分核呈分叶状。骨髓铁染色增多。

3. 胃液分析 胃液分泌量减少，胃液酸度降低，胃蛋白酶含量减少或缺乏。恶性贫血者呈真性胃酸缺乏。

4. 叶酸和维生素 B_{12} 测定 叶酸和维生素 B_{12} 测定是诊断本病的重要指标。用微生物法测定血清维生素 B_{12}＜74 pmol/L，血清叶酸浓度＜6.81 nmol/L 有诊断意义。红细胞叶酸水平可低于 227 nmol/L，血清铁及转铁蛋白饱和度正常或高于正常。

5. 其他 血清维生素 B_{12} 或红细胞内叶酸水平正常，而疑为巨幼红细胞贫血时，可做亚甲胺甲基排泄试验和（或）脱氢尿嘧啶核苷抑制试验以助诊断。若怀疑恶性贫血，还应做内因子抗体测定，若内因子抗体（IF Ⅱ型抗体）阳性，则应做维生素 B_{12} 吸收试验（Schilling test）来证实。

（五）诊断要点

主要根据病人有营养缺乏的原因，如长期偏食、素食，婴幼儿喂养不当或服用影响叶酸及维生素 B_{12} 代谢的药物，胃肠道慢性疾病等，有贫血、消化道症状、神经系统症状和体征，以及血常规发现大细胞性贫血、中性粒细胞分叶过多，就可以考虑巨幼红细胞贫血的可能，骨髓细胞呈现典型的"巨幼变"可肯定诊断。进一步测定血清叶酸、维生素 B_{12} 浓度减低程度，可考虑是叶酸缺乏还是维生素 B_{12} 缺乏。

（六）治疗要点

1. 去除病因 针对不同原因采取措施，如补充富含叶酸或维生素 B_{12} 的食物、纠正偏食、治疗原发病等。

2. 药物治疗

（1）叶酸：对叶酸缺乏者，可给予叶酸 5～10 mg 口服，每日 3 次，直至血常规完全恢复正常。胃肠道不能吸收者，可用甲酰四氢叶酸钙 3～6 mg/d，每日 1 次肌内注射。若伴有维生素 B_{12} 缺乏，单用叶酸治疗可导致或加重神经系统症状，故必须加用维生素 B_{12}。

（2）维生素 B_{12}：对维生素 B_{12} 缺乏者，可给予维生素 B_{12} 100～1000 μg/d，肌内注射，至血常规恢复。以后每周 2 次，每次 100 μg，以增加贮备。恶性贫血病人血常规正常后，改为 100 μg 每月 1 次，维持终身。

（3）其他：病人同时存在缺铁或治疗过程中出现缺铁的表现，应补充铁剂。老年病人，特别是进食差者应及时补充钾盐。

【护理诊断/问题】

1. 活动无耐力 与贫血引起组织缺氧有关。

2. 营养失调：低于机体需要量 与叶酸、维生素 B_{12} 摄入不足、吸收不良以及需要量增加有关。

3. 口腔黏膜改变 与贫血引起舌炎、口腔溃疡有关。

4. 感知改变 与维生素 B_{12} 缺乏引起神经系统损害有关。

5. 有感染的危险 与白细胞减少致免疫力下降有关。

【护理目标】

（1）活动耐力增强，生活能够自理。

（2）维生素 B_{12}、叶酸缺乏得到纠正。

（3）口腔黏膜恢复正常。

（4）手足对称性麻木无力消失。

（5）不发生严重感染。

【护理措施】

（一）一般护理

1. 休息 根据贫血程度、发生速度及原有身体状况，帮助病人制订活动计划。轻、中度贫血病人，活动量以不感到疲劳、不加重症状为度；重度贫血伴显著缺氧者，应卧床休息，并注意保暖。末梢神经炎、四肢麻木无力者，应注意保暖、避免受伤。共济失调者走路要有人陪伴。

2. 饮食指导

（1）进食富含叶酸和维生素 B_{12} 的食品：叶酸缺乏者应多吃绿叶蔬菜、水果、谷类和动物肝脏及肾脏等。维生素 B_{12} 缺乏者要多吃动物肝脏及肾脏、禽蛋、肉类以及海产品。婴幼儿和妊娠妇女对叶酸需要量增加，特别要注意补充。

（2）改变不良的饮食习惯：向病人及家属说明饮食营养均衡的重要性，说明偏食、挑食和长期素食的后果，使病人主动配合，改变其不良的饮食习惯。因乙醇可干扰叶酸代谢，导致叶酸缺乏，应指导病人少饮酒。

（3）改善烹调技术：食物中叶酸含量尽管丰富，但经烹煮后损失量可达 50％以上。蔬菜在烹调过程中不宜用酸处理，否则会破坏叶酸；因叶酸容易被光及热分解，烹调时不宜高温或时间过长，应用急火快炒，烹煮后不宜久置。进食时同时服用维生素 C 或钙片，可促进叶酸的吸收。

（4）增进食欲：食欲降低、腹胀等消化道症状重者或胃肠吸收不好的病人应少食多餐，餐后在病人耐受的范围内适当活动，如散步等，有利于促进食物消化。应进食温凉、清淡软食，避免对口咽的刺激。

3. 口腔护理 口腔炎、舌炎病人应保持口腔清洁，饭前、饭后用朵贝尔溶液或生理盐水漱口，以减少感染的机会和刺激食欲。口腔溃疡面可涂溃疡膜、甲紫等。

（二）病情观察

（1）观察及判断病情，观察病人的面色、皮肤和黏膜，以及自觉症状（如心悸、头晕、气短麻木无力、深感觉障碍、共济失调等）有无改善。

（2）定期监测血常规、叶酸和维生素 B_{12} 等生化指标，判断药物的疗效。

（三）用药护理

肌内注射维生素 B_{12} 偶有过敏反应，应注意观察，发生过敏反应时立即停药，给予抗过敏治疗。注意观察药物疗效：用药后 1 日，病人食欲转好，2～4 日网织红细胞增加，接着血红蛋白上升，一般于治疗 1～2 个月后血常规、骨髓象恢复正常。严重贫血病人在补充叶酸及维生素

B_{12}后,血钾可大量进入新生成的红细胞,导致血清钾突然下降。因此,对老年人、有心血管疾病和不能进食者,应注意及时遵医嘱补钾。

【健康教育】

(1)给病人及家属讲述营养性贫血的有关知识,说明本病贫血纠正后,只要坚持合理饮食及药物治疗,一般预后很好,增强病人治疗信心,使其积极主动配合治疗。

(2)指导病人及家属采用正确的烹调方法,纠正偏食的不良习惯,戒酒,食用富含叶酸和维生素 B_{12} 的食物。加强营养,合理安排膳食,并严格按计划执行。

(3)贫血症状纠正后,可逐步增加活动量,但应保证休息和充足睡眠。注意口腔和皮肤的清洁,勤洗澡更衣,预防感染。

(4)在高发地区人群进行卫生宣教。如蔬菜、动物食品的摄入量、加工方法等,对素食者的膳食应有维生素含量的规定。对易发病的个体应给予药物预防等。

【护理评价】

(1)贫血有无纠正;活动耐力是否增强;参与日常活动后,疲乏、软弱无力、心悸等症状有无减轻或消失。

(2)血常规、叶酸和维生素 B_{12} 等生化指标是否恢复正常。

(3)神经系统改变是否消失。

三、再生障碍性贫血病人的护理

案例引导

李某,女性,38 岁。因发热 7 天,咽痛、咳嗽、胸痛 4 天,近 2 天牙龈出血不止,急诊入院。既往体健。

查体:T 39.1 ℃,P 112 次/分,R 24 次/分,BP 120/80 mmHg,意识清楚,面色苍白,咽部充血红肿,扁桃体Ⅱ度肿大,心、肺无异常,肝、脾、淋巴结未触及。

问题:1. 为进一步明确诊断,应做什么检查?

2. 病人存在哪些护理诊断/问题?

3. 应采取哪些护理措施?

再生障碍性贫血(aplastic anemia,AA)简称再障,是由各种原因引起骨髓造血功能衰竭的一类贫血。临床表现为进行性贫血、出血、感染及外周血中全血细胞减少。按病程及表现分为急性再障、慢性再障。急性再障病人贫血呈进行性加重,常伴严重感染、内脏出血,预后差,1/3~1/2病人于数月至 1 年内死亡,常死于颅内出血和严重感染;慢性再障病人贫血、感染、出血等症状相对较轻,预后较好,经积极治疗约有 80% 的病人病情缓解。虽然各年龄组均可发病,但以青壮年多见,在我国年发病率为 7.4/100 万。

【护理评估】

(一)健康史

1. **病因** 多数病人病因不明确,称为原发性再障,可能原因有以下三点。

（1）药物和化学物质：具体药物和化学物质见表 6-1。引起再障最常见的药物为氯霉素，其次是保泰松。引起再障的化学物质主要有苯及其衍生物，如油漆、某些居室装修用物等。药物和化学物质主要损害骨髓造血微环境及造血干细胞。

表 6-1 引起再障的药物和化学物质

类型	种　类
药物	抗生素：氯霉素、磺胺药、四环素、链霉素、异烟肼等 解热止痛药：保泰松、吲哚美辛、安乃近等 抗惊厥药：苯妥英钠、三甲双酮等 抗甲状腺药：甲巯咪唑、甲亢平、甲硫氧嘧啶等 抗癌药：氮芥、环磷酰胺等 其他药物：氯丙嗪、阿的平、氯唑、甲苯磺丁脲、乙酰唑胺等
化学物质	苯及其衍生物、有机磷农药、染发剂等

（2）物理因素：X 线、γ 射线等可干扰 DNA 的复制，使造血干细胞数量减少，骨髓微环境受到损害。

（3）病毒感染：如肝炎病毒、EB 病毒、流感病毒、风疹病毒等。

2. 发病机制　再障发生可能与下述因素有关。

（1）造血干细胞缺陷（"种子"学说）：各种病因损伤造血干细胞，导致造血干细胞质与量的改变，使骨髓各系造血细胞明显减少，引起外周全血细胞减少。

（2）造血微环境受损（"土壤"学说）：骨髓微环境由巨噬细胞、网状组织及微血管构成。动物实验证实造血微环境受损的小鼠，输入造血干细胞不能恢复造血，说明正常微环境是造血干细胞再生、分化的必备条件。骨髓微环境受损影响造血细胞的生长与发育。

（3）免疫异常（免疫学说）：研究发现骨髓体外培养时，再障病人骨髓或血的淋巴细胞能抑制红细胞、粒细胞生长，说明再障发生可能与免疫机制有关。

（二）临床表现

再障主要表现为进行性贫血、出血、反复感染，而肝、脾、淋巴结多无肿大。

（1）急性再障：较少见，起病急，病情重，进展迅速，预后差，常于数月内死亡。以严重感染和出血为主要表现，常出现全身多部位感染，以皮肤感染、呼吸道感染常见，严重者出现败血症、脓毒血症。有不同程度的皮肤黏膜及内脏出血，如皮肤出血点或淤斑、鼻衄、牙龈出血、眼结合膜出血、呕血、便血、尿血等，严重者可出现颅内出血，这是本病死亡的主要原因之一。贫血多呈进行性加重，苍白、乏力、头昏、心悸和气短等明显。

（2）慢性再障：此型多见，起病较缓慢，病程长，经恰当治疗后病情可缓解或治愈。贫血往往是首发和主要表现；出血较轻，以皮肤黏膜为主；感染较轻，出现较晚，治疗后较易控制，肝、脾、淋巴结不肿大。部分病人病情恶化，表现同急性再障。

（三）心理和社会状况

本病因贫血呈进行性加重，尤其是急性型病人常伴有严重的出血和感染，病情凶险，治疗效果差，使病人预感生命受到威胁，而出现紧张、恐惧、情绪低落或悲观失望，对治疗失去信心。或因长期使用激素和免疫制剂引起痤疮、多毛和体型变化，病人常感自卑或烦恼，不愿参加社交活动。有的病人害怕骨髓穿刺，担心剧痛或对身体影响大而紧张、忧虑。

从事化学毒物生产、保管、运输、使用的执业人员，因化学毒物的跑、冒、滴、漏致人体长期小剂量接触或一次性大剂量接触有毒物质；从事放射工作的人员反复多次或一次性大剂量接触放射性物质，均是导致再障的不可忽视的社会因素。

（四）实验室及其他检查

1. 血常规　全血细胞减少，急性期较明显，为正常细胞正常色素性贫血。网织红细胞绝对值低于正常。白细胞计数减少，以中性粒细胞百分比减少为主。血小板减少，出血时间延长。

2. 骨髓象　急性再障骨髓增生低下或极度低下，粒、红两系细胞均明显减少，脂肪滴增多，无巨核细胞，淋巴细胞增多。慢性再障骨髓增生减低或呈灶性增生，因此不同部位骨髓象不一致，受损部位造血细胞明显减少，增生部位粒、红两系细胞减少不显著，但共同点是巨核细胞减少。

（五）诊断要点

根据进行性贫血、出血、感染和肝、脾、淋巴结无肿大等临床表现，血常规、骨髓象三系减少，网织红细胞低于正常，骨髓增生低下，巨核细胞减少等，即可明确诊断。

（六）治疗要点

1. 去除病因　避免再接触损害因素，禁用对骨髓有抑制作用的药物。

2. 对症治疗　包括纠正贫血、止血及控制感染。

（1）纠正贫血：严重贫血可输全血或浓缩红细胞。

（2）止血：根据病人不同出血方式，选用不同的止血方法。皮肤、黏膜出血可用糖皮质激素，内脏出血可输浓缩血小板或新鲜冰冻血浆。

（3）控制感染：做好个人卫生及环境的清洁消毒，减少感染机会。发生感染时及时使用有效抗生素，必要时输注白细胞混悬液。

3. 免疫抑制剂　急性再障常选用抗胸腺细胞球蛋白（ATG）或抗淋巴细胞球蛋白（ALG），抑制病人 T 淋巴细胞或非特异性自身免疫反应。各型再障可使用环孢素，环孢素可选择性的作用于异常 T 淋巴细胞，部分缓解骨髓抑制，是再障治疗的一线药物，应注意肝、肾功能损害等不良反应。

4. 雄激素　雄激素是治疗慢性再障的首选药物，可刺激肾脏产生更多的红细胞生成素，对骨髓有直接刺激红细胞生成作用。常用丙酸睾酮衍生物康力龙（司坦唑醇），需治疗 3～6 个月才能判断疗效，判断指标为网织红细胞或血红蛋白升高。还可用美雄酮（大力补），但对肝有损害，需定期查肝功能。

5. 造血细胞因子　主要用于重型再障，在免疫抑制剂治疗的同时或以后使用。如红细胞生成激素（EPO）、粒细胞集落刺激因子（rhG-CSF）、粒-巨噬细胞集落刺激因子（thCM-CSF）等，疗程在 3 个月以上为宜。

6. 造血干细胞移植　包括骨髓移植、外周血干细胞移植、胎肝细胞输注、脐血输注等。最佳移植对象为年龄 40 岁以下、未接受输血、未发生感染的病人。

【护理诊断/问题】

1. 活动无耐力　与贫血、感染等有关。

2. 组织完整性受损　与出血、血小板减少有关。

3. 有感染的危险　与粒细胞减少有关。

4. 恐惧　与出血、病情恶化、预后不良有关。

5. 潜在并发症　颅内出血。

【护理目标】

（1）活动耐力增强，生活能够自理。

（2）感染的危险因素减少或去除，不发生严重感染。

（3）皮肤黏膜出血症状减轻且未发生继发感染。

（4）能正确应对病情变化，对治疗有信心，情绪稳定。

【护理措施】

（一）一般护理

1. 休息　急性病人需卧床休息，慢性轻、中度贫血者应适当休息，避免劳累；病情稳定后，与病人及家属共同制订日常活动计划，指导病人适度活动；病室内定期空气消毒，限制探视。

2. 饮食　应给予高热量、高蛋白质、高维生素、易消化饮食。

（二）病情观察

定期监测血常规，了解白细胞、红细胞、血小板的变化，注意全身皮肤、黏膜有无出血，有无内脏出血或颅内出血。血小板低于 $20 \times 10^9/L$ 的病人应卧床休息，禁止头部剧烈活动，以防颅内出血。观察病人神志、意识、瞳孔及生命体征的变化，一旦发现头痛、呕吐、视物模糊、意识障碍等颅内出血征兆，应立即与医生联系，协助抢救。观察有无体温升高等感染征象。

（三）输血护理

输新鲜血为佳。在确定输血前除给病人定血型、做血交叉试验等外，还应注意详细询问病人既往输血史。向病人介绍输血的原因、成分和可能出现的副作用。应准备好有过滤器的输血装置，并用生理盐水充满管线，建立并维持输血管道。血液领回时，应详细核对血袋及领血单上病人的姓名、住院号、血型、Rh 因子、血量、血液成分、有效期限、血袋号码及血交叉信息等，进行双重核对，并检查血袋内有无气泡或紫色血块等异常现象，如有应退还血库。在挂上血袋前仍应以双重核对的方法进行核对，无误后方可执行输血。从血库领回的血液核对无误，待血温度回到室温后开始输血，应将血液存放在特别设计用来贮存血液的冰箱内。输血时滴速不宜过快，开始 10 min 以 20～40 滴/分的滴速，观察一段时间后如无不良反应可调整至 80～100 滴/分；年龄较大或有心血管疾病者滴速宜慢，通常 1 个单位的血液制品最好在 2 h 内输完。注意有无输血反应，如病人出现呼吸困难、寒战、发热、头痛、恶心、呕吐、烦躁不安等不良反应，应立即停止输血，并报告医生进行处理。应及时记录开始输血时间、输血时间的长短、血袋号码、血液制品的量、输血后的副反应及其处理情况等。

（四）骨髓移植护理

移植前向病人解释骨髓移植的必要性、可行性、要求、操作方法和配合事项，以消除其顾虑和心理排斥情绪；做好进层流室前的清洁工作，包括病人剃发、沐浴、修甲、消毒液漱口、服肠道抗生素等，以及所进饮食和一切用品均需消毒；移植时观察有无输血反应和栓塞现象；移植后关心病人，帮助病人度过移植关，严密观察有无并发感染或移植物抗宿主反应。

（五）用药护理

免疫抑制剂如抗胸腺细胞球蛋白（ATG）和抗淋巴细胞球蛋白（ALG）等；其副作用是超敏反应、血清病（如猩红热样皮疹、关节痛、发热等）和出血加重等。用药前做过敏试验，用药期间应予以保护性隔离，加强支持疗法，防止出血及感染，密切观察药物副作用。雄激素如丙酸睾酮、司坦唑、达那唑、去羟甲基睾酮等治疗 3~6 个月后见效,应鼓励病人坚持完成疗程。雄激素常为油剂,注射局部不易吸收,常可形成硬块,甚至发生无菌性坏死,故需深部缓慢分层注射,并注意轮换注射部位。雄激素长期使用可出现须毛增多、痤疮,女性病人出现闭经及男性化、肝损害、水肿等副作用,但停药后副作用可逐渐消失;应加强观察,并定期检查肝功能。

（六）心理护理

与病人建立信任关系,向病人介绍再障的疾病特点及有关药物不良反应,鼓励病人,增强其康复的信心,积极配合治疗,坚持完成疗程。鼓励家属关心、体贴病人,积极参与病人的治疗与护理,使病人感到温暖和关怀,消除不良情绪,提高治疗信心。

【健康教育】

（1）对长期接触有害骨髓造血物质（如放射性物质、农药、苯及衍生物等）的人员,加强卫生宣教,提高对工作环境危害的认识,增强自我保健意识,严格遵守规章制度及操作规程,定期检查血常规。

（2）向病人介绍本病的知识,说明坚持用药的重要性、长期性,坚持按医嘱用药。避免服用对造血系统有损害的药物,避免接触化学性有害物质。

（3）指导病人加强营养,注意个人卫生,注意个人日常生活中的自我照顾,劳逸结合,学会调理情绪,保持心情舒畅,避免皮肤黏膜损伤,预防各种出血及感染。

（4）定期门诊复查。

【护理评价】

（1）贫血有无纠正;活动耐力是否增强;参与日常活动后,疲乏、软弱无力、呼吸困难和心悸等症状有无减轻或消失。

（2）血常规和骨髓象检查结果显示粒细胞有无增加;感染的危险因素是否消除;治疗和护理过程中能否做到有效预防感染;有无发生严重感染。

（3）皮肤黏膜的淤点、淤斑是否减少,受损的组织是否得到修复,有无继发感染。

（4）能否应对病情变化和积极配合治疗、护理,病人情绪是否稳定,恐惧感是否消除。

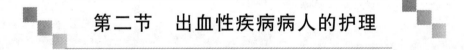

第二节　出血性疾病病人的护理

一、概述

出血性疾病是由于正常的止血机制发生障碍,引起以自发性出血或轻微损伤后出血不止的一类疾病。

【出血性疾病的分类】

1. 血管壁异常

（1）先天性或遗传性:如遗传性出血性毛细血管扩张症、家族性单纯性紫癜等。

（2）获得性:可由免疫因素（如过敏性紫癜）、感染因素（细菌、病毒感染）、化学因素（磺胺药、青霉素、链霉素等药物性血管性紫癜）、代谢因素（维生素 C 缺乏症、类固醇紫癜、老年性紫癜、糖尿病紫癜)、机械因素(反应性紫癜)及其他不明原因(特发色素性紫癜)等引起。

2. 血小板异常

(1) 血小板减少：①血小板生成减少，如再生障碍性贫血、白血病、放疗及化疗后的骨髓抑制等。②血小板破坏过多，如特发性血小板减少性紫癜、药物免疫性血小板减少性紫癜。③血小板消耗过多，如血栓性血小板减少性紫癜、弥散性血管内凝血等。

(2) 血小板功能异常：①遗传性，如血小板无力症、巨大血小板病等。②继发性，如药物、尿毒症、肝病等。由继发性所致的更为常见，但迄今未引起足够的重视。

3. 凝血异常

(1) 先天性或遗传性，如各型血友病。

(2) 获得性，如严重肝病、尿毒症及维生素 K 缺乏症等。

(3) 循环血中抗凝物质增多或纤溶亢进，如抗因子Ⅷ、Ⅸ抗体形成、抗凝药物治疗、蛇咬伤等。

二、特发性血小板减少性紫癜病人的护理

案例引导

余某，女性，37 岁。约 1 个月前起，无明显原因出现高热(体温 39 ℃以上)，伴咽痛、乏力等。曾在当地卫生院就诊拟为"流行性感冒"，服用阿司匹林及阿莫西林等药物后症状好转，但病情反复，刷牙时有牙龈出血，四肢皮肤有散在大小不等的淤斑，伴月经量增多。

查体：T 36.8 ℃，P 86 次/分，R 19 次/分，BP 110/70 mmHg，病人神志清楚，焦虑，四肢皮肤有散在淤点、淤斑，呈紫红色，大小不等，不高于皮肤，无瘙痒。心肺无异常。

实验室检查：血常规 WBC $6.8×10^9$/L，RBC $3.0×10^9$/L，Hb 85 g/L，PLT $19×10^9$/L。

问题：1. 为进一步明确诊断，应做什么检查？

2. 病人存在哪些护理诊断/问题？

3. 应采取哪些护理措施？

特发性血小板减少性紫癜(idiopathic thrombocytopenic purpura，ITP)是由于外周血的血小板免疫性破坏过多及其寿命缩短，造成血小板减少的出血性疾病，是一种自身免疫性出血综合征。本病是血小板减少性疾病中最常见的一种，其特点是血循环中存在抗血小板抗体，骨髓巨核细胞发育、成熟障碍，血小板计数减少，生存时间缩短。临床表现为自发性皮肤、黏膜及内脏出血。临床可分为急性型和慢性型，急性型多见于儿童，一般病程 4～6 周，治愈后很少复发，约 80% 的病例未经治疗半年内可自愈，死亡率为 10%；慢性型多见于 40 岁以下女性，常迁延不愈，经长期治疗缓解率为 10%～15%。

【护理评估】

(一) 健康史

1. 病因 病因未明，可能与下列因素有关。

(1) 感染细菌或病毒:感染与 ITP 发病有密切关系。多数急性病人在发病 2 周左右有上呼吸道感染史;慢性病人常因感染而加重病情;病毒感染后发生的 ITP 病人血液中可发现抗病毒抗体或免疫复合物。

(2) 免疫因素:目前多认为病人体内有病理性免疫所产生的抗血小板抗体,血小板与抗体结合后易遭破坏。抗体不仅导致血小板破坏,同时也影响巨核细胞成熟,使血小板生成减少。

(3) 脾和肝因素:体外培养证实慢性型病人脾能产生血小板特异性 IgG,与抗体结合的血小板主要在脾脏遭到破坏,正常血小板平均寿命为 7~11 日,ITP 病人血小板寿命明显缩短,为 1~3 日。另外,病人做脾脏切除手术后,多数血小板计数上升,表明脾脏在发病机制中可能起重要作用。肝在血小板的破坏中有类似脾的作用。

(4) 其他因素:慢性型多见于女性,且多发生在 40 岁以前,可能是雌激素抑制血小板生成及促进单核-巨噬细胞对抗体结合血小板的吞噬破坏。此外,毛细血管脆性增高可加重出血。

2. 发病机制

(1) 抗血小板抗体:约 75％ITP 病人可检测到血小板相关自身抗体(PAIg),后者多为 IgG、IgA 也可是 IgM。抗体通过 Fab 片段与血小板膜糖蛋白(GpⅡb/Ⅲa 等)结合。带有抗体的血小板接触到单核-巨噬细胞表面的 Fc 受体,易被吞噬破坏。另外,抗血小板抗体对巨核细胞分化也有抑制作用。

(2) 血小板生成时间缩短:ITP 血小板生存可缩短至 2~3 日或更短,经同位素示踪了解到 ITP 病人血小板易在脾脏被扣留。脾脏可产生抗血小板抗体,脾内的巨噬细胞参与破坏血小板过程,脾切除对相当部分的病人有效。

(二) 临床表现

1. 急性型 多为 10 岁以下儿童,起病前 1~4 周多有病毒感染史,以上呼吸道感染、风疹、麻疹、水痘居多。起病急骤,可出现畏寒、发热、全身皮肤黏膜出血,可有大片淤斑。鼻、牙龈及口腔黏膜出血较重。可出现内脏出血,如消化道、泌尿道出血等。严重者可出现脊髓或颅内出血,引起下肢麻痹或剧烈头痛、意识障碍、瘫痪及抽搐等,是本病死亡的主要原因。急性型 ITP 病情多为自限性,一般 4~6 周 95％的病例可自行缓解。

2. 慢性型 中青年女性多见。起病缓慢隐匿,一般无前驱症状,可有持续性出血或反复发作,有的表现为局部的出血倾向,如反复鼻衄或月经量过多。淤点及淤斑可发生在任何部位的皮肤与黏膜,但以四肢远端较多。严重内脏出血较少见。慢性型 ITP 易反复发作,自行缓解少见,治疗效果差,每次发作持续数周或数月,甚至迁延数年。

(三) 心理和社会状况

由于广泛出血或出血不止,常反复发作,引起病人焦虑、恐惧。随着病情迁延,可使病人脾气暴躁、固执,易迁怒于他人。

(四) 实验室及其他检查

1. 血常规:血小板计数减少程度不一,急性型常低于 $20\times10^9/L$,慢性型常在 $50\times10^9/L$ 左右,失血多时可出现贫血,白细胞计数多正常,嗜酸性粒细胞可增多。

2. 骨髓象:骨髓巨核细胞数量增多或正常,但形成血小板的巨核细胞减少。急性型幼稚巨核细胞比例增多,慢性型颗粒巨核细胞增多。红系和粒系通常正常。

3. 其他:出血时间延长,血块回缩不良,束臂试验阳性;血小板寿命明显缩短;血小板相关抗体(PAIg)阳性和血小板相关补体(PAC)增高,缓解期可恢复正常。

（五）诊断要点

国内诊断标准：①多次化验检查血小板减少。②脾脏不增大或仅轻度增大。③骨髓检查巨核细胞正常或增多，伴有成熟障碍。④具备以下五项中任何一项：a.强的松治疗有效；b.脾切除有效；c.PAIg 阳性；d.PAC3 阳性；e.血小板寿命缩短。⑤排除继发性血小板减少症。

（六）治疗要点

1. 一般疗法　急性型及重症者应卧床休息，限制活动，避免外伤。当血小板低于 $20\times10^9/L$ 时，要严格卧床。禁用阿司匹林等一切影响血小板聚集的药物，以免加重出血。

2. 糖皮质激素　为本病首选药物，该类药物可以抑制血小板与抗体结合，及阻滞单核-巨噬细胞系统吞噬破坏血小板，并降低血管壁通透性。口服强的松每次 10～20 mg，每日 3 次，病情急重可静脉滴注氢化可的松或地塞米松。一般用药后数日即可改善出血症状，但不能根治，停药后易复发。待血小板接近正常后，可逐渐减量，常用小剂量 5～10 mg/d，维持 3～6 个月。

3. 脾切除　脾切除是 ITP 的有效疗法之一。适应证：①慢性 ITP，内科积极治疗 6 个月无效；②肾上腺皮质激素疗效差，或需用较大剂量维持者（30～40 mg/d）；③对激素或免疫抑制剂应用禁忌者。

4. 免疫抑制剂　不宜作为首选，用以上治疗方法无效、效疗差或不能切脾者，可加用免疫抑制剂，或单独使用免疫抑制剂。常用免疫抑制剂有长春新碱、环磷酰胺、硫唑嘌呤、环孢素等。免疫抑制剂有抑制骨髓造血功能的副作用，使用时应慎重。

5. 静脉注射免疫球蛋白　适用于危重型 ITP 病人、难治型 ITP 病人、不宜用糖皮质激素治疗的 ITP 者、需迅速提升血小板的 ITP 者。

6. 血浆置换　可减少循环中抗体和免疫复合物，使血小板上升。

7. 输血和输血小板　适用于危重出血者、血小板低于 $20\times10^9/L$ 者、脾切除术前准备或其他手术及严重并发症者，输新鲜血或浓缩血小板悬液有较好止血效果。

【护理诊断/问题】

1. 组织完整性受损：出血　与血小板减少有关。

2. 焦虑　与反复发生出血及病人对疾病的发生、发展及预后不了解有关。

3. 潜在并发症　颅内出血。

【护理目标】

（1）出血减轻或无严重出血，组织保持完整无损。

（2）焦虑缓解，情绪稳定。

【护理措施】

（一）一般护理

预防和避免加重出血，指导病人保持适度的安静，避免造成身体受损的活动和参加剧烈体育活动。保持皮肤清洁，注意其干燥、发红、红疹、淤点、淤斑及有无压疮，注意肛门及会阴部清洁，大、小便后以温水擦拭，以增加舒适，预防感染。经常修剪指甲，避免抓伤皮肤。衣着应宽松。保持口腔清洁，刷牙时不要太用力，牙刷不要太硬，若出血严重则不要使用牙刷。应给予富含高生物效价的蛋白质饮食；根据病人的嗜好，烹调适合病人口味的饮食，但避免热烫、粗糙及刺激性强的饮食；如有胃肠道出血则应禁食。

（二）病情观察

注意出血部位、范围、出血量及出血是否停止，有无内脏出血，监测血小板计数等。若病人出现视物模糊、头晕、头痛、呼吸急促、喷射性呕吐，甚至昏迷，提示颅内出血可能，应迅速通知医生，并配合抢救。

（三）用药护理

本病首选药物为糖皮质激素，用药期间除观察药物疗效外应注意副作用，如痤疮、多毛等。应向病人说明长期服用易合并感染、高血压、糖尿病等。应用免疫抑制剂期间应注意副作用，如骨髓造血功能抑制、末梢神经炎、出血性膀胱炎等，必要时应停药。避免使用可能引起血小板减少或者抑制其功能的药物，如阿司匹林、双嘧达莫、吲哚美辛、保泰松等。

（四）心理护理

向病人讲述本病为慢性病，易反复发作，帮助寻找诱因，以减少发作，增强治愈信心。安慰病人，耐心解答病人提出的各种问题，满足病人情感上的需要。指导病人尽量保持情绪稳定，有利恢复。一旦发生严重出血，护士应沉着冷静，通过熟练、精心的护理给病人以安慰，并注意观察病人情绪状态，及时给予帮助和指导，以消除病人焦虑、恐惧心理。

【健康教育】

（1）向病人及家属介绍本病的基本知识，指导病人坚持服药，用药期间定期检查血压、尿糖、白细胞和血小板等。

（2）避免一切外伤，不要使用阿司匹林等影响血小板功能的药物。

（3）平时注意保暖，预防感染。缓解期注意锻炼身体，增强体质。血小板在 $50 \times 10^9/L$ 以下时，不要做强体力活动，可适当散步，预防各种外伤的发生。

（4）定期门诊复查。

【护理评价】

（1）出血程度是否减轻及范围是否缩小，血小板计数是否有所回升，出血时间是否恢复正常。

（2）焦虑症状是否减轻，情绪是否稳定，能否正确认识疾病并与家人、医务人员保持良好沟通。

三、过敏性紫癜病人的护理

案例引导

王某，女性，17岁。因皮肤紫癜2周，伴腹痛1天而入院。病于2周前出现皮肤紫癜，开始仅限于双下肢，呈对称性分布，3日左右逐渐向躯干及上肢蔓延，并融合成片，局部有痒感。1日来伴腹痛，较剧烈，为阵发性绞痛，伴恶心、呕吐，大便黑红色，在当地医院就诊，发现尿中有蛋白和管型而转来我院。

查体：T 37.4 ℃，P 105 次/分，R 20 次/分，BP 128/78 mmHg，急性病容，神清，躯干、四肢均可见出血点，两侧对称分布，形状不规则，猩红色，尤以四肢远端最多，部分融合成片，有抓痕及血痂。浅表淋巴结不大，咽略充血，双侧颊黏膜上可见针尖大小的出血点，牙龈渗血。心肺（一）。上腹及左下腹有压痛，无腹肌紧张，肝脾未触及，肠鸣音活跃,四肢、关节无红肿。

实验室检查:Hb 135 g/L,RBC $4.3×10^{12}$/L,WBC $6.8×10^9$/L,中性粒细胞百分比为 35%,嗜酸性粒细胞 41%,淋巴 19%。血小板 $202×10^9$/L,束臂试验阳性,骨髓增生活跃,粒细胞系统正常,巨核细胞正常;出血时间、凝血时间、部分凝血活酶时间、凝血酶原时间均正常。

问题:1. 诊断为什么疾病?

2. 病人存在哪些护理诊断/问题?

3. 应采取哪些护理措施?

过敏性紫癜(allergic purpura)是一种常见的血管变态反应引起的出血性疾病。为机体对某些致敏物质发生变态反应,导致毛细血管通透性和脆性增高,血液外渗,产生皮肤、黏膜及某些器官的出血。主要表现为皮肤紫癜、黏膜出血、腹痛、皮疹、关节痛及血尿等,多为自限性。本病多见于儿童及青少年,男性多于女性,以冬春季多见,近年患病率有增多趋势。此病一般预后良好,肾脏受累者预后较差。

【护理评估】

（一）健康史

1. 病因

（1）感染:细菌(以 β 溶血性链球菌、金黄色葡萄球菌的感染为多见)、病毒及肠道寄生虫感染等。

（2）食物:主要是机体对异性蛋白质过敏,如鱼、虾、蟹、蛋及乳类等。

（3）药物:抗生素类(青霉素、链霉素、红霉素及氯霉素)、磺胺类、异烟肼及解热镇痛药等。

（4）其他:寒冷、花粉、昆虫咬伤、疫苗接种等。

2. 发病机制 为机体对某些致敏物质发生过敏反应,抗原-抗体复合物沉积于血管壁或肾小球基底膜上,并激活补体,释放过敏素等,损害毛细血管、小动脉,引起广泛的毛细血管炎,使血管壁通透性和脆性增高,伴有渗出性出血和水肿,导致一系列出血表现,可累及皮肤、黏膜、胃肠道、关节及肾脏等。

（二）临床表现

多数病人起病前 1～3 周常有上呼吸道感染等前驱症状,随之出现典型的临床表现,不同类型临床表现各不相同。依其症状和体征的不同,可分为如下几种类型。

（1）紫癜型:最常见。以皮肤反复出现紫癜为主要表现,多见于下肢及臀部,常对称分布,分批出现,大小不等,呈紫红色,可融合成片或略高出皮肤表面。一般在数日内逐渐消退,可反复发作。少数病人可并发荨麻疹、血管神经性水肿、多形性红斑或溃疡坏死等。严重者可融合成大血疱。

（2）腹型:除皮肤紫癜外,因消化道黏膜及腹膜脏层毛细血管受累而产生一系列消化道症状及体征,如恶心、呕吐、呕血、腹痛、腹泻及黏液便、便血等。其中腹痛最为常见,多位于脐周、下腹或全腹,常呈阵发性绞痛或持续性钝痛,但一般无腹肌紧张,压痛较轻。如不伴有皮肤紫癜,常易误诊为急腹症。

（3）关节型:除皮肤紫癜外,主要表现为关节肿胀、疼痛及活动障碍等。病变常累及大关节,以膝、踝、肘、腕等关节多见,可呈游走性,常易误诊为风湿病。主要是关节周围病变,可反复发作;不遗留关节畸形。

(4) **肾型**:肾炎是本病最常见的并发症,病情最严重。一般于紫癜出现后 1~8 周内发生,轻重不一,有的仅为短暂血尿,有的很快进展为肾衰竭,但少见。主要表现为血尿、蛋白尿、管型尿、水肿及高血压等急性肾小球肾炎表现,少数可为慢性肾炎、肾病综合征,个别病例可转入尿毒症。

(5) **混合型**:以上临床表现如有两种或两种以上类型并存,则称为混合型。

(三) 心理和社会状况

由于广泛出血,出现各种类型的症状、体征,引起病人惶恐不安,到处求医,缺乏耐心,情绪不稳。

(四) 实验室及其他检查

部分病人束臂试验阳性。血小板计数、出血时间及凝血时间均正常。白细胞计数多正常,寄生虫感染时嗜酸性粒细胞增高,肾脏受累时可出现蛋白尿、血尿或管型尿。

(五) 诊断要点

主要根据病人有上呼吸道感染史,或食物、药物过敏史,有典型的皮肤紫癜及相应皮损,同时伴有胃肠道、关节或肾脏的表现;出血时间、凝血时间、血小板计数均正常;排除风湿性关节炎、急腹症、急性肾炎后可做出诊断。

(六) 治疗要点

1. 病因防治　找出致病因素并去除,如消除病灶,驱除肠道寄生虫,避免再次接触可疑的过敏药物、食物等。

2. 药物治疗　抗组胺药如异丙嗪、阿司咪唑(息斯敏)、氯苯那敏(扑尔敏)等;增加血管壁抵抗力、降低渗透性及脆性的药物,如维生素 C、路丁;腹痛可用解痉剂,如阿托品或山莨菪碱(6-542)。肾上腺糖皮质激素对腹型和关节型疗效较好,对肾型疗效不明显。肾型或皮质激素疗效不佳者可用免疫抑制剂(如环磷酰胺或硫唑嘌呤)治疗。近年来用双嘧达莫、转移因子加泼尼松等治疗取得显著疗效。

【护理诊断/问题】

1. 组织完整性受损:出血　与血管壁通透性和脆性增加有关。

2. 急性疼痛:腹痛、关节痛　与过敏性紫癜累及胃肠道和关节有关。

【护理目标】

(1) 出血症状减轻或消失,组织保持完整无损。

(2) 腹痛、关节痛减轻或消除。

【护理措施】

1. 一般护理　急性期应卧床休息。不要食用易引起过敏的鱼、虾、牛奶等,多吃蔬菜、水果。

2. 病情观察　观察紫癜出现的时间、部位、数量和形态的变化与饮食、药物的关系,并及时报告医生。腹痛者应评估病人疼痛的性质、部位、程度以及持续时间,有无伴随症状,如恶心、呕吐、腹泻、便血等。注意病人有无局限性或弥漫性压痛,必要时遵医嘱皮下注射阿托品以缓解疼痛。若出现便血应定时测量血压、脉搏,记录便血量。若肠鸣音消失,出现腹胀和腹肌紧张,有肠梗阻或肠穿孔发生的可能。仅有肠鸣音活跃,有可能再次便血。注意观察关节局部肿、热、痛情况。观察小便的颜色、性质和量，以便了解泌尿道是否出血或有无好转，同时监测尿常规及肾功能的变化。

3. 对症护理 置病人于安静舒适的环境，减少因周围环境刺激产生焦虑而加重疼痛。关节型病人应保护患病部位，避免外伤，将受累的关节放在合适位置，尽量减少活动，以减轻疼痛。腹痛时遵医嘱皮下注射阿托品以缓解疼痛。

4. 用药护理 用糖皮质激素治疗时应向病人及家属讲明可能出现的不良反应，加强护理，预防感染发生。用环磷酰胺时应嘱病人多饮水，注意观察小便量及色泽改变。

5. 心理护理 耐心与病人交谈，通过交谈确认病人对疾病的顾虑，针对病人的顾虑给予解释或指导，创造一个相互尊重、信任和合作的氛围，提供适合病人（包括家属）的学习资料，以便病人以后能够得到连续性支持，鼓励病人自学有关知识，对于病人提出的问题，给予清楚、充分的解释说明。学习时尽可能解释病因和发病机制、诱发因素，避免再次接触或服用可疑的致敏物品、药物及食物。向病人解释治疗计划，使其配合治疗。

【健康教育】

（1）给病人讲述过敏性紫癜的相关知识，说明本病为变态反应性疾病，积极寻找致病因素极为重要，应提高警惕，发现可疑致病因素应避免再次接触。

（2）预防上呼吸道感染。花粉季节，过敏体质者宜减少外出，外出时应戴口罩。不要滥用药物，用药前仔细阅读说明书，对有引起过敏反应的药物应避免使用，最好遵医嘱用药。

（3）指导病人经常参加体育锻炼，增强体质，保持心情愉快。

（4）饮食宜清淡，主食以大米、面食、玉米面为主，多食瓜果蔬菜，注意营养和饮食卫生，避免食用不洁食物，饭前洗手，预防肠道寄生虫感染。对病人食用后曾发生过敏反应的食物（如鸡蛋、牛奶、鱼、虾、蟹及其他海产品等）应绝对禁忌，过敏体质者应避免食用。不慎接触过敏原时，应仔细观察反应，发现症状及时就诊。

【护理评价】

（1）皮肤紫癜是否减少，束臂试验是否恢复正常。

（2）腹痛、关节痛是否减轻或消失。

四、血友病病人的护理

案例引导

某病人，男性，3岁。2天前因"牙龈出血不止"收住入院，入院时患儿四肢、前胸散在分布出血点，压之不褪色。

查体：T 36.9 ℃，P 102 次/分，R 21 次/分，BP 98/62 mmHg。口腔黏膜弥漫性出血点，渗血明显，四肢、前胸散在分布出血点，压之不褪色，心肺听诊无异常，腹软，无压痛及反跳痛，双下肢无水肿。

实验室检查：血常规 WBC $8.2×10^9$/L，Hb 126 g/L，PLT $84×10^9$/L。凝血功能 PT 14.8 s，APTT 72.3 s，TT 30 s；人凝血因子Ⅷ活性测定 25%。

问题：1. 该患儿考虑为什么疾病？

2. 该病人存在哪些护理诊断/问题？

3. 应采取哪些护理措施？

血友病(hemophilia)是一组最常见的遗传性凝血因子缺乏的出血性疾病。分为：①血友病A，又称遗传性抗血友病球蛋白缺乏症或FⅧ：C缺乏症；②血友病B，又称遗传性FⅨ缺乏症；③遗传性FⅪ缺乏症，又称Rosenthal综合征。其中以血友病A最为常见，约占遗传性出血性疾病的85％，遗传性FⅪ缺乏症最少见。血友病发病率为(5～10)/10万，出生婴儿发生率约为1/5000。血友病A、B及遗传性FⅪ缺乏症的比较发病率为16：3：1。其共同特点为凝血活酶生成障碍、凝血时间延长，终身轻微创伤后出血倾向。

【护理评估】

（一）健康史

1. 病因　血友病A和B为X连锁隐性遗传，男性发病、女性传递。遗传性FⅪ缺乏症为常染色体隐性遗传，男、女均可发病或传递疾病。约1/3病人无家族史，发病原因不明，可能是因遗传或基因突变导致人体不能合成足够量的凝血因子，造成内源性凝血途径障碍及出血倾向。

2. 发病机制　其遗传示意图见图6-1。

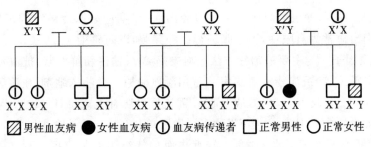

图6-1　血友病遗传示意图

（二）临床表现

血友病主要临床表现为出血，以软组织、肌肉和负重关节出血为特征，出血轻重程度与血友病类型及相关因子缺乏程度有关。血友病A出血较重，血友病B出血较轻，遗传性FⅪ缺乏症出血最轻。根据血浆FⅧ：C的活性可将血友病A分为轻、中、重三型。重型FⅧ：C水平＜1％～2％；中型FⅧ：C水平2％～5％；轻型FⅧ：C水平5％～25％。多自幼即有轻微损伤后持久出血。轻型可在青年或成年才发病。出血症状出现越早，病情越重。出血部位以四肢易受伤处最多见，可出现深部组织血肿，血肿大可伴疼痛及局部压迫症状，颈部、喉部软组织出血可因呼吸道阻塞而窒息。重症者可有鼻出血、胃肠道出血及血尿，并出现关节腔反复出血。急性期局部肿胀、疼痛，数日后积血可被吸收。反复多次关节腔积血不能完全吸收，则可使受累关节僵硬、变形，附近肌肉萎缩，造成永久性关节活动受限。

（三）心理和社会状况

广泛而严重的出血，可致病人出现不安、无助感或恐慌。由于是终身性疾病，且目前无根治方法，病人容易失去战胜疾病的信心，产生悲观失望的情绪。

（四）实验室及其他检查

本病主要为内源性途径凝血障碍，故出血时间、血小板计数均正常。凝血时间和激活部分凝血活酶时间延长，凝血酶原消耗试验(PCT)不良及简易凝血活酶生成试验(STGT)异常。FⅧ：C或FⅨ或FⅪ的活性低于正常。血友病A者vWF抗原(vWFAg)测定正常或增高，FⅧ：

C/vWFAg 比值降低。凝血活酶生成试验(TGT)及纠正试验有助于三种血友病的诊断和鉴别,见表 6-2。

表 6-2　三种血友病凝血活酶生成试验结果

血浆种类	血友病 A	血友病 B	遗传性 FⅪ缺乏症
病人血浆	延长	延长	延长
病人血浆＋正常吸附血浆	纠正	不能纠正	纠正
病人血浆＋正常血清	不能纠正	纠正	纠正

(五) 诊断要点

主要根据病人出血的特点,以及实验室检查出血时间、血小板计数正常,凝血时间和激活部分凝血活酶时间延长以及凝血因子活性降低,PCT、STGT 异常可做出诊断。

(六) 治疗要点

1. 对症处理　局部深层组织血肿和关节腔出血,早期应采取冷敷或绷带加压止血,抬高患肢固定。肌肉出血常为自限性,不主张进行血肿穿刺,以防感染。

2. 补充凝血因子　为主要的治疗方法。血友病 A 可输注新鲜血浆、抗血友病球蛋白浓缩剂或克隆纯化 FⅧ:C、冷沉淀物。血友病 B 常用凝血酶原复合物浓缩剂、血浆。FⅧ:C 及 FⅨ半衰期分别为 8～12 h 及 18～30 h,故 FⅧ:C 需连续静脉补充或每日 2 次;FⅨ每日 1 次。正常人每毫升新鲜血浆中含 FⅧ:C 或 FⅨ为 1 个国际单位(IU),给予输注每公斤体重 1 IU 的 FⅧ:C 或 FⅨ,可提高凝血因子水平 2%。轻度出血如软组织血肿应提高到 20%～30%,中度出血如关节腔出血、颅内出血应提高到 30%～50%。凝血因子的补充量一般采用公式计算,即首次输入凝血因子剂量(IIJ)＝体重(kg)×所需提高的活性(%)÷2。目前已开始试用基因治疗。

3. 其他治疗　DDAVP(1-去氨基-8-D-精氨酸-加压素)是一种人工合成的抗利尿激素的同类物质,有抗利尿和动员体内贮存因子Ⅷ的作用,可用于轻症血友病 A 病人。达那唑对轻、中型者效果较好。糖皮质激素通过改善血管通透性及减少抗 FⅧ:C 抗体产生发挥作用,对反复接受 FⅧ:C 治疗而效果差者效果较佳。抗纤溶剂,如氨基己酸能保护已形成的血凝块不溶解,可用于口腔伤口及拔牙时止血。

【护理诊断/问题】

1. 有损伤的危险:出血　与凝血因子缺乏有关。

2. 有废用综合征的危险　与反复多次关节腔出血有关。

3. 焦虑　与终身出血倾向、担心丧失劳动能力有关。

4. 恐惧　与害怕出血不止,危及生命有关。

5. 慢性疼痛　与深部组织血肿或关节腔积血有关。

【护理目标】

(1) 出血减轻或无严重出血,组织保持完整无损。

(2) 疼痛减轻或消除。

(3) 病损关节保持较好的功能状态。

(4) 焦虑减轻或消失,情绪稳定。

【护理措施】

1. 一般护理 向病人及家属解释本病的发生、发展及预后,鼓励病人树立战胜疾病的信心。动员家属及其他社会力量给予病人适当的心理支持。

2. 出血的护理

(1)预防出血的护理:防止外伤,避免因局部皮肤、黏膜、关节受损造成出血不止,例如不要过度负重或做剧烈的接触性运动(拳击、穿硬底鞋或赤脚走路);当使用刀、剪、锯等工具时应戴手套;避免手术治疗,必须手术时,应根据手术大小调节补充凝血因子的用量;尽量采用口服用药,不用或少用肌注和静注,必须时,在注射完毕至少压迫针刺部位 5 min,不使用静脉留置套管针,以免针刺点出血;注意口腔卫生,防龋齿,避免拔牙;少食带骨、刺的食物,避免刺伤消化道黏膜;遵医嘱用药,禁忌使用阿托品、双嘧达莫等抑制血小板聚集或使血小板减少的药物,以防加重出血。

(2)出血的护理:观察病人全身出血的症状,及时做相应的处理。踝、髋、腕、肘及肩关节腔或深部组织血肿的护理见本章相关章节。鼻出血时可冷敷局部或采用指压动脉法,无效时可填塞凡士林油纱条。咽喉部损伤者应保持呼吸道通畅,侧卧或头偏向一侧,必要时用吸引器将血吸出,避免血肿压迫呼吸道引起窒息,并做好气管插管或切开的准备。

(3)输注凝血因子的护理:凝血因子取回后,应立即输注。冷沉淀物用时置于 37 ℃温水中 10 min 使其融化,并尽快输入。输注过程中注意观察有无输血反应。

3. 关节护理

(1)评估病人关节状况:如关节外形、关节活动能力有无异常。

(2)关节锻炼:在关节腔出血控制后,帮助病人进行主动或被动关节活动。向病人及家属说明功能锻炼的目的是防止关节挛缩、强直、肌肉萎缩和功能丧失,与病人一起制订活动计划,使其主动配合。关节腔积血导致关节不能过多活动时,应局部制动并保持肢体于功能位。在肿胀未完全消退、肌肉力量未恢复之前切勿使患肢负重,并向病人说明其意义,以取得合作。

4. 病情观察 注意观察肌肉及关节血肿引起的表现,判断其程度,协助医生进行相应处理。定期监测血压、脉搏,观察病人有无呕血、咯血等内脏出血的征象;注意颅内出血的表现,如头痛、呕吐、瞳孔不对称,甚至昏迷等,一旦发现,及时报告医生,并配合紧急处理。

5. 用药护理 输注凝血因子,应在凝血因子取回后立即输注;使用冷沉淀物时,应将其置于 37 ℃温水中 10 min,使其融化,并尽快输注;输注过程中注意观察有无输血反应。遵医嘱用药,禁忌使用阿托品、双嘧达莫等抑制血小板聚集或血小板减少的药物,以防出血加重。

【健康教育】

(1)向病人介绍疾病的知识、遗传特点,说明本病为遗传性疾病,需终身治疗。为病人提供有关国家血友病社会团体的信息,鼓励病人参加,通过病人间互通信息、相互支持来共同应对这一慢性病给病人带来的困难与烦恼。

(2)向病人家庭、学校或工作单位交代病情,合理安排工作,避免从事易引起受伤的工作和活动。日常适度的运动对血友病病人有益,如游泳、散步、骑自行车等,可反复地锻炼股四头肌,能有效地预防肌肉无力和关节腔反复出血。避免剧烈的接触性运动,如足球、篮球、拳击等,以降低外伤和出血的危险。注意口腔卫生,防止因拔除龋齿而引起出血。

(3)避免使用阿司匹林或任何含有阿司匹林的药物,因此药能减弱血小板功能,增加出血的频率和严重度。

(4)教给病人及家属出血的急救处理方法,有出血时及时就医。病人外出远行时,应携带写明血友病的病历卡,以备意外时可及时处理。

【护理评价】

(1) 出血范围及程度是否减轻,有无颅内出血发生,组织是否保持完整无损。

(2) 关节和肌肉疼痛是否减轻或消失。

(3) 负重关节有无僵硬、畸形、肌肉萎缩等发生,能否保持较好的活动能力。

(4) 是否有信心战胜疾病,不安、惊恐和无助感是否减轻,情绪是否稳定。

第三节　白血病病人的护理

白血病(leukemia)是一类起源于造血干细胞的恶性疾病。其特点是白血病细胞在骨髓及其他造血组织中自发性、进行性异常增殖,浸润破坏全身各组织和器官,导致正常造血受到抑制。临床上有贫血、发热、出血和白血病细胞浸润表现,外周血液中可出现幼稚细胞。我国白血病发病率为 2.76/10 万,急性白血病明显多于慢性白血病(约为 5.5∶1),在恶性肿瘤所致死亡率中,男性居第六位,女性居第八位,但在儿童及 35 岁以下成人中则居第一位。

【分类】

1. 按自然病程及细胞的成熟度分类

(1) 急性白血病(AL):起病急、病情重,自然病程一般在 6 个月以内。骨髓及外周血中主要为异常的原始细胞和早期幼稚细胞。

(2) 慢性白血病(CL):起病缓、发展慢,病程一般 1 年以上。骨髓和外周血以较成熟的细胞占多数。

2. 按细胞类型分类

(1) 将急性白血病分为急性淋巴细胞白血病(ALL)与急性非淋巴细胞白血病(ANLL)。

(2) 慢性白血病分为慢性粒细胞白血病(CML)和慢性淋巴细胞白血病(CLL)及少见的毛细胞白血病(HCL)、幼淋巴细胞白血病(PLL)等。

3. 按外周白细胞的多少分类

(1) 白细胞增多性:外周血中白细胞明显增多,并有较多幼稚细胞出现。

(2) 白细胞不增多性:外周血中白细胞不增多或甚至低于正常。血片中没有或较难找到幼稚细胞。

一、急性白血病病人的护理

案例引导

某病人,男性,40 岁。因发热伴出血倾向 10 天入院。病人于 10 天前无明显诱因发热,伴全身酸痛,轻度咳嗽,咳少许白色黏痰,同时发现刷牙时牙龈出血,曾在当地验血"有异常"(具体不详),自服抗感冒药(具体用药不详)治疗无效来诊。病后进食少,睡眠差,二便正常,体重无明显变化。既往体健,无结核病史,无药物过敏史。无烟酒嗜好,家族中无类似病史。

查体:T 38.2 ℃,P 98 次/分,R 20 次/分,BP 120/80 mmHg。急性热病容,前胸和下肢皮肤散在出血点,浅表淋巴结未触及,巩膜无黄染,咽充血(+),扁桃体(-)。胸骨轻压痛,心(-),肺叩诊清音,右下肺闻及少许湿啰音,腹平软,肝、脾肋下未触及,下肢无水肿。

实验室检查:Hb 95 g/L,Ret 0.5%,WBC $3.8×10^9$/L,原幼细胞占 48%,PLT $30×10^9$/L,尿常规(-),大便常规(-)。

问题:1. 为进一步明确诊断,应做哪些检查?

2. 该病人存在哪些护理诊断/问题?

3. 应采取哪些护理措施?

急性白血病(acute leukemia)是造血干细胞的恶性克隆性疾病。其特点是骨髓中异常的原始细胞大量增殖并浸润各器官、组织,正常造血受抑制,使正常血细胞减少,产生相应临床表现。通常分为急性淋巴细胞白血病和急性非淋巴细胞白血病,未经治疗者平均生存期仅为 3 个月左右,化疗使成人急性非淋巴白血病 5 年存活率达 30%~40%,但年龄越长者预后越差。急淋白血病化疗后 5 年生存率达 50%。1~9 岁病人预后较好,1 岁以下及 9 岁以上者预后较差。

【护理评估】

（一）健康史

1. 病因　白血病的病因目前尚不完全清楚,可能与下列因素有关。

(1)感染因素:病毒因素已经证明 C 型 RNA 肿瘤病毒是某些动物患白血病的原因,从动物白血病细胞分离出 C 型 RNA 病毒接种于多种动物,常能发生白血病。人类白血病病因的研究,到目前为止已肯定证明人类 T 淋巴细胞病毒能引起成人 T 淋巴细胞白血病,并从恶性 T 淋巴细胞中已分离出病毒,就是一种 C 型逆转录病毒。

(2)放射因素:X 射线、γ 射线、中子射线及电磁场致白血病作用已被肯定,其作用与放射剂量的大小及放射部位有关。最危险的年龄为 10 岁以下和 50 岁以上,γ 射线的危害性更大。

(3)化学因素:多种化学物质或药物均可诱发白血病,苯及其衍生物、氯霉素、保泰松、烷化剂等可致白血病,化学物质所至多为急性非淋巴细胞(急非淋)白血病。

(4)遗传因素:遗传因素与白血病发病有关。同卵孪生子一个患白血病,另一个患病的机会约是 20%,比双卵孪生子高 12 倍。有染色体异常的一些遗传性疾病病人,如先天性愚型、再生障碍性贫血等病人较易发生白血病。

(5)免疫缺陷:先天性免疫缺陷的人,淋巴系统恶性肿瘤的发病概率是非常高的。

2. 发病机制　白血病发病机制非常复杂,可能是人体在上述各种因素作用下,机体免疫功能缺陷,对恶性细胞不能识别及消灭,使之得以繁殖,最终导致白血病。

（二）临床表现

多数病人起病急,进展快,常以贫血、发热或出血为首发症状;部分病例起病较缓,以进行性贫血为主要表现。

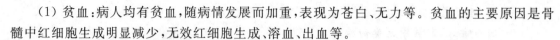

（1）贫血：病人均有贫血，随病情发展而加重，表现为苍白、无力等。贫血的主要原因是骨髓中红细胞生成明显减少，无效红细胞生成、溶血、出血等。

（2）发热：多数病人以发热起病，程度不一，热型不定。发热多由继发感染引起，口腔炎、牙龈炎、咽峡炎最常见，肺部感染、肛周炎、肛周脓肿也常见，严重时可致菌血症或败血症。常见致病菌为革兰阴性杆菌，如肺炎克雷白杆菌、铜绿假单胞菌、大肠杆菌等，也可为病毒感染，一些平时不易致病的细菌和真菌在急性白血病病人中也可引起严重感染。易发生感染的主要原因是血中成熟粒细胞缺乏，再是人体免疫力下降。

（3）出血：近半数病人以出血为早期表现。在病程中均有不同程度出血，以皮肤淤点、淤斑、鼻衄、牙龈出血常见，严重者可有内脏出血、便血、尿血、咯血及颅内出血等。出血最主要的原因是血小板减少及质量异常。

（4）白血病细胞增殖浸润的表现：①淋巴结及肝、脾肿大，多为轻到中度肿大，无压痛，以急性淋巴细胞（急淋）白血病多见；②骨骼和四肢关节疼痛，以胸骨下端局部压痛最为显著，提示骨髓腔内白血病细胞过度增生，以儿童多见；③眼部浸润，粒细胞白血病形成的粒细胞肉瘤或绿色瘤常累及骨膜，可引起眼球突出、复视或失明；④皮肤、黏膜浸润，表现为皮肤出现蓝灰色斑丘疹、结节性红斑、皮下结节等，牙龈增生或肿胀；⑤中枢神经系统白血病（CNSL），可发生在疾病的各个时期，常发生在化疗后缓解期，这是由于多种化学药物难以通过血脑屏障，隐藏在中枢神经系统的白血病细胞不能被有效杀灭，因而引起 CNSL。以急淋白血病病人和儿童病人多见，轻者可表现为头痛、头晕，重者有呕吐、颈强直，甚至抽搐、昏迷；⑥睾丸浸润，多为一侧无痛性肿大，多见于急淋白血病化疗缓解后的幼儿和青年，是仅次于 CNSL 的白血病髓外复发的根源；⑦尚可累及心、肺、胃肠等部位，但不一定出现相应的症状。

（三）心理和社会状况

未确诊时病人因怀疑而焦虑，一旦确诊即产生强烈的恐惧、忧伤、悲观、绝望等情绪，甚至萌发轻生之念。同时对家属也是沉重打击，精神和经济的负担对家庭成员可造成严重的影响。

（四）实验室及其他检查

（1）血常规：大多数病人白细胞计数增多，甚至大于 $100×10^9/L$，少数病人白细胞计数正常或减少。分类中可发现原始细胞及早幼细胞占 30％～90％。贫血轻重不同，一般属正常色素性贫血。早期血小板轻度减少或正常，晚期明显减少，可伴出血时间延长。

（2）骨髓象：是诊断白血病的重要依据，对指导治疗、判断疗效、估计预后等有重大意义。骨髓一般增生明显活跃或极度活跃，以原始细胞为主，而较成熟中间阶段细胞缺少，只残留少量成熟细胞，形成所谓"裂孔"现象。少数病人的骨髓呈增生低下，但原始细胞仍占 30％以上。奥尔（Auer）小体仅见急非淋白血病，有独立诊断的意义。

（3）其他：细胞化学染色、免疫学、细胞遗传学及分子生物学（染色体和基因）检查，可在形态学上进行白血病类型的鉴别；白血病病人血液中尿酸浓度及尿液中尿酸排泄均增加，在化疗期间更显著，这是由于大量白血病细胞破坏所致；CNSL 时，脑脊液检查可找到白血病细胞。

（五）诊断要点

根据贫血、出血、发热、白血病细胞浸润的表现及血常规、骨髓象检查特点即可确诊；细胞化学、免疫学、染色体和基因检查等可鉴别白血病类型。

（六）治疗要点

1. 对症支持治疗 病情严重病人须卧床休息，最好将病人安置在隔离病室或无菌层流室进行治疗。

(1) **控制感染**:严重感染是白血病病人的主要死亡原因。感染应做咽拭子、血培养和药物敏感试验,同时应用广谱抗生素治疗,待阳性培养结果出来后再更换细菌敏感的抗生素;有条件可多次输注浓缩粒细胞。若伴有粒细胞缺乏症,可应用一般升白细胞药物(如利血生、鲨肝醇等)、激素类升白细胞药(如糖皮质激素、美雄酮等)、粒细胞集落刺激因子以提升正常白细胞。

(2) **控制出血**:出血严重者或血小板计数$<20\times10^9/L$者,应输浓缩血小板悬液或新鲜血。轻度出血可使用各种止血药。

(3) **纠正贫血**:严重贫血可输浓缩红细胞或全血,积极争取白血病缓解是纠正贫血最有效的方法。

(4) **预防尿酸肾病**:由于大量白血病细胞被破坏,可产生尿酸肾结石,引起肾小管阻塞,严重者可致肾衰竭。鼓励病人多饮水,碱化尿液,给予别嘌呤醇等抑制尿酸合成的药物。

2. 化学治疗 化学治疗是最重要的治疗急性白血病的方法。治疗急性白血病常用的化疗药物见表6-3。

表6-3 治疗急性白血病常用的化疗药物

药名	种类和药理作用	疗效		主要毒副作用
		急淋	急非淋	
长春新碱（VCR）	生物碱,抑制有丝分裂	＋	±	神经炎、腹痛、脱发
泼尼松（P）	糖皮质激素,破坏淋巴细胞	＋	－	库欣综合征、易感染、高血压、糖尿病
6-巯嘌呤（6-MP）	抗嘌呤代谢,阻碍 DNA 合成	－	＋	骨髓抑制、胃肠反应、肝脏损害
6-硫鸟嘌呤（6-TG）	同上	＋	＋	同上
氨甲蝶呤（MTX）	抗叶酸代谢,干扰 DNA 合成	＋	±	口腔黏膜溃疡、骨髓抑制
阿糖胞苷（Ara-C）	抗嘧啶代谢,干扰 DNA 合成	＋	＋	恶心、骨髓抑制
环胞苷（CY）	同上	＋	＋	骨髓抑制、唾液腺增大
左旋门冬酰胺酶（L-ASP）	酶类,影响瘤细胞蛋白质合成	＋	－	肝脏损害、过敏反应
柔红霉素（DNR）	抗生素,抑制 DNA、RNA 合成	＋	＋	骨髓抑制、心脏损害
阿霉素（ADM）	同上	＋	＋	同上

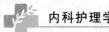
药名	种类和药理作用	疗效		主要毒副作用
		急淋	急非淋	
高三尖杉酯碱（H）	生物碱,抑制 DNA、RNA 合成	＋	＋	骨髓抑制、心脏损害、消化道反应
环磷酰胺（CTX）	烷化剂、破坏 DNA	±	＋	骨髓抑制、脱发、恶心、出血性膀胱炎
维甲酸(全反式)（ATRA）	肿瘤细胞诱导分化剂,使白血病细胞分化为具有正常表型功能的白细胞	－	＋	皮肤黏膜干燥、消化道反应、头晕、关节痛
羟基脲（HU）	抗嘧啶嘌呤代谢,阻碍 DNA 合成	－	＋	消化道反应、骨髓抑制
依托泊苷（VP-16）	生物碱,干扰 DNA、RNA 合成	－	＋	骨髓抑制、消化道反应、肝肾功能损害

急性白血病的化疗过程分为诱导缓解和缓解后治疗两个阶段。

（1）诱导缓解:是指从化疗开始到完全缓解阶段。其目的是迅速大量地杀灭白血病细胞,恢复机体正常造血,使病人的症状和体征消失,血常规和骨髓象基本恢复正常,达到完全缓解。完全缓解标准是急性白血病的症状、体征消失,血常规和骨髓象基本正常。急性白血病治疗前体内白血病细胞数量为 $10\times10^9/L\sim10\times10^{12}/L$,达到完全缓解时体内白血病细胞数减少到 $10^9/L$ 以下。目前多采用联合化疗,优点是各药物作用在细胞周期不同阶段,且有协同作用,以提高疗效。给药时剂量要充足,第 1 次缓解愈彻底,则缓解期愈长,生存期亦愈长。目前急淋白血病首选 VP 方案,即长春新碱加泼尼松。若疗效不佳时,可改用 VDP 或 VLP 等方案。急非淋白血病一般常用 DA 方案,即柔红霉素加阿糖胞苷,或使用 HOAP 方案及其他方案。急非淋白血病总的缓解率不如急淋白血病。总之,应根据病人血常规、骨髓象、身体状况、年龄、对药物的反应和毒性反应的不同而选用化疗方案和调整剂量。白血病常用联合化疗方案见表 6-4。

表 6-4　白血病常用联合化疗方案

化疗方案	药物剂量/mg		用法	完全缓解率(CR)
急淋白血病				
VP 方案	VCR	1～2	第 1 日,每周 1 次,静脉注射	儿童 88%
	P	40～60	每日分次口服	成人 50%
VDP 方案	VCR	1～2	第 1 日,每周 1 次,静脉注射	儿童 89%～100%
	DNR	30～40	第 1～3 日,静脉注射	成人 50%～88%
	P	40～60	每日分次口服	
VLP 方案	VCR	1～2	第 1 日,每周 1 次,静脉注射	72%
	L-ASP	5000～10000 IU	每日 1 次,共 10 日,静脉滴注	
	P	40～60	每日分次口服	

化疗方案	药物剂量/mg		用法	完全缓解率（CR）
DVLP 方案	DNR	45	第 1～3 日，第 15～17 日	成人 80％以上
	VCR	1～2	每周第 1 日静脉注射，共 4 周	
	L-ASP	5000～10000 IU	第 19～28 日，共 10 次	
	P	40～60	第 1～14 日，每日分次口服，第 15 日起减 10 mg，第 21 日起再减 10 mg 至 28 日停用	
急非淋白血病				
DA 方案	DNR	30～40	第 1～3 日，静脉注射	35％～85％
	Ara-C	150	第 1～7 日，每日 1 次，静脉滴注，每 1 疗程为 7 天，间歇 1～2 周	
HA 方案	H	4～6	第 1～7 日，每日 1 次，静脉滴注	60％左右
	Ara-C	150	第 1～7 日，静脉滴注	
HOAP 方案	H	4～6	第 1～7 日，每日 1 次，静脉滴注	60％
	VCR	2	第 1 日，静脉滴注	
	Ara-C	150	第 1～7 日，静脉滴注	
	P	40～60	每日分次口服	

（2）缓解后治疗：目的是继续消灭体内残存的白血病细胞，延长缓解期，争取治愈。治疗方法可用原诱导缓解方案或轮换使用多种药物，急淋白血病需治疗 3～4 年，急非淋白血病需治疗 1～2 年，以后随访。

3. 中枢神经系统白血病的防治　防治 CNSL 是减少急性白血病复发的关键，尤其是急淋白血病。常用药物是氨甲蝶呤，在缓解后鞘内注射，可同时加地塞米松以减轻不良反应。若氨甲蝶呤疗效欠佳，可改用阿糖胞苷鞘内注射，同时做头颅和脊髓放射治疗。

4. 骨髓移植　原理是先用全身放疗和强烈的免疫抑制剂尽量将病人体内白血病细胞最大可能全部杀灭，同时充分抑制病人免疫功能，然后植入正常人的骨髓或外周血干细胞，使病人恢复正常造血功能。进行移植的时间，目前主张急性白血病第一次完全缓解时进行，年龄控制在 45 岁以下。

【护理诊断/问题】

1. 组织完整性受损：出血　与血小板减少、白血病细胞浸润等有关。

2. 活动无耐力　与贫血、白血病引起代谢率增高及化疗药物副作用有关。

3. 有感染的危险　与粒细胞减少、化疗使机体免疫力低下有关。

4. 预感性悲哀　与急性白血病治疗效果差、死亡率高有关。

5. 潜在并发症　中枢神经系统白血病、尿酸性肾病、化疗药物副作用。

【护理目标】

（1）白血病细胞减少，成熟粒细胞增多；营养不良改善，贫血纠正；不发生严重感染。

（2）活动耐力增强，日常活动后无不适感。

（3）能正确面对患病现实，积极配合治疗和护理，情绪稳定，惊恐不安、悲观失望情绪减轻或消失。

【护理措施】

（一）一般护理

1. 合理休息 根据病人体力情况，活动与休息可以交替进行，以休息为主，可以每日室内活动 3～4 次，以后逐渐增加活动时间或活动次数。对重症病人，应协助病人洗漱、进餐、大小便、翻身等，以减少病人体力消耗。

2. 饮食护理 为病人提供高蛋白质、高热量、高维生素、易消化的食物，并注意改善烹饪方法以适合病人口味。进餐时为病人准备清洁、安静、舒适的环境，指导病人少量多餐、细嚼慢咽。化疗期间应避免在化疗前后 1 h 进食，并指导病人进食前做深呼吸及吞咽动作，进食后取坐位或半坐卧位，以减轻恶心、呕吐，并可遵医嘱给予止吐药。同时保证每日饮水量。病情严重不能进食者，帮助病人用吸管进流质饮食。

（二）病情观察

询问病人有无恶心、呕吐及进食情况，疲乏无力感有无改善。观察体温、脉搏变化及口腔、鼻腔、皮肤、颅内有无出血征象，记录出入液量，监测白细胞计数及分类。发现异常，及时报告医生，配合抢救。

（三）感染的预防与护理

化疗药物在杀伤白血病细胞的同时，正常细胞同时受损害，因此病人的免疫力下降，很容易发生感染，当成熟粒细胞绝对值≤0.5×10^9/L 时，发生感染的可能性更大，此时最好行保护隔离，若无层流室则置病人于单人病房，保证室内空气新鲜，定时进行地面及空气消毒，谢绝探视，以免交叉感染。加强口腔皮肤及肛周护理。如病人有感染征象，应协助医生做血液、咽部、尿液、大便和伤口分泌物的培养。一旦感染，遵医嘱使用有效抗生素、升白细胞药等。

（四）用药护理

1. 化疗前 向病人说明给药方法及副作用，使病人对化学治疗有一定思想准备。

2. 保证静脉输液 病人在接受化疗期间常需反复静脉给药，化疗药物刺激性强，疗程长，因此必须保护静脉，以保证化疗持续进行。①应有计划地选择和保留静脉，可由四肢远端向近端依次选择合适的小静脉穿刺，左右交替使用，不宜选择较细的静脉，以防药液外渗；②静脉注射要求准确，防止药物外漏。注药前，先用生理盐水试穿刺，确定穿刺成功后再用化疗药物，静脉推注（或滴注）过程中要不断回抽检查，观察针头是否在血管内，注射完毕时用少量生理盐水冲洗或抽少量回血并保持注射器内一定负压时再拔针，然后压迫针眼数分钟；③必要时静脉滴注可先行无药液体滴注，确定畅通无外漏，再夹住滴管上端输液管，将化疗药物由滴管下端输液管间接注入静脉内，注毕，继续用无药液体迅速冲净输液管内的药液，减少药物对血管壁的刺激；④如静脉给药过程中有外渗、外漏时，应立即回抽 2～3 mL 血或外漏的药液，然后拔出针头更换注射部位，外渗局部立即冷敷或以 0.5%普鲁卡因局部封闭，有静脉炎者可用利凡诺纱布湿敷或行皮下浸润封闭；⑤静脉穿刺时不扎止血带，不拍打静脉，不挤压皮肤，以免皮下出血。

3. 骨髓抑制护理 大剂量化疗药物可引起严重骨髓抑制，多数化疗药物抑制骨髓至最低点时间为 7～14 日，恢复时间为之后的 5～10 日，因此，在此用药期间应加强预防感染和出血的措施，化疗中必须定期查血常规、骨髓象，以观察疗效及骨髓受抑制情况。

4. 防止和减轻胃肠道反应 化疗常可引起恶心、呕吐、食欲减退等反应。因个体不同，反应出现的时间及程度有较大差异,一般第一次用药反应最重,以后逐渐减轻,胃肠道反应可给病人带来严重损耗,使病人体质下降、抵抗力减低,故化疗期间应给病人提供尽量舒适的休息环境,给予清淡、易消化、有营养、可口的饮食,病人恶心、呕吐时不要进食,及时清除呕吐物,保持口腔清洁,必要时遵医嘱用止吐镇静药。

5. 防止肝肾功能损害 巯嘌呤、氨甲蝶呤、左旋门冬酰胺酶对肝功能有损害作用,用药期间应观察病人有无黄疸,并定期监测肝功能。环磷酰胺可引起血尿,嘱病人多饮水,有血尿立即停药,并检查肾功能。

6. 做好口腔护理 口腔溃疡严重者可于餐前用普鲁卡因稀释液漱口,以减轻进食时疼痛,保证进食量。化疗期间应增加对病人口腔护理的次数,指导病人培养良好的口腔卫生习惯,早晚刷牙,饭后漱口。避免食用辛辣、酸等有刺激的食物以及带刺的食物,勿用牙签剔牙。观察口腔黏膜的颜色、性状,若有改变应采取相应措施。

7. 鞘内注射化疗药物的护理 推注药物宜慢,注毕,去枕平卧 $4 \sim 6$ h,注意观察有无头痛、发热等并发症发生。

8. 其他 长春新碱能引起末梢神经炎,引起手足麻木感,停药后可逐渐消失。柔红霉素脂碱类药物可引起心肌及心脏传导损害,用药时要缓慢静滴,注意听心率、心律,复查心电图。环磷酰胺可引起脱发,为减轻脱发可在注射药物前 10 min 戴冰帽,至药物注射完毕后 $30 \sim 40$ min 脱下,使头皮血管收缩,有效控制药物对毛囊的作用。

（五）骨髓移植的护理

骨髓移植时应做好相关的护理,详见"血液系统疾病常用诊疗技术的护理"中的相关内容。

（六）心理护理

帮助病人认识积极的心态有利于疾病的治疗,向病人说明长期的消极心理会影响机体的生理功能,导致食欲下降、失眠、内分泌失调、免疫力功能低下,以致加重病情、不利康复。指导病人及家属理性对待疾病,应耐心倾听病人诉说,给予真诚的理解与同情,取得病人信任,因势利导,做好科普宣传,明示病人家属、亲友多给予病人精神及物质上的关怀。组织病友交流经验,请长期生存病人现身说法,帮助病人克服恐惧心理,增强战胜疾病的信心。帮助病人建立良好的生活方式及饮食规律,根据身体条件做些有益的事情,使病人感受到生命的价值,提高生存的信心。

【健康教育】

（1）指导病人合理安排休息与活动,加强营养,保持乐观情绪,平时注意个人卫生,保护皮肤、黏膜免受损伤,以预防感染、出血等发生。

（2）向病人及家属解释白血病的知识,治疗方法多、效果较好,坚持缓解后治疗是争取长期缓解或治愈的重要手段,使病人树立信心。

（3）向病人介绍治疗方法及化疗的不良反应,指导病人减轻恶心、呕吐的方法。

（4）定期复查血常规,有出血、发热及骨骼疼痛时要及时就诊。

【护理评价】

（1）能否说出感染的危险因素和感染发生的常见部位,成熟粒细胞是否上升,治疗过程中能否积极配合实施预防感染的措施,能否及早地报告感染症状,体温是否在正常范围。

（2）贫血、感染是否减轻,化疗中出现的胃肠道症状是否消失,活动量和持续时间是否增加,进行日常活动有无不适。

（3）能否正确面对患病现实和积极配合治疗、护理,病情有无缓解,惊恐不安、悲观情绪有无减轻或消失,情绪是否稳定。

二、慢性粒细胞白血病病人的护理

案例引导

张某,女性,48 岁。腹部胀痛、乏力、消瘦近 1 年。

查体:轻度贫血外貌,胸骨压痛明显,心肺听诊无异常,腹软,肝肋下 2 cm 触及,脾肿大至平脐。

实验室检查:白细胞计数 $60×10^9/L$,分类见大量中、晚幼粒细胞及嗜碱性粒细胞,血红蛋白 95 g/L,血小板 $400×10^9/L$。

骨髓检查:骨髓增生明显,以粒细胞为主,粒红比例为 15:1,其中中幼、晚幼及杆状核粒细胞明显增多,原始细胞和早幼粒细胞占 8%。

问题:1. 为进一步明确诊断,应做哪些检查?

2. 病人存在哪些护理诊断/问题?

3. 应采取哪些护理措施?

慢性粒细胞白血病(chronic granulocytic leukemia,CGL)简称慢粒,是一种发生在早期多能造血干细胞上的恶性骨髓增殖性疾病。临床特点:病程缓慢,脾脏显著肿大,外周血中性粒细胞明显增多并有幼稚细胞。慢粒占全部白血病的 20%～30%、慢性白血病的 90%,各年龄组均可发病,以中年最多见。经化疗后中位生存期为 3～5 年,5 年存活率为 25%～50%,病后 1～4 年间约 70% 病人发生急变,可在短期内死亡。

【护理评估】

（一）健康史

1. 病因 慢粒的病因迄今仍未完全明了,是物理、化学、遗传等多因素性疾病。

（1）细胞遗传学:慢粒病人有特异的细胞遗传学异常,即伴标记染色体 ph 已得到公认。

（2）G6PD 同工酶:慢粒的克隆性质进一步亦为 G6PD 同工酶的研究所证实。目前已知 G6PD 的基因密码子定位在 X 染色体上,在女性体细胞中两个 G6PD 调节基因仅其中之一处于活动状态。作为 G6PD 杂合子的女性,体内应存在着两种细胞群体,即 G6PDA 和 G6PDB 同工酶。研究发现携带有 G6PD 同工酶的杂合子女性慢粒中,其粒细胞、单核细胞、红细胞及淋巴细胞仅有一种 A 型或 B 型的 G6PD 同工酶,更进一步地提示慢粒的病变起源于多能干细胞水平上。

（3）细胞动力学:慢粒时全身粒细胞总量有明显增加,而这种数量的增加并非由于白血病细胞的迅速分裂和增殖,亦不是因成熟障碍所致,是白血病细胞通过增殖池以及血中的时间延长,以白血病化的干细胞池扩大,正常造血干细胞池缩小导致大量细胞的积聚。

（4）脾脏因素:脾脏在慢粒发病机理中所起的作用,虽尚未阐明,但许多实验和临床观察表明脾脏有利于白血病细胞移居、增殖和急变。

2. 发病机制　发病机制复杂;染色体断裂和易位可使原癌基因被激活和在位置上发生移动。最明显的例子是慢粒白血病 ph 染色体即 t(9;22)(q34;q11),9 号染色体上的原癌基因 ABL 易位至 22 号染色体的断裂集中区(BCR),形成 BCR-ABL 融合基因,此基因产生一种新的 mRNA,由此再产生一种具有酪氨酸激酶活性的 BCR-ABL 融合蛋白,从而促发 CML。

（二）临床表现

1. 早期表现　起病缓慢,早期可无任何症状,常因脾肿大或其他原因检查血常规时发现。随病情发展,逐渐出现乏力、低热、多汗或盗汗、体重减轻等新陈代谢亢进表现。感染较少,明显的贫血及出血则多在急变期才出现。

2. 脾肿大　为慢粒的显著特征,有时可达脐下,甚至抵达盆腔,质地坚实,无压痛,如有脾梗死或脾周围炎,可发生剧烈疼痛。因巨脾存在引起腹胀、腹部下坠感。肝脏可轻度肿大。

3. 慢粒急变　慢粒病人有不明原因的高热、贫血、出血加重、脾进行性肿大、体重下降、中枢神经系统白血病及骨、关节疼痛时,应考虑慢粒急变。

4. 临床分期

（1）慢性期:此期病情稳定,平均为 3 年,也有个别可长达 10～20 年。近几年,由于采取有效的治疗,可使急变期再回到慢性期,获得第 2 次稳定期。

（2）加速期:是指病人在慢性期的治疗过程中出现病情进展的各种征象,但尚未达到急性的标准。

（3）急变期:急变期表现与急性白血病相似。骨髓或外周血原始细胞≥20%;或原始加早幼粒细胞,外周血达 30%,骨髓达 50%;或出现髓外原始细胞浸润。一旦发生急变,获第二次完全缓解<30%,中位生存期 2～6 个月。

（三）心理和社会状况

慢粒进展缓慢,病人一般情况良好,但早期病人也有较大的心理负担,且因慢粒终将发生急性变,易使病人产生揣测,甚至终日惶惶不安,害怕急性病变。

（四）实验室及其他检查

1. 血常规　白细胞计数明显增高,常超过 $20×10^9/L$,晚期可达 $100×10^9/L$ 以上。各阶段中性粒细胞均增多,以中幼、晚幼、杆状核粒细胞为主,原始粒及早幼粒低于 10%。血小板计数和血红蛋白减少。

2. 骨髓象　确诊慢粒的主要依据。骨髓呈现粒细胞增生明显至极度活跃,中幼粒、晚幼粒、杆状核粒细胞明显增多,慢性期原始粒细胞低于 10%。急变期可明显增高达 30%～50%。

3. 染色体检查及其他检查　90% 以上慢粒病人血细胞中出现 ph 染色体。少数病人 ph 染色体阴性,此类预后较差。血及尿中尿酸浓度增高,与化疗后大量白细胞破坏有关。

（五）诊断要点

凡有不明原因的持续性白细胞计数增高,根据典型的血常规、骨髓象改变,脾脏肿大,ph 染色体阳性即可明确诊断。

（六）治疗要点

1. 化学治疗

（1）羟基脲:为目前首选药,常用剂量为 3 g/d,分 3 次口服,用药后 2～3 日白细胞计数下降,停药后又很快回升。用药期间需查血常规以调整药物剂量,需长期维持治疗。

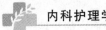

（2）马利兰：又称白消安。始用剂量为 4～6 mg/d,口服。当白细胞计数降到低于 $20×10^9/L$ 时停药或用 2 mg/(1～3) d 维持。该药使用方便,控制疾病较持久,中位生存期为 30～40 个月,但作用缓慢,副作用有骨髓抑制、肺和骨髓纤维化、皮肤色素沉着等。

（3）靛玉红：从青黛中提取的主要成分,剂量为 150～300 mg/d,分 3 次口服,对慢粒有效率为 87.3％,用药约 2 个月白细胞计数可降到正常范围,不良反应有腹泻、腹痛、便血等。

（4）其他药物:高三尖杉酯碱、阿糖胞苷、环磷酰胺及其他联合化疗亦有效。

2. 干扰素 干扰素具有抗细胞增殖作用。不论在体外试验或体内治疗都有抑制 ph 阳性细胞的作用。α-干扰素的剂量为 $(3～9)×10^6$ IU/d,每周 3 次肌注。不良反应有发热、寒战、流感样症状、食欲下降、消瘦、帕金森病等。

3. 骨髓移植 异基因骨髓移植需在慢粒慢性期缓解后尽早进行,移植成功者可获得长期生存或治愈。是目前认为能治愈慢粒的方法。

4. 其他治疗 脾肿大明显而化疗效果不佳时,可做脾区放射治疗。服用别嘌呤且每日饮水 1500 mL 以上,可以预防化疗期间细胞破坏过多过速引起的尿酸肾病。

5. 慢粒急变治疗 按急性白血病的化疗方法治疗。

【护理诊断/问题】

1. 活动无耐力 与慢粒贫血有关。

2. 急性疼痛 与脾梗死或脾周围炎有关。

3. 有感染的危险 与慢粒正常粒细胞减少有关。

【护理目标】

（1）活动耐力增强,生活能够自理。

（2）脾区疼痛缓解或消失。

（3）不发生严重感染。

【护理措施】

1. 一般护理 安置病人于安静、舒适的环境中卧床休息,并取左侧卧位以减轻不适感,应尽量避免弯腰及碰撞腹部,以免发生脾破裂。指导病人进食高蛋白质、高维生素饮食,如瘦肉、牛奶、鸡肉、新鲜蔬菜、水果,每日饮水 1500 mL 以上;少量多次进食、进水,以减轻食后腹部饱胀感。

2. 病情观察 每日测病人脾脏大小、质地,并做好记录。注意脾区疼痛、压痛情况。发现不明原因的高热、贫血、出血加重、脾脏进行性肿大等慢粒急变表现,要及时报告医生,并配合处理。

3. 用药护理 观察用药效果及不良反应,羟基脲、白消安的不良反应主要是骨髓抑制,用药期间要严密观察血常规,预防感染和出血。

【健康教育】

（1）应向病人及家属讲解疾病知识,告诉病人及家属本病缓解时体内仍然存在白血病细胞,指导病人主动自我护理,争取缓解时间延长。

（2）帮助病人建立良好的生活方式,缓解后可以工作或学习,但不可过劳,安排好休息与活动,保持情绪稳定。

（3）给予饮食指导,强调饮食调理的重要性,需给病人提供高热量、高蛋白质、高维生素、易消化吸收的食物以补充消耗的能量,减少体内蛋白质过度分解。

（4）定期门诊复查,若病人出现贫血、出血加重、发热、脾脏增大时,要及时诊治,以防急变发生。

【护理评价】

（1）活动后是否出现头晕，是否有疲乏或软弱无力。

（2）脾区疼痛是否缓解或消失。

第四节 淋巴瘤病人的护理

 案例引导

张某，男性，20岁。因低热、盗汗、发现颈部包块2个多月入院。2个月前病人不明原因出现低热、盗汗，体温37～38℃，并触及颈部有一无痛性包块，在当地按淋巴结结核治疗，病情无好转，且颈部包块呈进行性增大，遂来医院就诊。既往病史无特殊。

查体：T 37.4℃，P 88次/分，R 20次/分，BP 120/75 mmHg，轻度贫血貌，睑结膜苍白，全身皮肤、黏膜无出血点及紫癜，左颈前及双腋下均可触及数个肿大的淋巴结，约2.0 cm×2.5 cm，可活动，无压痛，触诊有软骨样感觉。胸骨无压痛，心、肺无异常。腹软，肝、脾未触及。脊柱四肢无畸形。生理反射存在，病理征阴性。

辅助检查：暂缺。

问题：1. 为进一步明确诊断，应做哪些检查？

2. 病人存在哪些护理诊断/问题？

3. 应采取哪些护理措施？

淋巴瘤(lymphoma)是原发于淋巴结或其他淋巴组织的恶性肿瘤，组织病理学上可分为霍奇金淋巴瘤(HL)和非霍奇金淋巴瘤(NHL)两大类，以非霍奇金淋巴瘤占多数。临床以慢性、无痛性、进行性的淋巴结肿大为特征。本病在我国以20～40岁多见，发病率男性为1.39/10万，女性为0.84/10万，男性发病率高于女性。近几年，淋巴瘤的治疗已取得很大进展，75%以上的局限性霍奇金淋巴瘤病人可存活15年以上。

【护理评估】

（一）健康史

1. 病因与发病机制 淋巴瘤的病因与发病机制尚不清楚。认为人类淋巴瘤和病毒感染有关，EB病毒已发现与非洲儿童的伯基特(Burkitt)淋巴瘤有密切的病因关系，EB病毒DNA已从Burkitt淋巴瘤的细胞核中提取出来。淋巴瘤发生的可能机制为在遗传性或获得性免疫障碍的情况下，淋巴细胞长期受到外源性或内源性抗原的刺激，导致增殖反应，由于T抑制细胞的缺失或功能障碍,淋巴细胞对抗原刺激的增殖反应失去正常的反馈控制,因而出现无限制的增殖,最后导致淋巴瘤的发生。

2. 病理　淋巴瘤发生于淋巴结及淋巴组织,异常组织逐渐蔓延,浸润并破坏整个淋巴结,使之丧失原有结构,被异常组织所代替,病变可波及被膜并侵犯至邻近器官而发生破坏、压迫作用。光镜下见淋巴结或淋巴组织的原有正常结构被破坏消失,代之为恶性增殖的肿瘤细胞,这些细胞种类繁杂、形态变化多样,根据这些细胞的病理变化特点,将淋巴瘤分成霍奇金淋巴瘤和非霍奇金淋巴瘤两类。霍奇金淋巴瘤的病理:基本形态为肉芽肿,肿瘤成分主要是里-斯细胞、异形组织细胞、异形网状细胞等。非霍奇金淋巴瘤的病理:肉眼见淋巴结肿大,质韧,淋巴结可融合成团,呈鱼肉状。镜下见淋巴结正常结构破坏,可为弥漫性或结节性。反应性细胞成分较少,病变可侵犯包膜。

(二)临床表现

由于病变部位和范围不同,临床表现很不一致。原发病变部位在淋巴结,以相应局部肿块及器官压迫症状为主。病变在淋巴结外的淋巴组织,如扁桃体、鼻咽部、胃肠道、骨骼等,以相应组织受损症状为主。淋巴结外淋巴组织病变多见非霍奇金淋巴瘤。非霍奇金淋巴瘤一般发展迅速,易有远处扩散,晚期可出现恶病质。

1. 淋巴结肿大　多以无痛性、进行性颈部或锁骨上淋巴结肿大为首发症状,其次是腋下、腹股沟等处的淋巴结肿大,肿大的淋巴结可以活动,也可相互粘连,触诊有软骨样感觉。深部淋巴结如纵隔、腹膜后、腹腔等淋巴结肿大可引起压迫邻近器官出现相应症状,如咳嗽、气促、疼痛等。

2. 全身症状　可有持续或周期性发热、盗汗、疲乏及消瘦。部分病人有局部或全身皮肤瘙痒,是霍奇金淋巴瘤较特异的表现。

3. 全身各组织器官受累　肝受累可引起肝脏肿大和肝区疼痛,少数可发生黄疸。脾肿大不常见。胃肠道和肾脏损害非霍奇金淋巴瘤多见,出现腹痛、腹泻、腹部肿块、肾肿大、高血压、尿素氮潴留等。还可见肺实质浸润、胸水、脑膜和脊髓浸润,骨骼损害以胸、腰椎最常见。

(三)心理和社会状况

当病人得知患淋巴瘤时,会出现恐惧不安的情绪变化,对今后的生活、学习、工作等失去信心,产生无助感,甚至绝望。

(四)实验室及其他检查

1. 血常规、骨髓象　霍奇金淋巴瘤常有轻或中度贫血,骨髓象多为非特异性,如能找到里-斯细胞对诊断有帮助。非霍奇金淋巴瘤白细胞多正常,伴淋巴细胞绝对值相对增多。

2. 淋巴结活检　淋巴结活检是淋巴瘤确诊和分型的主要依据。

3. 其他检查　胸部X线、腹部超声或胸腹部CT检查有助于确定病变的部位及其范围。霍奇金淋巴瘤活动期有红细胞沉降率增快、血清乳酸脱氢酶活力增加。非霍奇金淋巴瘤可并发抗人球蛋白试验阳性的溶血性贫血。

(五)诊断要点

对慢性、进行性、无痛性淋巴结肿大应考虑本病的可能,经淋巴结活检证实即可确诊。根据病变范围不同,可将淋巴瘤分为四期。

1. Ⅰ期　病变仅限于1个淋巴结区(Ⅰ)或淋巴结以外单一器官受累(ⅠE)。

2. Ⅱ期　病变累及横膈同侧2个或更多的淋巴结区(Ⅱ),或病变局限侵犯淋巴结以外器官及横膈同侧 1 个以上淋巴结区(ⅡE)。

3. Ⅲ期　病变累及横膈上、下两侧淋巴结区(Ⅲ),可同时伴有脾累及(ⅢS)、结外器官局限受累(ⅢE),或脾与局限性结外器官受累(ⅢSE)。

4. Ⅳ期　1 个或多个淋巴结以外的组织和器官受到广泛性或播散性侵犯,伴或不伴淋巴结肿大。肝或骨髓只要受到累及均属Ⅳ期。

各期又可分为:无全身症状者为 A 组;有发热(38 ℃以上,连续 3 日,且无感染原因)、盗汗、体重减轻(6 个月减轻 10％以上)等全身症状为 B 组。

(六) 治疗要点

以化疗为主的化、放疗结合的综合治疗,是淋巴瘤的基本治疗策略。

1. 放射治疗　^{60}Co 较为有效,但最好应用直线加速器照射病变部位。有扩大及全身淋巴结照射两种。放射治疗适用于Ⅰ、Ⅱ期病例,霍奇金淋巴瘤疗效较好,非霍奇金淋巴瘤对放射敏感但易复发。Ⅲ、Ⅳ期以化疗为主,必要时局部放疗。

2. 化学治疗　多采用联合化疗,争取首次治疗获得缓解,有利于病人长期存活。霍奇金淋巴瘤常用方案为 MOPP(氮芥、长春新碱、甲基苄肼、泼尼松),至少 6 个疗程或一直用至完全缓解,再额外用药 2 个疗程。初始者完全缓解率达 85％。对 MOPP 耐药者可采用 ABVD(阿霉素、博来霉素、长春新碱、甲氮咪胺)方案,75％～80％可以缓解。非霍奇金淋巴瘤按病理分类及恶性程度选择化疗方案,基本化疗方案为 COP(环磷酰胺、长春新碱、泼尼松)或 CHOP(环磷酰胺、阿霉素、长春新碱、泼尼松)。CHOP 为中、高度恶性非霍奇金淋巴瘤的标准治疗方案,每月 1 个疗程,完成 6～9 个疗程可使 70％病人完全缓解。恶性程度高者可分别在化疗方案中加入博来霉素、氨甲蝶呤。

3. 其他治疗　采用干扰素、造血干细胞移植等。

【护理诊断/问题】

1. 体温过高　与疾病本身或感染有关。

2. 营养失调:低于机体需要量　与持续高热和放疗或化疗有关。

3. 焦虑　与担心疾病预后不良有关。

4. 有皮肤完整性受损的危险　与放疗引起局部皮肤烧伤有关。

5. 有感染的危险　与放疗、化疗使机体免疫力低下有关。

【护理目标】

(1) 体温逐渐下降或恢复正常,并能持续较长时间。

(2) 食欲改善,体温增加。

(3) 能正确应对病情,自我去控制情绪变化,焦虑缓解。

(4) 能有效地预防感染的发生。

(5) 皮肤完整无损。

【护理措施】

1. 一般护理　早期病人可适当活动,有发热、明显浸润症状时应卧床休息以减少消耗。给予高热量、高蛋白质、丰富维生素、易消化食物,多饮水,以增强机体对化疗、放疗的承受力,促进毒素排泄。

2. 观察病情　观察全身症状如贫血、乏力、消瘦、盗汗、发热、皮肤瘙痒、肝脾肿大等。观察淋巴结肿大所累及的范围、大小。严密观察有无深部淋巴结肿大引起的压迫症状,如纵隔淋巴结肿大引起咳嗽、呼吸困难、上腔静脉压迫症,腹膜后淋巴结肿大可压迫输尿管引起肾盂积水。观察有无骨骼浸润,警惕病理性骨折、脊髓压迫症发生等。注意放疗局部皮肤有无发红、瘙痒、灼热感以及渗液、水疱形成等。

3. 皮肤护理 放疗照射区皮肤常有轻度损伤,对刺激耐受性极低,故应避免冷、热刺激;避免阳光直接照射;避免使用化学物品,如肥皂、乙醇、胶布等;避免摩擦、搔抓;保持清洁、干燥。如局部皮肤有红、痒时,应及早涂油膏以保护皮肤,如有溃疡坏死,应全身抗感染治疗,局部外科清创、植皮。

4. 化疗护理 参照"白血病病人的护理"中的相关内容。

【健康教育】

(1) 向病人及家属讲述本病的知识、治疗原则和化疗、放疗的不良反应。说明近几年由于治疗方法的改进,使淋巴瘤缓解率大大提高,鼓励病人坚持来院放疗、化疗,并与医护人员积极配合,克服治疗中的不良反应。

(2) 缓解期或全部疗程结束后,仍要保证充分休息、睡眠,加强营养,保持心情舒畅,以提高免疫力。

(3) 遵医嘱定期复查,若有不适或发现肿块应及早来医院检查。

【护理评价】

(1) 体温是否下降或已恢复正常。

(2) 能否获得足够的营养,体重有无增加。

(3) 能否适应疾病带来的改变,不安、无助感和绝望情绪是否好转。

(4) 感染的危险因素是否减少或消除,有无发生严重感染。

(5) 皮肤是否得到保护,有无放射性皮炎的发生。

第五节 血液系统疾病常用诊疗技术的护理

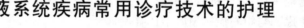

一、骨髓穿刺术的护理

【目的】

(1) 采取骨髓液做骨髓象检查,以协助诊断血液病、传染病和寄生虫病。

(2) 了解骨髓造血情况,以作化疗和应用免疫抑制剂的参考。

(3) 经骨髓穿刺做骨髓腔输液、输血、给药或骨髓移植。

【适应证】

(1) 各类白血病、再障、恶性组织细胞病、多发性骨髓瘤、骨髓转移瘤等诊断;化疗和免疫抑制剂治疗效果和不良反应的观察。

(2) 骨髓移植或骨髓给药。

【禁忌证】

(1) 有出血倾向者,慎做骨髓穿刺。

(2) 血友病病人和穿刺局部感染。

【操作前准备】

1. 用物准备　治疗盘、骨髓穿刺包(含骨髓穿刺针、2 mL 和 20 mL 注射器、7 号针头、无菌洞巾、无菌纱布等)、棉签盒、2%利多卡因、无菌手套、玻片、培养基、酒精灯、火柴、胶布等。

2. 病人准备　向病人说明穿刺目的、过程及注意事项,穿刺时所采取的特殊体位,消除其恐惧心理,以利配合。穿刺前做血小板、出血时间、凝血时间检查。

【操作过程】

(1) 选择穿刺部位,即髂前上棘穿刺点、髂后上棘穿刺点、胸骨穿刺点、腰椎棘突穿刺点。

(2) 常规消毒皮肤,戴无菌手套、铺无菌洞巾,用 2%利多卡因做局部皮肤、皮下及骨膜麻醉。

(3) 将骨髓穿刺针固定器固定在一定长度,右手持针向骨面垂直刺入,当针尖接触骨质后则将穿刺针左右旋转,缓缓钻入骨质,穿刺针进入骨髓腔后,拔出针芯,接上干燥的 5 mL 或 10 mL 注射器,用适当力量抽吸骨髓液 0.1~0.2 mL 滴于载玻片上,迅速制成均匀薄片。如需做骨髓液细菌培养,可再抽取 1~2 mL。

(4) 抽吸完毕,拔出穿刺针、消毒穿刺部位,用无菌纱布置于针孔处,按压 1~2 min 后,用胶布将纱布固定。

【操作后护理】

(1) 平卧休息 4 h。

(2) 拔针后局部加压,若有血小板减少至少加压 3~5 min,并注意观察穿刺部位有无出血。

(3) 嘱病人术后 3 日内不要沐浴,保持局部干燥,如纱布被血液或汗液浸湿要及时更换,若局部出现触痛和发红,可能是感染的征象,应报告医生,及时处理。

二、造血干细胞移植术的护理

造血干细胞移植(hematopoietic stem cell transplantation, HSCT)是指对病人进行全身照射、化疗和免疫抑制预处理后,将正常供体或自体的造血细胞经血管输注给病人,使之重建造血和免疫功能。造血干细胞移植按干细胞的来源,分为自体造血干细胞移植、同基因造血干细胞移植和异基因造血干细胞移植。根据干细胞采集的部位不同又可分为骨髓移植、外周血造血干细胞移植和脐血造血干细胞移植。造血干细胞移植是目前治疗白血病最为有效的方法,此外,许多恶性肿瘤和遗传性疾病,以及再障等也可通过此方法获得治愈。

【适应证】

(1) 恶性血液病如急性淋巴细胞白血病、急性非淋巴细胞白血病、慢性粒细胞白血病、骨髓增生异常综合征、淋巴瘤、多发性骨髓瘤等;其他实体瘤如神经母细胞瘤、乳腺癌、睾丸癌、小细胞肺癌及儿童肉瘤等。

(2) 非恶性血液病如重型再障、重型海洋性贫血、重型联合免疫缺陷病,以及所有先天性造血系统疾病和酶缺乏所致的代谢性疾病。

(3) 恶性非血液病如神经母细胞瘤、乳腺癌、睾丸癌、小细胞肺癌及儿童肉瘤等。

(4) 遗传性疾病如骨硬化病、黏多糖病、重型免疫缺陷病等。

【移植并发症】

1. 感染　感染是最常见的并发症之一,也是移植成败的关键。移植早期(移植后数周的骨髓植入前期)是感染的危险期,感染率为 60%~80%,以细菌感染尤其是革兰阴性杆菌败血症多见,真菌感染也可发生;移植中期(移植后第2～3个月的骨骼植入早期)主要为病毒感染,常见的有单纯疱疹病毒Ⅰ型和Ⅱ型感染,尤以巨细胞病毒引起的间质性肺炎最严重;恢复后期(移植3个月后的时间)的感染与移植抗宿主病有关,以肺炎病毒感染多见,亦可有细菌、真菌和寄生虫感染等。

2. 移植物抗宿主病(GVHD)　GVHD是异基因造血干细胞移植后最严重的并发症。是植入的供者免疫活性T淋巴细胞与病人的白细胞或组织细胞发生免疫反应,引起受者组织损伤、破坏。临床表现有急、慢性两种:①急性GVHD,表现为广泛性斑丘疹、腹泻、肝功能异常等,通常发生在移植后100日内,如发生在移植后10日内称为超急性GVHD,病情较凶险,急性GVHD发生越早,预后越差。②慢性GVHD,发生于移植后100日之后,是一种类似自身免疫性疾病的全身性疾病,常累及多个器官,临床上可分为局限性和广泛性,前者常累及皮肤或肝脏(局限性),类似于硬皮病,皮肤色素沉着或减少,轻度肝功能异常或轻度结合膜干燥,预后良好;后者则为多器官受损,预后较差。

3. 间质性肺炎　间质性肺炎是异基因骨髓移植的严重并发症。主要与感染(尤其是巨细胞病毒感染)、全身照射、GVHD等有关。大多发生在移植后3个月内,起病急、进展快,表现为突发呼吸困难、心动过速、发绀、低氧血症、发热和血流动力学改变。X线胸片出现弥漫性间质性改变,必须迅速高流量正压给氧。一旦发生,死亡率高达80%,呼吸衰竭是主要的直接死亡原因。

4. 肝静脉闭塞病　肝静脉闭塞病是指肝内小静脉阻塞伴小叶中心及窦状腺细胞损伤,窦状隙血流减慢而引起的综合征,临床上以肝肿大、黄疸和体液潴留为特征。其发生与预处理损伤肝细胞和血管内皮细胞,导致免疫、炎症和凝血机制等多因素异常有关,发生率为20%～40%。

【移植前的护理】

1. 供者的选择和准备　异基因骨髓移植应首先选择供者,供、受者抽血做组织配型,混合淋巴细胞培养、细胞遗传及基因检查等。首选HLA配型同胞,次选HLA配型相合无血缘供体。若有多个HLA相合者,则选择年轻、男性、巨细胞病毒阴性和红细胞血型相合者。移植前2～3周对供者进行循环采血,以保证骨髓移植时有足够的新鲜血液提供给供者,以避免发生失血性休克,另外可刺激骨髓造血干细胞生长。

2. 无菌层流室的准备　室内及其一切用物均需严格消毒、灭菌处理。室内不同空间采样行空气细菌学监测,合格后方可进病人。

3. 病人的准备

(1)心理护理:向病人及家属说明移植的利弊,以取得护患双方的配合。了解病人及家属对所患疾病及造血干细胞移植重要性的认识,对造血干细胞移植方法、过程的了解程度,是否有充分的思想准备,病人的经济状况等。向病人详细解释造血干细胞移植的必要性和可行性、要求、程序、可能出现的并发症及预防并发症的措施,鼓励病人树立信心,积极配合。

(2)全面体检和辅助检查:包括骨髓象,血常规,心、肺、肝、肾等重要脏器功能检查,免疫功能及内分泌功能检查,并进行痰、尿、大便、皮肤、耳、鼻的咽拭子细胞、真菌培养,特别要注意有无感染灶,发现感染或带菌情况应积极治疗,彻底消除慢性和潜在的感染病灶。

(3)严格消毒隔离和预防感染:将病人安置在备有层流装置的无菌室内,室外有准备室和监护室,指导病人入层流室前做好个人卫生,如剃光头,剃除腋毛、阴毛,彻底洗涤(尤其是肚脐、腋下、腹股沟、会阴等皮肤皱褶多的部位),修剪指(趾)甲等,前3日开始口服肠道抗生素,如新霉素0.5g,3次/日,用复方硼酸液或1:2000氯己定(洗必泰)漱口,眼、耳、鼻滴相应抗生素液,便后用高锰酸钾稀释液或氯己定溶液坐浴,坐浴后在肛周涂抗生素软膏。入层流室当日清洁灌肠,用 1:2000 氯己定溶液沐浴 20 min 后,用无菌毛巾擦干,换消毒衣裤、鞋袜进入层流室。告诉病人所有置入室内的物品,包括被服、药物(经紫外线照射 30 min)、衣服、食具、便器、书报等,均需消毒处理,以预防外源性感染。

(4) 移植前预处理:在造血干细胞移植前,受者需常规受 1 个疗程超剂量的化疗和(或)放疗,称为预处理。预处理目的是杀灭肿瘤或白血病细胞,抑制或摧毁受者体内的免疫细胞,使移植的造血干细胞得以成活。主要的预处理方案是使用抗肿瘤细胞药物和全身放射线照射,病人接受大剂量放疗和化疗时,常有恶心、呕吐、发热、腹泻、面色潮红、腮腺肿胀等反应,应密切观察,并鼓励病人每日补液 4000 mL 以上,以稀释尿中药物和尿酸浓度,防止出血性膀胱炎和尿酸性肾病。

(5) 置管:移植前 1 日行颈外静脉或锁骨下静脉置管术备用。

【移植术中护理】

1. 骨髓造血干细胞的采集 在手术室内严格无菌操作下对供者进行供髓采集,一般应用硬膜外麻醉或全身麻醉,术者用采髓针在供者的髂前或髂后上棘多点穿刺抽取骨髓血。根据病人需要可采取 500～800 mL 骨髓血。将获取的骨髓分离、过滤(通过 17 号、18 号针头 2 次过滤或通过不锈钢网过滤)后装入血袋,并加肝素抗凝。当采集到 400 mL 时,应开始回输事先采集的自身血,以防休克。采髓过程中不断监测血压、呼吸,采髓过程不宜过快,每采 500 mL 的时间应不少于 30 min。

2. 外周血造血干细胞的采集 供者经造血刺激因子(粒细胞集落刺激因子或粒-单细胞集落刺激因子 5 μg/kg·(5～6) d)动员后,当白细胞计数＞$5×10^9$/L 时,应用血细胞分离机采集外周血造血干细胞。分离采集的次数以能达到所需单个核细胞(MNC)数而定。一般主张自体外周血干细胞移植需 $2×10^8$/kg MNC,异基因外周血干细胞移植需 $4×10^8$/kg MNC,通常需连续采集 2～3 日。

3. 脐带血造血干细胞的采集 健康产妇分娩时待胎儿娩出后,迅速结扎脐带,以采血针穿刺静脉收集残留于脐带和胎盘内的血液。

4. 造血干细胞输注 造血干细胞输注在无菌层流室进行。移植前受者准备就绪,休息 1 日后,异基因造血干细胞在采集后当日用输血器经中心静脉管快速静脉滴注,若供受者 ABO 血型不全,应将红细胞分离去除,输注时间不宜超过 3 h,输注前遵医嘱给予地塞米松 5 mg 静脉注射,以减少输注反应。输入的造血干细胞会自动在受者骨髓中定居。因骨髓中的脂肪颗粒可以引起肺栓塞,所以骨髓血干细胞回输前应将装有骨髓血的采集瓶倒置 30 min,使骨髓中脂肪浮于上层,输注即将结束时,弃去浮在上层的脂肪滴(最后 5～10 mL)。输注过程中观察有无输血反应和栓塞现象。外周血干细胞解冻后不需过滤即可输入。

【移植后护理】

1. 一般护理

(1) 防止病人损伤:协助病人的日常生活及活动,注意病人安全,必要时加床挡。

(2) 提供无菌饮食:鼓励病人进食,以高蛋白质、高维生素、无渣、清淡、易消化饮食为宜。食物必须经蒸煮或微波炉消毒后才可食用:水果洗净后用 1:5000 高锰酸钾溶液浸泡 30 min,用无菌刀削皮后食用。鼓励病人进食,增加营养。

(3) 加强大静脉插管的护理:大静脉插管是保证治疗和维持正常营养的有效途径,对经过超大剂量的化疗和致死性全身照射的病人来说,维持大静脉输液畅通,保证液体营养成分及药物准确及时的输入是必不可少的重要环节。采用经皮锁骨下静脉穿刺插管,每日局部消毒换药,检查导管有无裂隙进气或接头滑脱,同时向病人说明维持中心静脉插管的重要性,告诉病人切忌用手触摸伤口表面,防止感染和空气栓塞。导管一般在迁出无菌室前3~5日拔出。

(4)维持水、电解质平衡:保证热量、各种维生素、微量元素、复方氨基酸等营养成分的供给。一切药物、液体均要经大静脉通道进入,输液时要注意调节滴速,合理安排各组液体。输乳化脂肪时,滴速控制在每分钟40~50滴,禁止和其他药物混输,滴入500 mL用时不得少于3 h。当输入抗生素、人血丙种球蛋白和碱性药物时,要分开单独输注。

2. 严密观察病情

(1)观察有无移植并发症:感染、肝静脉闭塞病、间质性肺炎、移植物抗宿主病。

(2)观察血常规和骨髓象:移植后每日或隔日做血常规检查,通常第2周开始血常规上升,第4~6周血常规迅速恢复,骨髓象转为正常。

(3)观察造血干细胞移植植活的证据:主要依据供、受者性别、红细胞血型和HLA的不同,分别通过细胞学和分子遗传学方法取得植活的实验室证据。这些标记在移植前应为病人型,移植成功后为供者型。植活的间接证据是病人血常规恢复正常,移植抗宿主病出现也是临床植活证据。

3. 感染的预防和护理

(1)严格保持环境无菌:对层流室地面、墙壁、门窗及物品等每日用0.25%清洗消毒剂(次氯酸钠加表面活性剂)或0.5%过氧乙酸拖擦2次,每日紫外线照射消毒各附属间1 h,每周用0.4%过氧乙酸或0.5%氯己定喷雾消毒全环境1次。凡接触的物品及医疗护理器具、药品等,根据物品的性状及耐受性采取不同的消毒灭菌方法,凡能高压灭菌的物品,如被服类、衣类、毛巾、脸盆、痰杯、餐饮具、便器等,均双层包布分别打包高压灭菌,每日或隔日更换1次,其他类可分别采用0.5%过氧乙酸反复擦拭或浸泡、紫外线照射、环氧乙烷或甲醛、乳酸气体熏蒸,^{60}Co、γ射线等消毒灭菌处理。消毒液、泡手液每日更换1次。加强无菌层流室使用的管理,如控制入室人员,当监测空气含菌、含尘浓度明显增高时,应及时查找原因和检修。

(2)严格执行医护人员的自身净化制度:加强个人卫生,勤洗澡、更衣,勤剪指甲。呼吸道感染者禁入室内。医护人员或家属进入无菌室前必须用氯己定漱口,清洁外耳道、鼻腔,淋浴、更衣、穿戴无菌专用衣帽、戴口罩,按无菌技术更衣,要求三紧(领口、袖口、裤脚口紧)、头发不外露。接触病人前,需再次消毒双手,戴无菌手套,加套无菌隔离衣与袜套。一切治疗护理过程严格无菌操作,配制药液在超净台中进行,物品传递严格按无菌技术,合理安排各项操作。

(3)严格保持病人无菌,加强基础护理:每日以1:2000氯己定进行拭浴1次,便后、睡前用1:5000高锰酸钾液坐浴,每日至少2次,保持肛周及外阴部清洁,女性病人月经期间增加外阴冲洗次数。指导病人穿丝、棉制品,不宜穿过紧的衣服,避免用力擦洗皮肤,经常修剪指甲,严禁搔抓皮肤,防止皮肤破损。若病人皮肤出现水疱或脱落,可使用气垫床,用消毒的温盐水淋浴后,用适宜的药膏覆盖破损的皮肤。每日给予抗生素滴眼、滴鼻、擦拭外耳道,加强呼吸道消毒,每日雾化吸入抗菌药、抗病毒药物3次。指导病人勿用手挖鼻及外耳道。

(4)加强口腔护理:由于预处理时大剂量放、化疗,容易引起口腔黏膜损伤,严重者表现为炎症、溃疡,从而继发感染,甚至引起败血症,故做好口腔护理非常重要。

(5)遵医嘱用药:移植当日开始应用粒细胞集落刺激因子、粒-巨噬单细胞集落刺激因子,可缩短粒细胞恢复时间,减少因粒细胞低下而发生的严重感染和败血症,静脉输注较大剂量的免疫球蛋白,可促进病人免疫恢复,对防治感染有一定疗效。

4. 用药护理 环孢素和氨甲蝶呤是预防急性移植物抗宿主病的主要药物。氨甲蝶呤可致口腔及胃肠黏膜溃疡;环孢素有肝、肾毒性,部分病人可出现高血压、胃肠道反应、多毛、齿龈增生等毒副作用。要定期检查肝、肾功能,监测血压和尿量,抽取药液应准确和避免浪费,抽药时,最好用 1 mL 注射器,配上 12 号针头抽吸。一次用不完剩下的药液用 5 mL 注射器抽出,用无菌包包好置冰箱冷藏,以备下次再用。输液时不得与其他药物混输。口服水剂型,需用吸管准确抽吸后直接注入口中,温开水送服;大剂量糖皮质激素易诱发消化道出血和感染,应注意大便颜色、体温有无升高等;若应用抗胸腺细胞球蛋白或抗淋巴细胞球蛋白,要注意观察病人有无过敏反应;注射血液制品,需用 γ 射线或紫外线照射后才能输注,以免带入免疫活性细胞。此外,尽量输注去白细胞的成分血液。

5. 心理护理 造血干细胞移植后病人的心理压力和精神负担均较重,常有对健康状况变化和死亡的恐惧。护理人员应鼓励、关心、安慰、体贴病人,向其讲解造血干细胞移植技术的先进性、可靠性,请移植成功的病人向准备进行移植的病人介绍移植的感受及配合护理的体会,使其坚定移植成功的信心;了解其对治疗、护理的要求,并尽量予以满足,及时有效地处理不良反应,尽可能减轻病人的痛苦,使病人在隔离的环境中有安全感和舒适感,尽力帮助病人渡过移植关。

第七章 内分泌与代谢性疾病病人的护理

学习目标

1. 掌握内分泌与代谢性疾病病人常见症状和体征的护理;掌握内分泌与代谢性疾病的护理评估、护理诊断/问题和护理措施。

2. 熟悉内分泌与代谢性疾病的护理目标和护理评价。

3. 了解内分泌系统结构与生理功能及内分泌与代谢性疾病的分类;了解内分泌与代谢性疾病的概念、病因和治疗要点。

第一节 概 述

内分泌系统是由人体的内分泌腺及某些脏器中具有内分泌功能的组织和细胞所组成的一个体液调节系统。其功能主要是在神经系统的支配和物质代谢的反馈调节下合成与释放各种激素进入血液循环,到达相应的具有特异性受体的靶细胞,发挥生物学效应,调控人体的物质代谢、脏器功能、生长发育、生殖衰老等生命现象,维持人体内环境的相对稳定性,适应复杂多变的内、外环境变化。

内分泌系统疾病是由内分泌器官的肿瘤、炎症、血液循环障碍、遗传因素及其他病变引起该器官激素分泌的增多或不足而致的疾病。一般情况下体内存在各种调节机制,机体的激素水平仍然可以保持在正常范围内,只有超过了机体的调节能力,或者调节机制异常,机体内的激素水平才会失去平衡,出现内分泌功能亢进或减退,临床表现为相应器官功能亢进或低下,或出现物质代谢的异常。

代谢性疾病是以物质代谢某一环节障碍为主所致的疾病。新陈代谢过程不断为人体的生存、劳动、生长、发育、生殖和维持内环境稳定提供物质和能量,是人体一切生命活动的基础。当机体存在先天缺陷、遗传、不良的进食行为、药物、感染、创伤、理化因素及营养物质不足、过剩或比例失调等可引起体内营养物质代谢障碍而致代谢疾病和营养疾病。营养疾病和代谢疾病关系密切,两者常常并存,且相互影响。

一、内分泌腺及其生理功能

内分泌系统除固有的内分泌腺(下丘脑、垂体、甲状腺、甲状旁腺、肾上腺、性腺和胰岛)外，尚有分布在心、肺、肝、胃肠、肾、脑的内分泌组织和细胞。如肾脏可分泌促红细胞生成素、肾素、前列腺素和激肽等;胃肠道分泌胃泌素、抑胃多肽、舒血管肠肽、胰泌素等。它们所分泌的激素,可通过血液传递(内分泌),也可通过细胞外液局部或邻近传递(旁分泌),甚至所分泌的物质直接作用于自身细胞(自分泌),更有细胞内的化学物直接作用于自身细胞称为胞内分泌。

1. 下丘脑 下丘脑具有神经分泌细胞的功能,可以合成、释放促激素和抑制激素。下丘脑分泌的促激素有促甲状腺激素释放激素(TRH)、促性腺激素释放激素(GnRH)包括黄体生成激素释放激素和卵泡刺激素释放激素、促肾上腺皮质激素释放激素(CRH)、生长激素释放激素(GHRH)、泌乳素释放因子(PRF)、黑色素细胞刺激素释放因子(MRF)等。下丘脑分泌的释放抑制激素有生长激素释放抑制激素(GHRIH)、泌乳素释放抑制因子(PIF)、黑色素细胞刺激素释放抑制因子(MIF)。这些激素主要对腺垂体起调节作用。

2. 垂体 垂体是人体内分泌系统中主要的中枢性内分泌腺。垂体分为腺垂体和神经垂体两部分。在下丘脑神经激素及其相应靶腺激素等调节支配下,腺垂体分泌下列激素:促甲状腺激素(TSH)、促肾上腺皮质激素(ACTH)、黄体生成激素(LH)、卵泡刺激素(FSH),LH及FSH又称促性腺激素,对周围相应靶腺合成及释放激素起调节作用;生长激素(GH)促进物质代谢与生长发育;泌乳素(PRL)刺激泌乳、维持黄体分泌;黑色素细胞刺激素(MSH)作用于皮肤基底细胞层的黑色素细胞促进黑色素沉着。神经垂体中贮存的抗利尿激素(ADH)受血浆渗透压增高和(或)血容量不足等刺激后分泌入血循环,主要作用于肾远曲小管及集合小管,使水分重吸收增加而使尿浓缩,从而调节体内水量、有效血容量、渗透压及血压。催产素(OXT)主要在分娩时刺激子宫收缩,促进分娩后泌乳和轻度抗利尿作用。

3. 甲状腺 甲状腺为人体最大的内分泌腺体,位于气管上端、甲状软骨两侧,左、右各一叶。甲状腺能合成和分泌甲状腺素(T_4)及三碘甲状腺原氨酸(T_3)。甲状腺激素对热能代谢起促进作用,小剂量促进酶及蛋白质合成,并加强热能的产生;大剂量则抑制蛋白质的合成,使血浆、肝及肌肉中游离氨基酸增高。甲状腺滤泡旁细胞分泌降钙素抑制骨钙的再吸收,降低血钙水平。

4. 甲状旁腺 甲状旁腺呈椭圆形,多附着于甲状腺侧叶后面的纤维囊上,有时也可埋于甲状腺组织内。甲状旁腺含颗粒的主细胞等分泌甲状旁腺激素(PTH)。PTH促进破骨细胞活动,增加骨钙的再吸收;促进肾小管对钙的再吸收,减少尿钙排出;与降钙素及1,25-二羟维生素$D_3[1,25(OH)_2D_3]$共同调节体内钙、磷代谢。

5. 肾上腺 肾上腺有左、右2个,各位于肾脏上方,各分皮质及髓质两部分。肾上腺皮质分泌以醛固酮为主的盐类皮质激素,以皮质醇等为主的糖类皮质激素及脱氢睾雄酮等性激素。醛固酮促进肾远曲小管和集合管重吸收钠、水和排出钾;皮质醇参与物质代谢,能抑制蛋白质合成,促进其分解,使脂肪重新分布,有抑制免疫、抗炎、抗过敏、抗病毒和抗休克作用;性激素有促进蛋白质合成及骨骺愈合的作用。肾上腺髓质分泌肾上腺素和去甲肾上腺素。肾上腺素作用于α和β受体,使皮肤、黏膜、肾血管、平滑肌收缩(因α受体占优势),以及参与体内物质代谢;去甲肾上腺素主要作用于α受体,有强烈的收缩血管作用而使血压升高。

6. 胰岛 胰岛主要是分泌胰岛素和胰高血糖素。胰岛素促进葡萄糖进入脂肪及肌肉细胞而被利用及肝糖原合成,抑制肝糖原异生,并促进三羧酸循环而使血糖下降;促进脂肪、蛋白质、DNA、RNA 等合成,抑制脂肪分解而生成游离脂肪酸及酮体,抑制糖原及蛋白质分解,以调节血糖的稳定。胰高血糖素能促进肝糖原分解而使血糖上升,促进脂肪、蛋白质分解,加强糖异生而使血糖升高,与胰岛素起拮抗作用。

7. 性腺 男性性腺为睾丸,其功能除产生精子外,主要分泌雄性激素;女性性腺为卵巢,除产生卵子外,主要分泌雌激素和孕激素。雄激素的作用是刺激男性性器官发育和男性第二性征的出现,并维持其成熟状态,促进蛋白质的合成、骨骼生长、红细胞生成,以及促进曲细精管上皮生成精子等。雌激素的主要作用是刺激女性性器官发育和女性第二性征的出现,并维持其正常状态。孕激素主要为孕酮,由黄体所分泌,作用于子宫内膜,使其在增生期基础上进入分泌期,准备受精卵着床及正常妊娠的进行,并促进乳腺生长发育,还有致热作用,使排卵后基础体温升高,并且在水、钠代谢方面有抗醛固酮作用。

8. 其他 胃肠道分泌胃肠激素,主要有胃泌素、胰泌素、胰霉素、胰多肽、胃动素、肠抑胃肽等,能刺激胃、肠、胆囊平滑肌收缩及调节黏膜腺体的分泌功能。肾分泌的激素有肾素、胰舒血管素、促红细胞生成素、前列腺素(PG)、[1,25(OH)$_2$D$_3$]等。肾素-血管紧张素-醛固酮系统有调节血压、血容量及钠钾代谢的作用;胰舒血管素对血管紧张素有拮抗作用;促红细胞生成素促进骨髓中红细胞的生成;前列腺素调节肾血流和滤过率、对脂肪和糖代谢有重要作用;[1,25(OH)$_2$D$_3$]有调节钙、磷代谢作用。

二、内分泌系统的功能调节

1. 神经系统和内分泌系统的相互调节 内分泌系统直接由下丘脑调控。下丘脑的神经细胞支配和控制垂体,垂体再控制周围靶腺(如肾上腺、甲状腺和性腺等)并影响全身。当下丘脑各种释放激素的分泌受到抑制时,相应的腺垂体功能常减退,周围腺体发生继发性功能减退。下丘脑是联系神经系统和内分泌系统的枢纽,也受中枢神经系统其他各部位的调控。下丘脑与垂体之间已构成一个神经内分泌轴,以调整周围内分泌腺及靶组织。

内分泌系统对中枢神经系统包括下丘脑也有直接调节作用。一种激素可作用于多个部位,而多种激素也可作用在同一器官组织,包括神经组织,而发挥不同的作用。如甲状腺功能减退时,可出现智力减退、行动迟钝;肾上腺糖皮质激素分泌过多时,可发生失眠、兴奋,有时出现严重精神症状。

2. 内分泌系统的反馈调节 下丘脑、垂体与靶腺(甲状腺、肾上腺皮质和性腺)之间存在反馈调节。生理状态下,在下丘脑、垂体和靶腺激素的相互作用下保持相对平衡状态。当下丘脑-垂体功能减退时,靶腺功能也减退,腺体萎缩,分泌减少。当下丘脑-垂体功能亢进时,靶腺功能也亢进,激素分泌增多。反之,当周围腺体功能减退时,下丘脑-垂体受反馈抑制的作用减弱而分泌相应促激素增多。周围腺体功能亢进时,能通过对下丘脑-垂体的反馈抑制,使相应促激素分泌减少。反馈调节是内分泌系统的主要调节机制,使相处较远的腺体之间相互联系,彼此配合,保持机体内环境的稳定性,并克服各种病理状态。

3. 免疫系统与内分泌功能 内分泌、免疫和神经三个系统之间可通过相同的肽类激素和共有的受体相互作用,形成一完整的调节网络。神经内分泌系统对机体免疫有调节作用,如糖皮质激素、性激素、前列腺素 E 等可抑制免疫应答,而生长激素、甲状腺激素和胰岛素能促进免疫应答。

免疫系统在接受神经内分泌系统调节的同时,亦有反向调节作用,如神经内分泌细胞上有免疫反应产物如白细胞介素、胸腺素等细胞因子的受体,免疫系统通过细胞因子对神经内分泌系统的功能发生影响。内分泌系统不但调控正常的免疫反应,在自身免疫反应中也起作用。内分泌系统常见的自身免疫性疾病有桥本甲状腺炎、Craves 病、Ⅰ 型糖尿病、艾迪生(Addison)病等。在人类,自身免疫病好发于育龄女性,用糖皮质激素治疗有效,说明内分泌激素与自身免疫病的发病有关。

三、内分泌系统疾病的分类

内分泌系统疾病相当常见,可表现为功能亢进、功能减退或功能正常。根据其病变发生在下丘脑、垂体或周围靶腺而有原发性和继发性之分。内分泌腺或靶组织对激素的敏感性或应答反应降低可导致疾病。非内分泌组织恶性肿瘤可异常地产生过多激素。此外,因医疗预防而应用药物或激素可以导致医源性内分泌性疾病。

（一）功能减低的原因

1. 内分泌腺被破坏　可因自身免疫疾病、肿瘤、出血、梗死、炎症、坏死、手术切除、放射等而损伤。

2. 内分泌腺激素合成缺陷　如生长激素、生长释放激素基因缺失或突变、胰岛素基因突变、甲状腺激素和类固醇激素合成过程中的酶基因缺陷均可使激素的正常合成障碍。

3. 内分泌腺以外的疾病　如肾脏破坏性病变,不能对 25-羟维生素 D_3 进行羟化,转变为具有活性的$[1,25(OH)_2D_3]$,不能合成促红细胞生成素。

（二）功能亢进的原因

1. 内分泌腺肿瘤　如垂体各种肿瘤、ACTH 瘤、CH 瘤、PRL 瘤、TSH 瘤、促性腺激素(Gn)瘤、甲状腺瘤、甲状旁腺瘤、胰岛素瘤、胰升糖素瘤、醛固酮瘤、嗜铬细胞瘤、多囊卵巢综合征等。

2. 多内分泌腺瘤　1 型、2 型、2B 型。

3. 异位内分泌综合征　由非内分泌组织肿瘤分泌过多激素或类激素所致。

4. 激素代谢异常　如严重肝病病人血中雌激素水平增加,雄烯二酮在周围组织转变为雌二醇增多。

5. 医源性内分泌紊乱　见于应用糖皮质激素治疗结缔组织病,出现库欣(Cushing)综合征。

（三）激素的敏感性缺陷

表现为对激素发生抵抗,主要有受体和(或)受体后缺陷,使激素不能发挥正常作用。涉及的激素很多,有糖皮质激素、甲状腺激素、生长激素、雄激素、胰岛素等,临床上大多表现功能减退或正常,但血中激素水平异常增高;也有表现功能亢进者。

四、内分泌与代谢性疾病常见症状和体征的护理

身体外形改变

身体外形改变包括面貌、体型和身高、体态、毛发、皮肤、黏膜色素等的异常变化,是内分泌和代谢异常易导致的一组影响病人生理和心理状态的临床征象。

【护理评估】

应重点评估导致身体外形改变的原因及发生的时间,有无伴随症状,身心变化及家庭、社会支持情况,以及实验室和其他检查的结果。

（一）健康史

评估引起身体外形改变的原因及发生时间,平时饮食情况,有无内分泌、代谢性疾病病史,以及慢性肝病、结核病、糖尿病、恶性肿瘤等病史;同时,应评估治疗经过及疗效。

（二）临床特点

1. 面貌异常　如肢端肥大症在成年后发病病人可表现为脸部增长、下颌增大、颧骨凸出、嘴唇增厚、耳鼻长大等粗陋容貌;甲状腺功能减退症多见于成年女性,病人呈黏液性水肿面容、面颊及眼睑虚肿、表情淡漠,呈"假面具样";甲状腺功能亢进症病人上眼睑退缩、眼裂增宽、眼球突出、表情惊愕的甲亢面容以及皮质醇增多症病人的满月脸等。

2. 体型和身高异常　身高与常人相比,身材过高或过矮。当男性＞200 cm、女性＞185 cm 时为过高,异常高大称巨人症,见于在发育成熟前发生腺垂体功能亢进者;而当男性＜145 cm、女性＜135 cm 时为过矮,异常矮小见于垂体性侏儒症及小儿甲状腺功能减退症时出现的呆小症。Cushing 综合征病人,可呈现向心性肥胖、水牛背、腹大似球形、四肢相对瘦细等特殊体态。

3. 其他表现　慢性肾上腺皮质功能减退症病人可表现为皮肤、黏膜色素沉着,尤以摩擦处、掌纹、乳晕、瘢痕处明显;肾上腺皮质功能亢进症病人由于雄激素分泌增多,病人可有多毛。

（三）心理状况

特殊的外形改变可导致病人发生心理障碍,出现焦虑、自卑、抑郁、自我形象紊乱等心理异常。

（四）实验室及其他检查

检测垂体、甲状腺、甲状旁腺和肾上肾皮质等功能,有助于特殊外形的病因诊断。

【护理诊断/问题】

自我形象紊乱　与疾病引起身体外形改变等因素有关。

【护理目标】

（1）病人的身体外形逐渐恢复正常。

（2）治疗后外观不恢复时能接受和正确对待身体外形的改变,学会修饰自身形象的方法,情绪稳定,能积极配合治疗和护理,外形异常有所改善。

【护理措施】

1. 心理护理　多与病人交谈,交谈时应温和,耐心倾听其述说,给予真挚的心理支持。解释治疗的方法和效果,给病人提供有关疾病的资料和治疗成功的病人资料,如甲状腺功能亢进症病人,通过药物或手术治疗后眼球突出可好转,颈部增粗的外观可得到改善等,使其明确治疗效果及病情转归,消除紧张情绪,树立治疗的信心。指导病人采取适当的方法改善个体的形象,如合适的衣着、修饰物的使用等。

2. 减轻不适症状　甲状腺功能亢进症突眼的病人出现眼睛胀痛、畏光时可嘱病人外出戴有色眼镜,保护眼睛免受刺激;有水钠潴留的病人需要限制水、钠的摄入;病人有肌肉酸痛、活动耐力下降时应增加卧床休息。

3. 促进社交活动　鼓励病人参加社区的团体活动,教育家属和周围人群勿歧视病人,避免伤害其自尊。

4. 健康教育 向病人及其家属介绍病情,让其了解体态、外貌变化的原因,以利自我适应。说明积极治疗可获得良好的效果,告知用药过程中应注意药物副作用。加强心理调整,注意自我修饰,积极参与社交活动。

【护理评价】

情绪是否稳定,能否正确应对自身外形的异常,治疗后身体外形是否得到改善,有无学会修饰外形的方法,能否以正常心态参与社交活动。

消　瘦

消瘦(emaciation)是指摄入的营养低于机体需要量,由于热量和蛋白质缺乏使皮下脂肪减少,肌肉逐渐萎缩;表现为体重减轻、皮肤弹性差、皮下静脉显露,体重低于标准体重的10%以上者。标准体重简易计算公式:标准体重(kg)＝身高(cm)－105。严重消瘦者呈恶病质状态。

【护理评估】

应重点评估导致消瘦的原因,伴随的身心变化及家庭、社会的支持情况。

(一)健康史

了解病人的经济状况,评估营养的摄入量和结构是否能满足机体的需要;了解有无导致消瘦的因素存在,评估消瘦的可能病因。

1. 单纯性消瘦 往往有家族性体形瘦小;摄入的热量和营养不足,如偏食、厌食等;相对运动过度,由于过度运动使机体所需能量增加,若饮食结构未调整,不能满足机体消耗的需要,则形成消瘦;也可由于节食过度引起消瘦。

2. 症状性消瘦 见于下丘脑疾病、甲状腺功能亢进症、糖尿病、肾上腺皮质功能亢进等内分泌疾病;神经性厌食;消化系统疾病和消耗性疾病。

(二)临床特点

根据病人身高、体重计算体重与标准体重的差值,以及臀部、背部、胸腹部、乳房、大腿等部位皮下脂肪的分布情况,可判断消瘦。病人除体重减轻、皮肤弹性差、皮下静脉显露、皮下脂肪减少外,还可能出现相应的临床症状。

1. 轻度消瘦 有体力、精力不足,精神萎靡,食欲不振,贫血,记忆力下降,血压下降等。

2. 重度消瘦 表现为皮下脂肪消失,皮肤干燥,内脏下垂,劳动能力丧失,抵抗力下降而易感染,周围循环不良易发生冻疮,表情淡漠,反应迟钝,甚至出现低血糖昏迷;女性病人尚可有月经紊乱、闭经、不孕等。

3. 其他 单纯性消瘦,病人除消瘦以外无其他器官疾病的伴随症状。消瘦始于婴儿期,多属于营养不良性消瘦,生长发育常受到影响;神经性厌食,病人多数体力、精力异常旺盛,少数表现为极度衰竭无力,神情淡漠。

(三)心理状况

由于机体能量来源发生障碍,病人反应迟钝、淡漠,记忆力下降,对周围事物不感兴趣,沉默寡言。神经性厌食病人多数是青年女性,性格内向,往往家庭关系紧张,脱离社会,不能很好适应环境。

（四）实验室及其他检查

内分泌功能检查、肝肾功能检查、胃肠钡餐检查、胸部 X 线检查等，有助于消瘦的病因诊断。

【护理诊断/问题】

营养失调:低于机体需要量　与营养摄入不足、内分泌及消耗性疾病有关。

【护理目标】

食欲增进,摄入足够的营养,体重增加或恢复正常,体力、精力充沛。

【护理措施】

1. 心理护理　评估消瘦的程度,了解病人的心理活动,解释消瘦的原因和对健康的影响,纠正病人对消瘦的错误认识。对神经性厌食、过度节食的病人帮助解除精神、心理上的障碍,建立正确的进食行为。

2. 饮食护理　寻找热量摄入不足的原因,提供合理的膳食,补充适宜的营养,给予高热量、高蛋白质、易消化的饮食,同时增加新鲜水果和蔬菜的摄入,以增加维生素的来源。并注意提高烹饪技巧,尽量适合病人的口味。对于消化功能差的病人采用要素饮食,对于极度消瘦病人可遵医嘱静脉补充营养液,如脂肪乳剂、氨基酸等,但不能长期靠要素饮食、输液来改善营养状况和增加体重。

3. 皮肤护理　对极度消瘦者应注意皮肤护理,避免骨骼突起部位碰伤或引起压疮。

4. 原发病治疗和护理　遵医嘱做好有关检查的护理配合和原发疾病的治疗和护理。

5. 健康教育　向病人阐明保持正常体重对维持健康的重要意义和消瘦对机体的危害性。告知单纯性消瘦病人,应建立正确的饮食习惯,摄取足够的营养物质,以增强机体的抗病能力。对症状性消瘦病人,应指导其积极治疗原发疾病,有计划地合理膳食、补充营养。教会病人自我护理,保护骨骼突出部位,防止发生压疮。

【护理评价】

是否了解消瘦的原因和对健康的影响,是否建立正常的进食行为和摄入所需的营养物质,体重有无增加,原发病有无得到有效的控制。

肥　胖

肥胖(obesity)是指体内脂肪堆积过多和(或)分布异常,体重指数(BMI)>24 或体重超过理想体重的 20%,其中:体重指数=体重(kg)÷身高^2(m)。肥胖者如无明显病因称为单纯性肥胖,多与遗传因素及营养过剩有关。对于有明确病因者称为继发性肥胖,如继发于皮质醇增多症、甲状腺功能减退症、下丘脑垂体的炎症等疾病。肥胖影响脂肪代谢,与高脂血症、动脉粥样硬化、高血压病、冠心病及脑血管病发病密切相关,还会增加与肥胖有关的疾病如心血管疾病、糖尿病的患病率和死亡率。

【护理评估】

应重点评估引起肥胖的原因,伴随的机体异常和心理变化,以及家庭、社会的支持情况。

（一）健康史

肥胖是遗传、环境因素共同作用的结果。单纯性肥胖的主要病因是摄食过多或运动过少,并有一定的遗传倾向;继发性肥胖的主要原因是某些内分泌疾病、肾上腺皮质功能亢进、高胰岛素血症导致的多食而引起的肥胖,此外,女性肥胖可能与雌激素有一定的关系。

（二）临床特点

1. 单纯性肥胖　脂肪分布均匀。幼年期发病者,脂肪细胞数量多,常引起终身性肥胖,有时可有外生殖器发育迟缓,称为体质性肥胖症;成年发病的肥胖,脂肪细胞数不变,但胞体肥大,治疗效果较前者为佳,称为获得性肥胖。

2. 继发性肥胖　脂肪分布有显著特征性。如肾上腺皮质功能亢进表现为向心性肥胖,以面部、肩背部、腰部最显著;下丘脑病变所致的肥胖性生殖无能综合征,表现为大量脂肪积聚在面部、腹部、臀部及大腿,性器官及第二性征发育不全。

3. 伴随症状　有气急、关节痛、水肿、肌肉酸痛等躯体症状;极度肥胖导致肺泡换气不足、发绀、二氧化碳潴留等心肺功能不全的表现。

（三）心理状况

肥胖可引起多方面代谢紊乱和多脏器功能障碍,病人常有焦虑、自卑、抑郁等心理问题。由于外表臃肿、动作迟缓,参加社交活动的能力降低,与外界接触的范围缩小,常有压抑感,学习和工作能力受到影响,而加重自卑心理。

（四）实验室及其他检查

内分泌功能检查有助于继发性肥胖的病因诊断。

【护理诊断/问题】

营养失调:高于机体需要量　与遗传、体内激素调节紊乱、营养摄入过多、活动量少、代谢需要量降低有关。

【护理目标】

建立合理的膳食习惯,坚持适量的运动,体重逐渐减轻至接近正常。

【护理措施】

1. 心理护理　对不同年龄、性别、肥胖程度和情绪状态的病人进行有针对性的交谈,探讨引起肥胖的可能因素,给予恰当的分析、解释和指导,使病人正确对待存在的问题,积极配合检查和治疗。

2. 改善不良的饮食习惯　减肥能去除体内过多的脂肪,并防止其再积聚。治疗肥胖较有效的方法是少食多动,使病人了解肥胖的危害,自觉地节制进食量,改变饮食的习惯,避免高热量饮食。重度肥胖者以摄取低糖、低脂、低盐、高纤维素、适量蛋白质为宜。减体重时供给的热量可按公式计算,每天所需最多热量$(kJ)=[$实际体重$(kg)-7.5]\times20(kJ)$,每周体重可下降$0.5\sim1.0\ kg$。饮食中供给的蛋白质为每日每千克体重$1\ g$,并有足够的维生素和其他营养素。有剧烈饥饿感时可给予低热量的蔬菜(如片菜、冬瓜、黄瓜、南瓜、卷心菜等)以增加饱腹感。避免油煎食品、方便食品、快餐、零食、巧克力等食物。注意观察有无因热量过低引起的衰弱、抑郁、脱发,甚至心律失常。

3. 运动疗法指导　在饮食控制的基础上,鼓励病人积极参加体力活动,增加热量的消耗,并能长期坚持。选择适合病人的有氧运动方式,运动量要逐渐增加、循序渐进,避免用力过度过猛。通常2个月后才能奏效,若停止运动则体重不易下降或下降后又复上升。

4. 遵医嘱使用减肥药　经饮食调整、运动锻炼未能奏效时,遵医嘱指导病人短期合理使用减肥药。

5. 健康教育　对单纯性肥胖病人应加强健康教育,宣传肥胖的危害性,树立现代健康观,坚持运动锻炼；明确减肥不等于减体重，减肥是建立在正确方法基础上的持之以恒的过程，不求速度，应因人而异、量力而行，合理安排饮食。对继发性肥胖者，主要应针对病因治疗，辅以饮食及运动疗法。告知病人有关疾病过程及治疗方法，指导病人正确用药并学会观察药物疗效和不良反应。

【护理评价】

能否配合建立合理的膳食习惯和坚持适量运动；体重是否得到有效控制或恢复至正常范围。

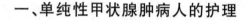

第二节　甲状腺疾病病人的护理

一、单纯性甲状腺肿病人的护理

单纯性甲状腺肿（simple goiter）是由多种原因引起的非炎症性、非肿瘤性甲状腺肿大，一般不伴有甲状腺功能异常。常因某些原因阻碍甲状腺激素合成而导致甲状腺代偿性肿大，甲状腺可呈弥漫性或结节性肿大。本病可呈地方性分布，当某地区本病的患病率超过10％时，称为地方性甲状腺肿，任何年龄均可患病，女性患病率是男性的3～5倍。

【护理评估】

（一）健康史

1. 病因

（1）碘缺乏：碘缺乏是地方性甲状腺肿的主要原因。多见于远离海洋的地区，如山区、高原等地，由于土壤中的碘被雨水冲洗流失，导致土壤、水源和食物中碘含量甚低，碘是合成甲状腺激素（TH）的重要原料之一，因此，机体无法摄入充足的碘来合成TH，导致TH减少，不能满足机体的需要，反馈性的刺激垂体分泌过多的促甲状腺素（TSH）而使甲状腺发生代偿性肿大。

（2）致甲状腺肿物质：某些物质可阻碍TH合成，从而引起甲状腺肿，称为致甲状腺肿物质。常见的致甲状腺肿大物质有以下几种。

① 食物：花生、卷心菜、萝卜、黄豆、核桃等含有抑制甲状腺摄碘或阻碍TH合成的物质。

② 药物：硫脲类、磺胺类、碳酸锂、硫氰酸盐、保泰松等能抑制碘离子的浓集或碘的活化，阻碍TH的合成引起甲状腺肿。

③ 高碘：长期服用过多碘盐，如含碘高的水或药物等，使甲状腺中碘的有机化障碍，从而抑制TH的合成和释放，可导致甲状腺肿。

④ 先天性TH合成障碍：由于某些酶先天性缺陷而影响TH的合成或分泌引起甲状腺肿。

⑤ TH需要量增加：在青春期、妊娠期、哺乳期，机体对TH的需要量增加，引起TSH的过多分泌，也可促使甲状腺肿大。

2. 发病机制　各种原因导致TH合成或分泌减少，反馈性刺激垂体分泌TSH增加，促使甲状腺发生代偿性肥大增生。

(二) 临床表现

临床上一般无明显症状,主要表现为甲状腺肿大。早期甲状腺常呈轻、中度弥漫性肿大,表面光滑、质地较软、无压痛和结节,不伴有其他症状。随着病情继续发展,甲状腺进一步肿大,可扪及多个(或单个)大小不等的结节,形成结节性甲状腺肿。重度肿大的甲状腺病人可有压迫症状,如压迫食管可致吞咽困难;压迫气管可出现呼吸困难;压迫喉返神经可引起声音嘶哑;压迫上腔静脉则使回流受阻而出现面部青紫、水肿及颈胸部浅表静脉扩张。病程较长者,甲状腺内形成的结节可有自主 TH 分泌功能,并可出现自主性功能亢进。

(三) 心理和社会状况

病人因甲状腺肿大导致颈部增粗而出现自卑心理和挫折感;部分病人缺乏疾病的相关知识,怀疑肿瘤或癌变而产生焦虑,甚至恐惧心理。在流行地区,因患病人数多,人们习以为常,部分病人不愿配合治疗。

(四) 辅助检查

1. 甲状腺功能检查 血清 T_4 正常或偏低,T_3 正常或偏高,TSH 正常或偏高。

2. 甲状腺摄^{131}I 率 甲状腺摄^{131}I 率增加、增高但无高峰前移。

3. T_3 抑制试验 可被抑制,但当甲状腺结节有自主功能时,可不被抑制。

4. 甲状腺扫描 可见弥漫性甲状腺肿,常呈均匀分布。

(五) 诊断要点

诊断的主要依据是病人有甲状腺肿大而甲状腺功能基本正常。地方性甲状腺肿地区的流行病史有助于本病的诊断。

(六) 治疗要点

1. 补碘 由于碘缺乏引起者,应多食含碘丰富的食物,在地方性甲状腺肿流行地区采取碘化食盐防治。必要时可以补充碘剂,但注意大剂量碘可抑制甲状腺素的释放,使 TSH 升高,甲状腺肿增大,甚至诱发碘甲亢。

2. 甲状腺素制剂 对无明显原因的甲状腺明显肿大的病人,可采用口服左甲状腺素(L-T4)或甲状腺片治疗,以补充内源性 TH 的不足,抑制 TSH 的分泌。但必须监测 TSH 水平,防止过量引起药源性甲亢。

3. 手术治疗 单纯性甲状腺肿一般不考虑手术治疗。当腺体过大妨碍工作和生活者、腺体明显肿大有压迫症状者、内科药物治疗无好转者、胸骨后甲状腺肿或疑有甲状腺结节癌变者可行甲状腺次全切除术。术后需长期使用 TH 替代治疗。

【护理诊断/问题】

1. 自我形象紊乱 与甲状腺肿大,颈部增粗有关。

2. 知识缺乏 缺乏药物的使用及合理膳食等知识。

3. 潜在并发症 呼吸困难、声音嘶哑、吞咽困难等。

【护理目标】

病人肿大甲状腺较前减轻或消失。甲状腺功能维持正常,养成合理饮食习惯,心理状态良好。

【护理措施】

（一）一般护理

1. 休息 注意劳逸结合，适当休息。肿大无压迫症状者，可正常工作与生活，避免劳累。肿大严重有压迫症状时，应以休息为主，必要时卧床休息。

2. 饮食 指导病人多食海带、紫菜等含碘丰富的食物，避免摄入大量卷心菜、花生、菠菜、萝卜等抑制 TH 合成的食物，地方性甲状腺肿流行地区可采用碘化食盐防治。

3. 心理护理 向病人讲解有关疾病知识，消除紧张情绪，积极配合治疗。鼓励病人表达自身感受，指导其恰当修饰，改变自我形象，消除自卑，树立信心。

（二）病情观察

观察病人甲状腺肿大的程度、质地，有无结节及压痛，有无压迫症状及颈部增粗的进展情况，如果结节在短期内迅速增大，应警惕恶变。

（三）用药护理

指导病人遵医嘱补充碘剂，若使用甲状腺制剂时应坚持长期服药，以免停药后复发，定期监测 TSH。观察药物治疗的效果和不良反应。如病人出现心动过速、食欲亢进、怕热多汗、腹泻等甲亢表现，应及时汇报医生处理。避免服用抑制 TH 合成的药物，如硫脲类、磺胺类、硫氰酸盐、保泰松等。

【健康教育】

1. 知识宣教 指导病人多进食含碘丰富的食物，如海带、紫菜等海产类食品，避免大量摄入阻碍 TH 合成的食物和药物。在青春期、妊娠期、哺乳期应增加碘的摄入。在地方性甲状腺肿流行地区，开展宣传教育工作，指导病人补充碘盐，以预防疾病的发生。

2. 治疗指导 使用甲状腺制剂治疗的病人应坚持长期用药，以免停药后复发。学会观察药物的不良反应，一旦出现异常情况，及时就诊。

3. 复查指导 指导病人观察病情，了解甲状腺肿大情况，告知病人至少每年复查 1 次，如发现甲状腺骤然肿大，有压迫症状等应随时就诊。

【护理评价】

病人肿大甲状腺较之前是否有所减轻或者消失；甲状腺功能是否维持正常水平，是否掌握合理饮食知识，心理状态是否良好。

二、甲状腺功能亢进症病人的护理

甲状腺功能亢进症（hyperthyroidism）简称甲亢，是指由多种病因导致的甲状腺功能增强，分泌 TH 过多引起的甲状腺毒症。根据病因可分为多种类型，如毒性弥漫性甲状腺肿（Graves病）、多结节性甲状腺肿伴甲亢、垂体性甲亢、甲状腺炎甲亢等。其中以 Graves 病（简称 GD）最为多见，占全部甲亢的 $80\% \sim 85\%$，多见于成年女性，男女之比为 $1:(4 \sim 6)$，以 $20 \sim 40$ 岁好发，临床上以甲状腺肿大、高代谢症候群、突眼为特征。本节仅介绍 Graves 病。

【护理评估】

（一）病因与发病机制

目前认为本病病因尚未完全阐明，普遍认为本病是在遗传基础上，因感染、创伤、精神刺激等作用于免疫系统而诱发的，是自身免疫性甲状腺疾病的一种特殊类型。

1. 遗传因素 GD 有明显的遗传倾向，与一定的人类白细胞抗原（HLA）类型有关。

2. 免疫因素　GD 与甲状腺兴奋性自身抗体的关系比较密切。最明显的体液特征是病人的血清中存在促甲状腺激素（TSH）受体的特异性自身抗体，即 TSH 受体抗体（TRAb），当 TRAb 与 TSH 受体结合，TSH 受体被激活，产生类似于 TSH 的生物学效应，即甲状腺细胞增生、TH 合成及分泌增加，从而引起甲状腺肿和甲亢。

3. 其他因素　应激因素、环境因素对本病的发生发展有重要的影响，如创伤、精神刺激、细菌感染、性激素及锂剂的应用等因素破坏机体免疫稳定性，可能是疾病发生和病情恶化的重要诱因。

（二）临床表现

多数病人起病缓慢，少数病人在感染或精神创伤等应激后急性起病。典型表现为 TH 分泌过多所致高代谢症候群、甲状腺肿、眼征。老年和小儿病人表现常不典型。典型表现主要有以下几个方面。

1. 甲状腺毒症表现

（1）高代谢症群：由于 TH 分泌增多导致交感神经兴奋，新陈代谢加速，病人常有怕热多汗、多食易饥、皮肤红润、体重减轻、低热等，危象时可有高热；TH 分泌增多导致蛋白质分解增强引起负氮平衡，体重下降，疲乏无力；TH 分泌增多促进肠道糖吸收，加速糖的氧化利用和肝糖原分解，使病人发生糖耐量减低或使糖尿病加重；TH 分泌增多促进脂肪合成、分解与氧化，加速胆固醇合成、转化及排泄，使血中总胆固醇降低。

（2）精神神经系统：病人情绪易激动、神经过敏、多言好动、焦躁易怒、紧张不安、失眠、记忆力减退、注意力不集中、有时可出现幻觉甚至精神分裂症表现；手、眼睑和舌可有纤颤，腱反射亢进。偶尔表现为淡漠、寡言、抑郁。

（3）心血管系统：病人常心悸、气促、心动过速，稍活动即明显加重。严重者可发生甲亢性心脏病，表现为心脏扩大、心房纤颤、心力衰竭等。

① 心动过速：常为窦性，心率 100～120 次/分，休息或睡眠时仍不缓解，为本病特征之一，与交感神经兴奋性增高有关。

② 心律不齐：以期前收缩最常见，阵发性或持久性心房颤动和扑动以及房室传导阻滞等心律不齐也可能发生。

③ 心音和杂音：心搏动增强，心尖区第一心音亢进，常闻及收缩期杂音，心尖区偶可闻及舒张期杂音。

④ 血压变化：收缩期动脉血压增高，舒张压稍低或正常、脉压增大，出现周围血管症。

（4）心血管系统：表现为胸闷、心悸气短、心动过速，稍活动即明显加重。严重者可发生甲亢性心脏病，表现为心脏肥大扩张、心房纤颤、心力衰竭等。

① 心动过速：常为窦性，心率 100～120 次/分，休息或睡眠时仍不缓解，为本病特征表现之一，与交感神经兴奋性增高有关。

② 心律不齐：以期前收缩最常见，阵发性或持久性心房颤动和扑动以及房室传导阻滞等心律不齐也可能发生。

③ 心音和杂音：心搏动增强，心尖部第一心音亢进，常闻及 Ⅰ～Ⅱ 级收缩期杂音。

④ 血压变化：收缩期动脉血压增高，舒张压稍低或正常，脉压增大，出现周围血管症。

（5）消化系统：食欲亢进、多食消瘦是本病特征性表现之一。老年病人可有食欲减退、畏食等表现。因 TH 分泌增多交感神经兴奋致肠蠕动增快，而致消化、吸收不良，病人出现排便次数增多或腹泻。TH 对肝脏也有直接毒性作用，严重病人可有肝肿大及肝功能异常，偶见黄疸。

（6）肌肉与骨骼系统：主要是甲亢性周期性瘫痪（thyrotoxic periodic paralysis，TPP），常因剧烈运动、进食高碳水化合物饮食、注射胰岛素等情况诱发，病变主要累及下肢，伴有低血钾，但尿钾不高，甲亢控制后可自愈，青年男性多见。部分病人因蛋白质分解增加出现甲亢性肌病，多表现为肩胛和骨盆带肌群的肌无力、萎缩、行动困难，甚至进食时误咽、饮水呛咳等，少数病人也可伴发重症肌无力。甲亢也可影响骨骼脱钙而发生骨质疏松，还可发生指端粗厚症，外形似杵状指，为本病特征性表现之一。

（7）生殖系统：女性常有月经减少、闭经或不孕；男性有阳痿，偶有乳腺发育、生殖功能下降。

2. 甲状腺肿大 大多数病人有不同程度的甲状腺肿大，多呈弥漫性、对称性肿大，表面光滑、质软、无压痛，久病者质地可较韧，肿大的甲状腺随吞咽动作上下移动，少数病人甲状腺不肿大或不对称。由于甲状腺血流量增多，在甲状腺上下极可触及震颤，可闻及血管杂音，甲状腺震颤和杂音为本病较特异的体征，有重要的诊断意义。

3. 眼征 25%～50%病人伴有眼征，突眼是重要而较特异的体征之一。可分为单纯性和浸润性突眼。

（1）单纯性突眼：又称良性突眼。较常见，与交感神经兴奋眼外肌和提上睑肌有关，可随治疗而恢复。表现为：①眼球对称性向前突出；②突眼度≤18 mm，瞬目减少；③上眼睑挛缩，睑裂增宽；④双眼向下看时，上眼睑不能随眼球下落，向上看时，前额皮肤不能皱起；⑤两眼看近物时，眼球辐辏不良。

（2）浸润性突眼：又称恶性突眼。较少见，与眶后组织的自身免疫性炎症有关。浸润性突眼与单纯性突眼表现类似，但突眼度>19 mm，且左、右眼突眼程度可不等，常见有眼睑肿胀肥厚、结膜充血水肿、眼部活动受限，眼部不适症状明显，如视力下降、眼视野缩小、眼睛有异物感、畏光流泪等。严重者眼睑闭合不全，角膜外露，可因溃疡或全眼球炎导致失明。

4. 特殊临床表现和类型

（1）甲状腺危象：又称为甲亢危象，是甲亢急性加重、恶化时的严重表现，是甲亢最严重的并发症，可危及生命。其发病原因可能与交感神经兴奋，垂体-肾上腺皮质轴应激反应减弱，短时间内血液循环中 T_3、T_4 水平迅速增高有关。

常见的诱因：感染、急性应激、严重精神创伤、甲状腺术前准备不充分、术中过度挤压甲状腺、放射性碘治疗、服用过量 TH 制剂、严重躯体疾病等。

主要表现：原有的甲亢症状加重，出现高热（体温>39 ℃），心动过速（140～240 次/分），常伴有心房颤动或心房扑动，烦躁不安、大汗淋漓、呼吸急促、厌食、恶心、呕吐、腹泻等，可伴有心力衰竭、肺水肿，偶有黄疸。严重者可因大量失水导致虚脱、嗜睡、谵妄、休克、昏迷，甚至死亡。

（2）甲状腺功能亢进性心脏病：简称甲亢性心脏病，发生率为 10%～22%，多见于老年病人，长期患严重甲亢的青年病人也可发生。主要表现为心脏增大、心力衰竭、心律失常（以心房颤动最为常见），经有效的抗甲状腺治疗后可使病情明显缓解。

（3）淡漠型甲亢：多见于老年病人。起病隐袭，甲亢症状不典型。主要表现为神经质或神志淡漠、心悸、乏力、厌食、嗜睡、反应迟钝、明显消瘦；有时仅有腹泻、厌食等消化系统症状；或仅表现为心血管症状，如原因不明的心房颤动、心绞痛、心肌梗死。由于症状不典型，容易被误诊，容易发生甲亢危象。

（4）妊娠期甲状腺功能亢进症：简称妊娠甲亢，主要有以下几种情况。①妊娠合并甲亢：

妊娠期由于血中雌激素水平升高,使甲状腺结合球蛋白(TBG)升高,使血清 TT_3、TT_4 相应升高,其高代谢症状较一般甲亢病人明显。②妊娠一过性甲状腺毒症:由于 HCG 与 TSH 具有相同的亚单元,大量 HCG 能刺激 TSH 受体产生过多 TH 而出现一过性甲状腺毒症,妊娠终止或分娩后消失。③新生儿甲亢:母体的 TRAb 透过胎盘屏障刺激胎儿甲状腺,出现新生儿甲亢。④产后 GD:由于免疫抑制的解除,容易发生产后 GD。

(5)胫前黏液性水肿:与自身免疫性有关。多发生在胫骨前下 1/3 小腿处,也可见于足背、踝关节等部位。早期皮肤粗厚,有广泛大小不等的棕红色、暗紫红色斑块或结节伴痒感;晚期呈树皮状,粗大如象皮腿。

(6)其他特殊类型:T_3 型甲亢、T_4 型甲亢、亚临床型甲亢、GD 眼病等。

(三)心理和社会状况

评估病人有无精神异常表现,如神经过敏,易激动,常处于紧张状态、急躁易怒、喜怒无常、甚至出现幻觉、狂躁等;评估病人有无焦虑、恐惧等不良心理;评估家庭经济情况,家庭成员对疾病的认知程度及对病人的支持情况。

(四)辅助检查

1. 血清甲状腺激素测定

(1)血清游离甲状腺激素(FT_4)与游离三碘甲状腺原氨酸(FT_3):FT_3、FT_4 不受血甲状腺结合球蛋白(TBG)影响,可直接反映甲状腺功能状态,是临床诊断甲亢的首选指标。

(2)血清总甲状腺激素(TT_4):是判定甲状腺功能最基本的筛选指标,受 TBG 等结合蛋白和结合力变化的影响。

(3)总三碘甲状腺原氨酸(TT_3):受 TBG 影响。甲亢早期 TT_3 升高比 TT_4 快,因此,TT_3 为甲亢早期诊断、治疗中观察及停药后复发的敏感指标,亦是诊断 T_3 型甲亢的特异指标。老年淡漠型甲亢者或久病者 TT_3 可正常。

(4)血清反 T_3(rT_3):是 T_4 在外周组织的降解产物,部分病人发病初期或复发早期仅有 rT_3 升高。

2. 促甲状腺激素(TSH)测定　96%以上的甲亢病人 TSH 受抑制而减少。TSH 是反映下丘脑-垂体-甲状腺轴功能的敏感指标,尤其对亚临床型甲亢和亚临床型甲减的诊断有重要意义。

3. 促甲状腺激素释放激素(TRH)兴奋试验　甲亢时 T_4、T_3 增高,反馈性抑制 TSH,故 TSH 细胞不被 TRH 兴奋,当静注 TRH 后 TSH 不增高支持甲亢诊断。

4. 甲状腺刺激性抗体(TSAb)测定　未经治疗的病人血中 TSAb 阳性检出率可达80%～100%,是早期诊断的重要指标之一。可用于判断病情活动和复发,还可作为治疗后停药的重要指标。

5. 基础代谢率(BMR)测定　测定应在禁食 12 h、睡眠 8 h 以上、静卧空腹状态下进行。基础代谢率＝脉率＋脉压(mmHg)－111,BMR 正常范围为－10%～＋15%。轻度甲亢为＋20%～＋30%,中度为＋30%～＋60%,重度在＋60%以上。诊断时需排除其他增高因素,如发热、妊娠、心肺功能不全等。

6. 甲状腺摄131I率测定　甲亢时131I摄取率升高,且高峰前移。目前已不用于本病诊断,主要用于鉴别诊断。

7. 影像学检查　超声检查、放射性核素扫描、CT、MRI 等,有助于甲状腺、异位甲状腺肿和球后病变性质的诊断。

（五）诊断要点

GD的诊断标准：①甲状腺毒症所致的高代谢症状和体征；②甲状腺弥漫性肿大（触诊和B超证实），少数病例可以无甲状腺肿大；③血清TSH浓度降低，甲状腺激素浓度升高；④眼球突出和其他浸润性眼征；⑤胫前黏液性水肿；⑥甲状腺TSH受体抗体（TRAb或TSAb）阳性。以上标准中，①②③项为诊断必备条件，④⑤⑥项为诊断辅助条件。临床也存在GD引起的亚临床甲亢。

（六）治疗要点

治疗方法主要包括抗甲状腺药物治疗、放射性碘及手术治疗等。

1. 抗甲状腺药物治疗　能抑制甲状腺合成TH，是甲亢治疗的基础。

（1）主要适应证：①适用于所有甲亢病人的初始治疗；②病情较轻，甲状腺轻至中度肿大病人；③20岁以下青少年及儿童、老年病人及妊娠妇女，或伴有严重疾病不能手术者；④手术治疗前准备；⑤甲状腺次全切除，术后复发，又不适宜于放射^{131}I治疗者；⑥放射性^{131}I治疗前后的辅助治疗。

（2）常用药物：分为硫脲类和咪唑类两大类。硫脲类有甲硫氧嘧啶（MTU）及丙硫氧嘧啶（PTU）；咪唑类有甲巯咪唑（MMI、他巴唑）、卡比马唑（CMZ、甲亢平）。其作用机制都可抑制碘离子的活化，影响TH合成，其中PTU还可以抑制T_4转换成T_3，因此，严重病例或甲亢危象时可作为首选用药。

（3）剂量与疗程：本病的治疗有明显的个体差异，应按病情的轻重决定，分初治、减量、维持三个时期合理调整治疗剂量。初治一般维持6～8周症状缓解或血TH恢复正常即可减量，3～4个月减量治疗后症状完全消失、体征明显好转再减至维持量治疗1.5～2年。在整个疗程中，坚持用药，避免间断服药。

（4）治疗有效指标：脉搏减慢、体重增加。

（5）药物治疗特点：①优点：疗效较肯定；不导致永久性甲减；方便、经济、使用较安全。②缺点：疗程长，停药后复发率较高；可伴发肝损害及药物的毒副作用，如粒细胞减少和粒细胞缺乏、药疹、淋巴结肿大及胃肠道症状等。

2. 其他药物治疗

（1）碘剂：大剂量碘可抑制TH释放入血，减少腺体充血，使腺体变硬变小，因此，仅用于术前准备和甲状腺危象。常用有复方碘口服溶液。

（2）β受体阻滞剂：阻断外周组织T_4向T_3的转化及抑制TH对心脏的兴奋作用，可与碘剂联合用于术前准备，也可用于放射性治疗及甲亢危象时。支气管哮喘或喘息型支气管炎病人禁用。

3. 放射性^{131}I治疗　利用甲状腺高度摄取和浓集碘的能力及^{131}I释放β射线破坏甲状腺组织细胞，减少甲状腺激素的合成与释放。

（1）适应证：①年龄在25岁以上的中度甲亢病人；②经抗甲状腺药物治疗无效或对其过敏者；③不宜手术、术后复发或不愿手术者；④其他，如某些高功能结节的甲亢病人。

（2）禁忌证：①年龄在25岁以下者；②妊娠、哺乳期妇女；③严重心、肝、肾衰竭或活动性肺结核者；④重症浸润性突眼；⑤外周血白细胞计数低于$3×10^9/L$或中性粒细胞低于$1.5×10^9/L$者；⑥甲状腺危象及甲状腺不能摄碘者。

4. 手术治疗　对于药物治疗效果不好,尤其是用药时间长达 2 年以上而无效的病人;甲状腺肿大明显,特别是有结节性或有压迫症状者;药物治疗后又复发的甲亢病人;有药物毒性反应,不能坚持用药的病人,在排除手术禁忌证时,可考虑甲状腺全切除。治愈率可达 70% 以上。

5. 甲状腺危象的防治　避免和去除诱因,积极治疗甲亢是预防甲状腺危象发生的关键,尤其要注意积极防治感染和做好充分的术前准备工作。一旦发生危象则需要及时抢救。

(1) 抑制 TH 合成:首选 PTU,首次剂量 600 mg,口服或胃管注入;以后每 6 h 口服 PTU 250 mg,待症状稳定后减至一般治疗剂量。

(2) 抑制 TH 释放:服 PTU 1~2 h 后使用复方碘口服液 5 滴,以后每 8 h 1 次,或碘化钠 1.0 g 加入 10% 葡萄糖溶液中静滴 24 h,一般使用 3~7 日停药。

(3) 抑制外周组织 T_4 转化为 T_3:普萘洛尔 20~40 mg,每 6~8 h 1 次,或 1 mg 稀释后缓慢静注。

(4) 降低血 TH 浓度:药物治疗效果不好时,可选用血液透析、腹膜透析或血浆置换等措施降低血 TH 浓度。

(5) 糖皮质激素:氢化可的松 50~100 mg 加入 5%~10% 葡萄糖溶液中静滴,每 6~8 h 1 次。

(6) 对症支持治疗:如监护心、脑、肾功能,纠正水、电解质和酸碱平衡紊乱,降温、给氧、防治感染及各种并发症等。

6. 妊娠期甲亢的治疗

(1) 药物治疗:妊娠和哺乳期的抗甲状腺药物首选 PTU,该药不易透过胎盘屏障。慎用普萘洛尔。

(2) 手术治疗:妊娠期间不宜做甲状腺次全切除术,必须手术者应在妊娠中期进行。

(3) 禁用 [131]I 治疗。

【护理诊断/问题】

1. 营养失调:低于机体需要量　与代谢率增高、消化系统功能紊乱有关。

2. 活动无耐力　与蛋白质分解增加、甲亢性心脏病、肌无力等有关。

3. 个人应对无效　与性格及情绪改变有关。

4. 有组织完整性受损的危险　与浸润性突眼有关。

5. 潜在并发症　甲状腺危象。

【护理目标】

摄取的营养能够满足机体需要,体重增加,无明显消瘦。能耐受日常活动,生活自理,活动量逐步增加,活动时无明显不适;能正确认识疾病,病人对疾病及手术带来的变化能够适应和接受,主动有效地控制焦虑紧张情绪。能采用正确的保护眼睛的方法,无结膜炎、角膜炎等并发症出现。无甲状腺危象的发生,或发生甲状腺危象时被及时发现和处理。

【护理措施】

(一) 一般护理

1. 休息　保持环境安静,通风透气,干燥凉爽;减少探视,避免各种不良情绪的刺激。病情轻者可有计划地进行适量活动,以不感到疲劳为度。病情严重有明显心力衰竭或合并严重感染者应卧床休息,保证充足睡眠。

2. 饮食　甲亢病人代谢增快,要保证足够的营养供给。给予高热量、高蛋白质、富含维生素的饮食；避免进食含碘丰富的食物，如海带、紫菜等；禁用对中枢神经系统有兴奋作用的食物，如咖啡、浓茶等；避免进食生冷、辛辣等刺激性食物；限制高纤维素饮食，如蔬菜、粗粮等，以避免腹泻的发生；补足水分，以补充出汗、腹泻、呼吸加快等所丢失的水分，但有心脏病的病人应避免大量饮水，以防心力衰竭。

3. 心理护理　关心体贴病人，与病人交流时应态度和蔼，避免刺激性语言。鼓励病人表达内心的感受，同情和理解病人，避免其情绪不安。告知病人突眼和甲状腺肿大等体形变化在疾病得到控制后将得到改善，以解除病人的焦虑不安，使病人积极配合治疗。并说明情绪变化是受病情的影响，取得家属的理解和支持，配合医护人员共同对病人进行护理。

（二）病情观察

观察病人的生命体征，尤其是心率和脉压的变化。测量病人清晨心率和血压，注意基础代谢率的变化，以判断甲亢的程度。观察有无甲状腺危象的发生，当病人出现原有症状加重、体温升高、心率增快、大汗淋漓、烦躁不安、呼吸急促、厌食、恶心、呕吐、腹泻时，应立即与医生联系并协助处理。

（三）对症护理

1. 甲状腺危象的护理

（1）寻找和去除诱发甲状腺危象的各种刺激因素。

（2）将病人安置于安静、室温偏低的环境中，绝对卧床休息，呼吸困难时取半坐卧位，避免一切不良刺激，持续低流量氧气吸入。烦躁不安者，按医嘱给适量的镇静剂。

（3）迅速建立静脉通道，遵医嘱使用 PTU、碘剂、β 受体阻滞剂、糖皮质激素等，严格掌握药物剂量。

（4）密切观察病情变化，监测生命体征和意识状态，准确记录 24 h 出入液量。

（5）体温过高者给予物理降温，如冰敷、酒精擦浴、冰水灌肠以降低体温；躁动不安者应加防护栏进行保护；昏迷者加强皮肤、口腔护理，防止压疮、肺炎的发生。

2. 浸润性突眼的护理

（1）限制水、盐摄入，取高枕卧位，使眼眶内液回流减少，减轻球后组织水肿。

（2）经常以眼药水湿润眼睛，避免过度干燥；睡前可涂抗生素眼膏，必要时用无菌生理盐水纱布覆盖双眼。

（3）佩戴有色眼镜，防止阳光刺激和灰尘、异物的侵害，保护角膜。

（4）指导病人在眼睛有异物感、刺痛或流泪时，勿用手直接揉眼睛。

（5）每日做眼球运动以锻炼眼肌，改善眼肌功能。

（6）发生角膜溃疡或全眼球炎时，应及时治疗和护理。

（四）用药护理

遵医嘱用药，向病人说明抗甲状腺药物的疗效及疗程，不可随意调整药量及更换药物或停药，注意观察药物疗效及毒副作用，并定期检测肝功能和血常规。

常见副作用有：①粒细胞减少，严重者可导致粒细胞缺乏，以甲硫氧嘧啶多见，甲基咪唑次之，丙硫氧嘧啶最少。多发生在服药后 2～3 个月内，故服药物应每周进行血常规检查，若白细胞计数低于 $3 \times 10^9/L$ 或中性粒细胞低于 $1.5 \times 10^9/L$，应暂时停药，进行保护隔离，预防交叉感染。②药疹：较常见，可用抗组胺药控制，不必停药；如皮疹加重，应立即停药，以免发生剥脱性皮炎。③中毒性肝病：多发生在用药后 3 周，因此用药期间应定期监测肝功能。

【健康教育】

1. 知识宣教　向病人讲解有关甲亢的疾病知识、用药知识,眼睛的保护方法等,使病人学会自我护理。指导病人识别甲状腺危象的表现,若出现高热、恶心、呕吐、腹泻、突眼加重等,应及时就诊。

2. 生活指导　鼓励病人保持身心愉快,合理安排休息和活动,避免过度劳累和精神刺激。合理饮食,避免含碘丰富的食物。不使用高碘的药物如胺碘酮、碘酒,以及含碘的维生素、润喉片和造影剂等;避免使用含海藻成分的洗面奶、面膜等碘丰富的化妆品。上衣领不宜过紧,以免压迫肿大的甲状腺,避免用手挤压甲状腺以免 TH 分泌过多,加重病情。

3. 治疗指导　指导病人坚持遵医嘱服药,不可随意停药或增减剂量。每日清晨起床前自测脉搏、测量体重,若脉搏减慢、体重增加是治疗的有效标志。定期复查肝功能、血常规。指导妊娠期甲亢病人正确选用抗甲状腺药物治疗,禁用放射性碘治疗,慎用普萘洛尔,避免对自己及胎儿造成影响,产后需继续服药,则不宜哺乳。

【护理评价】

病人是否合理饮食,高代谢状态是否缓解;体重是否增加至正常范围;活动耐力是否增加,活动时有无明显不适;能否保持正常的人际交往,主动有效地控制焦虑、紧张情绪;能否采取正确的保护眼睛的方法,而不发生角膜损伤;病情是否得到控制,且无甲状腺危象的发生。

三、甲状腺功能减退症病人的护理

甲状腺功能减退症(hypothyroidism)简称甲减,是由各种原因导致的低甲状腺激素血症或甲状腺激素抵抗而引起的全身性低代谢综合征。甲减按病变部位或病因可分为原发性甲减和继发性甲减。按起病年龄可分为三型:①呆小症(又称克汀病):起病于胎儿或新生儿。②幼年型甲减:起病于儿童期。③成年型甲减:起病于成年期。前两型多有智力障碍。成年型甲减是以代谢缓慢,器官功能降低,典型病理特征黏多糖在组织和皮肤堆积,表现为黏液性水肿。本节主要介绍成年型甲减病人的护理。本病多见于中年女性。男女之比为 1∶(5~10),普通人群患病率为 0.8%~1.0%。

【护理评估】

（一）健康史

1. 病因

（1）自身免疫损伤:最常见的是自身免疫性甲状腺炎,包括桥本甲状腺炎、萎缩性甲状腺炎等。

（2）甲状腺组织受损:如甲状腺手术切除、放射性 ^{131}I 治疗等。

（3）缺碘或碘过多:缺碘影响 TH 合成。碘过量可引起其具有潜在性甲状腺疾病者发生一过性甲减,也可诱发和加重自身免疫性甲状腺炎。

（4）抗甲状腺药物过量:抑制 TH 合成。

（5）由于垂体或下丘脑疾病导致 TSH 分泌不足而继发甲减。常见原因有肿瘤、手术、放疗和产后垂体缺血坏死等。

（6）TH 抵抗:少见,由于外周组织对 TH 不敏感,导致 TH 发挥作用缺陷而引起的一种甲减,称为 TH 抵抗综合征。

2. 发病机制　各种原因导致甲状腺激素合成或分泌减少,甲状腺功能减退;黏多糖在组织和皮肤堆积,形成黏液性水肿。

（二）临床表现

1. 一般表现　代谢降低，器官功能下降。表现为怕冷、易疲劳、体重增加、动作迟缓等。

2. 黏液性水肿表现　皮肤呈非凹陷性水肿，特征性面部表情：表情淡漠、面色苍白、颜面和手部皮肤水肿、皮肤干燥发凉、粗糙脱屑、声音嘶哑、毛发稀疏、眉毛外 1/3 脱落、鼻唇增厚等。

3. 各系统异常表现

（1）神经精神系统：病人智力下降、记忆力减退、反应迟钝、精神抑郁、语速缓慢，重者出现幻觉、木僵、昏睡或惊厥等。

（2）心血管系统：病人心肌收缩力减弱、心动过缓、心排血量减少、心音减弱、心包积液、心脏增大等，还可并发冠心病等。

（3）消化系统：病人有畏食、腹胀、便秘等。严重者可出现麻痹性肠梗阻或黏液水肿性巨结肠。由于胃酸缺乏或维生素 B_{12} 吸收不良，可导致缺铁性贫血或恶性贫血。

（4）内分泌系统：表现为性欲减退，女性病人可有月经过多、经期延长、闭经等表现，甚至出现功能性子宫出血或溢乳。男性病人可出现勃起功能障碍。

（5）肌肉与关节：肌肉松弛无力，肌萎缩、腱反射减弱。可有暂时性肌强直、痉挛、疼痛等。偶见重症肌无力。黏液性水肿病人可伴有关节病变，偶有关节腔积液。

4. 黏液性水肿昏迷　黏液性水肿昏迷是甲减最严重的表现，多见于老年病人长期未治疗者。常见的诱发因素有寒冷、感染、严重躯体疾病、中断甲状腺激素替代治疗、手术和使用麻醉及镇静剂等。临床表现为嗜睡、体温下降（体温＜35 ℃）、呼吸减慢、心动过缓、血压下降、四肢肌肉松弛，反射减弱或消失，甚至昏迷、休克、心肾功能不全而危及病人生命。

（三）心理和社会状况

病人由于容貌改变，记忆力减退，反应迟钝，乏力少言，往往不愿与人交流，缺乏自信心，精神抑郁，严重者可以发展为猜疑型精神分裂症。

（四）辅助检查

1. 甲状腺功能检查　血清 TSH 增高、FT_4 降低是诊断本病的必备指标；血清 TT_4 降低；血清 TT_3 和 FT_3 一般正常，但严重病人降低。甲状腺摄碘率降低。甲状腺 ^{131}I 摄取率降低。

2. 血常规及生化检查　多为轻、中度正细胞正色素性贫血。血胆固醇、甘油三酯常增高，血糖正常或偏低。

3. TRH 兴奋试验　主要用于病变部位鉴定。静脉注射 TRH 后，血清 TSH 不升高提示为垂体性甲减，延迟升高提示下丘脑性甲减；TSH 在增高的基础上进一步增高，提示原发性甲减。

4. 影像学检查　有助于异位甲状腺、下丘脑-垂体病变等的确定。

（五）诊断要点

根据病人临床表现及 TT_4 或 FT_4、TSH 以及 TRH 兴奋试验等检查结果可以诊断。血清 TSH 增高、FT_4 减低，原发性甲减即可成立。如血清 TSH 正常，FT_4 减低考虑为垂体性或下丘脑性甲减，需做 TRH 兴奋试验来区别。早期轻型甲减多不典型，需与贫血、特发性水肿、肾病综合征、肾炎及冠心病等疾病鉴别。

（六）治疗要点

1. 替代治疗　各种类型的甲减，均需用 TH 代替，永久性甲减需终身替代治疗。首选左甲状腺素（L-T$_4$）口服,治疗的目标是用最小剂量纠正甲减而不产生明显不良反应,使血 TSH 保持在正常范围内。其作用慢而持久,适合终身替代治疗。

2. 对症治疗　有贫血者补充铁剂、维生素 B$_{12}$、叶酸等。胃酸低者补充稀盐酸,并与 TH 合用。

3. 黏液性水肿昏迷的治疗

（1）立即建立静脉通道,遵医嘱给予 TH（L-T$_3$ 或 L-T$_4$）,至清醒后口服维持治疗。

（2）注意保暖,保持呼吸道畅通,吸氧。

（3）氢化可的松静滴,200～300 mg/d,待病人清醒后及血压稳定后减量。

（4）严密监测生命体征、意识状态及动脉血气分析,根据病人情况适量补液,记录出入液量。

（5）控制感染,抢救休克、昏迷。

【护理诊断/问题】

1. 体温过低　与机体基础代谢率降低有关。

2. 活动无耐力　与 TH 分泌不足有关。

3. 有皮肤完整性受损的危险　与黏液性水肿有关。

4. 潜在并发症　黏液性水肿昏迷。

【护理措施】

（一）一般护理

1. 休息　保持环境温暖,避免受凉,调节室温在 22～23 ℃之间;注意保暖,外出时适当增加衣服,睡眠时加盖被褥等。病情轻者,有计划地适量活动,如散步、打太极等,以不感到疲劳为度。病情严重合并严重感染者应卧床休息。

2. 饮食　给予高热量、高蛋白质、高维生素、低钠、低脂饮食,细嚼慢咽,少量多餐,补足水分。多进食粗纤维食物,以促进胃肠蠕动,保证大便通畅。桥本甲状腺炎所致甲减者应避免摄取含碘食物和药物,以免诱发严重黏液性水肿。

3. 心理护理　建立良好的护患关系,多关心爱护病人,与病人多沟通,注意语速缓慢,告知病人本病可以用替代疗法达到较好的效果,树立病人配合治疗的信心。鼓励病人多参与社交活动、倾诉自己的想法,使病人保持乐观的情绪;鼓励病人家属加强与病人的联系和沟通,理解病人的行为,提供心理支持,使病人感觉到温暖,增强疾病治愈的信心。

（二）病情观察

监测病人生命体征变化、意识、皮肤情况等,若出现体温<35 ℃、皮肤苍白、呼吸浅慢、心动过缓、血压降低、嗜睡等表现,应考虑有可能发生黏液性水肿昏迷,应立即通知医生抢救。

（三）用药护理

甲状腺制剂从小剂量开始,逐渐增加,注意用药的准确性,并定期监测 TSH、T$_3$、T$_4$;用药后若出现心律失常、血压升高、发热、大汗、情绪不稳等,提示药物过量,立即通知医生处理。

【健康教育】

1. 知识宣教　向病人及家属介绍本病基本知识,告诉病人避免寒冷、感染、创伤、镇静麻醉类药物等诱因。向病人及家属讲解黏液性水肿昏迷的表现,学会自我观察,若出现黏液性水肿昏迷的表现,应及时就医。

2. 生活指导　让病人注意个人卫生,做好保暖措施,注意安全。

3. 治疗指导 向病人解释终身坚持服药的重要性和必要性以及随意停换药、增减剂量的危害,提高替代治疗的认识。若出现服用甲状腺素过量的表现时,应及时就医。

4. 定期复查 长期用药替代治疗者,使血 TSH 值恒定在正常范围内,应 6～12 个月到医院复查 1 次甲状腺功能,同时了解病情变化。

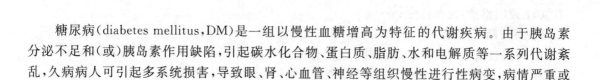

第三节 糖尿病病人的护理

糖尿病(diabetes mellitus,DM)是一组以慢性血糖增高为特征的代谢疾病。由于胰岛素分泌不足和(或)胰岛素作用缺陷,引起碳水化合物、蛋白质、脂肪、水和电解质等一系列代谢紊乱,久病病人可引起多系统损害,导致眼、肾、心血管、神经等组织慢性进行性病变,病情严重或应激时易发生糖尿病酮症酸中毒(DKA)等急性并发症。

随着生活水平的提高、生活方式的改变及人口老龄化,糖尿病的患病率逐年增加,据国际糖尿病联盟(International Diabetes Federation,IDF)2015 年的统计资料显示:全球约有糖尿病病人 4.15 亿,到 2040 年将上升到 6.42 亿。我国目前糖尿病病人人数超过了 1.14 亿,糖尿病已成为严重威胁人类健康的世界性公共卫生问题。

【护理评估】

(一) 健康史

1. 分型 糖尿病主要分为以下四大类型。

(1) 1 型糖尿病(T1DM):约占 5%,主要与自身免疫有关。多发生于儿童及青少年,发病较急,如不给予胰岛素治疗,有自发酮症酸中毒倾向,故也称为胰岛素依赖型糖尿病。

(2) 2 型糖尿病(T2DM):约占 90% 以上,主要是胰岛素抵抗和(或)伴胰岛素分泌不足。多发生于 40 岁以上的中老年人,起病隐匿,慢性发展,不一定依赖胰岛素治疗,也称为非胰岛素依赖型糖尿病。

(3) 妊娠期糖尿病(GDM):是指妊娠前糖代谢正常或有潜在糖耐量减退,妊娠期才出现糖尿病。GDM 病人糖代谢多数于产后能恢复正常,但将来患 2 型糖尿病机会增加。

(4) 其他类型糖尿病:包括病因已经明确的继发性糖尿病。

2. 病因与发病机制 糖尿病的病因和发病机制比较复杂,至今尚未明确。目前认为糖尿病是一个多病因导致的综合病症,与遗传、自身免疫及环境等因素有关,不同类型也会有所不同。

1) 1 型糖尿病 绝大多数 1 型糖尿病是自身免疫性疾病,遗传和环境因素共同参与其发病过程。

(1) 遗传因素:研究表明,1 型糖尿病与某些特殊 HLA 类型有关。HLA-D 基因决定了 1 型糖尿病多个易感基因的共同参与及环境因素的影响,但其发病常依赖于病人的异常易感性。

(2) 环境因素:与 1 型糖尿病发病有关的环境因素主要有病毒感染、化学物质、创伤、精神刺激及饮食等,其中最重要的是病毒感染。目前已发现与 1 型糖尿病发病有关的病毒有柯萨奇病毒、风疹病毒、巨细胞病毒等,病毒可以直接损伤胰岛组织,使胰岛素分泌不足,导致糖尿病。

（3）自身免疫因素：与1型糖尿病密切相关，目前认为某些环境因素可启动淋巴细胞介导的、以免疫性胰岛炎和选择性胰岛β细胞损伤为特征的自身免疫。在1型糖尿病病人的血液中可以发现多种自身抗体，如胰岛细胞自身抗体（ICA）、胰岛素自身抗体（IAA）、谷氨酸脱羧酶抗体（GAD抗体）等，这些异常的自身抗体可以损伤胰岛β细胞，使之不能正常分泌胰岛素。

2）2型糖尿病

（1）遗传因素：2型糖尿病具有更明显的遗传倾向。据报道单卵双胎患病率一致率可达90％。

（2）环境因素：研究表明，人口老龄化、中心性肥胖、高热量饮食、体力活动不足、精神应激、化学毒物等是2型糖尿病最主要的环境因素，导致胰岛素分泌缺陷和胰岛素抵抗，成为诱发糖尿病的潜在因素。

（3）胰岛素抵抗和β细胞缺陷：胰岛素抵抗（IR）和胰岛素分泌缺陷是2型糖尿病发病机制的两个要素。IR是指靶器官（主要是肝脏、肌肉和脂肪组织）对胰岛素作用的敏感性降低。当机体出现IR时，靶组织对葡萄糖的摄取、利用或储存的效力减弱，同时肝脏葡萄糖输出增加，导致β细胞分泌更多胰岛素来维持机体代谢。但当病情进一步发展，β细胞功能缺陷，对IR无法代偿时，就不能使血糖恢复正常水平，最终导致2型糖尿病。β细胞功能缺陷主要表现为胰岛素分泌异常。

（4）糖耐量减低（IGT）和空腹血糖受损（IFG）：代表正常葡萄糖稳态和糖尿病高血糖之间的中间代谢状态，表明其调节受损，目前认为IGT和IFG是糖尿病的危险因素，是发生心血管病的危险标志。

（二）临床表现

1.代谢紊乱症状群

（1）典型症状："三多一少"。①多尿：由于血糖升高引起渗透性利尿作用导致尿量增多，每日尿量可达2～3L以上。②多饮：由于多尿失水，致病人口渴而多饮水。③多食：为补充丢失的糖分，维持机体活动，病人常多食。④体重减轻：由于体内胰岛素不足，葡萄糖不能充分利用，使蛋白质和脂肪消耗增加，引起消瘦、疲乏、体重减轻。2型糖尿病往往"三多一少"不明显，消瘦少见，多为肥胖。

（2）皮肤瘙痒：血糖升高刺激局部皮肤，可引起皮肤瘙痒，尤其是外阴瘙痒，是病人就诊的主要原因之一，如伴有真菌感染，瘙痒更加严重。

（3）其他症状：可有四肢酸痛、麻木、腰痛、性欲减退、阳痿、月经失调、便秘、伤口不愈等症状。

2.急性并发症

1）糖尿病酮症酸中毒（diabetic ketoacidosis，DKA）

（1）机制：糖尿病代谢紊乱加重，只当分解加速，大量脂肪酸在肝脏经β氧化产生大量的乙酰乙酸、β-羟丁酸和丙酮，三者统称为酮体。血清酮体积累超过正常水平出现酮血症和酮尿，称为酮症。乙酰乙酸和β-羟丁酸均为较强的有机酸，大量消耗体内的储备碱，若代谢紊乱进一步加剧，血糖继续升高，超过机体的处理能力时，便发生代谢性酸中毒，称为DKA。

（2）诱因：1型糖尿病病人有自发DKA倾向，2型糖尿病病人在一定诱因作用下也可发生DKA。常见的诱因有感染、胰岛素使用不当（剂量不足或治疗中断）、妊娠、分娩、手术、麻醉、创伤、精神紧张及严重刺激等。有时亦可无明显诱因。

（3）临床表现：多数病人在发生意识障碍之前有糖尿病加重表现，极度口渴、多饮、多尿、疲乏软弱、四肢无力。当出现酸中毒时，则表现为食欲减退、恶心、呕吐，常伴头痛、嗜睡、烦躁、呼吸深快有烂苹果味。病情进一步发展出现严重失水、尿量减少、皮肤干燥、弹性差、眼球下陷、脉搏细速、血压下降。晚期各种反射迟钝、甚至消失，昏迷。也有少数病人出现腹痛等急腹症的表现。部分病人以 DKA 为首发表现。

（4）实验室检查：血糖、尿酮体强阳性。血糖多为 16.7～33.3 mmol/L（300～600 mg/dL），有时可达 55.5 mmol/L（1000 mg/dL），血酮体升高，多在 4.8 mmol/L（50 mg/L）以上。$PaCO_2$ 降低，CO_2 结合力降低，血 pH＜7.35，血钾正常或偏低，血钠、血氯降低。

2）高渗性非酮症糖尿病昏迷（hyperosmotic nonketotic diabetic coma）　简称高渗性昏迷，以严重高血糖、高血浆渗透压、脱水等为特点，无明显酮症酸中毒，常有不同程度的意识障碍和昏迷。是糖尿病急性代谢紊乱的另一种类型，多见于 50～70 岁的老年人，约 2/3 的病人发病前无明显糖尿病病史或者仅为轻症。

（1）常见诱因：感染、急性胃肠炎、脑血管意外、严重肾脏疾病、不合理限制水分以及某些药物（如糖皮质激素、免疫抑制剂、利尿剂等）。少数病人因病程早期未确诊糖尿病而输入大量葡萄糖溶液或因口渴而饮用大量含糖饮料等诱发。起病时先有多尿、多饮，但多食不明显，反而食欲减退；失水随着病情进展逐渐加重，出现意识障碍、抽搐、幻觉等，最后陷入昏迷。

（2）实验室检查：尿糖强阳性，血糖高至 33.3 mmol/L（600 mg/dL）以上，血浆渗透压显著升高达 350 mmol/L，血钠可达 155 mmol/L，无或有轻度酮症。死亡率高，应及时诊断治疗。

3）感染　糖尿病病人常发生疖、痈等皮肤化脓性感染，有时反复发生，甚至引起败血症或脓毒血症。皮肤真菌感染如足癣、体癣等也常见，女性病人常合并真菌性阴道炎。肾盂肾炎和膀胱炎常见，尤其是女性病人，常反复发作，多转变成慢性肾盂肾炎。肺结核发病率高，进展快，易形成空洞。

3. 糖尿病慢性并发症　糖尿病的慢性并发症可遍及全身器官，这些并发症可单独出现，也可同时或先后出现。2 型糖尿病在早期可出现，也可在诊断糖尿病之前就已存在，有些病人因糖尿病慢性并发症而就诊。

1）大血管病变　基本病理改变为动脉粥样硬化，发病年龄较轻，病情进展快，这与糖尿病的糖代谢和脂代谢异常有关。主要侵犯主动脉、冠状动脉、大脑动脉、肾动脉、肢体外周动脉等，引起冠心病、脑血管病变、肾动脉硬化，肢体外周动脉硬化等。心、脑血管疾病是 2 型糖尿病死亡的主要原因。

2）微血管病变　病理变化为微循环障碍、微血管瘤形成和微血管基底膜增厚，是糖尿病微血管病变的典型改变。糖尿病病人发生微血管病变的主要部位是视网膜、肾脏、神经、心肌组织，其中以糖尿病肾病和视网膜病变最为重要。

（1）糖尿病肾病：多发生于病史超过 10 年的病人，是 1 型糖尿病病人死亡的主要原因，在 2 型糖尿病中，其严重性仅次于心、脑血管疾病。临床表现为蛋白尿、水肿、高血压、肾功能逐渐减退导致肾衰竭。

（2）糖尿病视网膜病变：是糖尿病病人失明的主要原因之一，发病率随年龄和病程增加而上升，多见于糖尿病病程超过 10 年者。早期可无症状，主要为视网膜小静脉扩张和微血管瘤，随着病情发展可出现视网膜出血、水肿、微血栓、渗出等病变，导致视物模糊，视野缩小。糖尿病还可引起白内障、青光眼、黄斑病等。

（3）其他：由于心脏微血管病变和心肌代谢紊乱导致广泛心肌灶性坏死，称为糖尿病心肌病,可诱发心力衰竭、心律失常、心源性休克和猝死。

3）糖尿病神经病变 长期高血糖对神经细胞有直接破坏作用,同时也损伤营养神经细胞的血管。糖尿病神经病变可累及中枢神经及周围神经,以周围神经病变最常见,通常为对称性,下肢较上肢严重。临床表现为肢端感觉异常如手套样或袜套样分布,伴灼烧、麻木、针刺、蚁走感等,有时伴痛觉过敏;随后肢体疼痛,呈隐痛、刺痛,夜间及寒冷季节加重。后期累及运动神经,可有肌力减弱、肌无力、肌萎缩。自主神经损害也较常见,出现较早,临床表现为瞳孔改变、排汗异常、胃排空延迟、便秘、腹泻、尿潴留、尿失禁等。

4）糖尿病足(diabetic foot,DF) 糖尿病病人由于合并神经病变及各种不同程度末梢血管病变而导致下肢感染、溃疡形成和(或)深部组织的破坏。糖尿病足的基本发病因素是神经病变、血管病变和感染,受累关节常有广泛骨质破坏和畸形。由于糖尿病病人抵抗力下降,糖尿病足难以治愈,严重时需要截肢,是糖尿病病人致残的主要原因,也是糖尿病病人治疗费用最高的慢性并发症之一。常见诱因有搔抓、碰撞、修脚、脚磨、水疱破裂、烫伤等使足部皮肤溃破。

临床常用 Wagner 分级法对 DF 的严重程度进行分级:0 级有危险因素,目前尚无溃疡;1级表明有溃疡,但病灶尚未波及深部组织,临床上无感染;2 级为较深的溃疡,常有软组织炎,无脓肿和骨的感染;3 级为深度感染,伴有骨组织病变或脓肿;4 级为局限性坏疽;5 级为全足坏疽。

(三) 心理和社会状况

糖尿病为终身性疾病,长期严格控制饮食及多器官、多组织结构功能障碍使病人产生焦虑、抑郁等心理反应,对治疗缺乏信心,不能有效地应对,治疗的依从性较差。护士应详细评估病人对疾病知识的了解程度,患病后有无焦虑、恐惧等心理变化,家庭成员对本病的认知程度和态度,以及病人所在社区的医疗保健服务情况等。

(四) 辅助检查

1. 尿糖测定 尿糖阳性是诊断糖尿病的重要线索,但不能用于确诊糖尿病;尿糖阴性也不能排除糖尿病。

2. 血糖测定 血糖升高是诊断糖尿病的主要依据。空腹静脉血糖正常浓度为 $3.9\sim6.0$ mmol/L($70\sim108$ mg/dL)。血糖测定又是判断糖尿病病情和控制情况的主要指标。

3. 口服葡萄糖耐量试验(OGTT) 血糖高于正常范围而又达不到诊断标准者,须进行 OGTT。晨起采空腹血标本测血糖,然后将 75 g 无水葡萄糖(儿童按每千克体重 1.75 g,总量不超过 75 g),溶于 $250\sim300$ mL 水中,5 min 内快速饮完,2 h 后再测静脉血浆葡萄糖。

4. 糖化血红蛋白 A1 及糖化血浆白蛋白测定 糖化血红蛋白 A1 及糖化血浆白蛋白测定是病情控制情况的监测指标。糖化血红蛋白 A1(GHbA1)由血红蛋白与葡萄糖非酶化结合而成,反映糖尿病病人近 $8\sim12$ 周内血糖总水平;果糖胺(FA)是由血浆白蛋白与葡萄糖非酶化结合而成,反映病人近 $2\sim3$ 周内血糖总水平。一般而言,GHbA1 和 FA 测定不作为诊断糖尿病的依据,可以作为病情监测的重要指标之一。

5. 血浆胰岛素和 C-肽测定 1 型糖尿病病人血浆胰岛素和 C-肽减少或不能测得,2 型糖尿病病人可偏低、正常或高于正常。血浆胰岛素和 C-肽测定有助于了解胰岛 β 细胞功能和指导治疗,但不作为诊断糖尿病的依据。

6. 其他 关于代谢紊乱方面还应进行血脂、血浆尿素氮、肌酐、尿酸、乳酸、β_2 微球蛋白、血液流变学等测定。

（五）诊断要点

1. 诊断标准　我国现采用 1999 年的诊断标准。

（1）糖尿病症状＋任意时间血浆葡萄糖水平≥11.1 mmol/L（200 mg/dL）。

（2）空腹血浆葡萄糖水平≥7.0 mmol/L（126 mg/dL）。

（3）OGTT 试验中，2 h 血浆葡萄糖水平≥11.1 mmol/L（200 mg/dL）。

符合上述任何一条标准，需再测 1 次予以核实，诊断即可成立。

2. 鉴别诊断　需排除其他原因所致的尿糖阳性（如肾糖阈降低、急性应激状态等）、药物对血糖的影响（如糖皮质激素、噻嗪类利尿剂、口服避孕药、阿司匹林、三环类抗抑郁药等可使血糖升高）以及继发性糖尿病（如肢端肥大症、库欣综合征、嗜铬细胞瘤等）。

（六）治疗要点

由于糖尿病的病因和发病机制未完全明了，缺乏针对病因的治疗。目前强调早期治疗、长期治疗、综合治疗、治疗措施个体化的原则。国际糖尿病联盟（IDF）提出糖尿病治疗的五个要点：糖尿病教育、饮食控制、运动疗法、血糖监测、药物治疗。具体措施以饮食控制和运动疗法为基础，根据病情选择药物治疗。

1. 糖尿病教育　糖尿病教育是基本治疗措施之一，被公认为是其他治疗成败的关键。由于糖尿病是终身疾病，病人的行为和自我管理能力也是糖尿病控制是否成功的关键，良好的教育可使病人充分认识糖尿病，掌握糖尿病的自我管理能力，持之以恒坚持治疗。通过健康教育让病人了解糖尿病的基础知识，学会饮食和运动控制，学会使用便携式血糖计测血糖，学会胰岛素注射技术，识别药物的不良反应（如低血糖反应）等。

2. 饮食治疗　饮食治疗是所有糖尿病病人治疗的基础，是糖尿病病人自然病程中任何阶段预防和控制糖尿病必不可少的措施，也是年长者、肥胖者、病情较轻的糖尿病病人的主要治疗措施，1 型糖尿病和重症病人更应该坚持长期严格执行饮食计划。

3. 运动疗法　适当的运动有利于减轻体重，提高胰岛素敏感性，改善血糖和脂代谢紊乱，还可以缓解压力和紧张情绪。运动的原则是适量、个体化和循序渐进。

4. 血糖监测　使用便携式血糖计可以经常观察和记录病人血糖水平，便于及时调整药物。糖尿病血糖控制目标可参见表 7-1。

表 7-1　糖尿病血糖控制目标

项目		理想	尚可	差
血浆葡萄糖/（mmol/L）	空腹	4.4～6.1	≤7.0	>7.0
	非空腹	4.4～8.0	≤10.0	>10.0

5. 药物治疗

1）口服降糖药物治疗

（1）促胰岛素分泌剂：只适用于无急性并发症的 2 型糖尿病病人。促胰岛素分泌剂分为两类：磺脲类和非磺脲类。

①磺脲类：作用于胰岛 β 细胞表面的受体促进胰岛素释放，但需在机体存留相当数量（≥30%）有功能的胰岛 β 细胞时发挥作用，并可能改善 2 型糖尿病病人胰岛素的敏感性。因此，适用于新诊断的 2 型糖尿病，通过饮食治疗和运动不能很好控制病情的病人；无急性并发

症的 2 型糖尿病。常用药物有格列苯脲(优降糖)、格列吡嗪(美吡达)、格列齐特(达美康)、格列喹酮(糖适平)等。

②非磺脲类:直接刺激胰岛 β 细胞分泌胰岛素,模拟胰岛素分泌的生理机制,当血糖水平较高时才会刺激胰岛素分泌,降血糖作用快而短,主要用于降低餐后高血糖。适合于 2 型糖尿病早期餐后高血糖阶段或以餐后高血糖为主的老年病人。餐前 15 min 或进餐时使用,常用药物有瑞格列奈(诺和龙)和那格列奈。

(2) 增加胰岛素敏感性药物:①双胍类:是肥胖和超重的 2 型糖尿病病人的一线药物。此类药物可以促进外周组织对葡萄糖的摄取和利用,抑制糖原异生及分解,降低血糖;还可以增强胰岛素敏感性,减轻胰岛素抵抗。对正常人无降糖作用。常用药物有二甲双胍、丁福明。②噻唑烷二酮(TZD),也称格列酮类,主要作用是提高组织对胰岛素的敏感性,减轻胰岛素抵抗,常用药物有罗格列酮、吡格列酮。

(3) α-葡萄糖苷酶抑制剂:通过抑制小肠黏膜上皮细胞表面的 α-葡萄糖苷酶活性而延缓碳水化合物的吸收,降低餐后高血糖。此为治疗 2 型糖尿病的一线药物,适用于空腹血糖正常或偏高,而餐后血糖明显升高的 2 型糖尿病病人。常用药物有阿卡波糖(拜糖平)、伏格列波糖(倍欣)。

2) 胰岛素治疗

(1) 适应证:①1 型糖尿病病人;②2 型糖尿病病人经饮食疗法及口服降糖药物未获良好控制者;③DKA、高渗性非酮症糖尿病昏迷、乳酸性酸中毒伴高血糖者;④糖尿病并发心、脑、肾、视网膜等脏器严重损害者;⑤伴重症感染、围手术期、创伤、妊娠、分娩等;⑥全胰腺切除引起的继发性糖尿病。

(2) 胰岛素类型:胰岛素按作用时间可分成不同类型,各种胰岛素制剂特点见表 7-2。

表 7-2 各种胰岛素制剂特点

作用类别	制 剂	皮下注射作用时间/h		
		起效	高峰	持续
短效	普通胰岛素(regular insulin,RI)	0.5	2~4	6~8
中效	低精蛋白锌胰岛素混悬液(NPH) 慢胰岛素锌混悬液(lente insulin)	1~3	6~12	18~26
长效	精蛋白锌胰岛素混悬液(PZI) 特慢胰岛素锌混悬液(ultralente insulin)	3~8	14~24	28~36

注:作用时间仅供参考。

短效胰岛素主要控制 1 餐饭后高血糖;中效胰岛素主要控制 2 餐饭后高血糖,以第 2 餐饭为主;长效胰岛素无明显作用高峰,主要提供基础水平胰岛素。普通(正规)胰岛素是唯一可经静脉注射的胰岛素,可用于抢救 DKA 等。

(3) 治疗原则和方法:胰岛素剂量必须个体化,差异非常悬殊,每 3~5 日调整 1 次。开始时宜用普通胰岛素以便探索剂量,3 次餐前注射。为了防止餐后高血糖,一般每餐前 15~45 min 皮下注射。如果病人胰岛功能很差,不能维持基础性胰岛素分泌,则应加用长效胰岛素或晚 10~12 时再注射 1 次胰岛素,以保持黎明时血糖正常。

糖尿病的治疗中出现的两种现象:①黎明现象:即夜间血糖控制良好,仅在黎明前一段短时间出现高血糖,可能是由胰岛素拮抗激素分泌增加引起。②索莫吉(Somogyi)效应:即在夜间曾有低血糖而未被察觉,继而发生低血糖后的反跳性高血糖。

胰岛素还可通过胰岛素泵给予,可由计算机控制,模拟胰岛素的持续基础分泌和进餐时的脉冲式释放。

6. DKA 的治疗

(1)补液:是抢救 DKA 首要的、极其关键的措施。DKA 病人常有重度脱水,组织微循环灌注不足,使胰岛素不能有效地进入组织间液而发挥生物效应。因此,必须补充足够的液体,恢复有效循环血量。病人无心力衰竭时,遵循先快后慢的原则,2 h 内输入 1000~2000 mL。开始使用生理盐水,当血糖降至 13.9 mmol/L 改为 5% 的葡萄糖溶液,并加入短效胰岛素。一般第一个 24 h 输液总量为 4000~5000 mL,严重失水者可输 6000~8000 mL。

(2)胰岛素治疗:目前采用小剂量短效胰岛素持续静滴的治疗方案。采用胰岛素按每小时每千克体重 0.1 IU 加入生理盐水静脉持续滴注,当血糖降至 13.9 mmol/L 改为 5% 的葡萄糖溶液,并加入短效胰岛素(每 2~4 g 葡萄糖加入 1 IU 胰岛素),已达到血糖快速、平稳下降,而又不易发生低血糖的目的。当尿酮体消失后,根据血糖、尿糖及进食情况调整胰岛素剂量,逐渐恢复平时的治疗。

(3)纠正酸中毒:轻、中度酸中毒经胰岛素治疗及充分补液后即可纠正,无须补碱,当 pH<7.1 或 HCO_3^-<5 mmol/L 时给予 $NaHCO_3$ 静脉滴注,补碱速度不宜过多过快。注意监测血钾水平,根据具体情况调节补钾量及速度。

(4)对症治疗:积极抗感染,纠正休克、心力衰竭、心律失常、肾衰竭、脑水肿等。

7. 高渗性非酮症糖尿病昏迷的治疗　治疗大致与 DKA 相近。病人以严重失水为特点,因此迅速补液、扩容和纠正高渗状态为处理的关键。24 h 输注生理盐水量可达 6000~10000 mL,当血糖下降至 16.7 mmol/L 时,改为 5% 的葡萄糖溶液,并加入短效胰岛素(每 2~4 g 葡萄糖加入 1 IU 胰岛素)持续静滴。根据尿量补钾,积极消除病因和治疗各种并发症。

8. 胰腺移植和胰岛细胞移植　适应 1 型糖尿病病人,尤其合并糖尿病肾病肾功能不全者。单独胰腺移植(节段或全胰腺)可去除对胰岛素的依赖,改善生活质量;但术后并发症严重,不良反应多,还有待提高。胰岛细胞移植技术取得了一些进展,但胰岛细胞的来源和技术仍有待进一步发展。

【护理诊断/问题】

1. 营养失调:高于或低于机体需要量　与胰岛素分泌不足或作用缺陷引起糖、蛋白质、脂肪代谢紊乱有关。

2. 有感染的危险　与血糖增高、脂代谢紊乱、营养不良和微循环障碍等因素有关。

3. 知识缺乏　缺乏糖尿病的预防和自我护理知识。

4. 潜在并发症　DKA、高渗性非酮症糖尿病昏迷、低血糖反应。

5. 有体液不足的危险　与血糖升高、尿渗透压升高有关。

【护理目标】

(1)病人体重恢复正常水平并保持稳定,血糖正常或维持理想水平。

(2)能采取有效措施预防糖尿病足的发生,未发生糖尿病足或发生糖尿病足时能得到有效处理。

(3)未发生糖尿病急性并发症或发生时能被及时发现和处理。

【护理措施】

（一）一般护理

1. 休息与活动 如病人病情稳定,无并发症,尤其对于 2 型糖尿病肥胖病人应鼓励适当运动。流行病学研究结果显示:规律运动 8 周以上可将 2 型糖尿病病人 GHbA1 降低 0.66%;坚持规律运动 12~14 年的糖尿病病人病死率显著降低。规律运动可增加胰岛素敏感性,有助于控制血糖,减少心血管危险因素,减轻体重,还可以缓解压力和紧张情绪,提升幸福感。鼓励病情稳定,无并发症病人积极参加有氧运动如散步、快走、慢跑、打太极等。但要注意循序渐进,持之以恒,规律运动,不可操之过急。但须避免过度疲劳和精神紧张的体育比赛,以免兴奋交感神经及胰岛 A 细胞等,导致血糖升高。运动中出现异常,应马上停止并及时就诊。避免空腹运动,防止低血糖,运动时随身携带糖果及糖尿病卡。

2. 饮食 饮食治疗是所有糖尿病病人治疗的基础,无论用药与否,都应坚持饮食控制。目的是维持理想的血糖水平,降低糖化血红蛋白;减少心血管疾病的危险因素,包括控制血脂异常和高血压;减轻胰岛素抵抗,降低胰岛 β 细胞负荷。

（1）制订总热量:根据病人的理想体重[查表或简易计算,理想体重(kg)＝身高(cm)－105]和工作性质,计算每日所需总热量。在不同工作状态下,成人每日所需总热量(每日每千克理想体重)分别为:休息 105~125 kJ(25~30 kcal),轻体力劳动 125~146 kJ(30~35 kcal),中度体力劳动 146~167 kJ(35~40 kcal),重体力劳动 167 kJ(40 kcal)以上。儿童、孕妇、乳母、营养不良者、低体重者和伴消耗性疾病者酌增,肥胖者酌减,使病人体重逐渐达到理想体重($\pm 5\%$)。

（2）饮食成分:碳水化合物占总热量的 50%~60%,提倡食用粗制米、面和一定量杂粮;蛋白质摄入一般不超过总热量的 15%,脂肪约占总热量的 30%。

（3）合理分配:确定每日摄取热量和食物成分后,将热量换算为食物重量。每克碳水化合物、蛋白质产热均为 16.7 kJ(4 kcal),每克脂肪产热 37.7 kJ(9 kcal)。换算为食物后制订食谱,三餐按 1/5、2/5、2/5 或 1/3、1/3、1/3 分配,四餐按 1/7、2/7、2/7、2/7 分配。提倡食用粗粮、富含纤维素食物,限制饮酒。

（4）注意事项:①控制摄入总热量,控制饮食的关键在于控制总热量,如病人因饮食控制而饥饿时,可增加蔬菜、豆制品等热量较低的食物,减轻病人饥饿感。在保持总热量不变的原则下,凡增加一种食物时应同时减去另一种食物,以保证饮食平衡。②严格限制各种甜食,包括糖果、甜饼干、甜点心、蜜饯及各种含糖饮料。为满足甜味的口感,可给予木糖醇、蛋白糖等增加食欲。③多食含纤维素高的食物,如豆类、蔬菜、杂粮、含糖分低的水果等。食物中纤维素含量高可加速食物通过肠道,从而延迟和减少糖类食物在肠道的吸收,使餐后血糖下降;同时可增加肠蠕动,有利于大便通畅;纤维素体积大,进食后使人有饱腹感,有利于控制体重;食物纤维尚有一定的降低胆固醇及低密度脂蛋白的作用,故对糖尿病心血管并发症也有一定的预防作用。④定期测体重,肥胖者以每周体重下降 0.5~1.0 kg 为宜。⑤严密观察血糖,根据血糖、体重及时调整饮食量。

3. 心理护理 向病人及家属介绍糖尿病相关知识及其他病人配合治疗的成功经验,告知病人虽然糖尿病不能治愈,但是可以经过治疗护理缓解和延缓并发症的发生,增强战胜疾病的信心。鼓励病人参加糖尿病教育活动,使病人认识到自我监测及积极配合治疗的重要性。告知家属应鼓励和支持病人,给予病人更多的关心和照顾。

（二）病情观察

1. 糖尿病症状观察 定期监测血糖、血压、血脂、糖化血红蛋白、眼底及体重等，以便了解病情转归。其中，自我监测血糖是近10年来糖尿病病人管理方法的重要进展之一。病人在家里可以使用便携式血糖仪进行血糖监测并记录，操作方便、简单，能有效地了解血糖波动情况。一般选用四点法，即三餐前加睡前血糖。

2. 急性并发症观察

（1）在原有糖尿病基础上出现显著疲乏无力、极度口渴、食欲减退、恶心、呕吐、头痛、烦躁、嗜睡、呼吸深快有烂苹果味及意识改变者提示DKA；若发病前无糖尿病史或仅有轻症，因急性胃肠炎、胰岛炎、不合理限制水分、静脉输入葡萄糖溶液和口渴大量饮用含糖饮料等诱因，病人出现多尿、多饮，食欲减退症状，进而表现为嗜睡、幻觉、定向障碍、偏盲、偏瘫等，最后陷入昏迷状态，应考虑为高渗性非酮症糖尿病昏迷。

（2）严密观察和记录病人神志、瞳孔、呼吸、血压、脉搏、心率及24 h液体出入量等变化。

（3）监测并记录血糖、尿糖、血酮、尿酮水平以及动脉血气分析和电解质变化，注意有无水、电解质及酸碱平衡紊乱。

（三）对症护理

1. 低血糖反应的护理

（1）诱因：糖尿病病人出现低血糖反应有两种类型，即反应性低血糖和药物性低血糖。反应性低血糖见于少数2型糖尿病病人的患病初期，由于餐后胰岛素分泌高峰延迟，出现反应性低血糖，大多数发生在餐后4～5 h，尤其以单纯性进食碳水化合物时显著。药物性低血糖多见于胰岛素使用不当或过量，以及口服磺脲类药物不当等情况。当从动物胰岛素改用人胰岛素时，发生低血糖的危险性增加。

（2）病情监测：当血糖低于2.8 mmol/L时即可出现低血糖症状，但因个体差异，有的病人血糖不低于此值也可出现低血糖症状。因此，观察病人表现显得尤为重要，主要临床表现为肌肉颤抖、心悸、出汗、饥饿感、软弱无力、紧张、神志改变、认知障碍，严重时发生抽搐、昏迷。老年糖尿病病人应特别注意观察夜间低血糖症状的发生。

（3）急救措施：一旦确定病人发生低血糖，应尽快补充糖分，解除脑细胞缺糖症状。轻症神志清醒者，可给予约含15 g糖的食物，15 min后测血糖如仍低于2.8 mmol/L，继续补充以上食物一份。如病情重，神志不清者，应立即给予静注50%葡萄糖溶液40～60 mL，或静滴10%葡萄糖溶液。病人清醒后改为进食米、面食物，以防再度昏迷。反复发生低血糖或较长时间的低血糖昏迷会损伤脑组织，因此，需要及时处理。

2. 糖尿病足护理

（1）逐步观察与检查：每日检查双足1次，观察足部皮肤颜色、温度改变、注意检查趾甲、趾间、足底部皮肤有无胼胝、鸡眼、甲沟炎、甲癣、脚癣，有无红肿、青紫、水泡、溃疡、坏死。评估足部有无感觉减退、麻木、刺痛、足背动脉减弱、皮肤干燥及皮温低等。

（2）促进肢体的血液循环：①冬天注意足部的保暖，避免长期暴露于寒冷或潮湿环境，尽量不用热水袋保暖，以免烫伤皮肤而引起感染。②经常按摩足部，按摩方向由足端往上，避免直接按摩静脉曲张患处。③每日进行适度的运动，如散步、起坐等锻炼，以促进血液循环，避免同姿势站立过久。取坐位时，不要盘腿坐或两腿交叉坐。④积极戒烟。

（3）选择合适的鞋袜，避免足部受伤：病人应选择轻巧柔软、前头宽大的鞋子。若买鞋应在下午购买,站着试鞋,两只脚都试,以保证新鞋宽松合脚。新鞋不可一次穿得太久,第一次只穿半小时,以后逐渐增加穿着时间。袜子以弹性好、透气以及散热性好的羊毛、棉毛质地为佳。

(4) 保持足部清洁,避免感染:勤换鞋袜,每日用中性肥皂和温水清洁足部,水温与体温相近即可,趾间要洗干净,洗净后应以清洁、柔软的毛巾轻轻擦干,若足部皮肤干燥,可用羊毛脂涂擦,但不可常用,以免皮肤过浸软。修剪趾甲避免太短,应与脚趾平齐。局部如有红、肿、热、痛,应立即治疗。

(5) 预防外伤:指导病人不要赤脚走路,以防刺伤;外出时不可穿拖鞋,以防踢伤;冬天使用电热毯及烤灯时谨防烫伤;对鸡眼、胼胝、脚癣及时治疗。

3. 感染的护理

(1) 皮肤护理:糖尿病病人因抵抗力低,皮肤易发生感染,若发生外伤伤口不易亦愈合。因此,护士应加强病人的皮肤护理:①鼓励病人勤洗澡、勤换衣服,保持皮肤清洁,以防皮肤感染;②指导病人选择质地柔软、宽松的内衣,避免穿有松紧带的衣服和使用各种约束带;③如有皮肤感染时,应做伤口细菌培养以选用敏感的抗生素,伤口局部不可任意用药,尤其是刺激性药物;④护理操作时应严格无菌技术。

(2) 呼吸道及口、鼻腔的护理:①预防上呼吸道感染,避免与肺炎、感冒、肺结核等呼吸道感染者接触;②指导病人保持口腔清洁卫生,做到睡前、早起要刷牙,重症病人应每日给予特殊口腔护理。

(3) 泌尿道的护理:糖尿病病人因尿糖的刺激,会阴部皮肤常有瘙痒,尤其是女病人。每次小便后,要用温水清洗外阴部,洗后擦干,防止及减少瘙痒和湿疹的发生。因自主神经功能紊乱造成的尿潴留,可采用膀胱区热敷,按摩和人工诱导排尿等方法排尿,尽量避免导尿以减少尿感染机会。若需导尿时,应严格执行无菌技术。

(四) 用药护理

1. 口服降糖药物的护理

(1) 护士除掌握常用降糖药物的作用、剂量、时间外,还应掌握药物的副作用和注意事项,指导病人正确服用,及时纠正不良反应。①磺脲类餐前半小时服用,最严重的不良反应是低血糖,同时还有程度不同的胃肠道反应、皮肤瘙痒、胆汁淤滞性黄疸、肝功能损害、再生障碍性贫血、溶血性贫血、血小板减少、白细胞减少等。各种磺脲类药物不宜联合使用。②双胍类药物餐中或餐后服用,以降低胃肠道刺激。主要不良反应有腹部不适、口中金属味、恶心、畏食、腹泻等,偶有过敏反应。由于双胍类药物促进无氧酵解,产生乳酸,易出现乳酸性酸中毒、休克、肝肾功能不全、缺氧的病人禁用。③阿卡波糖与第一口食物同嚼服,主要不良反应是腹胀、腹痛、排气增多、腹泻等。

(2) 观察病人血糖、尿糖、尿量和体重变化,评价药物疗效。

(3) 指导病人按时进餐,切勿提前或推后。

2. 胰岛素治疗的护理

(1) 准确执行医嘱:制剂种类正确,剂量准确,按时注射。注射工具主要有普通注射器、胰岛素笔、胰岛素泵三种。

(2) 保存:还未开封的胰岛素置于冰箱 4~8 ℃冷藏,避免冻结。已开封正在使用的胰岛素置于常温下(<28 ℃)可使用 28 日,无须放入冰箱,但应置于阴凉处保存,避免受热、光照、剧烈晃动。

(3)用法:掌握胰岛素的注射时间,短效胰岛素于餐前半小时皮下注射,中、长效胰岛素在早餐前 1 h 皮下注射。抽吸胰岛素之前可轻轻摇匀药液,避免剧烈晃动。长、短效胰岛素混合使用时,应先抽吸短效胰岛素,再抽吸长效胰岛素,然后混匀,切不可逆行操作,以免将长效胰岛素混入短效胰岛素内,影响其速效性。

(4)注射部位:胰岛素多采用皮下注射法,宜先选择上臂三角肌、臀大肌、大腿前侧、腹部等部位,注射部位应交替使用以免形成局部硬结和脂肪萎缩,影响药物吸收及疗效。注射胰岛素时应严格无菌操作,防止发生感染。

(5)胰岛素不良反应的观察及处理:胰岛素不良反应包括以下几点。①低血糖反应,是最常见的不良反应,与剂量过大或(和)饮食失调有关。表现有头昏、心悸、多汗、饥饿甚至昏迷。②胰岛素过敏,表现为注射部位瘙痒,继而出现荨麻疹样皮疹。全身性荨麻疹少见,可伴恶心、呕吐、腹泻等胃肠症状,罕见严重过敏反应(如血清病、过敏性休克)。对过敏反应者,立即更换胰岛素制剂种类,使用抗组胺药、糖皮质激素及脱敏疗法等,严重过敏者需停止或暂时中断胰岛素治疗。③注射部位如有皮下脂肪萎缩和增生,停止使用该部位后可缓解自然恢复。

(6)使用胰岛素治疗过程中应定期监测尿糖、血糖变化。

【健康教育】

对糖尿病病人及高危人群进行健康教育是降低糖尿病发病率,减少糖尿病急、慢性并发症和致死率的重要措施,教育内容包括以下四点。

1. 疾病知识宣教　通过各种方式如集体教育、小组学习等,以宣传册、视频等途径向病人及家属介绍糖尿病相关知识。

2. 提高自我监测和自我护理的能力　内容包括:①指导病人掌握定期监测血糖、尿糖的重要性及测定技术,学会记糖尿病日记。②掌握口服降糖药的应用方法和不良反应,注射胰岛素的方法及低血糖反应的判断和应对。③了解饮食治疗在控制病情、防治并发症中的重要作用,掌握饮食治疗的具体要求和措施,学会自己烹调,长期坚持。④掌握运动疗法的具体方法及注意事项。⑤生活规律、合理饮食、戒烟酒,注意个人卫生,做好足部护理。⑥了解情绪、精神压力对疾病的影响,指导病人正确处理疾病所致的生活压力。

3. 指导病人定期复查　一般每 3～6 个月定期复查糖化血红蛋白,以了解病情控制情况,及时调整用药剂量,每年 1～2 次定期全身检查,着重了解血脂水平,心、脑、肾、眼底及神经功能,以便尽早防治慢性并发症。

4. 预防意外　指导病人外出时随身携带识别卡,写明姓名、年龄、家庭住址、家人联系方式和病情等以备急需。

【护理评价】

病人糖尿病症状是否得到控制,血糖、体重是否恢复或接近正常;能否说出糖尿病饮食的意义及基本要求,是否自觉参加、制订并遵守饮食计划,有无营养失调表现;病人是否熟悉糖尿病的相关知识,能否正确进行自我血糖监测和注射胰岛素的操作方法,是否熟悉低血糖的表现及处理方法、皮肤和足部护理的要求;有无严重并发症的发生或使并发症减轻。

第四节　腺垂体功能减退症病人的护理

腺垂体功能减退症分为原发性与继发性两类,原发性又称为 Addison 病,是由自身免疫、肿瘤、结核、真菌等多种原因导致双侧肾上腺绝大多数被破坏,引起肾上腺皮质激素分泌不足,反馈性使血浆促肾上腺皮质激素(ACTH)升高。继发性为下丘脑-垂体病变引起 ACTH 不足所致,本节主要讲解 Addison 病。

【护理评估】

（一）病因与发病机制

1. 自身免疫性肾上腺炎　为本病目前最常见的病因,其发生与自身免疫导致双侧肾上腺皮质大量破坏有关。

2. 感染　肾上腺结核为 20 世纪 60 年代前最常见的病因,约占 80%,现已随结核病的控制而逐渐减少,因肾上腺干酪样坏死而发病。也可见于病毒和细菌感染。

3. 其他病因　除上述病因外,恶性肿瘤转移、淋巴瘤,白血病浸润、双侧肾上腺切除、放射治疗破坏、肾上腺酶系抑制药长期应用、血管栓塞等也可导致本病。获得性免疫缺陷综合征(艾滋病)也已成为引起本病的原因之一。

（二）临床表现

肾上腺皮质功能减退症的临床症状和体征是由于不同程度的糖皮质激素(以皮质醇为主)和盐皮质激素(以醛固酮为主)分泌不足所致。

1. 一般表现　全身皮肤黏膜色素沉着,是最具特征的表现。以暴露处、摩擦处、掌纹、乳晕等处较为明显。口腔、颊黏膜、牙龈等处也可有色素沉着。

2. 各系统表现

（1）消化系统:食欲减退、胃酸减少、消化不良、恶心、呕吐、腹胀、腹痛,偶有腹泻、便秘。少数病人嗜咸食,可能与失钠有关。

（2）神经、精神系统:乏力、表情淡漠、嗜睡、精神失常等。

（3）心血管系统:血压下降、心脏缩小、心音低钝。病人常有头昏、眼花、直立性昏厥。

（4）代谢障碍:低血糖、低血钠、高血钾。

（5）生殖系统:女性阴毛、腋毛减少或稀疏脱落,月经失调和闭经,但病情轻者仍可生育。男性有性功能减退。

（6）对感染外伤等各种应激的抵抗力减弱,可出现肾上腺危象。

3. 肾上腺危象　本病危重的表现。主要由机体对各种应激的耐受性降低所致,当病人在感染、创伤、手术、分娩、大量出汗、呕吐、腹泻、失水或突然中断治疗等应激状态下均可诱发危象。表现为高热、恶心、呕吐、腹痛和腹泻、严重脱水、血压降低、心率加快、脉搏细弱、精神失常、低血糖、低血钠,血钾可高可低,如不及时抢救,可发展至休克、昏迷,甚至死亡。

（三）心理和社会状况

本病病人由于皮肤黏膜色素沉着影响外形，以及本身激素的影响，情绪低落、抑郁，不愿与人沟通。

（四）辅助检查

1. 血液生化检查 血钠降低，血钾升高，血钙升高，空腹血糖降低。

2. 肾上腺皮质功能检查

（1）血、尿皮质醇：24 h 尿 17-羟皮质类固醇、24 h 尿游离皮质醇的测定常降低。

（2）ACTH 试验：是目前筛查本病的标准方法。若注射 ACTH 后病人血、尿皮质醇不升高，提示 Addison 病。

（3）血浆基础 ACTH 测定：原发性肾上腺皮质功能减退者明显增高，继发性肾上腺皮质功能减退者明显降低，接近于零。

（4）影像学检查：帮助确定病因及定位。

（五）诊断要点

病人有皮肤黏膜色素沉着、乏力、食欲减退、体重减轻、血压下降等典型临床表现时需考虑本病，再结合皮质醇测定或 ACTH 兴奋试验可确诊。同时需与一些慢性消耗性疾病鉴别。

（六）治疗要点

1. 替代治疗 Addison 病需终身使用肾上腺皮质激素替代治疗。基本原则为长期坚持、尽量个体化选择剂量、应激时增加剂量。

（1）糖皮质激素替代治疗：诊断一旦明确，应尽早给予糖皮质激素替代治疗。根据病人身高、体重、性别、年龄、体力、劳动强度等，确定合适的基础量。剂量分配尽量与皮质醇昼夜周期变化相等，即晨间较大，午后较小，傍晚最小，以保证病人日间有充沛的精力。一般清晨睡醒时服用全日量的 2/3，下午 4 时服余下的 1/3。

（2）钠盐及盐皮质激素替代治疗：钠盐摄入要充足，有腹泻、大量出汗等情况时应酌情增加，以及时补充失钠量。多数病人在服用氢化可的松（或可的松）和充分补充钠盐情况下，即可获得良好的效果。必要时加服盐皮质激素，并根据疗效调节剂量。

2. 病因治疗 有活动性结核者在替代治疗的同时积极给予抗结核治疗。如病因为自身免疫者应检查是否伴有其他腺体功能减退，应同时治疗。

3. 肾上腺危象的救治 为内科急症，应积极抢救。主要措施为静注糖皮质激素，迅速补充生理盐水、葡萄糖溶液及治疗存在的应激情况。

（1）补充盐水：典型的危象病人液体损失量约达细胞外液的 1/5，故于初治的第 1、第 2 日内每日应迅速补充生理盐水 2000～3000 mL。对糖皮质激素缺乏为主，脱水不甚严重者，补盐水量适当减少，补充葡萄糖溶液以避免低血糖。

（2）补充糖皮质激素：这是关键性治疗措施。立即给氢化可的松或琥珀酸氢化可的松 100 mg 静注，使血皮质醇浓度达到正常人在发生严重应激时的水平。以后每 6 h 100 mg 加入补液中静滴，第 2～3 日可减至 300 mg 分次静滴，如病情好转，渐减至每日 100～200 mg。

（3）其他 防治诱因、积极治疗感染等。

【护理诊断/问题】

1. 体液不足 与醛固酮分泌减少引起水钠排泄增加，胃肠功能紊乱引起恶心、呕吐、腹泻有关。

2. 营养失调：低于机体需要量 与糖皮质激素缺乏导致畏食、消化功能不良有关。

3. 活动无耐力 与皮质醇缺乏导致肌肉无力、疲乏有关。

4. 知识缺乏 缺乏服药方法、预防肾上腺危象的知识。

5. 潜在并发症 肾上腺危象。

【护理措施】

（一）一般护理

1. 休息 环境安静，空气流通，保证病人充分休息，限制探视。避免单独下床，指导病人在下床活动、改变体位时动作宜缓慢，防止发生体位性低血压。

2. 饮食 ①进食高碳水化合物、高蛋白质、高钠、低钾饮食。摄取足够的食盐（8～10 g/d）以补充失钠量。如有大量出汗、腹泻时应酌情增加食盐摄入量。②在病情许可情况下，鼓励病人每日摄取水分在 3000 mL 以上。③注意避免进含钾高的食物如柑橘类、香蕉、南瓜等，以免加重高血钾，诱发心律失常。

3. 心理护理 本病病人情绪往往低落、抑郁、少言、懒动，要注意耐心与病人沟通，关心病人，鼓励其适当活动，主动与人交流，树立病人治疗的信心，能以积极的心态参与治疗。向病人解释本病可以用替代治疗达到较好的效果，树立病人战胜疾病的信心。

（二）病情观察

观察病人恶心、呕吐、腹泻等症状及记录 24 h 出入液量。观察病人皮肤的颜色、湿度及弹性，注意有无脱水表现。监测血钠、血钾、血钙、血糖等血清生化情况。给予心电监护观察心电图变化，注意有无心律失常。

（三）对症护理

肾上腺危象的护理如下。

（1）抢救配合：迅速建立两条静脉通道，按医嘱补充生理盐水、葡萄糖溶液和糖皮质激素，并注意观察用药疗效。针对高热、休克、昏迷等症状进行护理。

（2）病情监测：观察病人的生命体征及意识，定时监测血电解质及酸碱平衡情况。

（3）避免诱因：积极控制感染，避免创伤、过度劳累和突然中断治疗。大量出汗时应增加钠盐的摄入。手术和分娩时应做好充分的准备。当病人出现恶心、呕吐、腹泻时应及时处理。遇有应急状态时应加量服用糖皮质激素。

（四）用药护理

遵医嘱按量服药，注意观察药物的不良反应。使用盐皮质激素的病人要密切观察血压、肢体水肿、血清电解质等变化，为调整药量和电解质的摄入量提供依据。如有情绪变化、消化不良、高血糖、高血压等症状出现时，应及时与医生联系。

【健康教育】

1. 疾病知识的指导 指导病人避免感染、创伤、过度疲劳等病情加重的诱因。向病人讲解有关疾病的基础知识，告诉病人终身使用肾上腺皮质激素替代治疗的重要性，使其懂得应激状态下糖皮质激素需要量会增加，而且明白不论进行任何手术都要告知其医生。

2. 生活指导 生活规律，情绪乐观，避免过劳，注意休息，进食高碳水化合物、高蛋白质、高钠饮食，注意避免进含钾高的食物，以免加重高血钾。指导病人做好自我保护，外出时避免阳光直晒，以免加重皮肤黏膜色素沉着。随身携带识别卡，写明姓名、地址，说明自己为肾上腺皮质功能不全者，以便发生紧急情况时能得到及时处理。

3. 用药指导　指导病人服药方法,强调要按时定量服用,切勿自行增减药量或停药,以免发生危险。了解药物的不良反应,指导病人将药物与食物或制酸剂一起服用,避免单独或饭前服用,以免损伤胃黏膜。

4. 门诊随访　指导病人定期到医院复查,以便调整药物剂量。

第五节　库欣综合征病人的护理

库欣综合征(Cushing syndrome)又称 Cushing 综合征、皮质醇增多症,是由各种病因引起肾上腺皮质分泌过量糖皮质激素(主要是皮质醇)所致疾病的总称,是肾上腺皮质疾病中最常见的一种。主要临床表现有向心性肥胖、皮肤痤疮、紫纹、糖尿病倾向、高血压和骨质疏松等。库欣综合征可发生于任何年龄,以 20~40 岁多见,女性多于男性。其中以垂体促肾上腺皮质激素(ACTH)分泌亢进所引起者最为多见,称为 Cushing 病。

【护理评估】

(一) 病因及发病机制

1. 依赖 ACTH 的库欣综合征　①Cushing 病:最常见,约占 70%,垂体多有微腺瘤,少数为大腺瘤,使 ACTH 分泌过多,过多 ACTH 刺激双侧肾上腺皮质增生,分泌大量的皮质醇而致病。②异位 ACTH 综合征:是垂体以外的组织分泌大量 ACTH,刺激肾上腺皮质增生,分泌过量皮质醇。最常见的是肺癌(约占 50%),其次是胸腺癌、胰腺癌和甲状腺髓样癌等。

2. 不依赖 ACTH 的库欣综合征　①肾上腺皮质腺瘤。②肾上腺皮质癌。③不依赖ACTH 的双侧肾上腺小结节性增生。④不依赖 ACTH 的双侧肾上腺大结节性增生。

3. 医源性皮质醇增多　长期大量使用 ACTH 或糖皮质激素所致。

(二) 临床表现

本病的临床表现主要是皮质醇分泌过多引起代谢紊乱和多器官功能障碍,以及抵抗力下降。起病多缓慢,病程较长,从起病到诊断平均约 3 年。

1. 脂肪代谢紊乱　向心性肥胖为本病特征性的表现:满月脸、水牛背、腹大似球形、四肢相对瘦小。此种脂肪分布的原因可能是皮质醇促进脂肪的动员和合成,引起脂肪代谢紊乱和重新分布,导致面部和躯干脂肪堆积,而四肢脂肪分解增多,形成向心性肥胖。

2. 蛋白质代谢紊乱　大量皮质醇促进蛋白质分解,抑制蛋白质的合成,出现蛋白质过度消耗的表现:皮肤菲薄、毛细血管脆性增加、轻微损伤即可引起淤斑;肌肉萎缩肌无力、下蹲后起立困难;由于肥胖、皮肤薄、蛋白质分解亢进、皮肤弹力纤维断裂等原因,病人下腹两侧、大腿外侧等处可出现典型的皮肤紫纹,甚至萎缩。

3. 糖代谢紊乱　大量皮质醇抑制葡萄糖进入组织细胞,并有拮抗胰岛素的作用,减少组织对葡萄糖的利用,同时促进肝糖原的异生,使血糖升高,葡萄糖耐量减低,部分病人出现继发性糖尿病,称类固醇性糖尿病。

4. 心血管表现　高血压为本病常见临床症状,与皮质醇激活肾素-血管紧张素系统有关。

病人常伴有动脉硬化和肾小动脉硬化,可能是高血压的后果,又可加重高血压,使部分病人治疗后血压仍不能降至正常。长期高血压可并发左心室肥大,心力衰竭和脑血管意外。病人脂肪代谢紊乱,对心血管系统产生不利影响,是冠心病发病的独立危险因素。

5. 感染　长期大量皮质醇,可抑制免疫功能,使病人机体抵抗力低下,容易发生各种感染。以肺部感染多见。

6. 血液系统改变　皮质醇刺激骨髓,使红细胞生成增多,血红蛋白含量增高,再加上病人皮肤菲薄,常表现为多血质面容。大量皮质醇还可使白细胞计数升高及中性粒细胞增多。

7. 水、电解质及酸碱平衡紊乱　长期大量皮质醇增多,可导致潴钠、排钾作用。部分病人因潴钠而出现水肿,低钾使病人乏力加重,甚至引起低钾性碱中毒。

8. 精神症状　常有不同程度的精神、情绪变化,如失眠、易怒、焦虑、妄想甚至精神分裂。

9. 性功能异常　由于大量皮质醇对垂体促性腺激素的抑制作用,女性病人大多出现月经不规则、经量减少或停经,多伴不孕、面部及背部长有痤疮、体毛增多增粗等。男性病人出现性欲减退、阴茎缩小、睾丸萎缩等。

10. 骨质疏松　由于大量皮质醇有排钙作用,抑制钙吸收,增加钙排出,影响骨的形成。因此,病程长者可出现骨质疏松,以胸椎、腰椎及骨盆最常见,脊椎可发生压缩畸形,身材变矮,甚至骨折。

（三）心理和社会状况

病人对库欣综合征的认识程度,对治疗的合作情况;病人有无焦虑、抑郁等心理反应,家属对病人疾病的反应、支持程度和相关的疾病知识了解程度等。

（四）辅助检查

1. 血常规及生化检查　红细胞计数和血红蛋白含量偏高,白细胞计数升高及中性粒细胞增多。血糖高、血钠高、血钾低。

2. 血浆皮质醇测定　血浆皮质醇浓度持续升高,昼夜规律消失,即病人早晨血浆皮质醇浓度高于正常,而晚上不明显低于早晨。

3. 24 h 尿 17-羟皮质类固醇、血游离皮质醇　含量明显升高。

4. 地塞米松抑制试验

（1）小剂量地塞米松抑制试验:午夜 1 次给地塞米松 1～2 mg 口服。用于本病与垂体轴功能正常疾病的鉴别。本病尿 17-羟皮质类固醇不能被抑制到对照值的 50% 下。

（2）大剂量地塞米松抑制试验:若小剂量地塞米松试验不抑制,将地塞米松加到 8 mg 口服,尿 17-羟皮质类固醇能被抑制到对照值的 50% 下者病变大多为垂体性;不能被抑制者可能为原发性肾上腺皮质病变或异位 ACTH 综合征。

5. ACTH 兴奋试验　垂体性 Cushing 病和异位 ACTH 综合征常有反应,原发性肾上腺皮质病变者多无反应。

6. 影像学检查　包括肾上腺超声检查、蝶鞍区断层摄片、CT、MRI 等可显示病变部位的影像学改变。

（五）诊断要点

典型病例根据临床表现即可做出诊断。早期及不典型病例有赖于实验室及影像学检查。注意与单纯性肥胖、2 型糖尿病进行鉴别。

（六）治疗要点

根据不同病因做相应治疗。在病因治疗前，对病情严重的病人，宜先对症治疗以防止并发症。

1. 对症治疗 糖代谢紊乱者用降糖药治疗；低钾者补钾；感染者用抗生素。

2. Cushing 病 本病治疗有药物、手术、放射治疗三种方法。①经蝶窦切除垂体微腺瘤为近年来治疗本病的首选方法，腺瘤摘除后可治愈，仅少数病人术后复发。垂体大腺瘤病人需做开颅切除手术。②如未发现垂体腺瘤，或某种原因不宜做垂体手术，病情严重者，宜做一侧肾上腺全切，另一侧肾上腺大部分或全切除术，术后做垂体放疗。③如手术及放疗无效，给予肾上腺皮质激素合成阻滞剂治疗，如美替拉酮、米托坦等。

3. 不依赖 ACTH 小结节性或大结节性 做双侧肾上腺切除术，术后做激素替代治疗。

4. 肾上腺肿瘤 肾上腺肿瘤经检查明确肿瘤部位后，手术切除可根治。未能根治或已有转移者用药物治疗，以减少肾上腺皮质激素的分泌。

5. 异位 ACTH 综合征 应治疗原发性癌肿，根据具体病情做手术、放疗和化疗。

【护理诊断/问题】

1. 自我形象紊乱 与库欣综合征引起身体外观改变有关。

2. 体液过多 与皮质醇增多引起水钠潴留有关。

3. 有感染的危险 与皮质醇增多导致机体免疫力下降有关。

4. 活动无耐力 与蛋白质代谢障碍引起肌肉萎缩有关。

5. 有受伤的危险 与代谢异常引起钙吸收障碍，导致骨质疏松有关。

6. 焦虑 与 ACTH 增加引起病人情绪不稳定、烦躁有关。

【护理目标】

（1）病人病情稳定。

（2）病人的日常活动耐力逐渐恢复。

（3）病人恐惧感减轻或消失。

（4）病人未发生感染，或感染得到及时处理。

【护理措施】

（一）一般护理

1. 休息 合理的休息可避免加重水肿。平卧时可适当抬高双下肢，有利于静脉回流。鼓励病情轻的病人做力所能及的活动，防止肌肉萎缩，消除多余脂肪，但避免剧烈运动。重症病人卧床休息。

2. 饮食 给予高钾、高钙、高蛋白质、高纤维素、低脂、低钠、低糖、低热量的食物，适当限制饮水量，预防和控制高血糖、水肿。避免各种刺激性食物，禁烟、酒。鼓励病人食用柑橘类、枇杷、香蕉、南瓜等含钾高的食物，预防低血钾。

3. 心理护理 由于疾病的影响，病人出现特殊的体态、体貌及性格改变，容易产生悲观、抑郁情绪，护理人员应鼓励病人，尊重病人，耐心倾听病人倾诉，向病人解释在病情得到控制后这种体貌变化也会随之好转，增强病人战胜疾病的信心。

（二）病情观察

观察有无发热、咽痛等感染现象；观察有无多食、多饮、多尿、消瘦等糖尿病的表现；有无关节痛或腰背痛等情况；监测生命体征、水肿情况，每日测量体重、记录 24 h 液体出入量，如有血压过高及时与医生联系;定期监测血糖、尿糖、血常规、电解质等。

（三）对症护理

1. 防止外伤　提供安全、舒适的环境,尽量消除安全隐患。移除环境中不必要的家具或摆设,地面保持干燥,浴室铺防滑垫。避免剧烈运动,变换体位时动作宜缓慢,防止跌倒发生骨折。

2. 预防感染　保持室内空气新鲜,环境清洁,温、湿度适宜,避免暴露在污染的环境中;避免去人多拥挤的地方,减少感染机会;严格执行无菌操作,避免交叉感染;尽量减少侵入性治疗护理措施。

（四）用药护理

遵医嘱正确用药,不可随意增减剂量,注意观察用药效果及不良反应。

【健康教育】

1. 疾病知识指导　向病人及家属介绍疾病的相关知识和治疗方法,使其明白治疗过程与效果,积极配合治疗和护理。

2. 生活指导　指导病人坚持高蛋白质、高钾、低糖、低盐饮食;指导病人适当活动,防止摔伤、骨折;避免去人多拥挤的地方,防止感染。

3. 用药指导　指导病人遵医嘱用药,注意观察药物疗效和不良反应,了解激素替代治疗的有关注意事项。

4. 门诊随访　定期门诊随访,复查有关化验指标。

【护理评价】

病人症状是否得到控制,是否熟悉疾病的相关知识,能否进行正确的饮食,能否遵医嘱按时用药,有无严重并发症的发生。

第六节　痛风病人的护理

痛风是一组慢性嘌呤代谢紊乱和（或）尿酸排泄障碍所导致的血尿酸增高的一组代谢性疾病,临床特点为高尿酸血症、反复发生的痛风性关节炎、痛风石、间质性肾炎,严重者呈关节畸形及功能障碍,常伴有尿酸性尿路结石。过去我国发病率较低,随着人民生活水平的提高,近年来痛风已成为常见病和多发病,其中 95% 为男性,临床发现我国痛风病人有年轻化发展的趋势,应引起高度警惕和关注。

【护理评估】

（一）健康史

1. 病因　痛风根据其病因可分为原发性和继发性两大类,其中原发性占绝大多数,痛风的直接原因是高尿酸血症。

（1）原发性高尿酸血症:与遗传因素有关,10%~20% 的病人有家族史,是由先天性嘌呤代谢紊乱引起,常常伴有肥胖、糖尿病、动脉粥样硬化、冠心病、原发性高血压等疾病。

（2）继发性高尿酸血症：常继发于其他遗传性代谢紊乱疾病、肾病、血液病、药物及高嘌呤食物等多种原因。

（3）常见诱因：多见于暴饮暴食、酗酒、摄入高蛋白质及高嘌呤食物、感染、外伤、手术和情绪激动等。

2. 发病机制 各种原因引起尿酸的生成增多和（或）肾脏排出尿酸减少，使尿酸积累形成高尿酸血症，但仅有高尿酸血症并不一定出现痛风的表现，只有 10%～20% 高尿酸血症者发生痛风，痛风的急性发作是尿酸以结晶形式（尿酸盐）沉积在组织内形成组织损伤。

（二）临床表现

1. 无症状期 仅有血尿酸持续或波动性增高而没有出现临床症状，从血尿酸增高至症状出现时间可长达数年至 10 年，有些可终身不出现症状。血尿酸持续性和波动性增高，浓度越大，出现痛风症状的机会就越高。

2. 痛风性关节炎期

（1）急性痛风性关节炎：为痛风的首发症状，是尿酸盐结晶、沉积引起的炎症反应。往往起病急骤，常在午夜发作，因剧痛而惊醒，好发于下肢单关节，最易受累部位是第 1 跖趾关节，出现单一关节及其周围组织明显红、肿、热、痛，局部有明显压痛，可有关节积液，伴发热、白细胞增多等全身反应。首次发作呈自限性，经过 1～2 日或数周可自然缓解。如反复发作演变呈多关节炎并进入慢性期。

（2）慢性痛风性关节炎：为多关节受累，关节肿大、僵硬、畸形和活动受限，可反复发生成急性炎症反应。

3. 痛风石 痛风石是痛风的一种特征性损害，是由尿酸盐沉积所致。痛风石可存在于任何关节、肌腱和关节周围软组织，导致骨、软骨的破坏和周围组织的纤维化和变性。常见于外耳皮下及关节周围，也可发生在肾脏和其他器官，呈黄白色大小不一的容器赘生物，可向皮肤破溃，排出白色的尿酸盐结晶。开始质地柔软，逐渐变硬如石，如果不治疗，可致手足部畸形。

4. 肾脏病变

（1）痛风性肾病：尿酸盐结晶引起的间质性肾炎，慢性经过，早期仅有间歇型蛋白尿和镜下血尿，随病情发展，可出现腰痛、水肿、夜尿增多和高血压，持续型蛋白尿，血尿，最终可因肾衰竭或并发心血管病而死亡。

（2）尿路结石：10%～25% 的痛风病人有尿酸性尿路结石，常无症状，结石较大者，可出现肾绞痛、血尿和尿路感染等症状，可排出尿结石。

（3）急性肾衰竭：由于大量尿酸结晶从尿中析出，沉积于肾小管引起梗阻，表现为少尿、无尿，迅速出现氮质血症。

（三）心理和社会状况

因疼痛影响进食和睡眠，疾病反复发作可导致关节畸形和肾功能损害，病人常有较重的思想负担，担心丧失劳动能力，常出现焦虑、抑郁等情绪反应。

（四）辅助检查

1. 血尿酸测定 血尿酸男性 $>420\ \mu mol/L$，女性 $>350\ \mu mol/L$，可确定为高尿酸血症。

2. 尿酸测定 限制嘌呤饮食 5 日后，每日尿酸排出量 $>3.5\ mmol/L$，提示尿酸生成过多。

3. 滑囊液或痛风石内容物检查 急性关节炎期行关节腔穿刺，抽出滑囊液，在旋光显微镜镜下可见白细胞那有双折光现象的针型尿酸盐结晶。

4. 其他检查 X线、关节镜检查有助于发现骨、关节病变。如关节周围软组织肿胀、关节面不光滑、关节间隙变窄,可见痛风石沉积,骨质呈穿凿样、虫蚀样缺损。

（五）诊断要点

根据临床表现、关节情况及相关检查可做出诊断。如诊断困难,可用秋水仙碱实验性治疗,具有诊断价值。

（六）治疗要点

目前尚无有效办法根治原发性痛风。防治目的:控制高尿酸血症,预防尿酸盐沉积;迅速终止急性关节炎发作,防止复发;防止尿酸结石形成和肾功能损害。

1. 急性期治疗 常用秋水仙碱,为治疗急性痛风性关节炎;非甾体抗炎药,如吲哚美辛、芬必得、布洛芬等,禁止同时服用两种或多种非甾体抗炎药,否则会加重不良反应;糖皮质激素,上述药物治疗无效或不能使用秋水仙碱和非甾体抗炎药时,可考虑使用糖皮质激素短程治疗。

2. 间歇期和慢性期的治疗 目的是控制血尿酸在正常范围,预防痛风急性发作,减少并发症的发生。①促进尿酸排泄药物:常用丙磺舒、磺吡酮等,用药期间多饮水,服碳酸氢钠,每日 3～6 g;②抑制尿酸合成的药物:别嘌呤醇;③其他方面:保护肾功能,较大痛风石或经皮破溃者可手术剔除。

3. 一般治疗 控制饮食,防止肥胖,限制高嘌呤食物,忌酒,多饮水,增加尿酸的排泄。

【护理诊断/问题】

1. 疼痛:关节痛 与尿酸盐结晶沉积在关节引起炎症反应有关。

2. 知识缺乏 缺乏与痛风有关的健康保健知识。

3. 躯体活动障碍 与关节受累、关节畸形有关。

4. 潜在并发症 肾衰竭。

【护理措施】

（一）一般护理

1. 休息 急性关节炎期,病人关节疼痛,应绝对卧床休息,取平卧位,抬高患肢,避免受累关节负重。

2. 饮食 宜清淡、易消化,忌辛辣和刺激性食物,避免进食高嘌呤食物,如动物内脏、鱼虾蟹类、浓肉汤、鱼子、黄豆、豌豆、浓茶等;严禁饮酒;指导病人进食碱性食物,如马铃薯、各类蔬菜、柑橘类的水果等,多饮水,2000 mL/d,减少尿酸盐的沉积。

3. 心理护理 病人由于疼痛影响进食和睡眠,疾病反复发生导致关节畸形和肾功能损害,思想负担重,常表现情绪低落、忧郁、孤独,护士应向其宣教痛风的有关知识,讲解饮食与疾病的关系,并给予精神上的安慰和鼓励。

（二）病情观察

观察关节疼痛的部位、性质、间隔时间,有无午夜因剧痛而惊醒等;观察病人受累关节有无红、肿、热、痛和功能障碍;观察有无痛风石的体征,了解结石的部位及有无症状;监测血尿、尿酸变化。

（三）用药护理

指导病人正确用药,观察药物疗效,及时处理不良反应。

【健康教育】

（1）向病人和家属讲解疾病的有关知识，说明本病是一种终身性疾病，但经过有效的治疗，病人可维持正常生活和工作，保持心情愉快，避免情绪紧张，生活要有规律，防止受凉、劳累、感染、外伤等。

（2）严格控制饮食，避免进食高嘌呤食物，忌饮酒，每日饮水至少 2000 mL，特别是用了排尿酸药之后，应该多饮水，有助于尿酸随尿液排出。

（3）指导病人正确用药，自我观察，定期复查，门诊随访。

第八章 风湿性疾病病人的护理

学习目标

1. 掌握风湿性疾病的护理评估、护理诊断/问题和护理措施。
2. 熟悉风湿性疾病的护理目标和护理评价。
3. 了解风湿性疾病病因和治疗原则。

第一节 系统性红斑狼疮病人的护理

案例引导

王女士,28 岁。2 年前面部出现红斑,经日晒后加重,1 年前自觉日晒后症状较前加重,直至面部红斑呈蝶状、红褐色,并出现发热、关节疼痛,半年前全身关节疼痛加重,伴乏力明显,曾在当地医院按风湿性关节炎治疗 2 个月无效。此后关节疼痛、发热、口干等症状反复发作,临床初步诊断"系统性红斑狼疮"入院。

问题:1. 为明确诊断,还需要进行哪些检查?

2. 病人经治疗病情稳定出院,应该怎样进行健康教育?

系统性红斑狼疮(systemic lupus erythematosus,SLE)是一种慢性系统性自身免疫性疾病,临床表现为全身多系统、多器官的损害。SLE 病人血清中出现以抗核抗体为主的多种自身抗体,病程以病情缓解和急性发作交替为特点,有内脏损害者预后较差。SLE 以年轻女性多见,育龄妇女占患病人数的 90%～95%。

【护理评估】

(一)健康史

1. 病因 具体不明,可能与遗传、雌激素、环境等因素有关。

（1）遗传因素：流行病学资料显示，有 SLE 家族史、具有 SLE 易感基因如 HLA-DR$_2$、同卵孪生患病率明显高于正常人群。

（2）环境因素：SLE 的发生与阳光照射、某些食物、药物和病毒感染等环境因素有关。

（3）雌激素：提示本病与雌激素水平有关的依据有四点。①育龄女性 SLE 的患病率与同龄男性之比为 9∶1；②女性非性腺活动期（小于 13 岁，大于 55 岁）SLE 的发病率较低；③妊娠可诱发和加重 SLE；④男性睾丸发育不全发生 SLE 概率增高。

2. 发病机制 尚不明确。可能在外来抗原的作用下，引起人体 B 淋巴细胞活化，易感者因为免疫耐受力的下降，B 淋巴细胞通过交叉反应与模拟外来抗原的自身抗体结合，将抗原呈递给 T 淋巴细胞使之活化，刺激 B 淋巴细胞产生大量不同类型的自身抗体，引起组织损伤。

（二）临床表现

SLE 的临床表现多种多样，个体差异很大。早期症状不典型，可仅侵犯 1～2 个器官，容易误诊，也可多个系统同时受累。多数病人呈缓解与发作交替病程。

1. 全身症状 活动期病人多有发热、乏力、疲倦、体重下降等全身症状。

2. 皮肤与黏膜 80％的病人可有暴露部位的皮肤损害，其中最具特征性的是蝶形红斑（图 8-1），表现为双面颊和鼻梁部位呈蝶形分布的红斑，亦可为其他皮疹，如盘状红斑（图 8-2）、指掌部和甲周红斑、面部和躯干皮疹等。活动期病人可有脱发、口腔溃疡，部分病人可有雷诺现象。病情缓解时，红斑可消退，留有棕黑色色素沉着。

3. 关节与肌肉 80％的病人有关节受累，以指、腕、足、膝、踝关节最常见，表现为关节疼痛，一般不引起关节畸形。肘和髋关节较少受累。50％的病人出现肌痛，有时出现肌炎。

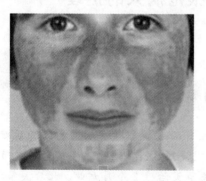

图 8-1　蝶形红斑

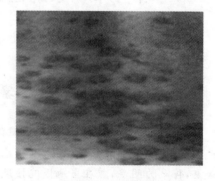

图 8-2　盘状红斑

4. 脏器损害 ①肾：几乎所有的病人都有肾脏损害，出现肾组织的病理改变，但有临床症状者仅约 75％，狼疮性肾炎表现为急慢性肾炎、肾病综合征等，可有不同程度的蛋白尿、水肿、血尿、管型尿、肾性高血压、肾功能损害等，尿毒症是 SLE 病人死亡最常见的原因。②心血管：约 30％的病人有心血管的表现，以心包炎最常见。部分病人可有心肌损害，严重者可发生心力衰竭。③肺与胸膜：约 35％的病人可有胸水，少数病人可有狼疮性肺炎、肺间质性病变等。④消化系统：约 30％的病人有食欲不振、恶心、呕吐、腹痛、腹泻等，部分病人可以上述症状为首发，容易误诊。约 40％的病人可有不同程度血清转氨酶的升高，少数病人可有并发胰腺炎、肠梗阻、肠坏死等急腹症。⑤神经系统：约 25％的病人有中枢神经系统的受累，以脑损害最多见，又称神经精神狼疮，主要表现为头痛、性格改变、呕吐、偏瘫、癫痫发作及意识障碍等症状，或者出现幻听、幻觉、妄想等。严重头痛可以是 SLE 的首发症状，出现脑损害症状往往提示病人病变活动严重，预后不良。⑥血液系统：约 60％活动性 SLE 有慢性贫血，最常见的为轻度或者中度的正常细胞色素性贫血,约 40% 的病人白细胞减少或淋巴细胞绝对数减少,部分病人可有血小板减少。⑦眼:约 15% 的病人可有眼底的变化,如出血、视乳头水肿等,严重者可致盲。继发干燥综合征的病人可出现干燥性角结膜炎。

（三）心理和社会状况

病人多是青年女性,疾病造成的容颜改变,容易使病人出现自卑、抑郁心理,加上病情严重可导致多器官的损害,治疗时间长且见效慢,容易复发,可使病人产生焦虑、恐惧、绝望等心理反应。

（四）辅助检查

1. 一般检查　血常规可表现为常有贫血、白细胞计数下降、血小板减少等;病情活动期还可有红细胞沉降率增快;肾功能受损可有蛋白尿、血尿、管型尿等;可有血清转氨酶的升高、肾功能损害等。

2. 免疫学检查

1）自身抗体

（1）抗核抗体（ANA）:对 SLE 的敏感性可达 95%,是目前首选的最佳筛选试验。但其特异性低,ANA 阳性,提示发生自身免疫性结缔组织病（包括 SLE）的可能性大。

（2）抗双链 DNA 抗体:是诊断 SLE 的标记抗体之一,特异性高达 95%,阳性率约 60%,其抗体的效价与疾病的活动性密切相关。

（3）抗可溶性核抗原（ENA）抗体:常见抗 ENA 抗体有抗 Sm 抗体、抗 RNP 抗体、抗 SSA 抗体、抗 SSB 抗体、抗 rRNP 抗体。①抗 Sm 抗体:也是 SLE 标记性抗体之一,特异性高达 99%,但敏感性仅 20%～30%,其效价高低与疾病的活动性无关。②抗 RNP 抗体:对 SLE 诊断特异性低,常与食管蠕动功能低下、雷诺现象、指端硬化病变相关。③抗 SSA 抗体:主要和亚急性皮肤型狼疮、光过敏、新生儿狼疮等相关。④抗 SSB 抗体:对原发性干燥综合征具有较高特异性,仅在少数 SLE 病人中出现。⑤抗 rRNP 抗体:与 SLE 中枢神经系统受累相关,多出现在抑郁症狼疮病人中。

（4）其他自身抗体:包括抗磷脂抗体、抗神经元抗体、抗组织细胞抗体等的检测。

2）补体　补体 CH_{50}（总补体）、C_3、C_4 的降低,特别是补体 C_3 的降低,有助于 SLE 的诊断,并提示狼疮活动性。

3）皮肤狼疮带实验　用免疫荧光法检测病人表皮与真皮之间交界处有无免疫球蛋白的沉积带,SLE 正常皮肤暴露部位阳性率为 50%～70%,皮肤损害部位可达 90%。皮肤狼疮带试验阳性提示病情活动期。

4）肾穿刺活组织病理检查　对狼疮性肾炎的诊断、治疗的指导和预后的估计均有价值。

3. 其他检查　X 线、CT 等有助于早期发现相应脏器损害。

（五）诊断要点

目前普遍采用美国风湿病学会 1997 年推荐的系统性红斑狼疮诊断标准:①面颊部蝶形红斑。②盘状红斑狼疮。③光过敏。④关节炎但不伴有畸形。⑤浆膜炎,包括胸膜炎、心包炎。⑥癫痫或精神症状。⑦口、鼻腔溃疡。⑧肾脏病变:尿蛋白＞0.5 g/24 h 或者有细胞管型。⑨抗 DNA 抗体,抗 Sm 抗体,或抗磷脂抗体阳性。⑩抗核抗体阳性。⑪抗核性贫血,白细胞计数降低（4000/mm³ 以下）,淋巴细胞减少（1500/mm³ 以下）,血小板减少（10 万/mm³ 以下）。以上 11 项中 4 项或以上阳性者确诊为红斑狼疮（SLE）,但应排除感染性疾病、肿瘤或其他风湿性疾病。

(六) 治疗要点

SLE 目前无根治方法,治疗的目的在于控制病情活动,维持临床缓解。宜早期诊断、早期治疗。治疗原则是活动期或者病情严重者,给予强有力的药物控制;病情缓解后,则给予维持性治疗。

1. 糖皮质激素　目前治疗 SLE 的主要药物,主要适用于急性活动期病人,特别是急性暴发性狼疮,尤其在其他药物疗效不佳或机体重要器官(如心、脑、肾等)受损的情况下常为首选。其作用原理为可显著抑制炎症反应,抑制抗原抗体反应。一般采用泼尼松或者甲泼尼龙。病情不太严重者,可选用泼尼松 1 mg/(kg·d),晨起顿服,若病情好转,继续服药至 8 周,再逐渐减量,注意减药速度要慢,需要长期维持治疗;对于急性暴发性危重 SLE 病人,可采用激素冲击疗法,即选用甲泼尼龙 1 g/d,加入液体中静脉滴注,连续 3～5 天为 1 个疗程。

2. 免疫抑制剂　病情较严重者的病人,可加用免疫抑制剂,有利于更好地控制 SLE 的活动,减少暴发和减少激素的用量。常用的免疫抑制剂有环磷酰胺(CTX)或硫唑嘌呤。环磷酰胺常与糖皮质激素合用,主要用于狼疮性肾炎的治疗,可显著减少肾衰竭的发生;硫唑嘌呤适用于中等度严重病例。

3. 抗疟药　此类药物主要积聚在皮肤,能抑制 DNA 和抗 DNA 抗体的结合,对控制皮疹、光敏感及关节症状有一定效果。氯喹久服后,可引起视网膜退行性病变,引起视觉异常甚至失明,还可造成心肌损害。

4. 非甾体抗炎药　常用药物有阿司匹林、布洛芬、吲哚美辛等,主要用于有发热、关节肌肉疼痛、关节炎等症状,但无明显内脏损害的轻症病人。

5. 其他　中药雷公藤总苷对本病治疗有一定疗效,但不良反应较大;血浆置换对危害生命的严重病例有迅速缓解病情的功效;已有研究表明,造血干细胞移植可使用免疫抑制剂治疗无效的病人病情得到缓解,但远期疗效尚有待进一步确定。

【护理诊断/问题】

1. 皮肤完整性受损　与 SLE 所致血管性炎症有关。

2. 潜在并发症　慢性肾衰竭。

3. 焦虑、悲观　与病情反复发作、迁延不愈、容貌毁损有关。

【护理目标】

(1) 病人保持皮肤完整,或皮肤受损后得到及时正确的处理。

(2) 病人情绪稳定,能积极配合治疗护理。

(3) 病人无并发症发生,或者发生并发症被及时发现并正确处理。

【护理措施】

(一) 一般护理

1. 休息与环境　急性活动期的病人应以卧床休息为主,病情缓解可适当活动,但要注意避免劳累;病室环境应安静、通风、舒适、整洁、温度适宜,避免阳光直射。

2. 饮食　鼓励病人进食高热量、高蛋白质、高维生素饮食,少量多餐,维持病人良好的饮食平衡;有肾功能损害致水肿者,应限水限钠、优质低蛋白饮食;有意识障碍者,鼻饲流质饮食;避免进食辛辣、刺激性食物,忌食无花果、芹菜、蘑菇及烟熏食物等富含补骨脂素的食物,以免诱发和加重病情。

3. 口腔护理 注意保持口腔清洁,每餐前后和每天晨起、睡前用漱口液漱口;有口腔溃疡者,可在漱口后局部涂中药冰硼散、锡类散促进愈合,有感染者,遵医嘱局部使用抗生素。

4. 心理护理 向病人及家属介绍疾病相关知识,告知病人如果坚持治疗,本病可以得到长期缓解。鼓励其表达内心感受,鼓励家人给予病人及时的陪伴支持,指导病人保持良好的心态和乐观的情绪,树立其战胜疾病的信心,积极配合治疗和护理。

(二)病情观察

观察病人生命体征,全身水肿情况包括部位、程度、范围及皮肤状况,每天监测体重、24 h出入液量、腹围、尿液检查结果的变化,监测病人电解质、血尿素氮、血肌酐的变化;观察病人有无头痛、肢体瘫痪、表情淡漠或过度兴奋、幻觉、偏执等表现。

(三)用药护理

遵医嘱使用药物,并注意观察药物的疗效和不良反应。常用药物:①非甾体抗炎药:主要不良反应是胃肠道反应,应指导病人饭后服用,或者同时服用胃黏膜保护剂以减轻损害;长期使用此类药物,尚可出现肝肾毒性、皮疹、抗凝作用等,要注意定期监测。②糖皮质激素:长期使用可引起继发感染、向心性肥胖、骨质疏松、高血压、高血糖等不良反应,用药期间要注意给予低盐、高蛋白质、高维生素、高钙饮食,定期检测血糖、血压变化。强调严格遵医嘱用药的重要性,不能随意停药减药,以免引起"反跳"现象。③免疫抑制剂:该类药物的不良反应有胃肠道不适、骨髓抑制、脱发、肝肾功能损伤,环磷酰胺还可有出血性膀胱炎等,用药期间要定期检测血常规,当白细胞计数$<3\times10^9$/L 时,应暂停使用;鼓励病人多饮水,并观察尿液颜色,预防出血性膀胱炎的发生;有脱发的病人,做好病人的心理护理,鼓励病人用帽子、假发改善形象,增强自尊。④抗疟药使用期间应定期检查眼底,监测心功能。⑤中药雷公藤总苷对性腺具有毒性作用,可发生停经、精子减少等,此外还可有肝损害、胃肠道反应等,要注意观察。

(四)皮肤护理

除常规皮肤护理、预防压疮外,应注意:①保持皮肤清洁干燥,每天用温水擦洗,避免接触刺激性物品,如碱性肥皂、化妆品等。②有日光过敏、皮疹者,外出要采取遮阳措施,避免阳光直射裸露皮肤;有皮疹或者红斑者,可涂抹抗生素软膏,做好局部清创换药处理。③避免服用可能诱发风湿性症状的药物:如异烟肼、普鲁卡因胺、氯丙嗪等。

【健康教育】

1. 疾病知识指导 向病人和家属讲解病人的相关知识,指导病人避免阳光照射、妊娠、分娩、劳累、精神刺激、药物、手术等一切可能诱发和加重本病的因素;注意保持口腔、皮肤的清洁,忌用各种护肤品。

2. 生活指导 病情稳定后,鼓励病人参加日常工作和社会活动,增加病人信心;注意劳逸结合,适当锻炼,特别是关节的活动;注意饮食的营养均衡,忌食可能诱发和加重病情的芹菜、无花果等食物。

3. 用药指导 指导病人遵医嘱用药,给病人讲解药物的疗效和不良反应,不要随意的减药、停药,应定期复查,发现问题及时就诊。

4. 生育指导 SLE病人多为年轻女性,非缓解期的病人容易出现流产、早产、死胎,且妊娠、分娩可诱发和加重本病,所以活动期应注意避孕;病情缓解半年以上者,可在医生的指导下妊娠,且妊娠前必须停用环磷酰胺、硫唑嘌呤、氨甲蝶呤等药物 3 个月以上,以免影响胎儿生长发育。

【护理评价】

（1）病人能否保持皮肤完整，或皮肤受损能否得到及时正确的处理。

（2）病人是否情绪稳定，能否积极配合治疗护理。

（3）病人有无并发症发生，或者发生并发症能否被及时发现并正确处理。

第二节　类风湿关节炎病人的护理

 案例引导

　　某病人，女性，48岁。于3年前起无明显诱因反复出现多处关节疼痛，活动时疼痛加剧，主要位于双腕关节及掌指关节，伴有间断发热，体温37.5～38 ℃，自觉全身不适，乏力。3年来症状反复，且逐渐加重，掌指关节出现屈曲畸形，多次在当地医院就诊，给予抗炎止痛处理（不详），症状无明显缓解。1个月前，病人再次出现上述症状，关节疼痛不能耐受，夜间尤甚，生活不能自理，今来我院就诊，门诊以"类风湿性关节炎"收入院。

　　问题：1. 该病人主要存在的护理诊断/问题有哪些？

　　　　　2. 类风湿关节炎主要的护理要点？

　　类风湿关节炎（rheumatoid arthritis，RA）是一种主要累及关节，以慢性、对称性、周围性多关节炎性病变为主的多系统性炎症性自身免疫性疾病。类风湿关节炎临床主要表现为受累关节疼痛、肿胀、功能下降，当软骨和骨质遭到破坏时，可出现关节畸形和功能障碍，并可伴有关节外损害。本病可见于任何年龄，发病高峰是35～50岁，女性病人约是男性的3倍。RA分布于世界各地，在我国的发病率为0.32%～0.36%，是造成我国人群劳动力丧失和致残的主要原因之一。

【护理评估】

（一）健康史

1. 病因　尚不明确，可能与以下因素有关。

（1）遗传因素：流行病学研究证实RA的发病有一定的家族积聚现象，同卵双胞胎中RA的发病率约15%，而双卵双胞胎同患RA的概率仅4%。用分子生物学检测技术发现，RA的发病主要与HLA-DR$_4$单倍型有关。

（2）感染因素：临床研究表明，RA的发生与某些病毒、细菌、支原体、原虫等感染有关。其发生可能的机制：①感染物作用于靶组织，使靶组织对感染物产生免疫反应而致病。②免疫系统的效应细胞由于免疫调节反应紊乱而丧失识别能力，使病人对某些微生物的感染产生高免疫反应。一般而言,微生物感染是 RA 的诱发和启动因素,有遗传背景或易感者可致病。

2. 发病机制　具体尚不清楚,多数认为 RA 是免疫紊乱引起的炎症反应性疾病。可能是感染因子(如病毒或细菌等)进入人体后,其所含某些成分被关节内滑膜细胞摄取,使其结构发生改变而具抗原性。这种抗原使机体产生抗体(IgG),同时还导致 IgG 分子片段结构发生改变,形成新的抗原决定簇,产生另一种抗体,即类风湿因子(RF)。RF 和免疫球蛋白可以在关节内结合成免疫复合物沉积在关节滑膜上,免疫复合物激活补体,使大量中性粒细胞和单核细胞渗出。中性粒细胞、单核细胞在吞噬上述免疫复合物过程中,合成和释放溶酶体酶,包括蛋白降解酶、胶原酶等以及各种介质,导致滑膜及关节软骨的破坏。研究结果表明,本病与细胞免疫亦有密切关系。在滑膜浸润的炎症细胞中,T 淋巴细胞比 B 淋巴细胞的数量多,在炎症部位的关节积液和滑膜组织中,可检测到多种细胞因子,包括 IL-1、IL-6、TNF-α(α-肿瘤坏死因子),使滑膜处于慢性炎症状态。IL-1 是类风湿关节炎的主要介质,可促进前列腺素代谢、引起炎症变化;促进胶原酶产生,造成关节破坏、骨及软骨的吸收;促进 IL-6 的分泌,加重 RA 炎症和关节破坏。

3. 病理　滑膜炎是 RA 最基本的病理改变。疾病早期,滑膜下层血管扩张,内皮细胞肿胀,间质有水肿和中性粒细胞浸润;进入晚期,滑膜增生呈绒毛状突入滑膜腔,或侵入到软骨或者软骨下的骨质,造成关节破坏、畸形和功能障碍。滑膜下有大量的淋巴细胞,集聚在一起形成淋巴样滤泡。类风湿血管炎与类风湿结节是 RA 关节外的主要病理改变。

血管炎可累及全身中、小动脉(和)或静脉,伴内膜增生,导致管腔狭窄、阻塞,甚至管壁纤维素样坏死。类风湿结节是血管炎的一种表现,多见于关节伸侧受压部位的皮下组织,也可见于肺、心包等内脏部位。

(二) 临床表现

大多数病人起病缓慢,在关节明显症状之前数周,可有乏力、食欲不振、全身不适、低热等症状。少数病人起病较急,数日内可出现多个关节症状。

1. 关节表现　典型表现为对称性多关节炎,主要累及小关节,最常侵犯的是腕关节、近端指间关节、掌指关节,其次为足趾、膝、踝、肘、肩关节等。具体的表现如下。

(1) 晨僵:95%的病人可有晨僵。晨僵可见于多种关节炎,但在类风湿关节炎中最突出,它是本病活动性的指标之一,其持续时间与关节炎症的严重程度成正比。

(2) 痛与压痛:关节痛常是本病最早的症状,多呈对称性、持续性,时轻时重,往往伴有压痛。

(3) 关节肿胀:凡受累关节都可出现肿胀,主要是由关节腔内积液、关节周围软组织炎症引起的,也多呈对称性。

(4) 关节畸形和功能障碍:多见于较晚期的病人。因滑膜炎的绒毛破坏软骨和软骨下的骨质而造成关节纤维性或者骨性强直,或因为关节周围的韧带、肌腱受损使关节不能保持正常的位置,出现手关节的各种畸形:如尺侧偏斜、梭形肿胀(图 8-3)、"天鹅颈"样畸形(图 8-4)等。关节疼痛、肿胀、畸形都可引起关节的功能障碍。

2. 关节外症状　当病情严重或病变活动时易出现,不同病人表现的个体差异不同。

(1) 类风湿结节:是本病较特异性的皮肤表现,可出现在 20%～30%的病人中,浅表结节多位于关节隆突部位及受压的皮下,如肘鹰嘴附近、前臂伸面、枕腱、跟腱等处。结节大小不一、呈对称性分布、质地硬、无压痛,其存在提示本病处于活动期。深部结节可累及心、肺、胸膜、眼等实质脏器和组织,严重者可出现受损脏器的症状。

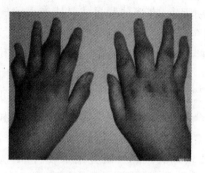

图 8-3　关节梭形肿胀

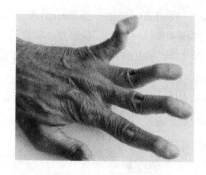

图 8-4　"天鹅颈"样畸形

（2）类风湿血管炎：是关节外损害的病理基础，多影响中、小血管，可发生在全身任何脏器，如眼部受累可有巩膜炎、结膜炎，肢体末端动脉炎可表现为甲床裂片样出血等。严重者可累及多个脏器。

（3）其他：①肺：累及肺部最常见的是胸膜炎、肺间质病变和结节样改变。②心：心包炎是最常见的心脏受累表现，部分病人可有少量心包积液，冠状动脉炎还可引起心肌梗死。③神经系统：可引起脊髓神经受压和周围神经受压的病变。④血液系统：部分病人可有贫血，其程度通常与病情活动度相关。RA 的病人伴有脾大、中性粒细胞减少，有的甚至有贫血和血小板减少，称为费尔蒂（Felty）综合征。⑤干燥综合征：30％～40％的病人在病程中出现干燥综合征，表现为口干、眼干等。⑥肾：RA 很少累及肾脏，长期病人偶可见轻微膜性病变、肾淀粉样病变等。

知识链接

类风湿性关节炎关节功能障碍的严重程度分级

一般是根据病人的生活自理能力、业余爱好、职业活动等因素来综合判断的。临床普遍应用美国风湿病学会确定的关节功能分类标准来划分关节病变的严重程度。

Ⅰ级　关节能自由活动，能完成平常的工作、生活而无妨碍。

Ⅱ级　关节活动中度限制，能进行日常生活和某种职业，但对参与其他项目活动受限。

Ⅲ级　关节活动显著限制，能进行日常生活，但进行某种职业或其他项目的活动受限。

（三）心理和社会状况

病人病情反复发作，关节活动功能逐渐受限，给日常生活、工作和社交带来了极大的影响，加上治疗效果不显著，治疗时间长，容易产生焦虑、抑郁、悲观情绪。

（四）辅助检查

1. 血常规　有轻到中度的贫血，白细胞及分类多正常，活动期可有血小板的增高。

2. 红细胞沉降率及 C 反应蛋白　病情活动期可增高。

3. 类风湿因子　临床多常规测定 IgM 型 RF，约 70％的病人可为阳性，其数量与本病的活动性和严重程度成正比。但 RF 可出现在多种疾病中，甚至约 5％的正常人也可出现，所以 RF 阳性对 RA 的诊断不具备特异性。

4. 免疫复合物 70%的 RA 病人中可检出不同类型的免疫复合物,特别是活动期和急性期。病人血清中补体在活动期和急性期也有增高,只有少数有血管炎的病人可出现低补体血症。

5. 关节滑液检查 正常人关节腔滑液不超过 3.5 mL。关节炎症时,病人关节腔内滑液量增多,滑液黏稠度差,含糖量低于血糖,白细胞计数明显增高,可达(2000×10^6/L)～(7500×10^6/L),中性粒细胞占优势。

6. 关节 X 线检查 对 RA 的诊断、关节病变的分期、监测病情演变均很重要,其中手指及腕关节的 X 线平片最有价值。片中见到关节周围软组织的肿胀阴影,关节端的骨质疏松(Ⅰ期);关节间歇因为软骨的破坏而变得狭窄(Ⅱ期);关节面出现虫蛀样破坏性改变(Ⅲ期);晚期出现关节半脱位和关节破坏后的纤维性和骨性强直(Ⅳ期)。

(五)诊断要点

类风湿关节炎的诊断主要依靠临床表现、自身抗体及 X 线表现。美国风湿病学会 1987 年对本病的分类标准:①晨僵每天持续至少 1 h;②同时有 3 个或 3 个以上关节肿胀(软组织);③手关节肿胀(近端指间关节,掌指关节或腕关节);④对称性关节肿胀;⑤有类风湿结节;⑥血清 RF 阳性;⑦骨关节 X 线片(至少有关节间歇狭窄和关节周围骨质疏松)。以上 1～4 项病程应持续 6 周或以上,具备上列 7 项标准中的 4 项,即可诊断为类风湿关节炎。但该标准容易遗漏一些早期或者是不典型病例,应结合本病特点及相关辅助进行检查全面综合考虑。

(六)治疗要点

本病治疗至今尚无特效。其治疗目的:①减轻或消除由于炎症引起的关节肿痛及关节外症状;②控制病情发展,防止和减少关节的破坏,尽量保持受累关节功能;③促进已经破坏的关节骨的修复,改善其功能。要达到治疗目的,早期诊断和尽早合理治疗是关键。治疗措施包括一般治疗、药物治疗、外科手术治疗等,其中药物治疗最为重要。

1. 一般治疗 急性期关节肿胀、疼痛,以及发热、内脏受累的病人,应卧床休息;恢复期应适当进行关节功能锻炼,或配合理疗,避免关节畸形。

2. 药物治疗 抗类风湿关节炎的药物根据其作用可分为改善症状的和控制疾病发展两大类。常用的药物有以下三种。

(1)非甾体抗炎药(NSAID):该类药物的作用机理为抑制环氧酶活性阻止前列腺素的合成,从而达到镇痛消肿的作用,可缓解关节疼痛、晨僵和发热等症状,须与改善病情的抗风湿药同服。常用药物有阿司匹林、布洛芬、吲哚美辛等,主要不良反应有胃肠道反应如恶心、呕吐、胃痛,甚至胃黏膜出血。

(2)改变病情的抗风湿药:起效时间长,可作用于病程中的不同免疫成分,能延缓病情进展,同时又有抗炎作用,但不能彻底消除滑膜炎症反应。早期应用,可控制类风湿关节炎的活动性,并防止关节破坏,多与 NSAID 联合应用。常用药物有氨甲蝶呤(MTX)、雷公藤、柳氮磺吡啶、环磷酰胺等,主要不良反应有胃肠道不适、口腔溃疡、骨髓抑制和肝功能损害等。

(3)糖皮质激素:有强大的抗炎作用,适用于有关节外症状,或关节炎症状明显但用 NSAID 无效者。常用药物有泼尼松 30～40 mg/d,症状控制后递减至 10 mg/d 维持。

3. 外科手术治疗 包括关节置换和滑膜切除术。关节置换适用于晚期关节畸形并伴有功能障碍者,目前只适用于大的关节,术后可以改善关节功能;滑膜切除术可以一定程度缓解病情,但滑膜再生时又可复发。

【护理诊断/问题】

1. 疼痛:关节痛 与关节滑膜炎症反应有关。

2. 躯体活动障碍 与关节疼痛、僵硬和功能障碍有关。

3. 有废用综合征的危险 与关节炎反复发作、畸形引起功能障碍有关。

4. 预感性悲哀 与病情反复发作、久治不愈、关节可能致残有关。

【护理目标】

(1)病人关节疼痛、肿胀得到有效缓解。

(2)病人生活能逐渐自理。

(3)病人情绪稳定,消除悲哀,能积极面对现实,配合治疗护理。

【护理措施】

(一)一般护理

1. 休息与活动 急性活动期、内脏损害及发热病人应注意卧床休息,减少体力消耗,保护关节功能,避免脏器损害,但不宜绝对卧床。限制受累关节活动的同时,要注意保持关节功能位。急性期后应鼓励病人尽早进行锻炼,目的是防止关节僵硬和肌肉萎缩,保持关节的活动功能。

2. 饮食护理 饮食应足量、高蛋白质、高维生素、富营养,贫血者多食含铁、叶酸和维生素B_{12}丰富的食物,忌辛辣、刺激性食物,且糖、盐、脂肪等的摄入不要太多,以免增加病人的敏感性而加重关节疼痛。

3. 心理护理 因本病容易导致关节致残,病人容易产生悲观、自卑、焦虑心理,要及时给予病人关心支持,采取解释、心理疏导、安慰、鼓励等方法做好病人心理护理。鼓励病人充分调动自己的潜力,发挥健侧肢体的作用,尽量做到生活自理,并参加力所能及的工作,体现生存价值。

(二)病情观察

观察关节疼痛、肿胀、活动受限的部位、程度,晨僵、关节畸形的进展与缓解情况;观察有无关节外的症状,如心前区疼痛、胸闷、咳嗽、呼吸困难、发热、头痛等症状,一旦出现,提示病情严重,应及时报告医生给予处理。

(三)对症护理

1. 晨僵护理 鼓励病人晨起用温水浴或者热水浸泡僵硬关节,而后活动关节,尽快缓解症状;教会病人夜间睡眠时戴弹力手套、保暖,以减轻关节僵硬。

2. 预防关节废用 保持关节功能位,防止关节畸形和功能障碍。活动期后,应指导病人及早活动,训练手的灵活性、协调性,加强日常生活训练的基本动作。锻炼应由被动向主动逐渐进行,防止关节废用。活动强度应以病人能耐受为宜。

3. 缓解疼痛 评估病人疼痛的部位、程度、持续时间、强度、性质,以及加重或者缓解的因素;教会病人用冷热疗法缓解疼痛,急性炎症期采用冷疗,可减少组织液的渗出,减轻痉挛,提高痛阈,缓解期采用热疗,可增加关节局部血液循环,松弛肌肉,不仅有止痛作用,还有利于关节锻炼;鼓励病人使用非药物止痛法,如音乐疗法、松弛技术、注意力分散法;必要时可遵医嘱使用止痛药。

4. 促进病人提高自理能力 评估病人自理能力;根据病人活动受限程度,给予必要的生活协助,做好生活护理,如将病人常用物品放在其伸手可及的地方,为起床活动的病人提供拐杖等;必要时请职业治疗师对病人进行自理能力的训练;及时鼓励、肯定病人进行生活自理的能力。

（四）用药护理

非甾体抗炎药和糖皮质激素的护理措施详见本章第一节。改变病情的抗风湿药用药期间,应严密观察其不良反应。氨甲蝶呤容易引起口腔溃疡,要做好口腔护理,并及时监测血常规;环磷酰胺要多饮水,密切观察有无血尿,警惕出血性膀胱炎的发生;有脱发者,鼓励病人戴假发以增强自尊。

【健康教育】

1. 疾病相关知识的指导 帮助病人和家属了解本病的基本知识、治疗效果及预后。指导病人在日常生活中,应注意避免感染、寒冷、潮湿、创伤及精神刺激等诱发因素,注意保暖。强调休息与治疗性锻炼的重要性,保护关节功能,延缓关节功能损害的进展。

2. 生活指导 指导病人养成良好的生活习惯和方式,每天有计划地进行锻炼,增强机体免疫力,保护关节功能。饮食应足量、高蛋白质、高维生素、富营养、易消化,避免辛辣、刺激食物,糖类、脂肪、盐也要少用。

3. 用药指导与病情监测 指导病人遵医嘱用药,告知病人用药的方法及注意事项,不要自行换药、增减剂量、停药,坚持规则治疗。用药期间,严密观察疗效及不良反应,定期检测肝功能、肾功能、血常规等,如有严重不良反应发生,立即停药并及时就医。定期复查,发现病情复发尽早就医,以免重要脏器受损。

【护理评价】

（1）病人关节疼痛、肿胀是否得到有效缓解。

（2）病人生活自理能力是否逐渐恢复。

（3）病人是否情绪稳定,能否积极面对现实、配合治疗护理。

第九章　神经系统疾病病人的护理

第一节　周围神经疾病病人的护理

一、三叉神经痛病人的护理

案例引导

某病人,女性,64岁。6年前不明原因出现右面部剧烈疼痛,呈刀割样或针刺样,每次发作持续15～30 s,每天发作数次,说话、刷牙、进食等均可引起疼痛发作,间隙期无任何症状,不伴有头昏、头痛。在院外给予苯妥英钠,疼痛缓解且发作次数减少。4天前,病人疼痛加重,每天发作数十次,持续1 min。患病以来,精神差,常常痛不欲生。既往有高血压病史,无烟酒嗜好。

查体:T 36.5 ℃,P 78次/分,R 20次/分,BP 125/85 mmHg。痛苦面容,右手护面,右面部无感觉异常,右鼻唇沟及右第二磨牙有明确的扳机点,角膜及睫毛反射正常。胸腹部无异常。

问题:1. 该病人的主要护理诊断/问题是什么?
2. 该病人需要采取怎样的护理措施?

三叉神经痛(trigeminal neuralgia,TN)是一种原因未明的三叉神经分布区内短暂而反复发作的剧痛,又被称为痛性抽搐。本病常在春、秋季加重。

【护理评估】

（一）健康史

病因及发病机制尚不清楚,可能为致病因子使三叉神经脱髓鞘而产生异位冲动式伪突触传递所致,同时可能伴有中枢抑制失效。继发性三叉神经痛多为脑桥小脑角占位性病变（如血管畸形、动脉瘤、肿瘤、慢性脑膜炎等）压迫三叉神经根以及多发性硬化等引起。极少数病人可因用不同金属质料补牙而诱发。

（二）临床表现

（1）70%～80%的病例发生在40岁以上,女性稍多于男性,多为一侧发病。疼痛大多位于单侧,以右侧多见。极少数表现为双侧。

（2）以面部三叉神经分布区内突发的剧痛为特点,似触电、刀割、火烫样疼痛,以面颊部、上、下颌或舌疼痛最明显;口角、鼻翼、颊部和舌等处最敏感,轻触、轻叩即可诱发,故有"触发点"或"扳机点"之称。严重者洗脸、刷牙、谈话、咀嚼都可诱发,以致不敢做这些动作。发作时常突然停止说话、进食等活动,疼痛侧面部可呈现痉挛,即"痛性痉挛",皱眉咬牙、张口掩目,或用手掌用力揉搓颜面以致局部皮肤粗糙、增厚、眉毛脱落、结膜充血、流泪及流涎。表情呈精神紧张、焦虑状态。

（3）每次发作从数秒至2 min不等。其发作来去突然,间歇期完全正常。

（4）疼痛可固定累及三叉神经的某一分支,尤以第二、第三支多见,也可同时累及两支,三支同时受累者少见。

（5）病程可呈周期性,开始时发作次数较少,间歇期长,随着病程进展发作逐渐频繁,间歇期缩短,甚至整日疼痛不止。本病可缓解,但极少自愈。

（6）原发性三叉神经痛者神经系统检查无阳性体征。继发性三叉神经痛者多伴有其他脑神经及脑干受损的症状和体征。

（7）体格检查无明显异常,亦为诊断原发性三叉神经痛的依据之一。

（三）心理和社会状况

评估病人有无因病情反复发作及对并发症的担忧而产生焦虑、紧张、恐惧等情绪。了解病人的工作、生活情况,心理承受能力,以及家属对疾病的认知程度、社会支持情况及所能得到的社会保健资源和服务情况。

（四）辅助检查

无特殊辅助检查。

（五）诊断要点

典型病例根据诱因和临床表现可做出诊断。

（六）处理要点

迅速有效止痛是治疗本病的关键。

1. 药物治疗 首选卡马西平,在疾病早期可控制大部分病人的疼痛,但疗效随时间延长而逐渐降低。首次0.1 g,3次/天,口服,可逐渐加量直至有效,最大剂量为每天1.2 g,疼痛停止后逐渐减量。其次可选用苯妥英钠、氯硝西泮、巴氯芬等。

2. 封闭治疗 三叉神经周围支封闭是临床治疗三叉神经痛的常用方法。注射的部位主要是三叉神经分支通过的骨孔,如眶上孔、眶下孔、下齿槽孔、颏孔、翼腭孔等。所用药物包括无水乙醇、苯酚溶液、多柔比星、链霉素等。

3. 经皮半月神经节射频电凝疗法　能恒久地治愈三叉神经痛,但穿刺操作的准确性难以把握。

4. 手术治疗　适用于一般治疗均无效者,可考虑三叉神经感觉根部分切断术。这一方法通常有效,但也常可导致面部麻木。

【护理诊断/问题】

1. 疼痛:急性、慢性面颊、上下颌及舌疼痛　与三叉神经受损(发作性放电)有关。

2. 焦虑　与疼痛反复、频繁发作有关。

【护理目标】

(1)病人能复述并能避免引起三叉神经痛的因素,疼痛减轻或消失。

(2)病人能保持良好的心理状态,情绪稳定。

【护理措施】

1. 一般护理　保持病室及病室周围安静、安全,室内光线柔和,避免周围环境的各种刺激。器质性头痛病人应绝对卧床休息,减少头部活动,休息室床头抬高 $15°\sim30°$。饮食宜清淡、富含营养、高维生素、易消化,避免粗糙、干硬、辛辣的食物,保证机体营养,严重者予以流质饮食。

2. 病情观察　观察病人头痛的性质、部位、时间、频率、强度,加重或缓解的因素。

3. 对症护理　与病人讨论减轻头痛的方法,如精神放松、听轻音乐或指导式想象。偏头痛可用手指压迫颈总动脉或单侧头部动脉,可暂时性缓解头痛。向病人解释头痛的原因及引起或加重头痛的诱因并设法避免。

4. 用药护理　指导病人按时服药,讲解常用药物的作用及副作用。如卡马西平可致眩晕、复视、瞌睡、恶心、呕吐、步态不稳,多在数天后消失。

5. 心理护理　由于咀嚼、打哈欠、讲话等可诱发疼痛,病人常不敢做这些动作,且出现面容憔悴、精神忧郁和情绪低落,护理人员应给予疏导、安慰和支持,帮助病人树立与疾病做斗争的信心,积极配合治疗。

6. 健康教育　帮助病人及家属掌握本病有关的治疗和训练方法,告诉病人及家属本病的临床特点及诱发因素。病人应注意以下几个方面以避免触及触发点而引起发作:用棉垫及温水洗脸;如因刷牙触发牙痛,可改为饭后漱口;在室温下进餐、喝温热饮料;用健侧咀嚼;进食微温的软食;避免受风;避免触摸面部;避免床铺震动。

指导病人生活规律,保持稳定的情绪和良好的心态。遵医嘱合理用药,学会识别药物不良反应;不要随意更换药物或停药,发现不适,及时就诊。

【护理评价】

经过治疗和护理,评价病人是否达到以下两点。

(1)能说出并主动避免引起三叉神经痛的因素,疼痛减轻。

(2)情绪稳定。

二、急性炎症性脱髓鞘性多发性神经病病人的护理

 案例引导

某病人,男性,35岁。以"四肢无力5天"入院。病史评估:病人半月前有感冒病史,发热38℃伴腹泻,5天后出现四肢无力,表现为双上肢勉强可抬起,难以独立行走。查体:T 36.6℃,P 80次/分,R 16次/分,BP 130/90 mmHg,神志清楚,双瞳等大等圆,直径3.0 mm,对光反射灵敏,双上肢肌力1级,肌张力低,腱反射未引出。

辅助检查:脑脊液细胞数 $10 \times 10^6/L$,蛋白1.0 g/L,肌电图示F波和H反射异常。

初步诊断:急性炎症性脱髓鞘性多发性神经病。

问题:1. 病人的上、下肢肌力等级分为几级?

2. 如病人出现严重呼吸困难,护士该如何配合医生进行抢救。

急性炎症性脱髓鞘性多发性神经病(Guillain-Barré syndrome,GBS),又称急性感染性多发性神经根神经炎,是由病毒感染以及其他原因导致的一种自身免疫性疾病。其主要病理改变为周围神经系统的广泛性炎性脱髓鞘。GBS病人常伴面神经瘫痪、吞咽困难、发声无力和呼吸肌瘫痪、肺部感染,少数出现眼外肌瘫痪。

【护理评估】

(一) 病因与发病机制

GBS的病因目前尚未完全清楚,以往认为与病毒感染,如上呼吸道感染、腹泻等有关。现已明确GBS是由细胞及体液免疫介导的,由周围神经特异性抗原引发的抗体导致髓鞘脱失的疾病。GBS病前空肠弯曲菌(campylobacter jejuni,CJ)感染率较高,是促发本病的重要因素。

(二) 临床表现

GBS发病前常先有上呼吸道或消化道感染前驱症状如发热、腹泻等。其临床表现如下。

1. 运动障碍

(1)肢体瘫痪:四肢呈对称性下运动神经元性瘫痪,且常自下肢开始,逐渐波及双上肢,也可从一侧到另一侧。极少数病人首先仅限于双下肢。通常在1～2周内病情发展到最高峰,以后趋于稳定。瘫痪一般近端较重,四肢肌张力低下,腱反射减弱或消失,腹壁、提睾反射多正常。

(2)躯干肌瘫痪:颈肌瘫痪者不能抬头。肋间肌、膈肌瘫痪者可出现呼吸肌麻痹,表现为胸闷、气短、咳嗽无力、不能平卧、胸式或腹式呼吸运动度减低及呼吸音减弱,严重者可因缺氧或呼吸道并发症而导致昏迷、死亡。

(3)脑神经麻痹:约半数病人可有脑神经损害,以舌咽、迷走和一侧或两侧面神经的周围性瘫痪为多见,其次是动眼、滑车、展神经。

2. 感觉障碍 常为首发症状,以主观感觉障碍为主,多从四肢末端的麻木、针刺感开始。检查时牵拉神经根常可使疼痛加剧(如Kernig征阳性),肌肉可有明显压痛(双侧腓肠肌尤

著）。客观检查可有手套、袜套样和（或）三叉神经支配区的浅感觉减退，深感觉往往不受影响，也可无感觉障碍。感觉障碍远较运动障碍为轻，是本病特点之一。

3. 自主神经功能障碍 初期或恢复期常有多汗，可能是交感神经受刺激的结果。少数病人初期可有短期尿潴留，可能因支配膀胱的自主神经功能暂时失调或支配外括约肌的脊神经受损所致。部分病人可出现血压不稳、心动过速和心电图异常等心血管功能障碍。

4. 并发症 GBS 常伴面神经瘫痪、吞咽困难、发声无力和呼吸肌瘫痪、肺部感染，少数出现眼外肌瘫痪。可有心动过速、多汗、突发性高血压或膀胱括约肌障碍等自主神经系统功能障碍。严重者可因呼吸肌瘫痪而危及生命。

（三）心理和社会状况

由于起病急，肌力减退逐渐加重，甚至出现呼吸困难等严重症状，病人常出现焦虑、恐惧、精神抑郁。

（四）辅助检查

1. 脑脊液检查 脑脊液在发病后1～2周出现蛋白细胞分离现象，并在第3周最为显著，以后渐渐恢复。白细胞计数不超过$10 \times 10^6/L$，细胞学分类以淋巴细胞及单核细胞为主，并可见巨噬细胞。蛋白质含量显著增高。糖及氯化物正常。

2. 电生理检查 运动神经传导速度明显减慢，F波潜伏期延长或消失，H反射消失。

（五）诊断要点

一般根据病前有上呼吸道或胃肠道感染前驱症状、1～2周后迅速发展为四肢下运动神经元瘫痪，严重者出现延髓麻痹和呼吸肌瘫痪即应考虑本病。需与低钾性瘫痪相鉴别，若CSF呈蛋白细胞分离，瘫肢电生理检测提示周围神经干近端或远端受损更有助确诊。

（六）治疗要点

1. 急性期治疗

（1）血浆交换疗法：可清除血浆中的抗体和免疫复合物等有害物质，以减轻神经髓鞘的中毒性损伤，促进髓鞘的修复和再生。

（2）大剂量人体免疫球蛋白：每天剂量0.4 g/kg，连用5天。治疗机制与调节免疫功能有关。

（3）激素治疗：对重症者可大剂量短程使用甲泼尼龙冲击治疗。前3天用1000 mg后可改用地塞米松20 mg，1周后改口服，半个月后停服。但这种治疗疗效不确定。

（4）神经营养代谢药：大剂量B族维生素。并可选用神经生长因子、甲钴胺（弥可保，500 μg）、神经节苷脂（GM-1）20～40 mg，每天1次，肌注。

（5）对症治疗：①加强呼吸功能的维护，保持呼吸道通畅：对可能发展为呼吸肌瘫痪者，如病人已出现呼吸表浅、频率增快或咳嗽无力、排痰不畅时，宜早行气管切开和机械通气。②肺部并发症的防治：定期翻身、拍背，定期充分吸痰，并注意无菌操作，预防肺部感染，早期选用适量抗生素。③防止电解质紊乱，在有条件的医院，应对重症病人进行心、肺功能监护。④保证足够的营养、水分和休息：充分的休息对体力的保存和抗病能力的增强甚为重要，故对烦躁、休息不好者可适当选用苯二氮草类镇静药。并可定期输新鲜全血或血浆。对吞咽困难者可及早使用鼻饲，以保证充足的营养、水分及服药，并可减少吸入性肺炎的发生。

2. 恢复期 可继续使用B族维生素及促进神经功能恢复的药物，并酌情选用理疗、体疗、针灸和按摩等康复措施。

【护理诊断/问题】

1. 低效型呼吸形态 与呼吸机麻痹有关。

2. 躯体移动障碍 与四肢肌肉瘫痪有关。

3. 恐惧 与瘫痪、呼吸困难有关。

4. 潜在并发症 急性呼吸衰竭、肺部感染、压疮等。

【护理措施】

（一）一般护理

1. 休息 急性期卧床休息，抬高床头，有利于呼吸。保持病室安静，空气新鲜，协助病人，提高病人生活的自理能力；保持功能体位；加强个人卫生工作，保持口腔、皮肤的清洁。

2. 饮食 饮食宜清淡，进食低脂、富含营养的食物。忌辛辣、刺激性食物、甜食、油炸食物，戒烟、酒。因延髓麻痹而不能吞咽者应采用胃管进食，保证机体的足够营养供给。进食时和进食后 30 min 应抬高床头，防止窒息。

3. 心理护理 鼓励病人表达自己的感受，普及康复知识，缓解紧张、焦虑情绪。说明本病绝大多数预后良好，并给予细心照料，取得病人信任，减轻或者消除病人不良心理，配合治疗。

（二）病情观察

严密观察病人的呼吸、肺活量、血气分析的变化；观察病人是否有呼吸费力、烦躁、出汗、口唇发绀等缺氧症状，肺活量下降，血氧饱和度降低，动脉血氧分压低于 70 mmHg(9.3 kPa)，宜及早使用呼吸机，并加强呼吸机的管理。

（三）对症护理

按医嘱正确给药，注意药物的作用、不良反应。

【健康教育】

（1）帮助病人及家属掌握本病的自我护理方法以及有关的知识。

（2）坚持肢体的被动和主动运动，加强康复锻炼的日常生活自理能力的训练。

（3）增强体质，避免感冒、疲劳、肠道感染等诱发因素。

【预后】

大多数 GBS 病人经积极治疗后预后良好，轻者多在 1～3 个月好转，数月至 1 年内完全恢复，部分病人可有不同程度的后遗症，如肢体无力、肌肉萎缩和足下垂等。重症病人的肢体瘫痪很难恢复，常因呼吸肌麻痹、延髓麻痹或肺部并发症死亡。少数病例可复发。

第二节 急性脊髓炎病人的护理

 案例引导

某病人，女性，35 岁。以"双下肢麻木无力伴排尿障碍 3 天"入院。病史评估：病人半月前有感冒病史,曾发热 38 ℃伴腹泻,3 天前出现双下肢麻木,休息后缓解,2 天前再次出现双下肢麻木发胀,不能活动,伴有尿潴留,患病以来腰部麻木,腹胀,未排大便。

查体:T 36.2 ℃,P 76 次/分,R 16 次/分,BP 120/90 mmHg,神志清楚,双瞳等大等圆,直径 3.0 mm,对光反射灵敏,双上肢肌力 4 级,双下肢肌力 0 级,肌张力低,腹股沟平面以下痛觉减退。

辅助检查:脑脊液示白细胞计数 $3×10/L$,蛋白 0.45 g/L;肌电图示下肢体感诱发电位波幅减低;MRI 示第 10 胸椎、第 1 腰椎脊髓肿胀。

初步诊断:急性脊髓炎。

问题:1. 病人的上、下肢肌力等级分为几级?

2. 评估病人的排尿情况并做相关处理。

【护理评估】

(一)健康史

病因及发病机制:直接病因尚不明确,多数病人在出现脊髓症状前 1~4 周有发热、上呼吸道感染、腹泻等病毒感染症状或疫苗接种史,包括流感、麻疹、水痘、风疹、流行性腮腺炎及 EB 病毒、巨细胞病毒、支原体等许多感染因子都可能与本病有关,但其脑脊液未检出病毒抗体,脊髓和脑脊液中未分离出病毒,推测可能与病毒感染后自身免疫反应有关,并非直接感染所致,为非感染性炎症性脊髓炎。

(二)临床表现

急性起病,起病时可有低热、病变部位神经根痛、肢体麻木乏力和病变节段束带感;亦可无其他任何症状而直接发生瘫痪。大多在数小时或数天内出现受累平面以下运动障碍,感觉缺失及膀胱、直肠括约肌功能障碍,运动障碍早期为脊髓休克表现,一般持续 2~4 周后,肌张力逐渐增高,腱反射活跃,出现病理反射。脊髓休克期的长短取决于脊髓损害严重程度和有无发生肺部感染、尿路感染、压疮等并发症。脊髓损伤严重时,常导致屈肌张力增高,下肢任何部位的刺激或膀胱充盈,均可引起下肢屈曲反射和痉挛,伴有出汗、竖毛、尿便自动排出等症状,称为总体反射,常提示预后不良。急性脊髓炎病程一般为单向,但是在一部分病人中,急性脊髓炎为其首发症状,病灶继而累及到视神经、大脑白质或再次累及脊髓,从而演变为视神经脊髓炎、多发性硬化或者复发性脊髓炎。

(三)心理和社会状况

由于起病急,病人出现大小便失禁、肢体运动能力丧失等严重症状,甚至出现呼吸衰竭,所以病人常出现焦虑、恐惧、精神抑郁。

(四)辅助检查

1. 胸段脊髓 MRI 最常见,以弥散性损害为主,出现长 T1、长 T2 型号。

2. 腰穿 脑脊液检查示:脑脊液压力正常或增高,若脊髓严重肿胀造成梗阻则压颈试验异常。脑脊液外观无色透明,细胞数、蛋白含量正常或轻度增高,淋巴细胞为主,糖、氯化物正常。

（五）诊断要点

2002 年急性横贯性脊髓炎国际协作组制定的诊断标准,具体如下。

1. 诊断包含条件

（1）进展性的脊髓型感觉、运动、自主神经功能障碍。

（2）双侧的症状或体征（不一定对称）。

（3）明确的感觉平面。

（4）影像学排除压迫性病变（MRI 或脊髓造影;如条件不具备可行 CT 检查）。

（5）提示脊髓炎症的表现:脑脊液淋巴细胞增高、IgG 合成率升高或增强扫描可见强化;如果初期无上述表现,可在第 2～7 天复查 MRI 及腰穿。

（6）起病后 4 h 到 21 天内达到高峰。

2. 须排除的条件

（1）发病前 10 年内有脊髓放射线接触史。

（2）病变范围符合脊髓血管分布,如脊髓前动脉综合征。

（3）脊髓表面异常流空信号提示脊髓动、静脉畸形。

（六）治疗要点

1. 一般治疗　加强护理,防治各种并发症是保证功能恢复的前提。

（1）高颈段脊髓炎有呼吸困难者应及时吸氧,保持呼吸道通畅,选用有效抗生素来控制感染,必要时气管切开进行人工辅助呼吸。

（2）排尿障碍者应保留无菌导尿管,每 4～6 h 放开引流管 1 次。当膀胱功能恢复,残余尿量少于 100 mL 时不再导尿,以防止膀胱痉挛、体积缩小。

（3）保持皮肤清洁,按时翻身、拍背、吸痰,易受压部位加用气垫或软垫以防发生压疮。皮肤发红部位可用 10% 酒精或温水轻揉,并涂以 3.5% 安息香酊,有溃疡形成者应及时换药,应用压疮贴膜。

2. 药物治疗

（1）类固醇皮质激素:急性期,可采用大剂量甲基泼尼松龙短程冲击疗法,500～1000 mg 静脉滴注,每天 1 次,连用 3～5 天,之后逐渐减量维持 4～6 周后停药。

（2）免疫球蛋白:可按 0.4 g/kg 计算,每天 1 次,连用 3～5 天为 1 个疗程。

（3）B 族维生素:有助于神经功能恢复。常用维生素 B_1 100 mg,甲钴胺 500 μg,肌内注射,每天 1 次。

【护理诊断/问题】

1. 躯体活动障碍　与脊髓病变所致截瘫有关。

2. 尿潴留/尿失禁　与脊髓病变所致自主神经功能障碍有关。

【护理措施】

（一）一般护理

1. 休息　急性期卧床休息,抬高床头,有利于呼吸。保持病室安静、空气新鲜,协助病人,提高病人生活的自理能力;保持功能体位;加强个人卫生工作,保持口腔、皮肤的清洁。

2. 饮食　给予高蛋白质、高维生素且容易消化的食物,多食富含纤维素的蔬菜、水果等,保持大便通畅。

3. 心理护理　护理人员与病人加强沟通,介绍疾病的过程和预后,鼓励病人配合治疗。

（二）病情观察

评估病人运动和感觉障碍的平面是否出现上升；观测病人是否出现消化道出血症状；观察病人是否出现吞咽困难、构音障碍及呼吸困难症状；严密观察病人的呼吸、肺活量、血气分析的变化；观察尿液的尿量、颜色、次数、频率及排尿方式，了解有无尿路刺激、膀胱是否充盈，区分呈无张力性神经源性膀胱还是反射性神经源性膀胱，是否出现充盈性尿失禁以及充溢性尿失禁。

（三）对症护理

1. 保护膀胱功能　促进膀胱功能恢复，给予热敷、按摩以及针灸等治疗，适时对膀胱进行冲洗，排尿障碍行安置尿管。

2. 预防压疮　定时翻身，定时清洁皮肤，按摩容易受压部位，同时保持床单整洁、干燥。

3. 留置导尿管的护理　严格无菌操作，定期更换导尿管，每天对尿道口进行清洗、消毒，防止逆行感染。每 4～6 h 放开导尿管 1 次，膀胱功能恢复，残余尿量少于 100 mL 不再导尿。鼓励病人多饮水，便于稀释尿液，促进排泄。

（四）用药护理

按医嘱正确给药，注意药物的作用、不良反应。

【健康教育】

1. 预防疾病　合理饮食、加强营养、保持大便通畅，避免受凉、感染等诱因；卧床期间定时翻身拍背，帮助病人掌握大、小便的管理方法。

2. 休息和运动　肌力恢复后及时进行功能锻炼，争取独立完成各种生活能力，早日回归社会。

3. 病情观察与指导　帮助病人及家属分析和去除对疾病治疗和康复不利的因素；带导尿管出院的病人应向家属讲授留置导尿管的相关知识和操作步骤，防止逆行感染，保持外阴清洁，定时开放导尿管，促进代谢产物的排泄。如发现尿路感染，应及时就医控制。

第三节　脑血管疾病病人的护理

脑血管疾病（cerebrovascular disease，CVD）是由各种病因使脑血管发生病变而导致脑部神经功能受损的一组疾病，亦称中风、脑卒中。我国脑卒中居死亡原因第一位。临床发病率、死亡率和致残率均高，严重危害人们的健康。本病与心脏病、恶性肿瘤构成人类的三大致死病因。近年来呈上升趋势，在卫生工作中被列为重点防治的一种疾病。

【脑卒中的病因及危险因素】

（一）病因

1. 血管壁病变　动脉粥样硬化及高血压性动脉硬化最常见，其次为动脉炎（钩端螺旋体、风湿、结核病、梅毒）、发育异常（先天性脑动脉瘤、脑动脉畸形）、外伤所致的动脉损害等。

2. 血液流变学异常及血液成分改变

(1) 血液黏度增高：如高脂血症、高血糖症、高蛋白血症、白血病、严重贫血、红细胞增多症等。

(2) 凝血机制异常：如血小板减少性紫癜、血友病、使用抗凝剂、DIC 等。此外妊娠、产后及术后也可出现高凝状态。

(3) 血流动力学改变：如高血压、低血压或血压急骤波动、心功能障碍、心律失常等。

(4) 其他：各种栓子(如空气、脂肪、肿瘤和寄生虫等)引起的脑栓塞、脑血管痉挛等。

（二）危险因素

1. 可干预的因素　有高血压、糖尿病、心脏病、高同型半胱氨酸血症、TIA 或脑卒中病史、肥胖、无症状性颈动脉狭窄、酗酒、吸烟、抗凝治疗、脑动脉炎等。

2. 不可干预的因素　有年龄、性别、种族、遗传和家族史等。其中高血压是脑卒中最重要的独立危险因素。

【脑卒中的分类】

按病变性质将脑卒中分为出血性脑卒中和缺血性脑卒中。前者包括脑出血和蛛网膜下腔出血；后者包括短暂性脑缺血发作、脑梗死(脑血栓形成、脑栓塞、腔隙性脑梗死)。临床上以脑血栓形成最常见，以脑出血病情最严重。

【脑卒中的三级预防】

脑卒中一旦发生，不论何种类型，迄今均缺乏有效的治疗方法，且死亡率和致残率较高，因此，预防非常重要。

1. 一级预防　发病前的预防，也是三级预防中最关键的一环。在社区人群中首先筛选可干预的危险因素，找出高危人群，进行预防(干预)，即积极治疗相关疾病，提倡合理饮食，适当运动，根据存在的各种危险因素和严重程度的不同，坚持治疗，进行护理干预。

2. 二级预防　对已有短暂性脑缺血发作或可逆性脑缺血发作的早期诊断，及时治疗，防止发展成为完全性脑卒中。

3. 三级预防　脑卒中发生后积极治疗，防治并发症，减少致残，提高病人的生活质量，预防复发。

除了对危险因素进行非药物性干预外，主要的预防性药物有阿司匹林、噻氯匹定和华法林等。

一、短暂性脑缺血发作病人的护理

案例引导

某病人，女性，65 岁。以"突然倒地，眩晕、呕吐 2 h"入院。病史评估：病人 2 h 前无明显诱因出现突然倒地，眩晕、呕吐，约几分钟后，自行站立，病人近几日反复出现上述症状，但症状都在几分钟后自行恢复，既往病人无心脏病病史，但有高血压、糖尿病史 3 年以上。查体：T 36.3 ℃，P 76 次/分，R 16 次/分，BP 140/90 mmHg，神志清楚，双瞳等大等圆，直径 3.0 mm，对光反射灵敏，四肢肌力、肌张力、感觉等正常。

辅助检查：MRI 示颅内多发性腔隙性梗死灶。颈部血管彩超示斑块形成。

　　初步诊断：短暂性脑缺血发作。

　　问题：1. 颈内动脉系统和椎-基底动脉系统 TIA 的特征性改变如何？

　　2. 如何防止其发展为完全性脑卒中？

　　短暂性脑缺血发作是由颅内血管病变引起的一过性或短暂性、局灶性脑或视网膜功能障碍。以反复发作的短暂性失语、瘫痪或感觉障碍为特点，每次发作持续数分钟，通常在 24 h 内完全恢复。

【护理评估】

（一）病因与发病机制

1. 供应脑血循环的动脉粥样硬化　短暂性脑缺血发作发生的最常见原因。最多见的是颈动脉粥样硬化血栓的形成，常导致管腔狭窄，造成供应脑的血流降低。

2. 动脉-动脉的血栓　栓塞栓子来源于颈部的颈动脉或椎动脉的动脉粥样硬化斑块的溃疡面，或较少地来自心脏内的附壁血栓；心源性栓子最多见的原因为心房纤颤、瓣膜疾病和左心室血栓形成等。

3. 较少见病因　①夹层动脉瘤、动脉炎及血液成分的异常（如真性红细胞增多症、血小板减少症、抗心磷脂抗体综合征等）；②血流动力学的改变：血流有短暂的降低如任何原因的低血压、心律不齐、锁骨下动脉盗血综合征和药物的不良反应；③心脏介入和手术治疗的并发症；④高血压、动脉粥样硬化、心脏疾病、糖尿病以及血红细胞增多症都易促成短暂性脑缺血发作的发生。

（二）临床表现

由于缺血的部位不同，其表现常为眼前一过性黑矇、视野中有黑点、眼前有阴影摇晃，光线减少或一侧面部或肢体出现无力、麻木，有时也会表现出眩晕、头晕、偏头痛、跌倒发作、共济失调、复视、偏盲或双侧视力丧失等症状。

（三）心理和社会状况

因突然发病，反复发作，病人担心突然发作引起损伤，常有恐惧、焦虑等。

（四）辅助检查

数字减影血管造影（DSA）或经颅彩色多普勒超声（TCD）检查可发现序贯狭窄、动脉粥样硬化斑块。

（五）诊断要点

短暂性脑缺血发作发展到脑卒中的治疗比较棘手，关键是预防。短暂性脑缺血发作是脑血管病治疗中最有价值的急症之一，一旦发生，必须立即送往医院治疗，因为"时间就是大脑"。正确的治疗短暂性脑缺血发作已成为预防永久性脑卒中最有力的措施。早期及时适当治疗，可以使大多数短暂性脑缺血发作不发展成永久性脑卒中。先进行全面的诊疗检查，应强调尽早做以下检查：①神经影像学和无创伤性多普勒超声检查，确定病人脑组织是否有损伤。②血液检测，评估血液凝固速度有多快。③心电图检查，确定病人有无心脏病发作或是否有心脏节律紊乱。同时需要积极的预防治疗；最后进行有关脑卒中危险因素、症状的宣教，如饮食教育、运动疗法教育、药物治疗教育、心理健康教育、功能训练教育和出院指导等。

（六）治疗要点

目前应根据病人病因、临床、全身状况、影像学所见及血液学检查而选择个体化的治疗。现有的短暂性脑缺血发作的治疗有以下几种。

1. 药物治疗 抗血小板凝聚,用于保护脑灌注、预防血栓。①阿司匹林(Aspirin)肠溶片:首选药物。推荐小剂量:100 mg/d。应用小剂量阿司匹林可以抑制血小板环氧化酶,有效预防脑血栓形成,降低短暂性脑缺血发作复发,降低死亡率。小剂量阿司匹林可有效抗血小板聚集,又可减少副作用,有利于长期服用。如阿司匹林不能耐受或不能控制发作,则可选用氯吡格雷。②氯吡格雷:75 mg/d。作用和噻氯匹定相似,但不良反应较小,目前使用该药物的最大障碍是价格昂贵。这两种抗血小板药长期服用均可有出血的不良反应,应定期血常规监测。③潘生丁加阿司匹林:为唯一被批准的联合用药。

2. 抗凝治疗 可选用肝素,但应掌握适应证,治疗过程中要监测凝血酶原时间,以防出血;低分子肝素不必监测凝血酶原时间,使用安全;华法林可预防非瓣膜疾病的心房颤动。但需检测 INR。

3. 改善脑循环 可使用复方丹参、川芎、红花、葛根等中药提取物,静滴效果更好。

4. 病因治疗 对动脉硬化、高血压、糖尿病、颈椎病、高黏血症、高脂血症等容易引起短暂性脑缺血发作的病症,应积极控制好危险因素,及时监测相关指标。

【护理诊断/问题】

1. 有受伤的危险 与突发眩晕、平衡失调有关。

2. 知识缺乏 缺乏本病的防治知识。

3. 潜在并发症 脑卒中。

【护理措施】

（一）一般护理

1. 休息 发作时需要休息,保持室内清洁、整齐,定时通风换气。

2. 饮食 饮食宜清淡,进食低脂、富含营养的食物。忌辛辣、刺激性食物、甜食、油炸食物,戒烟、酒。

3. 心理护理 通过聊天,普及康复知识,缓解紧张、焦虑情绪。

（二）病情观察

密切观察血压变化及病情,如 24 h 仍得不到完全恢复,应考虑缺血性脑卒中。

（三）对症护理

观察病人的呼吸、心率、血压、血气分析等的变化,注意防止缺血性脑卒中的形成。

（四）用药护理

遵医嘱用药,在应用抗凝治疗时,应密切观察有无出血倾向。抗血小板凝集药(如阿司匹林)宜饭后服用,以防止胃肠道反应,并注意观察有无上消化道出血征象。

【健康教育】

短暂性脑缺血发作的高危人群或者发生过短暂性脑缺血发作的人,日常生活应该注意以下保健:①应了解饮食治疗的意义和具体措施。例如,高血脂的病人应低脂饮食,严禁摄入动物油,尽量食用植物油,宜选用含脂肪少的食物,避免食用含脂肪多的食物(如肥肉、鸭、鹅等),禁食油炸甜腻的食物。②运动可减少脂肪堆积,降低血糖,提高心肺功能,加速血液循环,促进新陈代谢,提高身体综合素质。其中步行、慢跑等运动安全简便,适合中老年人。病人在运动时要掌握好强度,循序渐进。③可在医生的指导下服用肠溶平阿司匹林或潘生丁等,以改善脑循环。同时还可选用作用于血管平滑肌、增加脑流量的药物,如尼莫地平等。伴有糖尿病者应积极有效控制血糖;伴有高血脂的病人除了调节饮食结构外,还应尽早使用降血脂药物。④正确认识疾病,以消除焦虑、紧张和恐惧等不良情绪,从而对治疗效果产生积极影响。⑤经过综合治疗,病人肢体的活动功能大多能恢复,但也要经常进行肢体功能锻炼。⑥保持良好的生活习惯,按时作息,避免过度操劳,保持情绪稳定,调整心态,增添生活情趣;还要注意定期复查血压、血脂、血糖等。

二、脑梗死病人的护理

 案例引导

周某,女性,66 岁。因右侧肢体活动障碍 1 天入院。既往有高血压病 20 余年。

查体:T 36.6 ℃,P 72 次/分,R 18 次/分,BP 140/90 mmHg,神志清楚,皮肤黏膜无出血点,浅表淋巴结未触及,巩膜无黄染,伸舌居中,颈软无抵抗,甲状腺无肿大,心、肺未见异常,腹平软,肝脾未触及。右侧上、下肢肌力 0 级,右侧半身感觉障碍,右侧 Babinski 征(+)。

问题:1. 为进一步明确诊断,应做哪些检查?

2. 病人存在哪些护理诊断/问题?

3. 应采取哪些护理措施?

脑梗死(cerebral infarction,CI)又称缺血性脑卒中,包括脑血栓形成、腔隙性梗死和脑栓塞等,是指因脑部血液循环障碍,缺血、低氧所致的局限性脑组织的缺血性坏死,出现相应神经功能障碍。引起脑梗死的主要原因是供应脑部血液的颅内或颅外动脉发生闭塞性病变而未能得到及时、充分的侧支循环供血,使局部脑组织发生缺血、低氧现象。脑梗死发病率为 110/10 万,占全部脑卒中的 60%～80%。临床上最常见的有脑血栓形成和脑栓塞。脑血栓形成(cerebral thrombosis,CT)是脑卒中中最常见的一种。指颅内、外供应脑组织的动脉血管壁发生病理改变,血管腔变狭窄或在此基础上形成血栓,造成脑局部急性血流中断,脑组织缺血、低氧、软化坏死,出现相应的神经系统症状与体征,常出现偏瘫、失语。脑栓塞(cerebral embolism)是由各种栓子(血流中异常的固体、液体、气体)沿血液循环进入脑动脉,引起急性血流中断而出现相应供血区脑组织缺血、坏死及脑功能障碍。临床表现包括脑部病变表现和原发病表现。

【护理评估】

(一)健康史

1. 脑血栓形成

1)病因

(1)脑动脉粥样硬化:脑血栓形成最常见的病因是脑动脉粥样硬化,它多与主动脉弓、冠状动脉、肾动脉及其他外周动脉粥样硬化同时发生。但脑动脉硬化的严重程度并不与其他部位血管硬化完全一致。高血压常与脑动脉硬化并存，两者相互影响，使病变加重。高脂血症、糖尿病等则往往加速脑动脉硬化的进展。

（2）脑动脉炎：如钩端螺旋体感染引起的脑动脉炎。

（3）其他：胶原系统疾病、先天性血管畸形、巨细胞动脉炎、肿瘤、真性红细胞增多症、血液高凝状态等。

（4）颈动脉粥样硬化的斑块脱落引起的栓塞称为血栓-栓塞。

2）发病机制　在颅内血管壁病变的基础上，如动脉内膜损害破裂或形成溃疡，在睡眠、失水、心力衰竭、心律失常等情况时，出现血压下降、血流缓慢，胆固醇易于沉积在内膜下层，引起血管壁脂肪透明变性、纤维增生，动脉变硬、迂曲，管壁厚薄不匀，血小板及纤维素等血液中有形成分黏附、聚集、沉着，形成血栓。血栓逐渐扩大，使动脉管腔变狭窄，最终引起动脉完全闭塞。缺血区脑组织因血管闭塞的快慢、部位及侧支循环能提供代偿的程度，而出现不同范围、不同程度的梗死。脑血栓形成的好发部位为颈总动脉、颈内动脉、基底动脉下段、椎动脉上段、椎-基底动脉交界处、大脑中动脉主干、大脑后动脉和大脑前动脉等。

2. 脑栓塞　脑栓塞的栓子来源可分为心源性、非心源性、来源不明性三大类。

（1）心源性：为脑栓塞最常见的原因。发生脑栓塞的病人中约一半以上为风湿性心脏病二尖瓣狭窄并发心房颤动，在风湿性心脏病病人中有 $14\%\sim48\%$ 的病人发生脑栓塞。此外，细菌性心内膜炎心瓣膜上的炎性赘生物易脱落，心肌梗死或心肌病时心内膜病变形成的附壁血栓脱落，均可成为栓子。心脏黏液瘤、二尖瓣脱垂及心脏手术、心导管检查等也可形成栓子。

（2）非心源性：主动脉弓及其发出的大血管动脉粥样硬化斑块与附着物及肺静脉血栓脱落，也是脑栓塞的重要原因。其他如肺部感染、败血症引起的感染性脓栓，长骨骨折的脂肪栓子，寄生虫虫卵栓子，癌性栓子，胸腔手术、人工气胸、气腹以及潜水员或高空飞行员所发生的减压病时的气体栓子，异物栓子等均可引起脑栓塞。

（3）来源不明性：虽经现代设备先进、方法进行仔细，但仍未能找到有些脑栓塞栓子的来源。

（二）身体状况

1. 脑血栓形成的临床表现　本病好发于中老年人，多见于 $50\sim60$ 岁以上的动脉硬化者，且多伴有高血压、冠心病或糖尿病；年轻发病者以各种原因的脑动脉炎为多见；男性稍多于女性。

（1）前驱症状：如头晕、头痛等，部分病人发病前曾有 TIA 史。

（2）多数病人在安静休息时发病，不少病人在睡眠中发生，次晨被发现不能说话，一侧肢体瘫痪。多在几小时或几天内发展达到高峰，也可为症状进行性加重或波动。多数病人神志清楚，少数病人可有不同程度的意识障碍，持续时间较短。神经系统体征主要取决于脑血管闭塞的部位及梗死的范围，常见为局灶性神经功能缺损的表现如失语、偏瘫、偏身感觉障碍等。

2. 脑栓塞的临床表现

（1）病史、起病情况：任何年龄均可发病，风湿性心脏病引起者以中青年为多，冠心病及大动脉病变引起者以中老年居多。通常发病无明显诱因，安静与活动时均可发病，以活动中发病多见。起病急骤是本病的主要特征，在数秒钟或很短的时间内症状发展至高峰，多属完全性脑卒中，个别病人可在数天内呈阶梯式进行性恶化，为反复栓塞所致。

（2）脑部表现：除原发疾病的表现外，常见局限性抽搐、偏盲、偏瘫、偏身感觉障碍、失语等,意识障碍常较轻且很快恢复。严重者可突起昏迷、全身抽搐,可因脑水肿或颅内压增高,继发脑疝而死亡。

3. 实验室及其他检查

1) 血液检查　包括血常规、血糖、血脂、血液流变学、凝血功能等。

2) 影像学检查

(1) CT 检查:是最常用的检查,发病当天多无改变,但可排除脑出血,24 h 以后脑梗死区出现低密度灶而确立诊断。脑干和小脑梗死 CT 多显示不佳。

(2) MRI 检查:可以早期显示缺血组织的大小、部位,甚至可以显示皮质下、脑干和小脑的小梗死灶。

(3) 经颅彩色多普勒超声(TCD)检查:对判断颅内外血管狭窄或闭塞、血管痉挛、侧支循环建立程度有帮助,还可用于溶栓监测。

(4) 放射性核素检查:可显示有无脑局部的血流灌注异常。

(5) 数字减影血管造影(DSA)检查:脑血管造影可显示血栓形成的部位、程度及侧支循环情况,但不作为脑梗死的常规检查。

(6) 超声心动图检查:可发现心腔内附壁血栓,有助于证实心源性栓子的存在。

(三) 诊断要点

1. 脑血栓形成的诊断要点　中老年病人,有高血压、高血脂、糖尿病等病史,发病前有 TIA 史,在安静休息时发病;症状逐渐加重,发病时意识清醒,而偏瘫、失语等神经系统局灶体征明显等,诊断一般不难,结合头部 CT 及 MRI 检查,可明确诊断。

2. 脑栓塞的诊断要点　突起偏瘫,一过性意识障碍可伴有抽搐或有其他部位栓塞,有心脏病史者,诊断不难。若无心脏病史、临床表现似脑栓塞者,应注意查找非心源性栓子的来源,以明确诊断。中老年人应与脑出血等相鉴别。

(四) 治疗要点

遵循超早期治疗、个体化治疗、整体化治疗的原则,根据脑梗死不同类型而治疗有所不同。

1. 脑血栓形成的治疗　目前还没有适用于所有脑血栓形成病人的规范化治疗方案,应根据病因、发病机制、临床类型、发病时间等确定针对具体病例的治疗方案。在一般治疗的基础上,酌情选用改善脑循环、保护脑细胞、防治脑水肿、降低颅内压等措施。通常按病程可分为急性期(1~2 周)、恢复期(2 周至 6 个月)和后遗症期(6 个月以后),重点是急性期的治疗。

1) 急性期治疗

(1) 早期溶栓:脑血栓形成发生后,尽快恢复脑缺血区的血液供应是急性期的主要治疗原则。早期溶栓是指发病后 6 h 内采用溶栓治疗使血管再通,可减轻脑水肿,缩小梗死灶,恢复梗死区血流灌注,减轻神经元损伤。常用的溶栓药物:①尿激酶,是目前国内应用最多的溶栓药,静脉滴注 200 万 IU;②链激酶,常用量 10 万~50 万 IU;③组织型纤溶酶原激活剂(rt-PA),在发病 3 h 内使用效果最理想,可静脉滴入 100 mg。以上药物给药维持时间通常为 30 min 至 2 h,一旦发现血管再通,立即停药。

(2) 调整血压:脑血栓形成病人急性期的血压应维持在发病前平时稍高的水平,除非血压过高(收缩压大于 220 mmHg),一般不使用降压药物,以免血压过低而导致脑血流量不足,使脑梗死加重。血压过低,应补液或给予适当的药物(如多巴胺、间羟胺等)以升高血压。

(3) 防治脑水肿:当梗死范围大或发病急骤时可引起脑水肿。脑水肿进一步影响脑梗死后缺血半暗带的血液供应,加剧脑组织缺血、低氧,导致脑组织坏死,应尽早防治。若病人意识障碍加重,出现颅内压增高症状,应行降低颅内压治疗。常用20％甘露醇125.250 mL快速静滴,每天2～4次,连用7～10天。大面积梗死时治疗时间可适当延长,并可使用激素如地塞米松每天10～20 mg加入甘露醇中静脉滴注,持续3～5天,最长7天。甘露醇和地塞米松还有清除自由基的作用。还可使用呋塞米、10％复方甘油以及白蛋白等。

(4) 抗凝治疗:抗凝治疗的目的主要是防止缺血性脑卒中的早期复发、血栓的延长及防止堵塞远端的小血管继发血栓形成,促进侧支循环。适用于进展型脑梗死病人,出血性梗死或有高血压者均禁用抗凝治疗。

(5) 血管扩张剂:一般主张在脑血栓形成亚急性期(发病2～4周)脑水肿已基本消退时,可适当应用血管扩张剂。

(6) 高压氧舱治疗:高压氧舱治疗脑血栓形成的作用机制如下。①提高血氧供应,增加有效弥散距离,促进侧支循环形成;②在高压氧状态中,正常脑血管收缩,从而出现了"反盗血"现象,增加了病变部位脑血液灌注;③脑组织有氧代谢增强,无氧代谢减少,能量产生增多,加速酸性代谢产物的清除,为神经组织的再生和神经功能的恢复提供良好的物质基础。脑血栓形成病人若呼吸道没有明显的分泌物,呼吸正常,无抽搐以及血压正常,宜尽早配合高压氧舱治疗。

(7) 抗血小板聚集治疗:见本节"短暂性脑缺血发作"相关内容。

(8) 脑保护治疗:可通过降低脑代谢,干预缺血引发细胞毒性机制减轻缺血性脑损伤,包括自由基清除剂、阿片受体阻断剂、钙通道阻滞剂、兴奋性氨基酸受体阻断剂等。目前推荐早期(2 h)应用头部或全身亚低温治疗。药物可用胞磷胆碱、纳洛酮、依达拉奉等。

(9) 中医药治疗:丹参、川芎嗪、葛根素、银杏叶制剂等可降低血小板聚集、抗凝、改善脑血流、降低血液黏度。

(10) 外科治疗:对大面积梗死出现颅内高压危象、内科治疗困难时,可行开颅切除坏死组织和去颅骨减压;对急性小脑梗死产生明显肿胀及脑积水病人,可行脑室引流术或去除坏死组织以挽救生命。此外,颈动脉内膜切除术也成为颈动脉狭窄性疾病的重要手段,应予重视。

(11) 血管内介入治疗:颈动脉支架放置术治疗颈动脉粥样硬化狭窄性疾病是近年新问世的技术,目前还缺乏大宗病例的长期随访结果,故应慎重选择。

2) 恢复期治疗 脑血栓形成的恢复期指病人的神经系统症状和体征不再加重,并发症得到控制,生命体征稳定。恢复期治疗的主要目的是促进神经功能恢复。康复治疗和护理应贯穿于起病至恢复期的全过程,要求病人、医护人员、家属均应积极参与,系统地为病人进行肢体运动和语言功能的康复训练。

2. 脑栓塞的治疗 包括脑部病变及引起栓塞的原发病两个方面的治疗。

(1) 脑部病变的治疗:与脑血栓形成相同。严重病变应积极进行脱水、降颅压处理,必要时可行开颅去骨片减压术。

(2) 原发病的治疗:主要在于消除栓子的来源,防止脑栓塞复发。如心脏疾病的手术治疗,细菌性心内膜炎的抗生素治疗,减压病的高压氧舱治疗等;脂肪栓的处理可用扩容剂、血管扩张剂、5％碳酸氢钠注射液;对于气栓的处理应采取头低、左侧卧位;感染性栓子栓塞需选用有效足量的抗感染药物治疗。

(3) 抗凝治疗:抗凝治疗能预防新的血栓形成,或防止栓塞部位的继发性扩散,促使血栓溶解,故近年来主张尽早使用抗凝治疗以防止脑栓塞复发。但由于心源性脑栓塞的出血性梗死区极易出血,故抗凝治疗必须慎用,应待急性期过后比较合适;对于头部 CT 或 MRI 检查提示脑出血或蛛网膜下腔出血者、脑脊液中红细胞增多者、伴有高血压或亚急性细菌性心内膜炎并发脑栓塞者,均禁忌使用抗凝治疗。

（五）心理和社会状况

发病后病人心理压力很大,瘫痪常使病人自卑、消极。失语、感觉障碍、生活自理缺陷、社会支持差常使病人产生焦虑、急躁情绪,或因突然发病、反复发作、神经功能障碍,影响工作及生活而使病人急躁、自卑、失去信心。

【护理诊断/问题】

1. 躯体活动、感知障碍　与偏瘫或平衡能力降低有关。

2. 吞咽障碍　与意识障碍或延髓麻痹有关。

3. 语言沟通障碍　与大脑语言中枢功能受损有关。

4. 焦虑　与肢体瘫痪、感觉障碍、沟通困难影响工作和生活、家庭照顾不周有关。

5. 潜在并发症　颅内压增高。

【护理目标】

（1）运动、感知障碍改善。

（2）能安全进食,保证营养成分的摄入。

（3）能进行有效的沟通。

（4）焦虑减轻或消失,情绪稳定。

（5）未发生相关并发症。

【护理措施】

（一）一般护理

1. 休息与活动　急性期绝对卧床休息,避免搬动,一般取平卧位,头部禁用冷敷,将血压维持在略高于病前的水平,以防止脑血流量减少。卧床期间协助病人完成生活护理,恢复期鼓励病人独立完成生活自理活动,以增进病人自我照顾的能力和信心,以适应回归家庭和社会的需要,提高生存质量。

2. 饮食护理　为病人提供低盐、低糖、低脂、低胆固醇、丰富维生素的无刺激性的饮食,如病人吞咽困难、不能进食时给予营养支持,遵医嘱置胃管、鼻饲,并做好留置胃管的护理,口腔护理每天 2 次。

3. 康复护理　告知病人及家属康复训练的必要性及重要性,与病人及家属共同制订康复训练计划,肢体功能训练与语言训练相结合,指导康复训练,经过坚持训练,病人生活自理能力可恢复或部分恢复。

（二）病情观察

定时监测生命体征、意识状态、瞳孔变化以及时发现有无脑缺血加重的征象。密切观察病情变化,如病人再次出现偏瘫或原有症状加重,应考虑是否为梗死病灶扩大及合并颅内出血,立即报告医生。

（三）用药护理

使用溶栓抗凝药物时应严格把握药物剂量,密切观察意识和血压变化,定期进行神经功能评估,监测出凝血时间、凝血酶原时间,观察有无皮肤及消化道出血倾向,如黑便、牙龈出血、皮肤青紫淤斑等。如果病人出现严重的头痛、急性血压增高、恶心或呕吐,应考虑是否并发颅内出血,应立即停用溶栓、抗凝药物,协助紧急头颅 CT 检查。同时,还要观察有无栓子脱落引起的小栓塞,如肠系膜上动脉栓塞可引起腹痛,下肢静脉栓塞时可出现皮肤肿胀、发红及肢体疼痛、功能障碍,发现异常,应及时报告医生处理。使用扩血管药尤其是尼莫地平等钙通道阻滞剂时,因能产生明显的扩血管作用,松弛血管平滑肌,使脑血流量增加,可导致病人头部胀痛、颜面部发红、血压降低等,应监测血压变化、减慢输液滴速(一般每分钟小于 30 滴),指导病人和家属不要随意自行调节输液速度,改变体位宜慢等,出现症状应及时报告医生。使用低分子右旋糖酐改善微循环治疗时,可出现发热、皮疹甚至过敏性休克,应密切观察。

（四）心理护理

脑卒中后因为大脑左前半球受损可以导致抑郁,加之沟通障碍,肢体功能恢复的过程很长,速度较慢,日常生活依赖他人照顾等原因,如果缺少家庭和社会支持,病人发生焦虑、抑郁的可能性会加大,而焦虑与抑郁情绪阻碍了病人的有效康复,从而严重影响病人的生活质量,因此,应重视对精神情绪变化的监控,提高对抑郁、焦虑状态的认识,及时发现病人的心理问题,进行针对性心理治疗,以消除病人思想顾虑,稳定情绪,增强战胜疾病的信心。

【健康教育】

1. 疾病知识指导 向病人和家属介绍脑血栓形成和脑栓塞的基本知识,说明积极治疗原发病、去除诱因、养成良好的生活习惯是干预危险因素、防止脑栓塞的重要环节。

2. 疾病预防指导 告知老年人晨醒后不要急于起床,最好稍做肌肉运动 10 min 后再缓慢起床,改变体位时动作要慢,洗澡时间不宜过长、水温不要过高,以防止发生体位性低血压。平时生活起居要有规律,克服不良嗜好,多吃新鲜蔬菜、水果、谷类、鱼类和豆类,使能量的摄入和需要达到平衡,戒烟、限酒。外出时要防摔倒、防受凉。抗血小板聚集的药物应坚持长期服用,注意药物的疗效和不良反应,定期到医院复查。若出现头晕、肢体麻木等脑血栓前驱症状时就医。

三、脑出血病人的护理

 案例引导

某病人,男性,65 岁。以"突起神志不清、倒地 6 h"入院。病史评估:病人 6 h 前活动中突然出现头痛,倒地,呼之不应。醒来后左侧上、下肢肢体无力,休息后未能缓解而送至医院。既往:有高血压 3 年以上,未规则服药治疗。

查体:T 37.8 ℃,P 94 次/分,R 20 次/分,BP 180/110 mmHg,神志清楚,双瞳等大等圆,直径 3.0 mm,对光反射灵敏,左侧上、下肢肌力 2 级,肌张力高,左侧偏身感觉障碍,左侧病理征阳性,右侧正常。格拉斯哥评分 8 分。

辅助检查:头颅 CT 示右侧丘脑出血。颈部血管彩超示:斑块形成。血糖:5.5 mmol/L。

初步诊断:脑出血。

问题:1. 目前考虑应怎样治疗?

2. 护理要点有哪些?

脑出血,俗称脑溢血,属于"脑中风"的一种,是中老年高血压病人常见的一种严重脑部并发症。脑出血是指非外伤性脑实质内血管破裂引起的出血,最常见的病因是高血压、脑动脉硬化、颅内血管畸形等,常因用力、情绪激动等因素诱发,故大多在活动中突然发病,临床上脑出血发病十分迅速,主要表现为意识障碍、肢体偏瘫、失语等神经系统的损害。它起病急骤、病情凶险、死亡率非常高,是目前中老年人致死性疾病之一。

【护理评估】

(一) 健康史

1. 病因

(1) 外界因素:气候变化,临床上发现,脑血管病在季节变化时尤为多见,如春夏、秋冬交界的季节。现代医学认为,季节的变化以及外界温度的变化可以影响人体神经内分泌的正常代谢,改变血液黏稠度,血浆纤维蛋白质、肾上腺素均升高,毛细血管痉挛性收缩和脆性增加。短时间内颅内血管不能适应如此较为明显的变化,即出现血压的波动,最终导致脑出血的发生。

(2) 情绪改变:情绪改变是脑出血的又一重要诱因,包括极度的悲伤、兴奋、恐惧等,在临床工作中我们发现,多数脑出血病人发病之前都有情绪激动病史,甚至曾有人做过研究,证实临床上近30%的病人是因生气、情绪激动而导致的脑出血。究其原因主要是因为短时间情绪变化时出现交感神经兴奋,心跳加快、血压突然升高,导致原本脆弱的血管破裂。

(3) 不良生活习惯:吸烟对人体健康有较为严重的影响是得到世界卫生组织公认的,长期吸烟可以使得体内血管脆性增加,对血压波动的承受能力下降,容易发生脑血管破裂;而长期饮酒可引起血管收缩舒张调节障碍,并出现血管内皮的损伤,血管内脂质的沉积,使得血管条件变差,易发生脑出血。此外,经常过度劳累,缺少体育锻炼,也会使血液黏稠度增加,破坏血管条件,导致脑出血的发生。

2. 发病机制 长期的血压增高可以使得全身动脉壁发生透明变性,使得原本较为坚韧的动脉壁变薄、脆性增加,同时会出现一些较为细小的动脉瘤或者囊状的动脉壁扩张,这种变化使得动脉对血压升高的耐受性下降,脑动脉尤其表现得严重。骤然升高的血压可以使得内壁变薄的细小动脉发生突然破裂,出现脑出血,此后血凝块聚集在血管外脑组织内,可以释放各种血管活性物质,这些有害物质可以使得周围动脉进一步收缩,出现周围血管的再次破裂,导致恶性循环的发生,这也就解释了为何临床上多见短时间(多在首次出血 3 h 以内)再次出血的表现。在多次反复之后局部脑组织内形成较大的血凝块,压迫破裂的血管,此时血肿形成,出血才逐渐停止。临床上常见的脑出血以基底节区最为多见,研究发现是因为供应此处的豆纹动脉从大脑中动脉呈直角发出,拐角较大,在原有血管病变的基础上,受到压力较高的血流冲击后易导致血管破裂。脑出血发生后血凝块即开始吸收,这个过程血肿块可释放血红蛋白降解产物,高浓度的血红蛋白对神经细胞有较为明显的毒性作用;而出血发生后人体内全身凝血机制激活,血液内凝血酶浓度增加,聚集在脑组织内可以导致脑水肿,这是脑出血后最为常见的继发改变。临床上甚至遇到过出血量不大、症状不明显,但脑水肿最终夺取病人生命的情况。

（二）临床表现

高血压性脑出血以 50～70 岁的高血压病人最常见,冬春季多见。出血前多无预兆,常在活动、情绪激动、劳累时突然起病,临床症状常在数分钟或数小时内达到高峰。

脑出血的症状与出血的部位、出血量、出血速度、血肿大小以及病人的一般情况等有关,通常一般表现为不同程度的突发头痛、恶心、呕吐、言语不清、小便失禁、肢体活动障碍和意识障碍。

位于非功能区的小量出血可以仅仅表现为头痛及轻度的神经功能障碍,而大量出血以及大脑深部出血、丘脑出血或者脑干出血等可以出现迅速昏迷,甚至在数小时及数天内出现死亡。典型的基底节出血可出现突发的肢体无力及麻木,语言不清或失语,意识障碍,双眼向出血一侧凝视,可有剧烈疼痛,同时伴有恶心、呕吐、小便失禁症状;丘脑出血常破入脑室,病人有偏侧颜面和肢体感觉障碍,意识淡漠,反应迟钝;而脑桥少量出血时可有出血一侧的面瘫和对侧肢体瘫,而大量时可迅速出现意识障碍、四肢瘫痪、眼球固定,危及生命;小脑出血多表现为头痛、眩晕、呕吐、构音障碍等小脑体征,一般不出现典型的肢体瘫痪症状,血肿大量时可侵犯脑干,迅速出现昏迷、死亡。

（三）并发症

1. 肺部感染　肺部感染是脑出血病人最为常见的并发症,脑出血病人多伴有活动障碍,而长期卧床成为肺部感染并发症的最常见的原因,脑出血最主要并发症之一和主要死亡原因之一即为肺部感染,脑出血后 3～5 天内,昏迷病人常合并肺部感染,表现为多痰、呼吸受损,需引起重视,必要时需要行气管切开术。

2. 上消化道出血　又称应激性溃疡,是脑血管病的严重并发症之一,脑出血合并上消化道出血以混合型和内囊内侧型出血居多,分别占 45% 和 40%。脑出血后全身血管收缩,胃肠功能下降,胃肠对细菌屏障减弱,局部供血不足,可出现消化道的广泛出血,甚至出现致命性失血,导致休克,是严重的并发症。

3. 压疮　脑出血病人长期卧床,不能进行自主的体位变更,使躯体长期不变动体位,导致局部皮肤及组织受到长时间压迫而发生缺血、坏死的一系列表现。脑血管病病人,其中高龄病人较多,肢体瘫痪,活动不便,长期卧床,导致骨隆突等部位受压,使局部组织缺血及缺氧,局部出现溃烂,形成压疮,且经久不愈,是脑出血病人护理的一大难题。

此外,脑出血还常见肾衰竭和多脏器功能衰竭(MOF)等并发症。治疗的过程中应该密切观察各脏器功能,必要时需要采取一定的措施。

（四）心理和社会状况

由于起病急,病人出现大小便失禁、肢体运动能力丧失等严重症状,甚至出现呼吸衰竭,所以病人常出现焦虑、恐惧、精神抑郁。

（五）辅助检查

1. 头颅 CT 检查　临床怀疑脑出血时首选头颅 CT 检查,可显示圆形或卵圆形均匀高密度血肿,发病后即可显示边界清楚的新鲜血肿,并可确定血肿部位、大小、形态以及是否破入脑室,血肿周围水肿带和占位效应等;如脑室大量积血可见高密度铸型,脑室扩张,1 周后血肿周围可见环形增强,血肿吸收后变为低密度或囊性变,CT 动态观察可发现脑出血的病理演变过程,并在疾病治疗过程中病情变化时第一时间指导临床治疗。目前头颅 CT 检查已成为较为广泛的检查方法。

2. MRI 检查　可发现 CT 不能确定的脑干或小脑少量出血,能分辨 4～5 周(病程)后 CT 不能辨认的脑出血,区别陈旧性脑出血与脑梗死,显示血管畸形流空现象,还可以大致判断出血时间,是否多次反复出血等,但 MRI 检查需要病人较长时间(10 min 以上)静止不动躺在扫描机内,对已有意识障碍的病人较难做到,一般不如 CT 检查应用广泛。

3. DSA 全脑血管造影检查　脑血管造影曾经是脑出血的重要诊断手段,因其不能显示血肿本身,仅能根据血肿周围相关血管的移位来推测血肿的部位及大小,且 DSA 检查为一项有创检查,目前一线应用已明显减少。值得一提的是,DSA 在脑出血原因的鉴别上仍意义重大,因其可直观地看到脑血管的走形及形态,当怀疑有脑血管畸形或动脉瘤破裂时应做 DSA 检查明确诊断。

4. 脑脊液检查　脑出血诊断明确者一般不做脑脊液检查,以防脑疝发生,但在无条件做脑 CT 扫描或脑 MRI 检查时,腰穿仍有一定诊断价值。脑出血后由于脑组织水肿,颅内压力一般较高,80％病人在发病 6 h 后,由于血液可自脑实质破入脑室或蛛网膜下隙而呈血性脑脊液,所以脑脊液多数呈血性或黄色,少数脑脊液清亮。因此,腰穿脑脊液清亮时,不能完全排除脑出血的可能,术前应给予脱水剂降低颅内压,有颅内压增高或有脑疝的可能时,应禁忌做腰穿。

(六) 诊断要点

多发生在 50 岁以上的高血压病人,常在情绪激动和体力活动时突然发病,病情进展迅速,具有典型的全脑症状和(或)局灶性神经体征;结合 CT 可以明确诊断。

(七) 治疗要点

高血压脑出血的治疗可分为内科保守治疗和外科手术治疗。近年来的调查表明,早期手术清除血肿可以使病死率显著降低。

1. 内科治疗　病人出血量不多,神经功能损害较轻,或者一般情况较差不能经手术治疗的病人可选择内科保守治疗。内科治疗的原则在于:脱水降颅压,减轻脑水肿,调整血压;防止再出血;减轻血肿造成的继发性损害,促进神经功能恢复;防止并发症。

(1) 一般治疗:安静休息,一般卧床休息 2～4 周。保持呼吸道通畅,防止舌根后坠,必要时行气管切开,有意识障碍、血氧饱和度下降的病人应予以吸氧。危重病人应予以心电监测,进行体温、血压、呼吸等生命体征的监测。

(2) 控制血压:脑出血病人血压会反射性升高,而过高的血压则会更加引起出血增加,而过低的血压又会影响到健康脑组织的血供,所以对于脑出血病人,应该选用较为有效的降压药物将血压控制在发病之前的基础血压水平。

(3) 控制脑水肿,降低颅内压:颅内压的升高可引起病人较为明显的症状如恶心、呕吐等,严重的还会引起脑疝导致生命危险,所以,降低颅内压、控制脑水肿是脑出血治疗的主要措施,发病早期可用甘露醇脱水,并辅以呋塞米进行脱水,同时注意监测病人肾功能,注意复查血电解质情况,防止水、电解质紊乱。

(4) 预防并发症:可预防性使用抗生素以及降低胃酸分泌的药物,防止肺部感染及上消化道应激性溃疡的发生。早期可行胃肠减压,一方面可观察是否存在应激性溃疡,另一方面可减轻病人胃肠道麻痹引起的腹胀,避免胃内容物因呕吐而发生吸入性肺炎。

2. 外科治疗　高血压脑出血的治疗最终目的是清除血肿,减轻脑组织受压,尽最大努力保证神经功能,减少或防止脑出血后一系列继发性病理变化。

【护理诊断/问题】

1. 意识障碍　与脑出血、脑水肿致脑功能下降有关。

2. 脑疝形成　颅内压急剧增高,导致脑组织移位形成压迫所致。

3. 应激性溃疡　形成上消化道出血。

【护理目标】

(1) 积极降颅压,避免出现意识加重和形成脑疝。

(2) 可以预防性使用质子泵抑制剂、抑酸剂等防止消化道出血。

【护理措施】

(一) 一般护理

1. 休息　急性期应保持病室安静、空气新鲜,绝对卧床休息;如有瘫痪,则应保持功能体位;加强个人卫生,保持口腔、皮肤的清洁。

2. 饮食　昏迷病人应安置胃管,以高蛋白质、高纤维素食品为主。保持大便通畅。

3. 心理护理　解释出血的原因,使病人了解到出血停止和血肿吸收后,症状会自然缓解;告知病人头颅 CT 可明确病变部位,是一项相对安全的检查方法,努力使病人消除紧张、焦虑心理,主动配合。

(二) 病情观察

病人可能出现症状加重,主要观察病人的神志、血压、呼吸、心率、血氧饱和度等指标,如出现各项指标突然下降,且病人意识障碍加重,则可能出现再次出血。

(三) 对症护理

如病人出现再出血情况,应及时通知医生,同时应在医生的指导下积极抢救,并做好抢救记录。

(四) 用药护理

按医嘱正确给药,注意药物的作用、不良反应。

【健康教育】

1. 疾病预防指导　指导病人尽量避免使血压骤然升高的各种因素,并保持情绪稳定和心态平衡,避免过分喜悦、愤怒、焦虑、恐惧、悲伤等不良心理和惊吓等刺激;建立健康的生活方式,保证充足的睡眠,适当运动,避免体力或脑力过度劳累和突然用力;给予低盐、低脂、高蛋白质、高维生素饮食,戒烟、限酒;养成定时排便的习惯,保持大便通畅。

2. 疾病知识指导　告知病人家属疾病的基本病因、主要危险因素和防治原则,遵医嘱正确服用降压药,维持血压稳定;教会病人及家属正确测量血压。

3. 康复指导　指导病人和家属正确进行康复训练的技巧,同时让病人和家属认识到康复训练的重要性。

4. 就诊指导　主要是让病人感觉出现突发的头痛、呕吐、肢体无力和麻木、言语障碍时及时就医,以免延误病情。

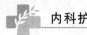

四、蛛网膜下腔出血病人的护理

　　某病人，男性，38岁。以"突起剧烈头痛伴喷射性呕吐2h"入院。病史评估：病人2h前活动中突起剧烈头痛，继之喷射性呕吐数次，随即入院。既往：有高血压3年以上，未规则服药治疗。

　　查体：T 37.3 ℃，P 88次/分，R 20次/分，BP 180/110 mmHg，神志清楚，双瞳等大等圆，直径3.0 mm，对光反射灵敏，烦躁不安，脑膜刺激征阳性。

　　辅助检查：头颅CT示脑池、脑室、大脑裂高密度影像。颈部血管彩超示：斑块形成。血糖：4.5 mmol/L。

　　初步诊断：蛛网膜下腔出血。

　　问题：1. 什么是脑膜刺激征？

　　　　2. 导致该病人脑膜刺激征阳性的原因是什么？

　　　　3. 护理要点有哪些？

　　蛛网膜下腔出血（SAH）是多种病因所致脑底部动脉瘤或动静脉畸形破裂，血液直接流入蛛网膜下腔，又称为原发性蛛网膜下腔出血，此外，临床还可见因脑实质内脑室出血，硬膜外或硬膜下血管破裂等原因引起的血液穿破脑组织流入蛛网膜下腔，称之为继发性蛛网膜下腔出血。

【护理评估】

（一）健康史

1. 病因　自发性蛛网膜下腔出血有75％以上为动脉瘤破裂，血液流入蛛网膜下腔所致；少部分病人是由脑血管畸形、烟雾病、血液病等原因所致。

（1）颅内动脉瘤：占50％～85％，好发于脑底动脉环的大动脉分支处，以该环的前半部较多见。

（2）脑血管畸形：主要是动静脉畸形，多见于青少年，占2％左右，动静脉畸形多位于大脑半球大脑中动脉分布区。

（3）脑底异常血管网病（moyamoya disease）：约占儿童发病的20％。

（4）其他：夹层动脉瘤、血管炎、颅内静脉系统血栓形成、结缔组织病、血液病、颅内肿瘤、凝血障碍性疾病、抗凝治疗并发症等。

（5）部分病人出血原因不明，如原发性中脑周围出血等。

2. 发病机制　粟粒样动脉瘤可能与遗传和先天性发育缺陷有关，研究发现约80％的病人Willis环动脉壁弹力层及中膜发育异常或受损，随年龄增长由于受动脉壁粥样硬化、高血压和血涡流冲击等因素影响，动脉壁弹性减弱，管壁薄弱处逐渐向外膨胀突出，形成囊状动脉瘤；动脉瘤体积越大越易破裂，直径<3 mm时较少出血，直径为5～7 mm时极易出血。

　　脑动、静脉畸形是指胚胎期发育异常形成畸形血管团，血管壁薄弱处于破裂临界状态，激动或不明显诱因可导致破裂。动脉炎或颅内炎症引起血管壁病变,肿瘤或转移癌直接侵蚀血管均可导致出血。

（二）临床表现

1. 急性期表现　主要是在情绪激动、体力劳动、咳嗽、用力排便、饮酒、性交等情况下发病,主要表现是突发剧烈头痛、呕吐、意识障碍,脑膜刺激征阳性,脑 CT 扫描示有出血表现,腰穿示有均匀一致血性脑脊液,症状的轻重取决于病变的部位、出血量的多少与发病年龄。

（1）头痛与呕吐:本病常见而重要的症状,病人从突然剧烈难以忍受的头痛开始,常伴有呕吐、颜面苍白、全身冷汗,头痛分布于前额、后枕或整个头部,并可放射至枕后、颈部、肩部、背部、腰部及两腿等,并持续不易缓解或进行性加重,头痛持续时间一般为 1～2 周,以后逐渐减轻或消失,少数病人仅表现头昏或眩晕而无头痛,头痛开始的部位有定位意义,如前头痛提示小脑幕上和大脑半球病变,后头痛表示后颅窝病变,少数动脉瘤破裂导致大出血的病例,在剧烈头痛、呕吐后随即昏迷,出现去皮质强直,甚至很快呼吸停止而猝死。

（2）意识及精神障碍:多数病人在发病后立即出现短暂性意识丧失,少数病人在起病数小时后发生,意识障碍的程度和持续时间与出血部位及量、脑损害的程度有关。老年病人意识障碍发生率高,文献报道 50 岁以上病人出现意识障碍占 32％～63％,可能主要是由于老年人有脑动脉硬化,脑细胞功能减退,一旦颅内出血,颅内压增高时更易导致脑血管痉挛,脑组织缺氧、水肿,引起脑功能障碍。部分病人神志清楚,但有表情淡漠、畏光、怕惊、谵妄、幻觉、妄想、躁动等精神症状,多由于大脑前动脉或前交通动脉附近的动脉瘤破裂出血所致,危重者可有谵妄、不同程度的意识不清甚至昏迷,少数可出现癫痫发作和精神症状。

（3）颈项强直及脑膜刺激征:本病的主要阳性体征,颈项强直是由于支配颈肌群的颈丛神经受到血液的刺激,引起颈部的伸屈肌群处于痉挛状态并伴有疼痛,而阳性的克氏征、布氏征则是由相应支配的神经根受到血液的刺激所引起。脑膜刺激征对于蛛网膜下腔出血有重要的诊断价值,起病数小时后出现,少数病人出现较晚。脑膜刺激征的强度取决于出血量的多少、位置和年龄,表现为颈部肌肉(尤其是伸肌)发生痉挛、颈部僵直,或被动屈曲颈部时有阻抗,下颏不能贴近胸部,程度可有轻有重,严重时不能屈曲颈部,甚至呈角弓反张。60 岁以上的老年人脑膜刺激征不明显,但意识障碍较重,应引起注意。

（4）癫痫发作:原发性蛛网膜下腔出血的继发癫痫发病率为 9％～20％。蛛网膜下腔出血继发癫痫发作与其出血量,脑组织直接受损部位、程度和范围密切相关,可有多种表现形式的发作,如全身性强直-阵挛发作、复杂部分性运动发作、简单部分性运动发作等。蛛网膜下腔出血继发癫痫常见全身性强直-阵挛发作,且多数出血量较多,出血范围较大,血液遍及整个蛛网膜下腔,血液层厚,部分脑室及基底池甚至也有积血;而复杂部分性运动发作和简单部分性运动发作则相对较少见,且出血量较少,出血范围亦较小。蛛网膜下腔出血继发癫痫发作多发生在发病早期,尤以发病当时最为常见,部分病人以癫痫为首发症状,且短期内(1～3 天)频繁发作,过后则再无癫痫发作,而在蛛网膜下腔出血恢复期(2 周后)癫痫发作则相对较少。

（5）脑神经障碍:脑神经障碍有定位体征,最常见的是动眼神经麻痹;颈内动脉与后交通动脉连接处的动脉瘤常伴有眼球运动障碍、视野缺损,头痛部位多限于眼球、眼眶或同侧前额;较大的动脉瘤更易引起头痛和动眼神经麻痹;其次为面神经、视神经、听神经、三叉神经、展神经等。

2. 并发症　蛛网膜下腔出血经治疗后可完全恢复健康,一般不遗留神经系统后遗症,但部分病人可有再出血、继发脑血管痉挛、急性脑积水或正常压力性脑积水等。

（1）再出血：再出血是蛛网膜下腔出血的主要死亡原因之一。常见诱因：头痛剧烈，影响休息以及焦虑不安，血压波动明显；或经治疗后头痛缓解，过早下床活动、咳嗽、打喷嚏等，使尚未修复好的血管破裂再出血；卧床休息，肠蠕动减少或不习惯床上排便而导致便秘，用力排便而致再出血；亲友探视过多或有使情绪激动的因素，血压骤增亦可致再出血。

（2）脑血管痉挛：脑血管痉挛是蛛网膜下腔出血最严重的并发症，常引起严重的局部脑组织缺血或迟发性缺血性脑损害，甚至导致脑梗死，成为致死和致残的主要原因。

发生部位：蛛网膜下腔出血后的脑血管痉挛可发生于颅内动脉的各个部位，但以 Willis 环动脉及其分支最为常见，过去认为脑血管痉挛主要发生于颈内动脉系统，随着 MRI、DSA 的广泛应用，发现椎-基底动脉的脑血管痉挛也不少见，血管痉挛范围与动脉瘤部位有密切关系，常见的动脉瘤部位有前交通动脉瘤、颈内动脉瘤、大脑中动脉瘤、大脑前动脉瘤、椎-基底动脉瘤、多发性动脉瘤等。

（3）脑积水：蛛网膜下腔出血后继发脑积水发生率在 20% 左右，根据蛛网膜下腔出血后脑积水发生的时间可分为急性和慢性，急性脑积水在蛛网膜下腔出血的 2 周内发生，较常见；慢性脑积水则在蛛网膜下腔出血的 2 周以后形成，有时甚至在半年后出现，正常颅压脑积水是其中的一种类型，按脑积水的类型可分为梗阻性脑积水和交通性脑积水，两者均可见于急性脑积水，而慢性脑积水则多为交通性脑积水。

（三）心理和社会状况

病人出现大小便失禁、肢体运动能力丧失等严重症状，甚至出现呼吸衰竭，所以病人常出现焦虑、恐惧、精神抑郁。

（四）辅助检查

1. 头颅 CT 头颅 CT 是诊断蛛网膜下腔出血的首选方法，CT 显示蛛网膜下腔内高密度影可以确诊蛛网膜下腔出血。根据 CT 结果可以初步判断或提示颅内动脉瘤的位置：如位于颈内动脉段，常是鞍上池不对称积血；大脑中动脉段多见外侧裂积血；前交通动脉段则是前间裂基底部积血；而出血在脚间池和环池，一般无动脉瘤。动态 CT 检查还有助于了解出血的吸收情况，有无再出血、继发脑梗死、脑积水及其程度等。

2. MRI 检查 当病后数天 CT 的敏感性降低时，MRI 可发挥较大作用。4 天后 T1 像能清楚地显示外渗的血液，血液高信号可持续至少 2 周，FLAIR 像则持续更长时间。因此，当病后 1~2 周，CT 不能提供蛛网膜下腔出血的证据时，MRI 可作为诊断蛛网膜下腔出血和了解破裂动脉瘤部位的一种重要方法。

3. 脑脊液（CSF）检查 通常 CT 检查已确诊者，腰穿不作为临床常规检查。如果出血量少或者起病时间较长，CT 检查可无阳性发现，而临床可疑下腔出血需要行腰穿检查脑脊液。最好于发病 12 h 后进行腰穿，以便于穿刺误伤鉴别。均匀血性脑脊液是蛛网膜下腔出血的特征性表现，提示新鲜出血，如脑脊液黄变或者发现吞噬红细胞、含铁血黄素或胆红素结晶的吞噬细胞等，则提示已存在不同时间的蛛网膜下腔出血。

4. 脑血管造影（DSA） 脑血管造影是诊断颅内动脉瘤最有价值的方法，阳性率达 95%，可以清楚显示动脉瘤的位置、大小、与载瘤动脉的关系、有无血管痉挛等，血管畸形和烟雾病也能清楚显示。条件具备、病情许可时应争取尽早行全脑脑血管造影检查以确定出血原因和决定治疗方法，判断预后。但由于血管造影可加重神经功能损害，如脑缺血、动脉瘤再次破裂出血等，因此造影宜避开脑血管痉挛和再出血的高峰期，即在出血 3 天内或 3 周后进行为宜。

（五）诊断要点

突然发生的剧烈头痛、恶心、呕吐和脑膜刺激征阳性的病人，无局灶性神经缺损体征，伴或不伴意识障碍，应高度怀疑本病，结合 CT 证实脑池与蛛网膜下腔内有高密度征象可诊断为蛛网膜下腔出血。如果 CT 检查未发现异常或没有条件进行 CT 检查时，可根据临床表现结合腰穿脑脊液呈均匀一致血性、压力增高等特点做出蛛网膜下腔出血的诊断。

（六）治疗要点

确诊蛛网膜下腔出血之后，应尽早行脑血管造影或 CT 血管成像（CTA）检查，一旦证实为颅内动脉瘤破裂，尽快准备实施开颅夹闭手术或血管内介入栓塞治疗。蛛网膜下腔出血的治疗目的主要是防治再出血、血管痉挛及脑积水等并发症，降低死亡率和致残率。

1. 一般处理及对症处理 监测生命体征和神经系统体征变化，保持气道通畅，维持呼吸、循环稳定。安静卧床，避免激动及用力，保持大便通畅，可对症应用镇静、镇咳及抗癫痫类药物。

2. 降低颅内压 适当限制液体入量，防治低钠血症。临床常用甘露醇、呋塞米等脱水剂降低颅内压，也可酌情选用白蛋白。当伴有较大的脑内血肿时，可手术清除血肿以降低颅内压抢救生命。

3. 防治再出血 ①安静休息，绝对卧床 4～6 周。②控制血压，病人可能因为剧痛导致血压升高，注意去除疼痛等诱因。③应用抗纤溶药物，以防动脉瘤周围血块溶解引起再出血，常用药物有氨基己酸、氨甲苯酸等。④外科手术消除动脉瘤是防止动脉瘤性蛛网膜下腔出血再出血最好的办法。

4. 防治脑血管痉挛 ①维持血容量和血压，必要时给予胶体液扩容、多巴胺静滴，3H 疗法（高血容量、升高血压、血液稀释）在国外较多用于治疗蛛网膜下腔出血后脑血管痉挛。②早期使用尼莫地平等钙离子拮抗剂。③早期手术去除动脉瘤、移除血凝块。

5. 防治脑积水 给予乙酰唑胺抑制脑脊液分泌，或应用甘露醇、呋塞米等脱水药。

【护理诊断/问题】

1. 疼痛 由脑水肿、颅内高压、血液刺激脑膜和继发性血管痉挛引起。

2. 焦虑 与突然发病、担心再次出血有关。

3. 生活自理缺陷 与疾病需要长期卧床有关。

4. 潜在并发症 再出血、脑血管痉挛、脑积水等。

【护理目标】

（1）缓解病人的紧张心理，使病人头痛症状减轻。

（2）主要观察病人的神志、血压、呼吸、心率、血氧饱和度等指标，如出现各项指标突然下降，且病人意识障碍加重，则可能出现再次出血。

【护理措施】

（一）一般护理

1. 休息 急性期应保持病室安静、空气新鲜，绝对卧床休息，大、小便应在床上完成；如有瘫痪侧，则应保持功能体位；加强个人卫生工作，保持口腔、皮肤的清洁。

2. 饮食 昏迷病人应安置胃管，以高蛋白质、高纤维素食饮食为主。保持大便通畅。

3. 心理护理 解释头痛的原因，使病人了解到出血停止和血肿吸收后，疼痛会自然缓解；告知病人脑血管造影可明确病因，是一项相对安全的检查方法，努力使病人消除紧张、焦虑心理,主动配合。

（二）病情观察

病人可能出现再出血,主要观察病人的神志、血压、呼吸、心率、血氧饱和度等指标,如出现各项指标突然下降,且病人意识加重,则可能出现再次出血。

（三）对症护理

如病人出现再出血,应及时通知医生,同时应在医生的指导下积极抢救,并做好抢救记录。

（四）用药护理

按医嘱正确给药,注意药物的作用、不良反应。

【健康教育】

1. 疾病预防指导　参见本节脑出血的健康教育。

2. 疾病知识指导　向病人和家属介绍疾病的病因、诱因、临床表现、病程、预后、必要的检查以及绝对卧床的重要性和要求时间为4~6周,全脑脑血管造影检查避开再出血的高峰期,应在出血后3天内及3周后进行,明确出血原因,根据造影结果,评估是否有再次介入治疗的必要。如需进一步治疗,则要做好术前准备,包括心理准备。

【预后】

约20%的病人在接受治疗以前死亡。30天内病死率约为25%或更高。再出血的病死率约为66.6%,2周内再出血率为20%~25%,6个月后的年复发率为2%~4%。影响预后最重要的因素是发病后的时间间隔及意识水平,死亡和并发症多发生在病后2周内,6个月时的病死率在昏迷病人中是71%,在清醒病人中是11%。其他因素:如年老病人较年轻病人预后差;动脉瘤性蛛网膜下腔出血较非动脉瘤性蛛网膜下腔出血预后差。

脑蛛网膜下腔出血后的病程及预后取决于其病因、病情、血压情况、年龄及神经系统体征。动脉瘤破裂引起的蛛网膜下腔出血预后较差,脑血管畸形所致的蛛网膜下腔出血常较易于恢复。原因不明者预后较好,复发机会较少。年老体弱者,意识障碍进行性加重,血压增高和颅内压明显增高或偏瘫、失语、抽搐者预后均较差。

第四节　癫痫病人的护理

案例引导

某病人,男性,26岁。以"反复癫痫发作19年"入院。病史评估:病人7岁时因发热就诊,诊断为病毒性脑炎,其后病人反复出现抽搐发作,表现为双眼上翻、口水增多等,约3 min后自行缓解,予以口服癫痫药物治疗,每个月发作3~4次,病人未规律服药,近几个月来,病人发作频繁,具体表现为病人意识丧失、摔倒、双眼上翻、口吐白沫,持续5 min左右缓解。

查体:T 36.3 ℃,P 88 次/分,R 20 次/分,BP 130/70 mmHg,神志清楚,双瞳等大等圆,直径 3.0 mm,对光反射灵敏,面具脸,油脂多,四肢肌力 4 级,肌张力明显增高,病理征(一)。

辅助检查:视频脑电图可见高波幅慢波发放。

问题:1. 该病人属于哪一类癫痫?

2. 针对该病人如何实施安全护理?

癫痫即俗称的"羊角风"或"羊癫风",是大脑神经元突发性异常放电,导致短暂的大脑功能障碍的一种慢性疾病。据中国最新流行病学资料显示,国内癫痫的总体患病率为 5.0‰,年发病率为(50~70)/10 万,难治性癫痫至少在 150 万以上,癫痫是神经系统疾病中仅次于脑卒中的第二大常见疾病。

癫痫系多种原因引起脑部神经元群阵发性异常放电所致的发作性运动、感觉、意识、精神、植物神经功能异常的一种疾病。

【分类】

1. 根据癫痫发生的原因分类 可分为原发性癫痫和继发性癫痫两类。

(1)原发性癫痫:又称真性或特发性或隐源性癫痫。其真正的原因不明,虽经现代各种诊查手段检查仍不能明确。

(2)继发性癫痫:又称症状性癫痫,指能找到病因的癫痫。常见病因:颅脑肿瘤、反复脑卒中、脑寄生虫病、脑炎等。

2. 根据发作情况分类 主要可分为大发作、小发作、精神运动性发作和局限性发作等。

3. 根据综合性分类 根据引起癫痫的病因不同,可以分为特发性癫痫综合征、症状性癫痫综合征以及可能的症状性癫痫综合征。2001 年国际抗癫痫联盟提出的新方案还对一些关键术语进行了定义或规范,包括反射性癫痫综合征、良性癫痫综合征、癫痫性脑病。

(1)特发性癫痫综合征:除了癫痫,没有大脑结构性损伤和其他神经系统症状与体征的综合征。多在青春期前起病,预后良好。

(2)症状性癫痫综合征:由各种原因造成的中枢神经系统病变或者异常,包括脑结构异常或者影响脑功能的各种因素。随着医学的进步和检查手段的不断发展与丰富,能够寻找到病因的癫痫病例越来越多。

(3)反射性癫痫综合征:几乎所有的发作均由特定的感觉或者复杂认知活动诱发的癫痫,如阅读性癫痫、惊吓性癫痫、视觉反射性癫痫、热浴性癫痫、纸牌性癫痫等。去除诱发因素,发作也消失。

(4)良性癫痫综合征:易于治疗或不需要治疗也能完全缓解,不留后遗症的癫痫综合征。

(5)癫痫性脑病:癫痫性异常本身造成的进行性脑功能障碍。主要或者全部是由癫痫发作或者发作间歇期频繁的癫痫放电引起。大多为新生儿、婴幼儿以及儿童期发病。脑电图明显异常,药物治疗效果差。

【护理评估】

(一)健康史

1. 病因 癫痫病因复杂多样,包括遗传因素、脑部疾病、全身或系统性疾病等。

(1)遗传因素:遗传因素是导致癫痫尤其是特发性癫痫综合征的重要原因。分子遗传学研究发现,一部分遗传性癫痫的分子机制为离子通道或相关分子的结构或功能改变。

(2) 脑部疾病:先天性脑发育异常、大脑灰质异位症、脑穿通畸形、结节性硬化、脑面血管瘤病等。

(3) 颅脑肿瘤:原发性或转移性肿瘤。

(4) 颅内感染:各种脑炎、脑膜炎、脑脓肿、脑囊虫病、脑弓形虫病等。

(5) 颅脑外伤:产伤、颅内血肿、脑挫裂伤及各种颅脑复合伤等。

(6) 脑血管病:脑出血、蛛网膜下腔出血、脑梗死、脑动脉瘤和脑动、静脉畸形等。

(7) 神经系统变性性疾病:阿尔茨海默病、多发性硬化、皮克病等。

(8) 全身或系统性疾病:缺氧、窒息、一氧化碳中毒、心肺复苏后等。

(9) 代谢性疾病:低血糖、低血钙、苯丙酮尿症、尿毒症等。

(10) 内分泌疾病:甲状旁腺功能减退症、胰岛素瘤等。

(11) 心血管疾病:阿-斯综合征、高血压脑病等。

(12) 中毒性疾病:有机磷中毒、某些重金属中毒等。

(13) 其他:如血液系统疾病、风湿性疾病、子痫等。

2. 发病机制 癫痫的发病机制十分复杂,迄今为止尚未完全阐明。

中枢神经系统兴奋与抑制间的不平衡导致癫痫发作,其主要与离子通道、神经递质及神经胶质细胞的改变有关。

(1) 离子通道功能异常:离子通道是体内可兴奋性组织兴奋性调节的基础,其编码基因突变可影响离子通道功能,从而导致某些遗传性疾病的发生。目前认为很多人类特发性癫痫是离子通道病,即有缺陷的基因编码有缺陷的离子通道蛋白而发病,其中钠离子、钾离子、钙离子通道与癫痫相关性的研究较为明确。

(2) 神经递质异常:癫痫性放电与神经递质关系极为密切,正常情况下兴奋性与抑制性神经递质保持平衡状态,神经元膜稳定。当兴奋性神经递质过多或抑制性递质过少,都能使兴奋与抑制间失衡,使膜不稳定并产生癫痫性放电。

(3) 神经胶质细胞异常:神经元微环境的电解质平衡是维持神经元正常兴奋性的基础。神经胶质细胞对维持神经元的生存环境起着重要的作用。当星形胶质细胞对谷氨酸或 γ 氨基丁酸的摄取能力发生改变时可导致癫痫发作。

(二) 临床表现

由于异常放电的起始部位和传递方式不同,癫痫发作的临床表现复杂多样。

1. 部分性发作

(1) 单纯部分性发作:发作时意识清楚,持续时间为数秒至二十余秒,很少超过 1 min。根据放电起源和累及的部位不同,单纯部分性发作可表现为运动性、感觉性、自主神经性和精神性,后两者较少单独出现,常发展为复杂部分性发作。

(2) 复杂部分性发作:又称精神运动性发作,发作时伴有不同程度的意识障碍。表现为突然动作停止、两眼发直、叫之不应、不跌倒、面色无改变。有些病人可出现自动症,为一些不自主、无意识的动作,如舔唇、咂嘴、咀嚼、吞咽、摸索、擦脸、拍手、无目的的走动、自言自语等,发作过后不能回忆。其大多起源于颞叶内侧或者边缘系统,但也可起源于额叶。

2. 全面性发作

(1) 失神发作:又称小发作,可短暂(2~15 s)意识障碍或丧失,而无全身痉挛现象。每天可有多次发作,有时可有节律性眨眼、低头、两眼直视、上肢抽动。典型失神表现为突然发生,动作中止,凝视,叫之不应,可有眨眼,但基本不伴有或伴有轻微的运动症状,结束也突然。通常持续 5～20 s,罕见超过 1 min 者。主要见于儿童失神癫痫。

(2) 肌阵挛发作:肌肉突发快速短促的收缩,表现为类似于躯体或者肢体电击样抖动,有时可连续数次,多出现于觉醒后。可为全身动作,也可以为局部的动作。

(3) 强直发作:表现为发作性全身或者双侧肌肉的强烈持续的收缩,肌肉僵直,使肢体和躯体固定在一定的紧张姿势,如轴性的躯体伸展背屈或者前屈。常持续数秒至数十秒,但是一般不超过 1 min。强直发作多见于有弥漫性器质性脑损害的癫痫病人,一般为病情严重的标志。

(4) 全面强直-阵挛性发作:又称大发作,以突发意识丧失、全身强直和抽搐为特征,典型的发作过程可分为强直期、阵挛期和发作后期。一次发作持续时间一般小于 5 min,常伴有舌咬伤、尿失禁等,并容易造成窒息等伤害。半数有先兆,如头昏、精神错乱、上腹部不适、视听和嗅觉障碍。发作时,有些病人先发出尖锐叫声,后即有意识丧失而跌倒,有全身肌肉强直、呼吸停顿,头、眼可偏向一侧,数秒钟后有阵挛性抽搐,抽搐逐渐加重,历时数十秒钟,阵挛期呼吸恢复,口吐白沫(如舌被咬破出现血沫)。部分病人有大小便失禁、抽搐后全身松弛或进入昏睡,此后意识逐渐恢复。

(5) 失张力发作:由于双侧部分或者全身肌肉张力突然丧失,导致不能维持原有的姿势,出现猝倒、肢体下坠等表现,发作时间相对短,持续数秒至十余秒多见,发作持续时间短者多不伴有明显的意识障碍。失张力发作多与强直发作、非典型失神发作交替出现于有弥漫性脑损害的癫痫。

(三) 心理和社会状况

癫痫病人经常被社会所歧视,在就业、婚姻、家庭生活等方面均遇到困难,病人精神压抑,身心健康受到很大影响。

(四) 辅助检查

脑电图检查为癫痫诊断最常用的辅助检查方法,约半数以上癫痫病人在发作间歇期可出现各种痫样放电,如棘-慢波、尖波、尖-慢波等病理波,对癫痫诊断有重要价值。脑 CT、MRI 等检查可发现脑部器质性病变、占位性病变,有助于病因诊断。

(五) 诊断要点

有癫痫病史或家族史、目击者提供的详细发作过程和临床表现,辅以脑电图检查异常即可诊断;神经系统检查、生化检查、CT、MRI 等检查可协助病因诊断。

(六) 治疗要点

目前癫痫的治疗包括药物治疗、手术治疗、神经调控治疗等。

1. 药物治疗　目前国内外对于癫痫的治疗主要以药物治疗为主。经过正规的抗癫痫药物治疗,约 70% 的病人其发作是可以得到控制的,其中 50%～60% 的病人经过 2～5 年的治疗是可以痊愈的,病人可以和正常人一样地工作和生活。因此,合理、正规的抗癫痫药物治疗是关键。

1) 常用于大发作和局限性发作的药物

(1) 苯妥英钠:作用较强、疗效好,为大发作首选,苯妥英钠对三叉神经痛、坐骨神经痛及舌咽神经痛有止痛作用。

(2) 苯巴比妥:作用快,维持时间长(6 h),毒性低,安全性较大,可作为控制大发作首选药;对小发作和精神运动性发作的疗效差。

（3）扑米酮：对大发作、精神运动性发作及局限性发作都有较好疗效，但不如苯妥英钠。常用于癫痫持续状态。

（4）安定：静注显效快且较其他药安全，为癫痫持续状态首选，对大发作作用差。在癫痫持续状态的急性期，安定（地西泮）与劳拉西泮联合作用持续时间更长。不良反应少，久服骤停可引起惊厥；婴儿、青光眼病人、重症肌无力者忌用。

（5）氯硝西泮：抗惊厥作用较安定强 5 倍，抗癫痫谱广，疗效稳定，作用快，维持时间长。不可骤停，连服半年可产生耐受性。

2）常用于小发作的药物

（1）乙琥胺：为失神小发作首选，但能加重大发作。并有大发作者应合用苯巴比妥或苯妥英钠。不可骤停。

（2）苯琥胺：似乙琥胺，用于失神小发作和精神运动性发作，较常用于精神运动性发作。

（3）磺斯安：为强碳酸酐酶抑制剂，作用较强。用于精神运动性发作。为广谱抗癫痫药。

（4）丙戊酸钠：不抑制癫痫病灶放电，而是阻止异常放电的扩散。对所有类型的癫痫都有效，尤其是对小发作优于乙琥胺；对大发作较苯妥英钠和苯巴比妥差，但对这两药无效的病人，本药仍有效。

3）用药原则

（1）抗癫痫药物使用指征：癫痫的诊断一旦确立，应及时应用抗癫痫药物控制发作。但是对首次发作、发作有诱发因素或发作稀少者，可酌情考虑。

（2）选择抗癫痫药物时总的原则：对癫痫发作及癫痫综合征进行正确分类是合理选药的基础。此外还要考虑病人的年龄（儿童、成人、老年人）、性别、伴随疾病以及抗癫痫药物潜在的副作用可能对病人未来生活质量的影响等因素。

（3）抗癫痫药物治疗：应该尽可能采用单药治疗，直到达到有效或最大耐受量。单药治疗失败后，可联合用药。尽量将作用机制不同、很少或没有药物间相互作用的药物配伍使用。合理配伍用药应当以临床效果最好、病人经济负担最轻为最终目标。

（4）抗癫痫治疗需持续用药，不应轻易停药。目前认为，至少持续 3 年以上无癫痫发作时，才可考虑是否可以逐渐停药。停药过程中，每次只能减停一种药物，并且需要 1 年左右时间逐渐停用。

（5）在抗癫痫药物治疗过程中，并不推荐常规监测抗癫痫药物的血药浓度。只有当怀疑病人未按医嘱服药或出现药物毒性反应，合并使用影响药物代谢的其他药物以及存在特殊的临床情况（如癫痫持续状态、肝肾疾病、妊娠）等情况时，才考虑进行血药浓度监测。

2. 手术治疗　经过正规抗癫痫药物治疗，仍有 20%～30% 病人为药物难治性癫痫。癫痫的外科手术治疗为这一部分病人提供了一种新的治疗手段，估计约有 50% 的药物难治性癫痫病人可通过手术使发作得到控制或治愈，从一定程度上改善难治性癫痫的预后。手术适应证如下。

（1）药物难治性癫痫，影响日常工作和生活。

（2）对于部分性癫痫，癫痫源区定位明确，病灶单一而局限。

（3）手术治疗不会引起重要功能缺失。

近年来，癫痫外科实践表明，一些疾病或综合征手术治疗效果肯定，可积极争取手术。如颞叶癫痫伴海马硬化，若定位准确，其有效率可达 60%～90%。婴幼儿或儿童的灾难性癫痫如 Rasmussen 综合征，其严重影响了大脑的发育，应积极手术，越早越好。其他如皮质发育畸形、良性低级别肿瘤、海绵状血管瘤、动静脉畸形、半身惊厥-偏瘫-癫痫综合征等均是手术治疗较好的适应证。

3. 神经调控治疗　神经调控治疗是一项新的神经电生理技术,在国外,神经调控治疗癫痫已经成为最有发展前景的治疗方法,具体方法包括:重复经颅磁刺激术(rTMS)、中枢神经系统电刺激(脑深部电刺激术、癫痫灶皮层刺激术等)、周围神经刺激术(迷走神经刺激术)。国内在技术上尚处于探索阶段。

4. 大发作急救措施　有先兆发作的病人应及时告知家属或周围人,有条件和时间时可将病人扶至床上,来不及者可顺势使其躺倒,防止意识突然丧失而跌伤,迅速移开周围硬物、锐器,减少发作时对身体的伤害。迅速松开病人衣领,使其头转向一侧,以利于分泌物及呕吐物从口腔排出,防止流入气管引起呛咳窒息。不要向病人口中塞任何东西,不要灌药,防止窒息。不要去掐病人的人中,这样对病人毫无益处。不要在病人抽搐期间强制性按压病人四肢,过分用力可造成骨折和肌肉拉伤,增加病人的痛苦。癫痫发作一般在 5 min 之内都可以自行缓解。如果连续发作或频繁发作,应迅速把病人送往医院。

【护理诊断/问题】

1. 有窒息的危险　与癫痫发作时喉头痉挛、意识障碍、口腔和支气管分泌物增多有关。

2. 有受伤的危险　与癫痫发作时全身肌肉抽搐发作、精神失常和意识丧失等有关。

3. 自尊紊乱　与抽搐发作时难堪的外观形象、大小便失禁等有关。

4. 知识缺乏　缺乏避免诱因、安全用药方面的知识。

【护理措施】

（一）一般护理

1. 休息　保持环境安全,避免强光刺激。癫痫发作时应有专人护理,床使用护栏,给病人上约束带,以免坠床及碰伤,并备开口器和压舌板于床旁。

2. 饮食　以清淡为宜,避免过饱,戒烟、酒。癫痫持续状态时,留置胃管鼻饲。

3. 心理护理　给予心理安抚和支持,鼓励积极治疗。

（二）病情观察

密切观察体温、脉搏、呼吸、血压、神志、瞳孔等变化。注意发作类型、持续时间、频率以及伴随症状、体征,并记录。

（三）对症护理

抽搐发作时,应立即使病人平卧,取下活动性义齿,解松衣领、衣扣、裤带,头偏向一侧,保持呼吸道通畅,吸氧。用压舌板置于病人口腔的一侧臼齿之间,以防咬伤舌和颊部。对抽搐肢体切勿用暴力按压,以免骨折、脱臼等。癫痫持续状态时,保持呼吸道通畅,防舌咬伤、跌倒、误吸等。观察有无呛咳、发绀、呼吸困难,必要时吸氧、吸痰、行气管切开术等。

（四）用药护理

严格遵医嘱使用抗癫痫药物,注意观察药物的作用和副作用,用药期间协助做好血药浓度监测。苯妥英钠常有牙龈增厚、毛发增多、乳腺增生、皮疹、中性粒细胞减少、眼球震颤和小脑共济失调等毒性作用,轻者可不处理,严重者应停药。卡马西平有骨髓抑制副作用,其他多种药物有不同程度的肝损害。

【健康教育】

（1）告知病人不宜从事加重癫痫发作的工作和活动,如驾驶、高空作业、登山、游泳等。

（2）指导病人保持良好的生活规律和饮食习惯,劳逸结合避免过度劳累、便秘、睡眠不足、情绪激动、吸烟、喝酒等诱发因素。

（3）嘱咐病人严格遵医嘱坚持长期有规律服药,避免突然停药、减药、漏服药及自行换药,定期复查。

（4）指导病人及家属注意癫痫发作时安全,包括:①随身携带个人资料卡片(包括姓名、住址、联系电话及病史),以备发作时及时联系与处理;②抽搐发作或出现先驱症状(头晕)时,就地睡平,解松衣领、衣扣、裤带,头偏向一侧,用筷子或手帕或小布卷置于病人口腔的一侧白齿之间,以防咬伤舌和颊部。对抽搐肢体切勿用暴力按压,以免骨折、脱臼等。

知识链接

疾病危害

癫痫作为一种慢性疾病,虽然短期内对病人没有多大的影响,但是长期频繁的发作可对病人的身心、智力产生严重影响。

1. 对生命的危害　癫痫病人会在任何时间、地点、环境下,且不能自我控制地突然发作,容易发生摔伤、烫伤、溺水、交通事故等。

2. 对精神的危害　癫痫病人经常被社会歧视,在就业、婚姻、家庭生活等方面均遇到困难,病人精神压抑,身心健康受到很大影响。

3. 认知障碍　主要表现为病人记忆障碍、智力下降、性格改变等,最后逐渐丧失工作能力甚至生活能力。

第五节　帕金森病病人的护理

案例引导

某病人,男性,68 岁。以"四肢抖动 5 年加重,伴步行困难、饮水呛咳 1 月余"入院。病史评估:病人 5 年前无明显原因出现双手抖动,静止期明显,活动和持物时减轻,近 1 个月肢体抖动明显加重,体位不稳,大便干结,睡眠欠佳。服用美多芭控制。

查体:T 37.3 ℃,P 88 次/分,R 20 次/分,BP 180/110 mmHg,神志清楚,双瞳等大等圆,直径 3.0 mm,对光反射灵敏,面具脸,油脂多,四肢肌力 4 级,肌张力明显增高,病理征(一)。

辅助检查:心电图大致正常,X 线胸片示肺纹理增粗,头颅 MRI 未见明显异常。

问题:1. 该病人目前主要的护理诊断/问题有哪些?

2. 针对这些问题应如何护理?

帕金森病(Parkinson disease,PD)是一种常见的神经系统变性性疾病,老年人多见,平均发病年龄为 60 岁左右,40 岁以下起病的青年较少见。我国 65 岁以上人群的患病率大约是 1.7％。大部分病人为散发病例,仅有不到 10％的病人有家族史。PD 最主要的病理改变是中脑黑质多巴胺(dopamine,DA)能神经元的变性死亡,由此而引起纹状体 DA 含量显著性减少而致病。导致这一病理改变的确切病因目前仍不清楚,遗传因素、环境因素、年龄老化、氧化应激等均可能参与 PD 多巴胺能神经元的变性死亡过程。

【护理评估】

（一）病因与发病机制

PD 的确切病因至今未明。遗传因素、环境因素、年龄老化、氧化应激等均可能参与 PD 多巴胺能神经元的变性死亡过程。PD 的发病率和患病率均随年龄的增加而增加。PD 多在 60 岁以上发病,这提示衰老与发病有关。资料表明随年龄增长,正常成年人脑内多巴胺能神经元会渐进性减少。但 65 岁以上老年人中 PD 的患病率并不高,因此,年龄老化只是 PD 发病的危险因素之一。

（二）临床表现

PD 起病隐袭,进展缓慢。首发症状通常是一侧肢体的震颤或活动笨拙,进而累及对侧肢体。临床上主要表现为静止性震颤、运动迟缓、肌强直和姿势、步态障碍。近年来,人们越来越多地注意到抑郁、便秘和睡眠障碍等非运动症状也是 PD 病人常见的主诉,它们对病人生活质量的影响甚至超过运动症状。

1. 静止性震颤(static tremor) 约 70％的病人以震颤为首发症状,多始于一侧上肢远端,静止时出现或明显,随意运动时减轻或停止,精神紧张时加剧,入睡后消失。手部静止性震颤在行走时加重。典型的表现是频率为 4～6 Hz 的"搓丸样"震颤。部分病人可合并姿势性震颤。

2. 肌强直(myotonia) 检查者活动病人的肢体、颈部或躯干时可觉察到有明显的阻力,这种阻力的增加呈现各方向均匀一致的特点,类似弯曲软铅管的感觉,故称为"铅管样强直"。病人合并有肢体震颤时,可在均匀阻力中出现断续停顿,如转动齿轮,故称"齿轮样强直"。

3. 运动迟缓 运动迟缓指动作变慢,始动困难,主动运动丧失。病人的运动幅度会减少,尤其是重复运动时。根据受累部位的不同运动迟缓可表现在多个方面。面部表情动作减少,瞬目减少,称为面具脸(masked face)。说话声音单调低沉、吐字欠清。写字可变慢变小,称为"小写征"。洗漱、穿衣和其他精细动作可变得笨拙、不灵活。行走的速度变慢,常曳行,手臂摆动幅度会逐渐减少甚至消失。因此,当病人缓慢出现一侧肢体的无力,且伴有肌张力的增高时应警惕 PD 的可能。

4. 姿势、步态障碍 姿势反射消失往往在疾病的中、晚期出现,病人不易维持身体的平衡,稍不平整的路面即有可能跌倒。PD 病人行走时常常会越走越快,不易止步,称为慌张步态(festination)。

5. 非运动症状 PD 病人除了震颤和行动迟缓等运动症状外,还可出现情绪低落、焦虑、睡眠障碍、认知障碍等非运动症状。疲劳感也是 PD 常见的非运动症状。

（三）心理和社会状况

PD 病人所表现出的轻度抑郁多以恶劣性情绪障碍表现为主,主要为易哭泣、易疲劳、缺乏自信、注意力不集中、悲观、易怒、兴趣减退、快乐感丧失等;重度的抑郁主要表现在显著的运动性精神迟缓与意志活动减退、情绪低落,多伴不同程度的焦虑。病人常常感到反应迟钝、思考困难、记忆减退等,常表现为忧心忡忡、愁眉苦脸、闷闷不乐,病人变得越来越脆弱、敏感、烦躁,个别病人出现强烈的厌世悲观,甚至出现自杀的行为。

（四）辅助检查

1. 头颅 MRI 了解病人有无脑萎缩、脱髓鞘改变等。

2. 采用症状自评量表（SCL-90）、抑都自评量表（SDS）、焦虑自评量表（SAS）以及社会支持评定量表 了解病人心理状况。

（五）诊断要点

PD 的诊断主要依靠病史、临床症状及体征。根据隐袭起病、逐渐进展的特点,单侧受累进而发展至对侧,表现为静止性震颤和行动迟缓,排除非典型 PD 样症状即可做出临床诊断。对左旋多巴制剂治疗有效则更加支持诊断。常规血、脑脊液检查多无异常。头 CT、MRI 也无特征性改变。嗅觉检查多可发现 PD 病人存在嗅觉减退。以 18F-多巴作为示踪剂行多巴摄取功能 PET 显像可显示多巴胺递质合成减少。以 125I-β-CIT、99 mTc-TRODAT-1 作为示踪剂行多巴胺转运体（DAT）功能显像可显示 DAT 数量减少,在疾病早期甚至亚临床期即可显示降低,可支持诊断。但此项检查费用较贵,尚未常规开展。

（六）治疗要点

1. 综合治疗 药物治疗是 PD 最主要的治疗手段。左旋多巴制剂仍是最有效的药物。手术治疗是药物治疗的一种有效补充。康复治疗、心理治疗及良好的护理也能在一定程度上改善症状。目前应用的治疗手段主要是改善症状,但尚不能阻止病情的进展。

2. 药物治疗

（1）保护性治疗:原则上,PD 一旦确诊就应及早予以保护性治疗。目前临床上作为保护性治疗的药物主要是单胺氧化酶 B 型（MAO-B）抑制剂。近年来,研究表明,MAO-B 抑制剂有可能延缓疾病的进展,但目前尚无定论。

（2）症状性治疗。

3. 早期治疗

（1）何时开始用药:疾病早期病情较轻,对日常生活或工作尚无明显影响时可暂缓用药。若疾病影响病人的日常生活或工作能力,或病人要求尽早控制症状时即应开始症状性治疗。

（2）首选药物原则:小于 65 岁的病人且不伴智能减退者可选择以下药物。①非麦角类多巴胺受体（DR）激动剂;②MAO-B 抑制剂;③金刚烷胺,若震颤明显而其他抗 PD 药物效果不佳则可选用抗胆碱能药;④复方左旋多巴＋儿茶酚-氧位-甲基转移酶（COMT）抑制剂;⑤复方左旋多巴。④和⑤一般在①、②、③方案治疗效果不佳时加用。但若因工作需要力求显著改善运动症状,或出现认知功能减退则可首选④或⑤方案,或可小剂量应用①、②或③方案,同时小剂量合用⑤方案。不小于 65 岁的病人或伴智力减退者:首选复方左旋多巴,必要时可加用 DR 激动剂、MAO-B 或 COMT 抑制剂。苯海索因有较多副作用尽可能不用,尤其对于老年男性病人,除非有严重震颤且其他药物疗效不佳时。

4. 中期治疗 早期首选 DR 激动剂、MAO-B 抑制剂或金刚烷胺/抗胆碱能药物治疗的病人,发展至中期阶段,原有的药物不能很好地控制症状时应添加复方左旋多巴治疗;早期即选用低剂量复方左旋多巴治疗的病人,至中期阶段症状控制不理想时应适当加大剂量或添加 DR 激动剂、MAO-B 抑制剂、金刚烷胺或 COMT 抑制剂。

5. 晚期治疗　晚期病人由于疾病本身的进展及运动并发症的出现治疗相对复杂,处理也较困难。因此,在治疗之初即应结合病人的实际情况制订合理的治疗方案,以期尽量延缓运动并发症的出现,延长病人有效治疗的时间窗。

【护理诊断/问题】

1. 躯体移动障碍　与震颤、肌强直有关。

2. 自我形象紊乱　与震颤、肌强直等身体形象改变和语言障碍、生活依赖他人有关。

3. 语言沟通障碍　与咽喉部、面部肌肉强直有关。

4. 便秘　与消化功能障碍或者活动量减少有关。

5. 潜在并发症　外伤、压疮、感染等。

【护理措施】

（一）一般护理

1. 休息　鼓励早期 PD 病人多做主动运动,尽量继续工作,帮助病人培养业余爱好。PD病人要积极进行功能锻炼,尤其是姿势与步态的训练。日常生活尽量让病人自己完成,但要注意保护病人,防止跌倒。

2. 饮食　多吃蔬菜、水果或蜂蜜,PD 病人要防止便秘;避免刺激性食物、烟、酒等。

3. 心理护理　建立良好的护患关系,耐心倾听病人的诉求。细心解释病人的病因、发病过程、转归,让病人了解自己,并让病人明白该如何康复。由于环境和生活习惯的改变,心理会不适应,护士的任何生硬、冷淡的态度都能给病人心理造成不利因素,护士应配合家属密切注意其思想动向,及时解除其心中郁闷,与病人交流,分散其注意,并针对不同年龄、职业文化水平和心理需求,因人施教。

（二）病情观察

PD 病人的运动能力下降程度,包括震颤、肌张力的改变;病人的心理是否出现焦虑、抑郁、情感冷漠等精神障碍;病人生活能力下降导致并发症的产生,如压疮、坠积性肺炎、尿路感染等。

（三）对症护理

指导肢体功能的康复,帮助并指导其学会轻揉按摩面部、四肢、腹部肌肉及足底、手掌穴位,每日 4～6 次,每次 30 min。对晚期卧床不起的 PD 病人,应帮助其勤翻身,在床上多做被动运动,PD 病人要防止关节固定、压疮和坠积性肺炎的发生。

（四）用药护理

用药宜从小剂量开始,逐渐加量。以较小剂量达到较满意疗效,不求全效。用药在遵循一般原则的同时也应强调个体化。根据病人的病情、年龄、职业及经济条件等因素采用最佳的治疗方案。药物治疗时不仅要控制症状,也应尽量避免药物副作用的发生,并从长远的角度出发,尽量使病人的临床症状得到较长期的控制。

【健康教育】

（1）建立良好的护患关系,耐心倾听病人的诉求。细心解释病人的病因、发病过程、转归,让病人了解自己,并让病人明白该如何康复。

（2）鼓励早期 PD 病人多做主动运动,尽量继续工作,帮助病人培养业余爱好。

（3）PD 病人要积极进行功能锻炼,尤其是姿势与步态的训练。日常生活尽量让病人自己完成,但要注意保护病人,防止跌倒。

（4）对晚期卧床不起的 PD 病人，应帮助其勤翻身，在床上多做被动运动，PD 病人要防止关节固定、压疮和坠积性肺炎的发生。

（5）多吃蔬菜、水果或蜂蜜，PD 的病人要防止便秘；避免刺激性食物、烟、酒等。

（6）按摩、运动锻炼：指导肢体功能的康复，帮助并指导其学会轻揉按摩面部、四肢、腹部肌肉及足底、手掌穴位，每日 4～6 次，每次 30 min。

第六节　神经系统常用诊疗技术的护理

一、腰椎穿刺

腰椎穿刺（lumbar puncture）（腰穿）是神经科临床常用的检查方法之一，对神经系统疾病的诊断和治疗有重要价值，简便易行，操作也较为安全；但如适应证掌握不当，轻者可加重原有病情，重者甚至危及病人安全。

【适应证】

中枢神经系统炎症性疾病的诊断与鉴别诊断：包括化脓性脑膜炎、结核性脑膜炎、病毒性脑膜炎、霉菌性脑膜炎、乙型脑炎等。脑血管意外的诊断与鉴别诊断：包括脑出血、脑梗死、蛛网膜下腔出血等。中枢神经系统疾病需要椎管内给药（如诊断脑膜白血病，并通过腰穿鞘内注射化疗药物治疗脑膜白血病）、麻醉和椎管造影；脱髓鞘疾病。

【禁忌证】

颅内高压、颅后窝占位性病变者；处于休克、全身衰竭状态者；穿刺部位有化脓性感染者。

【术前护理】

1. 评估和告知　做好解释工作，消除病人或家属的顾虑，以取得合作，对小儿及合作较差者，可遵医嘱给予镇静剂。

2. 准备用物　备齐腰穿包、测压包、手套、血压计等。

3. 指导　指导病人排空大、小便，在床上静卧 15～30 min。

【术中护理】

（1）指导并协助病人保持腰穿的正确体位。

（2）观察病人呼吸、脉搏及面色变化，询问有无不适感。

（3）协助病人摆放术中测压体位，以协助医生测压。

（4）协助医生留取所需脑脊液标本，督促标本送检。

【术后护理】

1. 卧位指导　指导病人去枕平卧 4～6 h，告知卧床期间不可抬高头部。

2. 病情观察　观察病人有无头痛、腰背痛、脑疝及感染等穿刺后并发症，穿刺后头痛最为多见，多发生在穿刺后 1～7 天，可能是低颅压所致，应指导病人多饮水，延长卧床休息时间，并遵医嘱静滴生理盐水。

3. 穿刺部位的护理　观察穿刺部位有无渗出液、有无渗血及感染，原则上穿刺部位 24 h

不能淋浴。

二、数字减影血管造影

数字减影血管造影(digital subtraction angiography)是经肱动脉或股动脉插管,在颈总动脉或椎动脉注入含碘显影剂,分别在动脉期、毛细血管期和静脉期摄片,观察造影剂所显示的颅内血管的形态、分布和位置。其原理是:将 X 线投照人体所得到的光学图像,经影像增强视频扫描机数模转换、数字化处理后,减影除去骨骼、脑组织等影像,保留充盈造影剂的血管图像,从而产生实时动态的血管影像。

【适应证】

(1) 脑血管疾病:颅内动脉瘤、动静脉畸形、动脉狭窄闭塞、动脉痉挛等。

(2) 自发性颅内血肿或蛛网膜下腔出血的病因检查。

(3) 颅内占位性病变的血供与邻近血管的关系及某些肿瘤的定性。

【禁忌证】

(1) 有严重出血倾向或出血性疾病者。

(2) 对造影剂过敏者(不含碘造影剂)。

(3) 严重心、肝、肾功能不全或病情危重不能耐受手术者。

【术前护理】

1. 评估与告知　指导病人及家属了解脑血管造影的目的、注意事项、造影过程中可能发生的危险与并发症,消除紧张、恐惧心理,征得家属的签字同意和病人的合作。儿童与烦躁不安者应使用镇静药或在麻醉下进行。

2. 完善术前准备

(1) 各项检查:如病人的肝、肾功能,出、凝血时间,血小板计数;遵医嘱行碘过敏试验。

(2) 皮肤准备:按外科术前要求在穿刺侧腹股沟部位备皮。

(3) 术前 4～6 h 禁食、禁水,术前 30 min 排空大、小便,必要时留置导尿管等。

3. 术前服药　术前 30 min 遵医嘱用药(静脉滴注尼莫地平或法舒地尔等)。

【术中护理】

术中密切观察意识、瞳孔及生命体征的变化,注意病人有无头痛、呕吐、抽搐、失语、打哈欠、打鼾以及肢体活动障碍,发现异常及时报告医生处理。

【术后护理】

(1) 活动与休息指导:术后平卧,穿刺部位按压 30 min,沙袋(1 kg)压迫 6～8 h,穿刺侧肢体继续制动(取伸展位,不可屈曲)2～4 h。一般穿刺后 8 h 左右可行侧卧位;24 h 内卧床休息、限制活动,24 h 后若无异常情况可下床活动。

(2) 术后病情观察:密切观察(术后 2 h 内每 15 min,2 h 后每 2 h 监测 1 次,连续 6 次)双侧足背动脉搏动和肢体远端皮肤颜色、温度等,防止动脉栓塞;注意局部有无渗血、血肿,指导病人咳嗽或呕吐时按压穿刺部位,避免因腹压增加而导致伤口出血。

(3) 协助生活护理。

(4) 指导病人多饮水,以促进造影剂排泄。

三、高压氧舱治疗

高压氧舱治疗是让病人在密闭的加压装置中吸入高压力(2～3 个大气压)、高浓度氧气,使其大量溶解于血液和组织,从而提高血氧张力,增加血氧含量,收缩血管和加速侧支循环的形成;以利于降低颅内压,减轻脑水肿,纠正脑广泛缺血后所致的乳酸中毒或脑代谢产物积聚,促进觉醒反应和神经功能恢复。

【适应证】

（1）一氧化碳中毒。

（2）缺血性脑血管病。

（3）脑炎、中毒性脑病。

（4）神经性耳聋。

（5）多发性脊髓及周围神经外伤、老年痴呆等。

【禁忌证】

（1）恶性肿瘤。

（2）出血性疾病。

（3）颅内病变诊断不明。

（4）严重高血压,血压大于 180/100 mmHg,心功能不全。

（5）原因不明的高热、急性上呼吸道感染、中耳炎。

（6）肺部感染、肺气肿、活动性肺结核等。

（7）妇女月经期或怀孕期。

（8）有氧中毒且不能耐受者。

【入舱前护理】

1. 评估与告知　为病人与陪护者介绍治疗前准备、舱内吸氧的方法、注意事项和可能出现的不适反应,消除恐惧和疑虑。嘱病人严禁携带电话、火机、手表、各种化妆品及其他易燃、易爆等物品。

2. 完善入舱治疗前准备　更衣、排空大小便,根据病情安排治疗舱型和座位,介绍舱内对讲机等设备的应用方法,正确处置危重病人的各种管道,防止管道脱落。原则上不带常规液体进舱,核对病人与治疗卡是否一致,检查阀门、仪表、通讯、照明、吸痰、吸氧装置是否完好,排除安全隐患。

【入舱后护理】

1. 加压护理　关闭舱门,调节舱内环境,注意全程通风换气,告知病人加压开始,控制加压速度,询问病人是否适应压力变化。

2. 稳压护理　注意供氧压力、氧流量、氧浓度、温度、湿度、治疗压力等参数的变化,发现异常及时处理,并同时指导病人戴好面罩,自然呼吸,开始吸氧。观察输液病人的输液速度。

3. 监测病情变化　每 5～15 min 巡视 1 次,告知舱内人员做张口、吞咽、鼓起、咀嚼等调压动作,防止出现耳胀耳痛等中耳气压伤,观察有无氧中毒的发生。如有,及时停氧,紧急出舱,昏迷及危重病人保持呼吸道通畅,及时记录血压、脉搏、呼吸、血氧饱和度和氧分压的变化,及时处理。

4. 减压护理　嘱病人取下面罩停止吸氧,注意保暖,忌做屏气动作,不用力咳嗽,以防肺气压伤。开放所有引流管,注意引流液和伤口渗出情况。

5. 紧急出舱的处理　痰多抽吸不到位引起窒息者、抽搐频繁影响呼吸者、神经性氧中毒等出现生命体征障碍者需紧急出舱,并根据病人情况采取就地抢救或立即送抢救室救治。

【出舱后的护理】

（1）协助病人有序出舱，对危重、智障等特殊病人做好交接。

（2）指导病人出舱后多饮水，注意休息。

（3）观察病人的治疗效果和病情变化。

（4）吸氧面罩及时清洗，保持面罩清洁。

第十章　传染病病人的护理

1. 掌握各种传染病病人的护理诊断/问题、护理措施；各种传染病的流行病学和传染病的预防措施。

2. 熟悉各种传染病的临床表现及辅助检查；传染病的诊断要点与处理要点。

3. 了解各种传染病的病原学及发病机制。

传染病(communicable diseases)是由病原体感染人体后引起的具有传染性的疾病，常见的病原体有细菌、病毒、衣原体、支原体、立克次体、螺旋体、真菌、原虫、蠕虫等。传染病属于感染性疾病，但并非所有的感染性疾病都具有传染性，有传染性的感染性疾病才是传染病。病原体在人群中传播，常造成传染病流行，对人们的健康和国家经济建设有极大的危害。半个多世纪以来，我国在以预防为主的卫生工作方针指引下，大力开展防治工作，许多传染病被消灭或得到控制，但仍有许多传染病如病毒性肝炎、艾滋病等广泛存在，已被消灭或控制的传染病有死灰复燃的迹象，如结核病、霍乱、血吸虫病等的发生与流行，发病率上升；不断有新的传染病出现，如传染性非典型肺炎、手足口病、人感染高致病性禽流感等。因此，传染病的防治工作仍十分艰巨。

传染病护理是传染病防治工作中的重要组成部分，不仅关系到病人是否能早日康复，而且对终止传染病在人群中的流行也具有重要的意义。多数传染病具有起病急、病情重、变化快、并发症多和有传染性的特点，因此，护理人员不仅要有高度的责任感和同情心，能细致观察病情，准确、及时地配合抢救治疗，而且还应严格执行消毒隔离制度、依法履行疫情报告职责、开展社区健康教育和做好自身防护等。近年来医学科学的进步和新的诊疗护理技术的应用，如分子生物学、消毒隔离技术等，使传染病的防治及护理取得了新的成效。

第一节　概　　述

一、感染与免疫

(一) 感染的概念

感染是病原体侵入机体后与人体相互作用、相互斗争的过程。感染与传染的含义并非完全相同,传染属于感染的范畴,而感染不一定有传染性。病原体感染人体后的表现主要与病原体的致病力及人体的免疫功能有关,因而产生了感染过程的不同表现。人类在漫长的进化过程中,不断与各种病原体接触,逐渐产生高度的适应和防御能力,当人体防御能力低下时,病原体在人体内生长、繁殖而致病;当人体免疫功能正常时,机体有足够的防御能力,使病原体消灭或排出体外。

(二)感染过程的表现

病原体通过各种途径侵入机体后即开始了感染过程,在机体与病原体相互作用中,由于机体免疫功能和病原体的致病力不同,感染后可出现五种不同的表现。

1. 病原体被清除 病原体侵入人体后,人体通过非特异性免疫作用或特异性免疫作用将病原体消灭或排出体外,不产生病理变化,也不引起任何临床表现。

2. 病原体携带状态 根据携带病原体种类不同可分为带菌者、带病毒者及带虫者。病原体携带状态是指病原体进入人体后,在人体内生长、繁殖,并不断排出体外,而不出现疾病表现的状态。病原体携带发生在隐性感染之后称为无症状病原体携带者;发生在显性感染临床症状出现之前称为潜伏期病原体携带者;发生在显性感染临床症状出现之后称为恢复期携带者。携带病原体持续时间少于3个月称为急性病原体携带者,超过3个月称为慢性病原体携带者。由于携带者向外排出病原体,成为传染病流行的重要传染源。

3. 隐性感染 又称亚临床感染或不显性感染。隐性感染是指病原体进入人体后,仅引起机体发生特异性免疫应答,病理变化轻微,不出现任何临床表现,只有通过免疫学检查才能发现的一种感染过程。大多数传染病以隐性感染最常见,隐性感染后可获得对该病的特异性免疫力,使免疫人群扩大。少数人因未能形成足以清除病原体的免疫力,而转变为病原体携带者。

4. 潜伏性感染 病原体进入人体后,机体的免疫功能使病原体局限在某个部位,可长期潜伏,不排出体外,也不出现临床表现。当机体免疫功能下降时,潜伏在机体内的病原体可引起显性感染。潜伏性感染期间,病原体一般不排出体外,不会成为传染源,这是与病原携带状态不同之处。常见于结核病、疟疾、水痘等。

5. 显性感染 又称临床感染。显性感染是指病原体侵入人体后,因免疫功能的改变,致使病原体不断繁殖,并产生毒素,导致组织损伤和病理改变,临床出现传染病的临床表现。

五种表现在不同的传染病中各有所侧重,在一定条件下可相互转化,一般以隐性感染最常见,病原体携带状态次之,显性感染比例最小,但较容易识别。

(三)感染过程中机体的免疫应答作用

免疫应答包括非特异性免疫应答和特异性免疫应答,可以是保护机体免受病原体入侵、破坏的保护性免疫应答,也可以是促进病理生理过程及组织损伤的变态反应。病原体侵入机体后是否发病,取决于病原体的致病能力和机体免疫应答的综合作用。

1. 非特异性免疫 非特异性免疫是机体对进入人体内异物的一种清除机制,通过遗传获得,无抗原特异性,又叫先天性免疫。包括以下三种。

(1)天然屏障:外部屏障如皮肤、黏膜及其分泌物;内部屏障如血-胎盘屏障、血-脑脊液屏障等。

(2)吞噬作用:单核-巨噬细胞系统具有非特异性吞噬功能,可清除机体体液中的颗粒状病原体。

（3）体液因子：包括溶菌酶、补体、各种细胞因子如白细胞介素、肿瘤坏死因子、γ-干扰素等，可直接或通过免疫调节作用清除病原体。

2. 特异性免疫　特异性免疫是机体通过对抗原识别后产生的针对该抗原的特异性免疫应答，是通过后天获得的一种主动免疫，包括由 T 淋巴细胞介导的细胞免疫和 B 淋巴细胞介导的体液免疫。

二、传染病的流行过程和影响流行过程的因素

传染病的流行过程是传染病在人群中的发生、传播和转归的过程。构成传染病流行过程的三个基本条件是传染源、传播途径和人群易感性。缺少任何一个条件或阻断它们之间的联系，流行过程就不能发生或会中断。流行过程本身又受社会因素和自然因素的影响。

（一）传染病的流行过程

1. 传染源　传染源指病原体已在体内生长繁殖并能将其排出体外的人或动物。

（1）病人：是重要传染源，然而在不同病期的病人，传染性的强弱有所不同。轻症病人数量多、症状不典型而不易被发现，慢性病人可长期污染环境。传染病病人排出病原体的整个时期称为传染期，是制订隔离期限的依据。

（2）病原体携带者：指没有临床症状而能排出病原体的人。病原携带者由于没有症状而难以发现，有的排出病原体时间很长，常为重要的传染源。对某些传染病的流行病学研究有重要意义。

（3）受感染的动物：某些动物间的传染病也能传给人类导致发病，称为动物源性传染病，如狂犬病、布鲁氏杆菌病等。以野生动物为传染源传播的疾病，称为自然疫源性传染病，如鼠疫、钩端螺旋体病、肾综合征出血热等。

（4）隐性感染者：因其无任何症状或体征而不易被发现，在某些传染病中，隐性感染者是重要的传染源，如脊髓灰质炎、流行性脑脊髓膜炎等。

2. 传播途径　病原体从传染源体内排出后，通过一定的方式再侵入易感者体内所经过的途径。由外界环境中的各种因素组成。

（1）经空气、飞沫、尘埃传播：是呼吸道传染病的主要传播途径。病原体存在于传染源的呼吸道，通过谈话、咳嗽、打喷嚏等方式排出含有病原体的飞沫，漂浮于空气中，被易感者吸入，引起感染，称为飞沫传播。大的飞沫和痰液坠落到地上，干燥后可随尘埃飞扬于空气中，被易感者吸入而感染，称尘埃传播。流行性脑脊髓膜炎、百日咳、麻疹等疾病通过此方式传播。

（2）经水传播：由传染源的分泌物、排泄物中的病原体直接或间接污染水源而引起，如水未经消毒饮用后，即可造成肠道传染病的流行，如霍乱、伤寒、痢疾等。有些传染病可通过与疫水接触，病原体经皮肤或黏膜侵入人体导致感染，如血吸虫病等。

（3）经食物传播：食物在生产、加工、储存、运输和销售的过程中被病原体污染，可使进食者感染，如带有金黄色葡萄球菌的手直接接触食物，在一定条件下可引起葡萄球菌食物中毒。除外来污染外，某些动物食品如肉、奶、蛋类等本身也可能带有病原体，如感染绦虫的牛肉、猪肉等肉中含有病原体，食用前如未煮熟或煮熟后又被污染，均可使进食者受到感染。

（4）接触传播：有直接接触传播和间接接触传播两种方式。直接接触传播是指传染源与易感者皮肤、黏膜直接接触所造成的传播，如各种性病、狂犬病等。间接接触传播是指传染源的分泌物或排泄物污染日常生活用具，如玩具、餐具、洗漱用具等引起的传播，如猩红热、布鲁氏杆菌病等。

（5）经虫媒传播：指以节肢动物为媒介造成的传播，可分为生物性传播和机械性传播。生物性传播指吸血节肢动物在患病动物和人之间叮咬、吸吮血液而传播疾病，如蚊虫传播疟疾、流行性乙型脑炎等。机械性传播指病原体停留在节肢动物的体表或体内，通过机械携带病原体，污染水源、食物，使易感者感染，如苍蝇、蟑螂传播伤寒、痢疾等。

（6）经血传播：通过输血、血制品或被血液污染的医疗器械引起的传播，如乙型、丙型病毒性肝炎等。

（7）母婴传播：母体内的病原体经胎盘、产道或哺乳传给胎儿或新生儿。

（8）经土壤传播：病原体的芽孢、蚴虫、虫卵污染土壤，经口、皮肤和伤口进入人体引起感染，如破伤风、钩虫、蛔虫等。

3. 人群易感性　人群易感性是指某一特定人群中对某种传染病的易感程度。对某一传染病缺乏特异性免疫力的人称为易感者，人群易感性取决于易感者在某一特定人群中的比例。人群易感性高低受许多因素的影响，如新生儿增加、具有免疫力的人口死亡、人群免疫力自然消退以及易感人口的大量流入等，均能使人群易感性升高。有计划地预防接种或传染病流行之后，均能使免疫人口增加，降低人群易感性。人群对某种传染病的易感性明显影响传染病的发生和传播，如果易感人群多，一旦有传染源侵入则发病率增高；反之，如果易感人群少，即便有传染源侵入，传染病也不易发生或发病率低。

（二）影响流行过程的因素

1. 自然因素　地理、气象和生态环境等条件对流行过程的发生和发展起着重要作用。传染病的地区性和季节性与自然因素关系密切。寄生虫病和虫媒传播的传染病对自然条件的依赖尤为明显。如长江流域湖沼地区有适合钉螺生长的地理、气候环境，这就形成了血吸虫病的地区性分布特点。

2. 社会因素　社会制度、文化水平、居住条件、风俗习惯、经济和生活条件等，对传染病的流行过程有重要的影响。社会因素对传染源的影响表现在对动物宿主的管制和消灭，严格的国境检疫等方面；对传播途径的影响表现在饮水卫生、粪便处理的改善等；对人群易感性的影响表现在广泛进行计划免疫，使许多传染病得到控制和消灭。我国组建了各级卫生防疫机构，颁布了《中华人民共和国传染病防治法》，全面开展卫生防疫工作，推行计划免疫，开展爱国卫生运动，使许多传染病被消灭或得到控制。

三、传染病的基本特征和临床特点

（一）传染病的基本特征

传染病与其他疾病的主要区别在于具有几个基本特征，但不应孤立这些基本特征，而应综合地加以考虑。

1. 有病原体　每种传染病都是由特异性病原体感染所引起的，包括各种微生物和寄生虫，如流行性感冒的病原体为流感病毒、梅毒的病原体为梅毒螺旋体等，病原体中以细菌和病毒最常见。从病人体内的组织、血液、体液、分泌物及排泄物中发现病原体是确诊传染病的依据。

2. 有传染性　病原体从宿主通过某种途径感染另一个宿主的特性称为传染性。这是传染病与其他感染性疾病最主要的区别。各种传染病都具有一定的传染性，不同的传染病传染性强弱不一。传染病病人具有传染性的时期称为传染期，是作为病人隔离期限的重要依据。

3. 有流行病学特征

(1) 有流行性:在一定条件下,传染病能在人群中广泛传播蔓延的特性称为流行性。按流行强度的不同可分为以下四种。①暴发:指传染病病例的发病时间分布高度集中在一个短时间之内(通常为该病的潜伏期内),且多由同一传染源或同一传播途径引起,如流行性感冒、食物中毒。②散发:某种传染病发病率在某地区处于常年一般水平,各病例间在发病时间和地点方面无明显联系地散在发生。③流行:某种传染病的发病率显著超过当地常年发病率数倍(一般 3~10 倍)。④大流行:某种传染病在一定时间内迅速蔓延,波及的范围广泛,超出国界或洲界。

(2) 有地方性:是指某些传染病受地理气候等自然条件或人们生活习惯等社会因素的影响,常局限于一定地区内发生,这种传染病称为地方性传染病。如虫媒传染病、自然疫源性疾病等。

(3) 有季节性:指某些传染病的发生和流行受季节的影响,在每年一定季节出现发病率升高的现象称为季节性。如冬春季节易发生呼吸道传染病,夏秋季节易发生消化道传染病等。

(4) 有免疫性:人体受病原体感染后在一定时间内能产生针对病原体及其产物(如毒素)的特异性免疫。感染后免疫属于主动免疫,不同传染病和不同个体,病后获得免疫力水平不同,持续时间长短也有很大差别。如麻疹、肾综合征出血热等病后可获得持久的免疫力;而细菌性痢疾、流行性感冒等病后免疫力较低,持续时间较短;蠕虫感染后通常为带虫免疫。有些传染病病后还可出现感染,可为以下几种感染现象。①再感染:传染病痊愈后,经过一段时间,免疫力逐渐下降,又可感染同一病原体。②重复感染:疾病尚未痊愈,又受同一种病原体感染,血吸虫病、丝虫病、疟疾最为常见。③复发:传染病已进入恢复期或初愈,但病原体在体内又复活跃,再次出现临床症状,伤寒最常见。④再燃:疾病已进入缓解后期,体温尚未降到正常而再度上升,症状重新出现,如伤寒。

(二) 传染病的临床特点

1. 临床分期 传染病从发生、发展和转归多呈阶段性,以急性传染病最明显。一般可分为四期。

(1) 潜伏期:从病原体侵入人体到出现临床症状为止的一段时间称为潜伏期。各种传染病的潜伏期长短不一,同一种传染病的潜伏期可有一个相对不变的限定时间(最短时间至最长时间),并呈常态分布。通常相当于病原体在体内繁殖、转移、定位,引起组织损伤和功能改变,导致临床症状出现之前的整个过程。了解各种传染病的潜伏期有助于传染病的诊断、确定检疫期限和协助流行病学调查。

(2) 前驱期:是从起病到该病出现明显症状为止的时期。在此期中可出现一些与其他传染病共有的一般症状,如头痛、发热、乏力、食欲缺乏、皮疹等表现,一般持续 1~3 天。起病急骤者可无前驱期表现。此期多数传染病已有较强传染性。

(3) 症状明显期:前驱期过后,病情逐渐加重而达到顶峰,该传染病特有的症状和体征相继出现,然后逐渐缓解,称为症状明显期。本期可分为上升期、极期和缓解期,本期传染性较强,易发生并发症。

(4) 恢复期:人体免疫力增强到一定程度,体内病理生理过程基本终止,临床症状和体征基本消失,病人食欲和体力逐渐恢复,血清中抗体效价逐渐上升至最高水平,称为恢复期。某些传染病在恢复期结束后,机体功能仍长期未能恢复正常者称为后遗症,多见于流行性乙型脑炎、流行性脑脊髓膜炎等。

2. 临床类型　根据传染病临床过程的长短可分为急性、亚急性、慢性传染病；根据病情轻重可分为轻型、中型、重型、极重型传染病；发病急骤而病情严重者称为暴发型传染病；根据临床特征可分为典型及非典型传染病。临床分型对治疗、隔离、护理等具有指导意义。

四、传染病的治疗和预防

(一) 传染病的治疗

1. 治疗的原则　一经确诊就应早期彻底治疗，有效控制传染源，防止进一步传播，同时必须做好隔离、消毒、疫情报告、接触者的检疫与流行病学的调查。病原治疗与支持、对症治疗相结合消灭病原体、中和毒素是最根本的有效治疗措施。

2. 治疗方法　治疗方法包括一般治疗、病原治疗、对症与支持治疗及中医中药治疗。一般治疗包括隔离、护理、饮食、心理治疗，病原治疗应用抗生素和抗病毒、化学治疗药物，如抗毒素用于治疗白喉、破伤风、肉毒杆菌中毒等外毒素引起的疾病，免疫调节剂用于临床的有左旋咪唑、白细胞介素等；对症与支持治疗如降温、纠正酸碱失衡及电解质紊乱、镇静止惊、控制心功能不全、改善微循环障碍等。

(二) 传染病的预防

针对传染病流行过程的三个环节进行，根据各种传染病的特点采取相应的预防措施。

1. 管理传染源

(1) 传染病的报告：传染病报告是我国传染病防治规定的重要制度之一，是早期发现传染病的重要措施，也是医疗卫生工作者的重要职责。①报告人：执行职务的医护人员和检疫人员、疾病预防控制人员、乡村医生、个体开业医生都为责任疫情报告人。各级各类医疗卫生机构和疾病预防控制机构为责任报告单位。②报告种类：《中华人民共和国传染病防治法》规定的报告病种分甲、乙、丙三类。③报告时限：责任报告单位和责任疫情报告人发现甲类传染病和乙类传染病中的肺炭疽、传染性非典型肺炎、脊髓灰质炎、人感染高致病性禽流感的病人和疑似病人，或发现其他传染病和不明原因疾病暴发时，应于 2 h 内将传染病报告卡通过网络报告；未实行网络直报的责任报告单位应于 2 h 内以最快的通讯方式（电话、传真）向当地县级疾病预防控制机构报告，并于 2 h 内寄送出传染病报告卡。对其他乙、丙类传染病病人，疑似病人和规定报告的传染病病原携带者在诊断后，实行网络直报的责任报告单位应于 24 h 内进行网络报告；未实行网络直报的责任报告单位应于 24 h 内寄送出传染病报告卡。县级疾病预防控制机构收到无网络直报条件责任报告单位报送的传染病报告卡后，应于 2 h 内通过网络直报。

(2) 对传染病病人的管理：应做到五早，即早发现、早诊断、早报告、早隔离、早治疗。建立健全医疗卫生防疫机构，开展传染病卫生宣传教育，提高人群对传染病的识别能力，对早期发现、早期诊断传染病有重要意义。一旦发现传染病病人或疑似传染病病人，应立即隔离治疗。隔离期限由传染病的传染期或化验结果而定，应在临床症状消失后每隔 2~3 天做病原学检查 1 次，共 2~3 次，结果均为阴性时方可解除隔离。

(3) 对病原体携带者的管理：应争取尽早发现并采取相应措施。凡是传染病接触者、有传染病史者、流行区居民以及服务性行业、托幼机构与供水行业的工作人员应定期普查，检出病原体携带者。对病原体携带者须做好登记、加强管理，指导督促其养成良好的卫生和生活习惯并观察随访。必要时应调整工作岗位或隔离治疗。

知识链接

我国传染病分类

我国2004年新修订的《中华人民共和国传染病防治法》规定的法定传染病。

甲类:鼠疫、霍乱。

乙类:传染性非典型肺炎、艾滋病、病毒性肝炎、脊髓灰质炎、人感染高致病性禽流感、麻疹、肾综合征出血热、狂犬病、流行性乙型脑炎、登革热、炭疽、细菌性痢疾和阿米巴痢疾、肺结核、伤寒和副伤寒、流行性脑脊髓膜炎、百日咳、白喉、新生儿破伤风、猩红热、布鲁氏菌病、淋病、梅毒、钩端螺旋体病、血吸虫病、疟疾、甲型H_1N_1流感(2009年新加)。

丙类:流行性感冒、流行性腮腺炎、风疹、急性出血性结膜炎、麻风病、流行性和地方性斑疹伤寒、黑热病、包虫病、丝虫病,除霍乱、细菌性和阿米巴痢疾、伤寒和副伤寒以外的感染性腹泻病、手足口病(2008年新加)。

(4)对接触者的管理:接触者是指曾经和传染源发生过接触的人,可能受感染而处于疾病的潜伏期,成为可能的传染源。对传染病接触者及其携带物品实施医学观察、留验、隔离、民事卫生检查和必要的卫生处理的措施称为检疫,包括根据具体情况进行紧急免疫接种或药物预防。检疫期限由最后接触之日算起,至该病最长潜伏期。对集体单位的留验又称集体检疫。

(5)对感染动物的管理:应根据动物的病种和经济价值,予以隔离、治疗或杀灭。有经济价值且非烈性传染病的动物,应分开饲养或放牧并予以适当治疗。无经济价值或危害性大的动物应予以杀灭、焚毁。对流行地区的动物(如家畜、家禽等)进行预防接种,以降低发病率。

2. 切断传播途径 应根据传染病的不同传播途径采取不同措施。如消化道传染病应着重加强饮食卫生、个人卫生及粪便管理,保护水源,消灭苍蝇、蟑螂、老鼠等;对呼吸道传染病重点是空气消毒、通风换气、个人防护(如戴口罩)等;对虫媒传染病应大力开展爱国卫生运动,采用药物等措施进行防虫、杀虫、驱虫。消毒是切断传播途径的重要措施。

3. 保护易感人群 提高人群抵抗力,有重点、有计划地预防接种,提高人群特异性免疫力。

(1)增强非特异性免疫:非特异性免疫主要包括皮肤黏膜的屏障作用、血液中巨噬细胞和粒细胞的吞噬作用以及补体、溶菌酶等物质的体液作用。在病原体及毒素的作用下非特异性免疫力又是产生特异性免疫力的基础。增强非特异性免疫力的主要措施包括加强体育锻炼、合理膳食、养成良好的卫生生活习惯、改善居住条件、建立良好的人际关系、保持愉快心情等。

(2)增强特异性免疫:人体可通过隐性感染、显性感染或预防接种获得对该种传染病的特异性免疫力,其中以预防接种起关键作用。按免疫性质不同,可分为以下两种。①被动免疫:是将特异性抗体注入人体,使人体迅速获得免疫力,免疫持续时间一般不超过4周,常用制剂有白喉抗毒血清、破伤风抗毒血清、人胎盘或丙种球蛋白等,可用于治疗或对接触者的应急预防。②主动免疫:是将减毒或灭活的病原体、纯化的抗原和类毒素制成菌(疫)苗接种于人体内,使人体于接种后1~4周产生特异性免疫力,免疫力可保持数月至数年。

(3)药物预防:对某些尚无特异性免疫方法或免疫效果尚不理想的传染病,在流行期间可给易感者口服预防药物,这对于降低发病率和控制流行有一定作用。如口服磺胺药预防流行性脑脊髓膜炎,口服乙胺嘧啶预防疟疾等。

五、标准预防和传染病的隔离、消毒

（一）标准预防

1985 年，主要由于 HIV/AIDS 的出现，为保护人员免受 HIV 以及其他血源性感染，制定了有关指南，当时称普遍预防。1996 年，美国疾病控制中心将普遍预防概念进行了扩展，增加了空气和飞沫传播的疾病的防护措施，修订为标准预防。标准预防是基于病人的血液、体液、分泌物（不包括汗液）、非完整皮肤和黏膜均可能含有感染性因子的原则，针对医院所有病人和医务人员采取的一组预防感染措施。

1. 标准预防的核心内容

（1）所有的病人均被视为具有潜在感染性的病人，即认为病人的血液、体液、分泌物、排泄物均具有传染性。在接触上述物质时，无论自身黏膜与皮肤是否完整，都必须采取相应的防护措施，包括手卫生。即必须根据预期可能的暴露选用手套、隔离衣、口罩、护目镜或防护面罩，安全注射，穿戴合适的防护用品处理病人环境中污染的物品与医疗器械。

（2）要防止经血传播性疾病的传播，也要防止非经血传播性疾病的传播。

（3）采取双向防护，既要预防疾病从病人传染给医务人员，也要预防疾病从医务人员传染给病人。

2. 标准预防的措施

（1）洗手：洗手是预防感染传播最经济、最有效的措施。医疗护理活动前后，应按照正确的洗手法认真洗净双手。

（2）手套：当接触血液、体液、排泄物、分泌物及破损的皮肤黏膜时，应戴手套。戴手套不能代替洗手。

（3）面罩、护目镜和口罩：可以减少病人的体液、血液、分泌物等液体的传染性物质飞溅到医护人员眼睛、口腔及鼻腔黏膜。

（4）隔离衣：用于避免被传染性的血液、分泌物、渗出物等污染。

（5）隔离室：将可能污染环境的病人安置在专用的病房，有助于维持适当的卫生或环境的控制。负压隔离室能够最大限度地控制污染的范围，尤其适用于严重的呼吸道传染病。空气在排出室外或流向其他领域之前，应经高效过滤处理，病人在房内时房门应保持关闭。

（6）其他预防措施：可重复使用设备的清洁消毒；医院日常设施、环境的清洁标准和卫生处理程序的落实；医护人员的职业健康安全措施，如处理所有的锐器时应当特别注意，防止被刺伤，用后的针头及尖锐物品应弃于锐器盒。

（二）传染病的隔离

将传染病病人或病原携带者在传染期间送到指定的传染病医院（隔离病房）进行正规的治疗和护理，使他们与健康人或非传染病人隔开，暂时避免接触，以防止病原体向外扩散，称为隔离。隔离的目的在于控制传染源，防止交叉感染和传染病扩散，并对传染病人排出的病原体和污染物集中消毒处理，以切断传播途径。隔离的种类和方法有以下八个方面。

1. 严密隔离　适用于传染性强或传播途径不明的疾病。如鼠疫、霍乱等烈性传染病。其隔离措施为病人应住单间（无条件时同种可同住一室），不得探视和陪住；进入病室的人员要戴口罩、穿隔离衣裤、戴手套、换鞋；一切用物一经进入病室即视为污染，均应严格处理；病人的便器、痰盒、分泌物、排泄物均应严格消毒处理；病室内距地面 2 m 以下的墙壁、家具每日用消

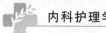
毒液擦洗 1 次,病室每日空气消毒 1 次。

2. 呼吸道隔离　适用于麻疹、白喉、流行性脑脊髓膜炎等病原体经呼吸道传播的疾病。其隔离措施为相同病种可同住一室;接近病人时应戴口罩、帽子,必要时穿隔离衣;病室空气每日消毒 1 次,呼吸道分泌物应消毒后弃去或焚烧;病人如要到其他科进行检查,应戴口罩;病人之间不得相互传阅书报、杂志、玩具和用具。

3. 消化道隔离　适用于甲型肝炎、伤寒、细菌性痢疾等病原体通过污染食物、食具、手及水源,并经口引起传播的疾病。其隔离措施为不同病种的病人应分室收住,若条件不允许,同病种的病人同住一室时,两床距离应大于 2 m;接触病人时应穿隔离衣,护理不同病种的病人时应更换隔离衣,接触病人及病人的物品后必须用肥皂水洗手;病人的食具、便器、呕吐物、排泄物要随时严密消毒,病室地面、家具等每日用消毒剂喷洒或拭擦;病人不可随便离开隔离区与其他病人接触或交换用物、食品、书报等;病室要有完善的防蝇、防蟑螂设备等。

4. 接触隔离　适用于病原体经皮肤或黏膜进入体内的传染病。如破伤风、狂犬病等。其隔离措施为不同病种应分室收住;接触病人应戴口罩、穿隔离衣、戴手套,护理不同病种的病人时应更换隔离衣,洗手;已被污染的用具和敷料应严密消毒或焚烧。

5. 血液、体液隔离　适用于乙型肝炎、艾滋病、梅毒、疟疾、钩端螺旋体病等主要经血液、体液传染的疾病。其隔离措施为同种病人可同居一室;接触病人的血液(体液)时应戴手套、穿隔离衣;接触病人后,要认真洗手;被病人的血液或体液污染的物品,应销毁或装入污物袋,并标记,送出病房彻底消毒处理或焚烧;应避免针头刺伤,用过的针头、采血针应立即放入有显著的带盖容器内进行灭菌无害化处理;溅出或溢出的血液应立即用 0.5% 次氯酸钠消毒处理。

6. 脓汁和(或)分泌物隔离　适用于轻型皮肤和伤口感染、溃疡、脓肿、小面积烧伤感染等。换药时要戴口罩,有可能污染工作服时穿隔离衣,接触污染物时应戴手套;接触病人、污染物后及护理下一个病人前洗手;污染物要弃去,并装袋、贴签,然后送去消毒处理。

7. 昆虫媒介传染隔离　适用于病原体通过蚊、虱、蚤等昆虫传播的疾病所进行隔离的方法。如流行性乙型脑炎、疟疾、斑疹伤寒等。其隔离措施为病室应有严密的防蚊设备;由虱传播的疾病,病人须洗澡、更衣、灭虱处理后才可进入病房,病人的衣被须进行灭虱消毒。

知识链接

卡片颜色与隔离种类

　　根据美国疾病控制中心(CDC)推荐,在传染病隔离室门外或病人床头、墙壁上可安置不同颜色的卡片,以表示不同性质的隔离。其作用是指导和告诫医护人员遵守规定的隔离措施,同时也告诫探视者及同室居住的病人要遵守预防措施。不同颜色代表的隔离种类如下。

　　黄色标志——严密隔离

　　蓝色标志——呼吸道隔离

　　棕色标志——消化道隔离

　　橙色标志——接触隔离

　　红色标志——血液、体液隔离

　　绿色标志——脓汁和(或)分泌物隔离

　　灰色标志——结核病隔离

8. 结核病隔离 适用于肺结核病人痰涂片结核菌阳性者,或阴性但X线检查证实为活动性肺结核者。其隔离措施为:病人应住入有特别通风装置的隔离室,门要保持经常关闭状态,同疗程者可住一室;密切接触病人时,应戴口罩;接触病人或污染物后要洗手;病人用过的物品应充分洗涤、消毒或销毁。

（三）传染病的消毒

1. 消毒的定义 消毒是通过物理、化学或生物学方法,消除或杀灭环境中病原微生物的一系列方法,是切断传播途径、阻止病原体播散、控制传染病蔓延的重要措施。

2. 消毒的种类

（1）疫源地消毒:指对目前存在或曾经存在传染源的地区进行消毒,目的是消灭由传染源排到外界环境中的病原体,包括终末消毒与随时消毒。终末消毒指当病人痊愈或死亡后对其原居地进行的最后一次彻底消毒,包括对病人居住环境、所接触物品和排泄物的消毒,并包括病人出院前自身消毒或死亡后对尸体的消毒处理。随时消毒指对传染源的分泌物、排泄物及污染物品的及时消毒。

（2）预防性消毒:指虽未发现传染源,但对可能受到病原体污染的场所、物品和人体进行消毒。如对水源、食物及餐具的消毒,也包括对病房、手术室和医护人员手的消毒等。

3. 消毒的方法 常用的方法包括物理消毒法和化学消毒法。物理消毒法中热力灭菌法包括煮沸消毒、高压蒸汽灭菌、预真空型压力蒸汽灭菌和脉动真空压力蒸汽灭菌、巴氏消毒法和干热灭菌法,其中高压蒸汽灭菌是医院最常用的消毒灭菌法。化学消毒法中常用的有含氯消毒剂、氧化消毒剂、醛类消毒剂、杂环类气体消毒剂、醇类消毒剂、碘类消毒剂等。此外,医院还常用非电离辐射和电离辐射消毒灭菌法,如紫外线、微波、γ射线等。

4. 消毒效果监测 常用方法包括物理测试法、化学指示剂测试法、生物指示剂测试法、自然菌采样测定法和无菌检查法。

第二节 病毒性肝炎病人的护理

 案例引导

李某,男性,销售员,30岁。食欲减退,乏力,黄疸进行性加深半个月,尿少3天,神志欠清1天。查体:重病容,嗜睡,扑翼样震颤,巩膜及皮肤深度黄染,未见肝掌及蜘蛛痣,心肺(一),肝于肋下1.5 cm可触及,质软,脾未及。

实验室检查:HBsAg(＋),HBeAg(＋),HAV-IgM(－)。STB 310 μmmol/L,ALT 120 IU,ALP 10 IU,FTA 35%。既往体健,无输血史。

问题:1. 病人可能的医疗诊断/问题是什么?

2. 列出 3 个主要的护理诊断/问题。

3. 主要的护理措施有哪些?

病毒性肝炎(viral hepatitis)简称肝炎,是由多种肝炎病毒引起的以肝脏炎症和坏死病变为主的全身性传染病。临床表现主要为乏力、食欲缺乏、恶心、呕吐、肝肿大及肝功能损害,部分病人出现黄疸。按病原学分类,目前已发现的病毒性肝炎有甲型、乙型、丙型、丁型和戊型五种类型,其中甲型和戊型主要表现为急性肝炎,乙型、丙型及丁型可转化为慢性肝炎,少数病人可发展为肝硬化和肝细胞癌。

【护理评估】

（一）健康史

1. 各种类型病毒性肝炎的病原学特点

（1）甲型肝炎病毒(HAV):是一种 RNA 病毒,属微小核糖核酸病毒科,直径 27～32 nm 的球形颗粒,无包膜,感染后在肝细胞内复制。HAV 在体外抵抗力较强,在贝壳类动物、水、泥土中能存活数月,在干粪中 25 ℃能存活 30 天,在 60 ℃12 h、70％乙醇 25 ℃3 min 仍能部分存活。但在 100 ℃ 5 min,氯 1.5 mg/L 15 min 可灭活。HAV 只有 1 个血清型和 1 个抗原抗体系统,抗-HAVIgM 抗体出现早,仅存在于起病后 6 个月内,是近期感染的标志;抗-HAVIgG 抗体产生较晚,在恢复期达高峰,可持久存在,具有保护性,是既往感染的标志。

（2）乙型肝炎病毒(HBV):是一种 DNA 病毒,属嗜肝 DNA 病毒科,直径为 42 nm 的球形颗粒,又称 Dane 颗粒,分外壳和核心两部分。其外壳含有表面抗原(HBsAg)、糖蛋白和细胞脂肪。HBsAg 在肝细胞内合成,大量释出于血循环中,在电镜下呈球形或管状,没有感染性。外壳内为直径 28 mm 的核心,含有核心抗原(HBcAg)、e 抗原(HBeAg)、环状双股 DNA 和 DNA 聚合酶(DNAP)。HBV 在体外抵抗力很强,加热 60 ℃ 4 h 及一般浓度的化学消毒剂(如苯酚、硫柳汞等)均不能使之灭活,在干燥或冰冻环境下能生存数月到数年。煮沸(100 ℃)20 min、高压蒸汽 122 ℃ 10 min 或过氧乙酸(0.5％)7.5 min 以上则可以灭活。

（3）丙型肝炎病毒(HCV):是一种具有脂质外壳的 RNA 病毒,直径 50～60 nm。本病毒经加热 100 ℃ 10 min 或 60 ℃ 10 h 或 1∶1000 甲醛 37 ℃ 96 h 可灭活。

（4）丁型肝炎病毒(HDV):是一种缺陷的嗜肝单链 RNA 病毒,必须在 HBV 辅助下才能在肝细胞内复制、表达。因此,HDV 与 HBV 同时或重叠感染。HDV 是直径 35～37 nm 的小圆球状颗粒,其外壳为 HBsAg,内部由 HDAg 和 1 个 1.7 kb 的 RNA 分子组成。HDAg 具有较好的抗原特异性。感染 HDV 后,血液中可出现抗-HD。

（5）戊型肝炎病毒(HEV):为直径 27～34 nm 的小 RNA 病毒。HEV 对氯仿敏感,在 4 ℃或－20 ℃下易被破坏,在镁或锰离子存在下可保持其完整性,在碱性环境中较稳定。HEV 存在于潜伏末期及发病初期的病人的粪便中。

2. 发病机制 各型肝炎的发病机制目前未能充分阐明。①HAV 在肝细胞内复制的过程中仅引起肝细胞轻微损害,在机体出现一系列免疫应答(包括细胞免疫及体液免疫)后,肝脏出现明显病变,表现为肝细胞坏死和炎症反应。HAV 被机体的免疫反应所清除,因此,一般不发展为慢性肝炎、肝硬化或病毒性携带状态。②HBV 进入人体后通过血流到达肝脏,病毒主要在肝细胞内复制,也可在胰、肾、脾、淋巴结、骨髓、睾丸及白细胞内复制。乙型肝炎病人肝细胞损害并非病毒复制过程所引起,而是由机体免疫应答所致。目前认为细胞免疫在引起肝脏病变和清除病毒中起主要作用,体液免疫起辅助作用。HBV感染者出现不同的临床类型与机体的免疫状况有关。免疫功能正常者感染HBV后,引起肝细胞坏死的免疫应答是一过性的,随着病毒的清除,疾病可痊愈。若HBV感染者免疫功能低下,或由于HBV基因发生变异,肝组织内病毒不能被清除,引起肝细胞损伤的免疫反应可持续存在,则表现为慢性肝炎。重型肝炎的发生除与机体免疫应答亢进有关外,也与HBV基因变异有关。此外,在肝功能受损害时,肝组织不能清除由肠道吸收而来的内毒素,则肠源性内毒素可造成肝血窦和微血管内皮细胞损伤,引起微循环障碍,从而加重肝细胞变性和坏死,促使重型肝炎的发生。③丙型肝炎的发病机制与HCV的直接致病作用及免疫损伤有关,但因HCV易变异,容易逃避机体的免疫清除作用,因而易发生慢性持续性感染。④丁型肝炎的发病一般认为是HDV对肝细胞的直接致病作用。⑤戊型肝炎的发病机制主要是细胞免疫引起肝细饱损伤,同时病毒进入血液导致病毒血症。

3. 病理生理 除甲型和戊型无慢性肝炎的病理改变外,各型肝炎的病理改变基本相似。以肝细胞变性、坏死为主,伴有不同程度炎症细胞浸润、间质细胞增生和肝细胞再生为基本特征。黄疸的发生与肝细胞损伤和肝内胆汁淤积有关。因肝细胞合成凝血因子障碍、脾功能亢进致血小板减少、DIC及多种继发有害因素对小血管的损害,可导致出血倾向。由于门脉高压、低蛋白血症、继发性醛固酮增多引起水钠潴留及淋巴回流障碍,可出现腹水。肝性脑病的发生与血氨、假神经递质及γ-氨基丁酸增多和氨基酸比例失衡等多种因素有关。肝衰竭时,因大量肠源性内毒素进入血流,使肾血管强烈收缩,导致急性肾功能不全,出现肝肾综合征。

4. 流行病学

(1)传染源:甲型、戊型肝炎的主要传染源是急性期病人和隐性感染者,以潜伏末期和发病初期粪便的传染性最高。乙型、丙型、丁型肝炎的传染源是急、慢性病人和无症状病毒携带者。

(2)传播途径:甲型、戊型肝炎以粪-口传播途径为主,日常生活接触传播多为散在发病,如水源被污染或生食污染的水产品(如毛蚶),可导致局部地区暴发流行。乙型、丙型、丁型肝炎传播途径较复杂,主要传播途径有通过输血及血制品以及使用污染的注射器或针刺等,母婴垂直传播(主要通过分娩时吸入羊水、产道血液、哺乳及密切接触),生活上的密切接触如性接触传播。

(3)易感人群:对各型肝炎普遍易感,感染后多可产生一定程度的免疫力,但各型间无交叉免疫。甲型肝炎感染后机体可产生较稳固的免疫力,在本病的高发地区,成年人血中普遍存在甲型肝炎抗体,发病者以儿童居多。乙型肝炎在高发地区新感染者及急性发病者主要为儿童,成年病人则多为慢性迁延型及慢性活动型肝炎;在低发地区由于易感者较多,可发生流行或暴发。丙型肝炎的发病以成人多见,常与输血和血制品、药物注射等有关。丁型肝炎的易感者为HBsAg阳性的急、慢性肝炎或无症状携带者。戊型肝炎各年龄普遍易感,感染后具有一定的免疫力。

(4)流行特征:甲型肝炎以秋冬季节发病者多见,戊型肝炎多发生于雨季或洪水后,乙型、丙型、丁型肝炎无明显季节性。甲型肝炎在幼儿、学龄前儿童发病最多,乙型肝炎发病15～30岁多见,慢性HBsAg携带者男性多于女性,且多呈家庭丛聚现象,戊型肝炎多发生于青壮年。

(二)临床表现

潜伏期 各型肝炎的潜伏期长短不一,甲型肝炎的潜伏期为2～6周;乙型肝炎为6周至

6个月;丙型肝炎为2周至5个月;丁型肝炎为4～20周;戊型肝炎为2～10周。甲型和戊型肝炎主要表现为急性肝炎,乙型、丙型、丁型除了表现为急性肝炎外,以慢性肝炎更常见,而重叠或混合感染则导致病情加重。

1) 急性肝炎

(1) 急性黄疸型肝炎:病程为1～4个月,按临床经过可分为三期。①黄疸前期:甲型、戊型肝炎起病较急,有畏寒、发热;乙型、丙型和丁型肝炎多起病缓慢,发热轻或无发热。乙型肝炎可有皮疹、关节痛等血清病样表现。本期常见症状有全身乏力、食欲减退、厌油、恶心、呕吐、腹胀、肝区痛,尿胆红素及尿胆原阳性,血清丙氨酸转氨酶(ALT)明显升高。本期平均持续5～7天。②黄疸期:发热消退,恶心、呕吐等自觉症状稍减轻,但巩膜及皮肤出现黄疸,于数天至3周内达高峰。尿色深黄,可有一过性粪色变浅及皮肤瘙痒等表现。体检常见肝肿大、质软,有轻压痛及叩击痛,肝功能改变明显,少数病人轻度脾肿大。本期持续2～6周。③恢复期:症状逐渐消失,黄疸消退,精神及食欲好转,体力恢复,肝、脾回缩,肝功能逐渐恢复正常。本期持续2周至4个月,平均1个月。

(2) 急性无黄疸型肝炎:较黄疸型多见,占急性肝炎的90%以上。除无黄疸外,其他临床表现与黄疸型相似,但较轻。表现为全身乏力、食欲减退、恶心、腹胀及肝区痛等。有些病例并无明显症状,仅在普查时被发现。病程为2～3个月,因不易被发现而成为重要的传染源。

2) 慢性肝炎　急性肝炎病程超过半年,或原有乙型、丙型和丁型肝炎或有 HBeAg 携带史而因同一病原再次出现肝炎症状、体征及肝功能异常者。可分为:①轻度:过去称为慢性迁延性肝炎。起病隐匿,症状轻且病情较为稳定,部分病人可无自觉症状。表现为活动后感到疲乏或上腹隐痛、厌油、消化不良、上腹部不适等。肝肋下常可扪及,有轻度触痛及肝区叩击痛。肝功能指标仅1～2项轻度异常。②中度:症状、体征、实验室检查介于轻度和重度之间。③重度:一般情况较差,有明显乏力、畏食、恶心、腹胀、体重下降等。伴有肝病面容、蜘蛛痣、肝掌等,肝肿大及压痛明显。常有中等度以上黄疸,肝功能持续异常,白蛋白/球蛋白比例倒置。凡 A≤32 g/L、STB>85.5 μmol/L、PTA40%～60%,3 项检测中有 1 项达上述程度者即可考虑为慢性肝炎重度。慢性乙型肝炎根据 HBeAg 状态分为 HBeAg 阳性慢性乙型肝炎及 HBeAg 阴性慢性乙型肝炎。

3) 重型肝炎(肝衰竭)　病毒性肝炎发生肝衰竭者称重型肝炎,是一种最严重的临床类型,占全部肝炎病例的 0.2%～0.5%,但病死率高达 50%～80%。各型肝炎病毒均可引起肝衰竭。

(1) 肝衰竭发生的诱因:常因患病后劳累、营养不良、不节制饮酒、服用损害肝脏的药物、妊娠或合并感染等因素诱发。

(2) 临床表现:①黄疸迅速加深,血清胆红素大于 171 μmol/L。②肝脏进行性缩小并出现肝臭。③出血倾向,PTA 不小于 40%。④迅速出现腹水、中毒性鼓肠。⑤精神神经症状:出现肝性脑病表现。⑥肝肾综合征表现为少尿或无尿、尿素氮升高等。

(3) 肝衰竭分型:临床可分为四种类型。①急性肝衰竭:以急性黄疸型肝炎起病,早期即出现上述肝衰竭的临床表现,病情发展迅猛,病程 2 周内出现 II 度以上肝性脑病、肝脏进行性缩小、肝臭等。病人常合并消化道出血、脑水肿、感染及急性肾衰竭而死亡。②亚急性衰竭:临床症状与急性肝衰竭相似,但起病 15 天至 26 周内出现上述肝衰竭的临床表现。肝性脑病多出现在疾病的后期,腹水往往较明显,此型病程可长达数月,存活者约 1/3 发展为坏死后肝硬化。③慢加急性肝衰竭:是指在慢性肝病基础上出现的急性肝功能失代偿。④慢性肝衰竭:是在慢性肝炎或肝炎后肝硬化基础上发生的肝衰竭,临床上以同时具有慢性肝病的症状、体征和实验室检查的改变及肝衰竭的临床表现为特点。

4)淤胆型肝炎　起病类似急性黄疸型肝炎,但消化道症状轻,临床上以梗阻性黄疸为主要表现,如皮肤瘙痒、大便颜色变浅、肝脏明显肿大等。ALT 多为中度升高。尿中胆红素强阳性而尿胆原阴性。黄疸可持续数月至 1 年以上,大多恢复,仅少数发展为胆汁性肝硬化。

(三)心理和社会状况

由于肝炎尚无特效治疗,病人会有不同程度的担心、害怕、焦虑不安,需要隔离治疗时容易产生一种被人歧视、嫌弃或孤独感,需长期治疗时会产生自卑感,情绪低落,对治疗失去信心。

(四)辅助检查

1. 肝功能检查

(1)血清酶测定:ALT 在肝功能检测中最常用,是判定肝细胞损害的重要指标。急性黄疸型肝炎常明显升高;慢性肝炎可持续或反复升高;重型肝炎可先升高后下降。天门冬氨酸转氨酶(AST)在肝细胞炎症时亦升高。碱性磷酸酶(ALP)和 γ-谷氨酰转氨酶(γ-GT)明显升高有助于梗阻性黄疸的诊断。

(2)血清蛋白测定:慢性肝炎和肝硬化时血白蛋白减少和球蛋白增加,形成白蛋白与球蛋白比值(A/G)下降,甚至倒置。

(3)血清胆红素测定:血清总胆红素水平反映黄疸的程度,是判定肝损伤程度的重要指标之一。直接胆红素明显升高见于淤胆型肝炎和各种原因的阻塞性黄疸;黄疸型肝炎及部分肝硬化病人血清直接和间接胆红素测定均升高,但前者幅度高于后者。

(4)其他:凝血酶原时间(PT)延长是判断肝细胞坏死程度和预后的最灵敏指标。凝血酶原活动度(PTA)低于 40% 是诊断重型肝炎的重要依据。肝功能衰竭时血氨常升高。

2. 肝炎病毒血清标志物检测　肝炎病毒血清标志物检测是诊断各型肝炎的重要依据,见表10-1。

表 10-1　肝炎病毒血清标志物及临床意义

肝炎类型	血清标志物	临床意义
甲型肝炎	抗-HAVIgM	是 HAV 近期感染的指标,是确诊甲型肝炎最主要的标志物
	抗-HAVIgG	是保护性抗体,见于既往有 HAV 感染者或甲型肝炎疫苗接种后
乙型肝炎	HBsAg	体内有 HBV 感染或是 HBsAg 携带者
	抗-HBsHBV	感染后或接种乙肝疫苗后所产生的保护性抗体
	HBeAg	提示 HBV 复制活跃,传染性强,持续阳性提示转为慢性
	抗-HBe	提示 HBV 复制减慢,传染性弱
	HBcAg	是 HBV 存在的直接证据,但在外周血中不能检出
	抗-HBc	高滴度为正在感染 HBV 的标志,低滴度为既往感染过 HBV
	IgM 型抗-HBe	表示 HBV 急性感染或 HBV 慢性感染急性发作期,提示复制活跃
	IgG 型抗-HBe	是过去有 HBV 感染的标志,可保持多年
	HBV-DNA	提示 HBV 的存在、复制,传染性强
丙型肝炎	抗-HCV	不是保护性抗体,是 HCV 感染的标志,能较长时间存在
	抗-HCVIgM	出现于丙型肝炎急性期或慢性活动期,治愈后消失

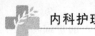

肝炎类型	血清标志物	临床意义
丁型肝炎	HCV-RNA	作为 HCV 复制和传染性的依据
	HDAgHDV	感染的标志
	抗-HDVIgM	急性 HDV 感染的标志
	抗-HDVIgG	慢性 HDV 感染的标志
	HDV-RNAHDV	感染的标志
戊型肝炎	抗-HEVIgMHEV	近期感染的标志
	抗-HEVIgGHEV	近期感染的标志

3. 超声检查 B 型超声检查能动态地观察肝、脾的大小、形态、包膜情况、实质回声结构、血管分布及其走行,探测腹水的有无并估计腹水量等。在诊断肝硬化(特别是静止期肝硬化)方面有重要价值,对监测重症肝炎病情发展、估计预后有重要意义。

（五）诊断要点

有食用未煮熟的海产品及其他不洁食物史和饮用受污染的水有助于甲型、戊型肝炎诊断。有不洁注射史、手术、输血和血制品史、肝炎密切接触史等有助于乙型、丙型、丁型肝炎诊断。临床表现为疲乏无力、食欲减退、恶心、呕吐等消化道症状,黄疸、肝脾大、肝功能损害者应考虑本病的诊断。确诊有赖于肝炎病原学的检测。

（六）治疗要点

病毒性肝炎目前尚无可靠而满意的抗病毒药物治疗。一般采用综合疗法,以适当休息和合理营养为主,辅以适当药物治疗,同时避免饮酒、过度疲劳及使用对肝脏有损害的药物。

1. 急性肝炎 包括休息与营养支持,护肝,降酶治疗(维生素类、葡醛内酯等)或中医辨证施治(清热利湿)等。急性甲型、乙型、戊型肝炎多在数月内恢复,一般不需进行抗病毒治疗,但急性丙型肝炎早期使用干扰素,其近期疗效可达70％。

2. 慢性肝炎 除休息与营养支持,护肝,降酶及免疫调节等措施外,有效的抗病毒治疗是延缓病情进展,降低肝硬化和原发性肝癌发生率的关键。其中慢性乙型肝炎可选择使用干扰素或核苷酸类似物(拉米夫定、阿德福韦等)等抗病毒药物;慢性丙型肝炎多需联合使用干扰素和利巴韦林进行抗病毒治疗,并根据治疗后的血清学反应来决定抗病毒治疗疗程的长短。

3. 肝衰竭

（1）一般与支持疗法:强调卧床休息,低蛋白质饮食,静脉输注血浆、白蛋白、维生素,维持水、电解质与酸碱平衡。

（2）促进肝细胞再生:使用促肝细胞生长因子、胰岛素与胰高血糖素疗法等。

（3）并发症的防治:包括使用凝血因子、生长抑素等防治出血,导泻、灌肠等防治肝性脑病,抗生素治疗继发的细菌与真菌感染,使用血管活性药物及扩容防治肝肾综合征等。

（4）人工肝支持系统和肝移植治疗:肝衰竭病人使用人工肝支持系统可延长病人生存时间,为肝移植赢得时间。晚期肝硬化及肝衰竭病人进行肝移植 5 年存活率已达 70％以上。

（5）中医中药:用茵栀黄注射液辅助治疗。

【护理诊断/问题】

1. 营养失调:低于机体需要量 与食欲减退、恶心、呕吐、消化和吸收障碍有关。

2. 活动无耐力 与肝功能受损、能量代谢障碍有关。

3. 焦虑 与患传染病、病情重、隔离治疗等有关。

4. 有皮肤受损的危险 与黄疸瘙痒、下肢水肿等有关。

5. 潜在并发症 腹水、出血、肝性脑病、肝肾综合征等。

【护理目标】

(1) 营养状态改善,体重增加并维持在标准或略高水平。

(2) 体力较前增强,能参加适宜的体力活动。

(3) 焦虑减轻或消失,情绪稳定。

(4) 减轻皮肤损害的危险因素,减少和避免损伤的发生。

(5) 能叙述有关感染的危险因素及预防方法,无并发症发生。

【护理措施】

(一) 一般护理

1. 休息 提供良好的休息环境,保持病室整洁、安静,利于病人休息。急性肝炎、重型肝炎、中重度慢性肝炎、ALT升高者应卧床休息,以增加肝脏血流量,降低机体代谢率,利于炎症病变的恢复。待症状好转、黄疸消退、肝功能改善后,可逐渐增加活动量,但以不感疲劳为度。轻度慢性肝炎者不需绝对卧床休息,可动静结合,避免过劳,保证充足的睡眠与休息时间。肝功能正常 1~3 个月后可恢复日常活动及工作,避免过劳及重体力劳动。

2. 饮食 向病人及家属介绍合理饮食的重要性,合理的饮食可改善病人的营养状况,促进肝细胞再生和修复,有利于肝功能恢复。肝炎急性期病人有食欲减退、厌油、恶心呕吐等,宜进低脂、高热量、高维生素的流质或半流质清淡、易消化饮食。黄疸消退,食欲好转后,应避免暴饮暴食。恢复期病人可逐渐过渡至普通饮食。慢性肝炎病人适当增加蛋白质摄入,如瘦猪肉、鱼、牛奶、蛋等。合并肝硬化血氨增高时应限制或禁食蛋白质饮食。合并腹水时应低盐或无盐饮食。有糖尿病倾向及肥胖病人不宜高糖、高热量饮食,防止诱发糖尿病及脂肪肝。腹胀时减少产气食品(如牛奶、豆制品)的摄入。乙醇中的杂醇油和亚硝胺可使脂肪变性和致癌,烟草中含多种有害物质,会损害肝功能,抑制肝细胞生成和修复。因此,各型肝炎病人均应戒烟和禁酒。

3. 心理护理 常与病人沟通,及时了解病人的心理活动,以热情友好、耐心诚恳的态度,讲解本病的卫生常识,起到疏导、抚慰和鼓励的作用,使其保持稳定乐观的情绪,消除焦虑不安的心理状态,增强战胜疾病信心。向病人和家属解释病情及与治疗、护理有关的问题,以便消除病人的顾虑,配合治疗与护理。动员家属为病人提供心理支持,安排探视,使其心情愉快,保持良好的心理状态。

(二) 病情观察

慢性肝炎应观察食欲缺乏、恶心、腹胀、乏力、肝区痛等变化;观察黄疸,肝、脾大小及硬度的变化;观察肝功能变化。重型肝炎密切观察生命体征、意识状态、黄疸是否进行性加重、出血表现,肝浊音界、消化道症状有否改善,测量腹围,记录出入液量等。

(三) 对症护理

1. 腹水 每天测量体重和腹围,观察有无心悸、呼吸困难,及时了解腹水消长情况。大量腹水时,应避免使腹内压突然剧增的因素,如剧烈咳嗽、打喷嚏、用力排便等。低盐(盐摄入量＜2 g/d)或无盐(盐摄入量＜0.5 g/d)饮食,改用糖醋调味品,向病人耐心解释饮食的要求,以取得合作。严重腹水病人应限制液体入量,1000～1500 mL/d 为宜,并准确记录 24 h 出入液量。遵医嘱给予螺内酯、呋塞米、氢氯噻嗪等利尿剂,或输入白蛋白提高胶体渗透压后再予以利尿剂。观察药物副作用,防止电解质紊乱,定期检测血清钠、钾、氯化物,发现异常及时纠正。严重腹胀与呼吸困难病人,遵医嘱配合医生放腹水治疗。术前向病人解释说明穿刺的目的、可能发现的问题及注意事项,穿刺前应叮嘱病人排空膀胱,测量腹围,做普鲁卡因皮试;术中应监测生命体征,观察有无不适反应,放腹水不宜过多过快;术后记录放液量、色和性状,标本及时送检。

2. 出血　观察出血倾向,如注射部位有无大片淤斑、牙龈出血、鼻出血、呕血、便血等。监测生命体征,注意出血程度,做到早期发现,及时处理。监测凝血酶原时间、血型、血小板、红细胞及血红蛋白等。嘱病人注意避免碰撞、损伤,不要用手挖鼻、牙签剔牙、硬毛牙刷刷牙,以免诱发出血。刷牙后有出血者,可改用水漱口或棉签擦洗。鼻出血时用 0.1% 肾上腺素棉球压迫止血或用吸收性明胶海绵填塞鼻道止血。局部穿刺、注射后应压迫止血 10～15 min。遵医嘱给予维生素 K 新鲜全血补充凝血因子。如有 DIC,给予低分子右旋糖酐及肝素,注意观察有无出血加重的副作用。有食管胃底静脉曲张病人应特别注意避免食用粗糙和刺激性食物及过度用力,以防上消化道出血。当大出血时,应先安定病人情绪,把病人的头偏向一侧,防止血液返入呼吸道引起窒息,同时做好抢救准备,建立静脉通道,准备好吸引器、三腔二囊管及其他急救药品等。

3. 肝性脑病　密切观察病情,注意肝性脑病先兆症状的发生,如定向力、计数异常,性格改变,行为异常,神经精神症状,扑翼样震颤等。尽快消除肝性脑病的诱因,如控制胃肠道出血、停用利尿剂、纠正体液平衡紊乱、控制感染等。病人躁动不安时,慎用镇静剂。病人绝对卧床,做好安全防范工作,防止病人出走、自伤、坠床及舌咬伤,必要时加床栏,使用约束带。以食醋 10～20 mL 加水 100 mL 灌肠,每天 1～2 次,使肠内酸化,阻碍氨的吸收。遵医嘱使用乳果糖减少氨的产生与吸收,使用乙酰谷酰胺降低血氨,用左旋多巴对抗假神经递质,用复方氨基酸溶液纠正氨基酸平衡失调,使用脱水剂防治脑水肿等。

4. 肝肾综合征　避免各种诱因,如消化道大出血、大量利尿、大量及多次放腹水等,注意防止合并感染,禁止使用肾毒性药物。密切观测尿量,记录 24 h 出入液量,维持出入液量的平衡,严格限制入量。严格限制蛋白质摄入,热量由碳水化合物提供,停止摄入含钾药物及含钾高的食物(如香蕉)。及时采血监测尿素氮、二氧化碳结合力、pH 值、血钾、血钙等。遵医嘱使用血浆、白蛋白扩充血容量并给予呋塞米利尿,必要时使用血管活性药物,如酚妥拉明、多巴胺等,注意观察药物的疗效。做好血透准备及术后护理。

(四)用药护理

1. 护肝药物　一般非特异性护肝药物如维生素类、促进解毒功能药物、促进能量代谢药物、促进蛋白质合成药物、改善微循环药物宜精简,避免使用过多药物,忌滥用药物,以免加重肝脏负担。

2. 降酶药物　联苯双酯、垂盆草等降酶药物停药后易产生 ALT 反跳,故在显效后应注意逐渐停药。

3. 干扰素　使用干扰素时应注意向病人解释使用干扰素治疗的目的、反应和注意事项。在注射后 2～4 h 可出现发热反应,体温随着剂量增大而增高,可伴有面色潮红、呼吸急促、脉搏增快、全身乏力酸痛,反应随治疗次数增多逐渐减轻。应嘱病人多饮水、卧床休息,必要时对症处理。定时检查血常规,若有粒细胞减少、血小板下降,则不宜长期大剂量使用干扰素治疗。

使用干扰素后可出现恶心、呕吐、食欲减退、ALT 增高,甚至黄疸、脱发、甲状腺功能减退等,不需停药,待治疗终止后,一般症状可逐渐好转,肝功能恢复。应用大剂量干扰素皮下注射时,某些病人会出现局部红斑,有触痛,一般 2~3 天可消失,临床用药时适当增加溶媒的量,缓慢推注,可减轻或避免上述不良反应发生。

【健康教育】

1. 疾病知识指导　向病人及家属宣传本病知识,使其了解本病的病因、传播途径、临床表现、家庭护理和自我保健知识等。正确对待疾病,保持乐观、豁达的心情,建立战胜疾病的信心,避免焦虑、愤怒等不良情绪。

2. 生活指导　安排规律生活,劳逸结合,有症状者,以静养为主,待症状消失、肝功能恢复 3 个月以上,可逐渐恢复工作,但仍需随访 1~2 年。合理营养,适当增加蛋白质摄入,但要避免长期高热量、高脂肪饮食,不吸烟,不饮酒,忌滥用药物,以免加重肝脏负担,不利疾病恢复。讲解皮肤自我护理方法。黄疸型肝炎病人应穿棉质、柔软、宽松的内衣裤,勤换洗,保持床单清洁、干燥,可使皮肤舒适,减轻瘙痒。每天可用温水擦拭 1 次,不用有刺激性的肥皂及化妆品。瘙痒重者局部涂擦止痒剂,也可口服抗组胺药。及时修剪指甲,防止皮肤抓伤,保持局部干燥,预防感染。

3. 疾病预防知识指导　一旦发病,应合理治疗,规则用药,忌乱投医。凡接受输血、大手术应用血制品病人,出院后定期检测肝功能及肝炎病毒标记物,以便早期发现肝炎病毒感染。对慢性肝炎和病原携带者实施适当的家庭隔离。如病人的食具、用具和洗涮用品应专用,定时消毒,病人的排泄物、分泌物可用 3‰漂白粉消毒后弃去。病人应自觉做好个人卫生,养成良好卫生习惯,防止唾液、血液及其他排泄物污染环境。

4. 用药指导　指导病人遵医嘱治疗,明确用药剂量、使用方法、漏服药物或自行停药可能导致的风险,密切观察及预防药物的不良反应。

5. 定期复查　学会自我监测病情,定期复查以指导调整治疗方案,病情变化时及时就诊。

【预防】

1. 管理传染源　①报告和登记:对疑似、确诊、住院、出院、死亡的肝炎病例均应分别按病原学进行传染病报告、专册登记和统计。②隔离传染源:早期发现并予隔离,期限一般为:甲型、戊型肝炎应自发病之日起,按肠道传染病隔离 3 周;乙型、丙型、丁型肝炎及病毒携带者,按血液、体液隔离和接触隔离由急性期隔离至病毒消失;从事饮食服务、食品加工、饮用水供应、托幼保育等工作的肝炎病人和病毒携带者,应暂时调离原职工作。③观察接触者:接触甲型、乙型、丙型肝炎者应医学观察 45 天,密切接触戊型肝炎者应医学观察 60 天。④献血员管理:各型病毒性肝炎病人及病毒携带者严禁献血,有肝炎病史及肝功能异常者亦不能献血。健康人献血前应按规定进行健康检查。

2. 切断传播途径　①甲型、戊型肝炎:加强饮食、饮水和环境卫生的管理,切断粪-口传播途径,如保护水源,饮水消毒;加强食品卫生监督和管理工作,严格执行餐具、用具消毒制度;搞好环境卫生和个人卫生,养成良好的卫生习惯;污水、粪便的无害化处理等。②乙型、丙型、丁型肝炎:重点在于防止血液、体液传播。各种医疗和预防用的注射器材、一次性注射用具、重复使用的医疗器械要严格消毒灭菌,大力推广安全注射,并严格遵循医院感染管理中的标准预防原则。加强血液、血制品的管理,做好 HBsAg 和抗-HCV 检测,不得出售和使用阳性者的血液与血制品。

3. 保护易感人群　①甲型肝炎:对婴幼儿、儿童和血清抗-HAVIgG 阴性的易感人群,均可接种甲型肝炎减毒活疫苗,保护率可达 90%,免疫力可维持 5 年。对近期与甲型肝炎病人有密切接触的易感者可选用人血清或胎盘免疫球蛋白肌内注射,注射时间越早越好,不应迟于接触后 7~14 天。②乙型肝炎:新生儿、HBsAg、抗-HBs 阴性者均应接种乙型肝炎疫苗,乙型肝炎疫苗全程需接种 3 针,完成疫苗接种程序后 1~3 个月,如抗-HBs 抗体>10 IU/L,显示已有保护作用。被动免疫可用乙肝免疫球蛋白(HBIG),免疫力可维持 3 周,一般与乙型肝炎疫苗联合使用,用于阻断母婴传播和意外暴露于 HBV 的易感者,保护率可达 95%。

4. 意外暴露后预防乙型肝炎 一旦发生 HBV 感染性血液事故,如被污染针头刺伤,污染血液溅入眼结膜、唇部、皮肤损伤处,应立即检测 HBV-DNA、HBsAg、抗-HBs 抗体、HBeAg、抗 HBe 抗体、ALT 和 AST,并在 3 个月和 6 个月后复查。如已接种过乙型肝炎疫苗,且已知抗-HBs 抗体≥10 IU/L 者,可不进行特殊处理。如未接种过乙型肝炎疫苗,或虽接种过乙型肝炎疫苗,但抗-HBs 抗体<10 IU/L 或抗-HBs 抗体水平不详,应立即注射 HBIG200~400 IU,并同时在不同部位接种第一针乙型肝炎疫苗(20 μg),于 1 个月和 6 个月后分别接种第二和第三针乙型肝炎疫苗(各 20 μg)。

【护理评价】

(1)能否合理饮食,营养状态是否改善。

(2)体力是否增强,能否参加适宜的体力活动。

(3)焦虑有无减轻或消失,情绪是否稳定。

(4)是否减少皮肤损害的危险因素,皮肤是否完整。

(5)是否有并发症发生。

第三节 流行性乙型脑炎病人的护理

案例引导

李某,女性,32 岁。高热 5 天,昏迷、抽搐 1 天入院。全身乏力、咳嗽、咳痰、恶心、呕吐。病前无外耳道流脓史,无咽痛、无传染病接触史,亦未注射过乙脑疫苗,居住地为农村,蚊虫较多。当地无类似疾病发生。

查体:T 39.4 ℃,R 29 次/分,P 112 次/分,BP 150/100 mmHg。浅昏迷,压眶有反应,面色红,呼吸急促,双瞳孔等大等圆,直径约 3 mm,对光反射迟钝,四肢肌张力增高,克尼格征阳性。

辅助检查:血常规:Hb 165 g/L,WBC 11×10⁹/L,N 0.8,L 0.2,PLT 115×10⁹/L;颅脑 CT 显示局限性低密度阴影。

脑脊液检查:微混浊,总细胞 $500 \times 10^6/L$,白细胞 $460 \times 10^6/L$,分类多核细胞 0.70,单核细胞0.30。

问题:1. 列出该病的主要护理诊断/问题。

2. 抢救配合措施有哪些?

流行性乙型脑炎(epidemic encephalitis type B)简称乙脑,是由乙型脑炎病毒引起的以脑实质炎症为主要病变的急性传染病。临床上以高热、意识障碍、抽搐、脑膜刺激征及病理反射为特征。本病病死率在10%以下,轻型病人多能顺利恢复,但重症者常出现中枢性呼吸衰竭,留有神经系统后遗症,病死率高达20%~50%。

【护理评估】

（一）健康史

1. 病原学　乙型脑炎病毒属黄病毒科,病毒呈球形,直径20~40 nm,核心为单股正链RNA,外有脂蛋白包膜。能寄生在人或动物的细胞内,尤其在神经细胞内更适宜生长繁殖。病毒的抗原性较稳定,人与动物感染后,不论发病或隐性感染,血中均产生补体结合抗体、中和抗体及血凝抑制抗体,这些抗体的检测有助于临床诊断和流行病学调查。病毒在外界的抵抗力不强,对常用消毒剂敏感,加热56 ℃ 30 min或100 ℃ 2 min即可灭活,但耐低温和干燥。

2. 发病机制　乙型脑炎病毒经蚊虫叮咬侵入人体,在单核-巨噬细胞内繁殖后进入血液循环,引起病毒血症,若不侵入中枢神经系统则呈隐性感染。当机体防御机能降低或侵入的病毒数量多、毒力强时,病毒则通过血-脑脊液屏障进入中枢神经系统,并在神经细胞内复制增殖,导致中枢神经系统广泛病变。

3. 病理　病变广泛存在于大脑及脊髓,但主要位于脑部,且一般以间脑、中脑等处病变为主。病毒对神经组织的直接侵袭导致神经细胞变性坏死、软化灶形成、胶质细胞增生和炎性细胞浸润。脑内血管扩张、充血,小血管内皮细胞肿胀、坏死、脱落。血管周围环状出血,重者有小动脉血栓形成及纤维蛋白沉着。血管周围有淋巴细胞和单核细胞浸润,可形成"血管套"。

4. 流行病学

(1) 传染源:本病是人畜共患的自然疫源性传染病,家畜、家禽或人受感染后出现病毒血症,成为传染源。猪是我国数量最多的家畜,其易感染率高,且因屠宰而更新快,故猪(尤其是幼猪)是本病主要的传染源。而人被感染后仅发生短期病毒血症且血中病毒数量较少,不是主要的传染源。

(2) 传播途径:病毒经蚊虫叮咬传播,在我国的主要传播媒介为三带喙库蚊。

(3) 易感人群:人对乙脑病毒普遍易感,以隐性感染为主,感染后可获得持久免疫力。

(4) 流行特征:本病流行于亚洲东部的热带、亚热带及温带地区。我国除东北北部、青海、新疆、西藏等地未见本病报告外,多数地区有本病流行。本病有严格的季节性,约90%集中在7、8、9三个月。我国南北气温差别很大,发病高峰各地可提早或推迟,但前后一般不超过1个月,流行高峰与气温、雨量和蚊虫繁殖有关。发病者多为10岁以下儿童,以2~6岁小儿发病率最高,随着乙脑疫苗的广泛接种,近年来儿童发病率有所下降,但成人和老年人的发病率相对增高。

（二）临床表现

潜伏期4~21天,一般10~14天。典型的临床经过分为三期,部分病人可有后遗症及并发症。

1. 初期　病初的 1～3 天。起病急,体温在 1～2 天内升高至 39～40 ℃,伴头痛、恶心、呕吐、精神萎靡。少数病人可有颈项强直或抽搐。

2. 极期　病程第 4～10 天。表现为高热,体温常高达 40 ℃ 以上,多呈稽留热,持续 7～10 天,重者可达 2～3 周。发热越高,热程越长,病情越重。意识障碍为本病的主要症状,多数病人意识障碍发生于第 3～8 天,轻者嗜睡,重者出现昏睡、昏迷,大多持续 1 周左右,严重者可达 1 个月以上。昏迷越深,持续时间越长,病情越重。惊厥或抽搐是病情严重的表现,多见于病程的第 2～5 天。由于病变部位及程度不同,抽搐可呈局限性或全身性、阵发性或强直性,每次持续数分钟至数十分钟不等,均伴有意识障碍。呼吸衰竭是本病最严重的表现和主要死亡原因,多见于深度昏迷病人,主要为中枢性呼吸衰竭,表现为呼吸节律的不规则及幅度不均,如呼吸表浅、双吸气、叹息样呼吸、潮式呼吸等,最后呼吸停止。由脑疝引起者,除上述表现外,尚有瞳孔变化、血压升高、肌张力增强、抽搐等。此外,可因并发肺炎或脊髓受侵犯而出现周围性呼吸衰竭。其他如剧烈头痛、喷射状呕吐、视力模糊及婴幼儿前囟饱满等颅内压增高表现。成人及年长儿童多有脑膜刺激征。大脑皮质及锥体束损害者,腹壁反射及提睾反射消失,并可出现巴宾斯基(Babinski)征阳性及中枢性瘫痪。个别重症病人可出现循环衰竭。高热、抽搐及呼吸衰竭是乙脑极期的三联症,常互为因果,相互影响,加重病情。部分病人因脑部损害重或严重并发症而死于本期。

3. 恢复期　体温逐渐下降,神经精神症状逐日好转,于 2 周左右完全恢复。重症病人可有恢复期症状,如反应迟钝、痴呆、失语、吞咽困难、面神经和四肢强直性瘫痪等,经积极治疗后大多能在 6 个月内恢复。

4. 后遗症期　虽经积极治疗,但部分病人在发病 6 个月后仍留有神经、精神症状,称为后遗症。发生率 5%～20%。主要有意识障碍、失语、瘫痪、精神失常、癫痫、痴呆等,如继续积极治疗,仍可能有一定程度的恢复。癫痫可持续终生。

5. 并发症　发生率约 10%。以支气管肺炎最为常见,多因昏迷病人呼吸道分泌物不易咳出或因应用人工呼吸器后引起。其次是肺不张、尿路感染、压疮、败血症等,因长期卧床或继发感染引起。重症病人可因应激性溃疡而发生上消化道大出血。

（三）心理和社会状况

由于本病临床上表现为急性起病、病程进展迅速、病情凶险,如不及时抢救可于短期内因呼吸衰竭而危及生命,因此,病人意识清楚时有恐惧、担忧及孤独感。尤其在疾病恢复期,重症病人由于神经系统后遗症可产生悲观失望,对生活失去信心。由于神经系统后遗症的康复需要一个相对较长的过程,也给家庭带来较严重的经济和生活负担。

（四）辅助检查

1. 血常规检查　白细胞计数常在 $(10～20)×10^9/L$,中性粒细胞增至 0.80 以上。

2. 脑脊液检查　压力增高,外观无色透明或微混,白细胞计数多在 $(50～500)×10^6/L$,分类早期以中性粒细胞为主,以后则以单核细胞为主,蛋白轻度升高,氯化物及糖正常。少数病例于初期脑脊液检查正常。

3. 血清学检查　特异性 IgM 抗体检查于病程第 4 天即可出现阳性,2 周达到高峰,可作为早期诊断。血凝抑制试验于病程第 5 天抗体可呈阳性,效价于第 2 周达高峰,持续时间长,可用于临床诊断及流行病学调查,临床诊断需双份血清效价呈 4 倍增高才有意义。

4. 病毒分离检查 在病程早期死亡者的脑组织中可分离出乙型脑炎病毒,但脑脊液和血中不易分离出病毒。通常仅用于死后尸检,可作为回顾性诊断。

(五)诊断要点

夏秋季发病,多为 10 岁以下儿童。临床表现为急起高热、头痛、呕吐、意识障碍、抽搐、呼吸衰竭及脑膜刺激征阳性。白细胞计数、中性粒细胞均增高,脑脊液改变可做出临床诊断,乙脑 IgM 抗体阳性可助确诊。

(六)治疗要点

目前对乙脑尚缺乏有效的抗病毒药物,主要是采取对症治疗措施。处理好高热、抽搐和呼吸衰竭等危重症状是抢救乙脑病人的关键。同时积极预防并发症。

高热以物理降温为主,伴抽搐者可加用亚冬眠疗法,以氯丙嗪和异丙嗪各 $0.5\sim1$ mg/kg 肌注。针对不同原因采取相应对症治疗方法控制抽搐,用脱水(甘露醇)、降温、吸痰、吸氧及镇静止痉剂(地西泮或水合氯醛)等分别治疗由脑水肿、高热、呼吸道分泌物阻塞及脑实质炎症病变所引起的抽搐。保持呼吸道通畅、吸氧及必要时使用人工呼吸器辅助呼吸是维持有效的呼吸功能、预防和控制呼吸衰竭、减少乙脑死亡率及后遗症的重要措施之一。

重症病人恢复期应进行功能训练。留有后遗症的病人可行理疗、针灸、按摩及各种功能的康复锻炼。

【护理诊断/问题】

1. 体温过高 与病毒血症及脑部炎症有关。

2. 急性意识障碍 与脑实质炎症、脑水肿有关。

3. 低效型呼吸型态 与呼吸衰竭有关。

4. 潜在并发症 支气管肺炎、尿路感染、压疮、消化道出血等。

【护理目标】

(1)体温逐渐下降,维持在正常范围。

(2)意识逐渐恢复,未发生坠床、受伤等意外。

(3)呼吸频率和节律正常,呼吸困难缓解,皮肤黏膜红润。

(4)病情平稳,无相关并发症发生。

【护理措施】

(一)一般护理

1. 休息 昏迷病人取头高足低位,将头部抬高 $15°\sim30°$,以利于脑水肿的消退。病情好转后可酌情采取侧卧位,头偏向一侧,以防舌根后坠阻塞呼吸道,同时也便于分泌物从口角流出。加强皮肤护理,定时洗擦身体,更换衣服,经常翻身、按摩皮肤,防止压疮形成。

2. 饮食 昏迷病人初期禁食,按医嘱静脉输液。有明显颅内压增高者,输液量不宜超过 1500 mL/d,小儿 $50\sim80$ mL/kg,液体以 $5\%\sim10\%$ 葡萄糖溶液为主。昏迷时间较长者,可给予鼻饲,高热期以碳水化合物为主。做好眼、鼻、口腔的清洁护理,及时清理大、小便,有尿潴留及便秘者,给予对症处理。

3. 心理护理 病人神志清醒后,尤其对有功能障碍或后遗症者,应多安慰、关心病人,帮助其适应环境,并给予针灸、理疗、按摩、功能锻炼、语言训练等,同时鼓励病人积极配合,尽快康复。

（二）病情观察

密切观察病人的生命体征。定时测量体温，一般每 2 h 测 1 次，注意热型、发热持续时间及伴随症状。观察病人是否有两眼呆视、口角抽动、惊跳、肌张力增高等惊厥发作先兆症状。有抽搐发作的病人应注意观察发作频率、持续时间和发作方式。注意观察病人的呼吸频率、节律、深度以及血压、脉搏、瞳孔的变化。若有呼吸困难、发绀、叹息样呼吸则为呼吸衰竭的表现；若同时有烦躁、喷射状呕吐、双侧瞳孔大小不等、血压升高等症状为合并脑疝，应立即报告医生。对昏迷和应用人工呼吸器的病人，应注意观察咳嗽、咳痰及肺部啰音等。对意识障碍或恢复期有肢体瘫痪的病人，要注意观察受压部位皮肤的颜色，以便及时发现压疮形成。

（三）对症护理

1. 高热护理 病室应保持空气清新，维持室温在 20～24 ℃，湿度在 55％～60％为宜。物理降温特别要注意降低头部温度，可采用冰帽、冰袋进行冷敷，也可用 30％～50％乙醇擦浴。高热伴四肢厥冷者提示有循环不良，禁用冷敷，以免引起寒战反应和虚脱，可采用温水擦浴。对于体温 40 ℃以上而神志清楚的病人，可用 4 ℃左右的生理盐水灌肠。采用物理降温时要注意防止局部冻伤或坏死。酌情使用小剂量退热药物配合物理降温，如安乃近、吲哚美辛、阿司匹林等，注意用量不能过大。对于持续高热伴惊厥的病人可采用亚冬眠疗法，连续治疗 3～5 天。

2. 惊厥护理 减少刺激，避免诱发惊厥，保持病室安静，室内光线柔和，防止声音、强光刺激，治疗和护理操作应集中进行，动作轻柔。做好惊厥发作的抢救准备，备好吸痰器和急救药品。惊厥一旦出现，在配合医生进行抢救的同时，应迅速采取保持呼吸道通畅的措施，惊厥时呼吸道常有大量分泌物积聚，影响病人的呼吸功能，因此，应让病人取仰卧位，头偏向一侧，松解衣服和领口，如有义齿应取下，清除口咽分泌物，吸痰、吸氧，并加大氧流量至 4～5 L/min，以迅速改善脑组织的低氧。注意安全，病床加床栏，防止坠床，必要时用约束带约束。用缠有纱布的压舌板或开口器置于病人上、下齿之间，以防抽搐时咬伤舌头，必要时用舌钳拉出舌头，以防舌根后坠堵塞呼吸道。遵医嘱使用抗惊厥药，应注意给药途径、作用时间及副作用，特别应注意观察抗惊厥药对呼吸功能的抑制作用。

3. 呼吸衰竭的护理 保持呼吸道通畅，及时、彻底地吸痰是解除呼吸道梗阻的有力措施，鼓励病人多翻身，协助拍背以利痰液排出。若痰液黏稠，可雾化吸入 α-糜蛋白酶以稀释痰液。吸氧采用鼻导管吸氧，氧流量为 1～2 L/min；用面罩吸氧，氧流量为 2～4 L/min。对于气管切开或气管插管的病人应加强术后护理，使用呼吸机进行人工呼吸的病人应加强监护。同时向家属说明治疗的目的及步骤，以减轻其焦虑和恐惧，更好地配合治疗和护理。

（四）康复护理

有肢体瘫痪者，应将肢体置于功能位，并进行肢体按摩及被动运动，以防止肌肉挛缩及功能障碍。

【健康教育】

1. 疾病知识指导 开展乙脑预防知识的宣传教育，在乙脑流行季节，要积极做好防蚊、灭蚊措施。如有高热、头痛、意识障碍者，应立即送到医院检查、治疗。

2. 康复指导 对于乙脑恢复期留有瘫痪、失语、痴呆等精神、神经症状者，护理人员应向病人及家属讲明积极治疗的意义，鼓励病人坚持康复训练和治疗，教会家属切实可行的护理措施及康复疗法，如针灸、按摩、语言训练等，尽可能使病人的功能障碍于 6 个月内恢复，以防成为不可逆性后遗症,使残疾减到最低程度。

【预防】

采取以灭蚊、防蚊和预防接种为主的综合性预防措施。

1. 管理传染源　加强动物传染源特别是猪的管理。流行季节前对猪进行疫苗接种,能有效地控制乙脑在人群中的传播流行。隔离病人至体温正常。

2. 切断传播途径　防蚊、灭蚊是预防本病的主要措施。大力开展群众性爱国卫生运动,冬春季以消灭越冬蚊为主,夏秋季以消灭蚊虫滋生地为主,流行季节采用各种防蚊措施,如蚊帐、驱蚊剂等,病人应安置在装有纱窗的房间或挂蚊帐。

3. 保护易感人群　乙脑灭活疫苗的接种可提高人群免疫力。该疫苗安全性大、反应轻,人群保护率可达76%～90%。采用皮下注射2次,间隔7～10天,第2年加强注射1次。疫苗接种应在流行季节前1个月完成,接种对象为10岁以下儿童和从非流行区进入流行区的人员。

第四节　传染性非典型肺炎病人的护理

案例引导

张某,男性,46岁。发热4天,昏迷1天入院,伴有头痛、咳嗽、胸闷及呼吸困难。2003年4月出差1周后回来。

查体:T 39.4 ℃,R 29次/分,P 112次/分,BP 110/65 mmHg。入院时即处于浅昏迷状态,肺部有湿啰音。

实验室检查:①血常规:WBC $3.5×10^9$/L,WBC $14.5×10^9$/L,L15%。②X线胸片:左肺和右肺局灶性小斑片阴影,两肺同时见大小不等的斑片状阴影。

问题:1. 列出该病的主要护理诊断/问题。

2. 抢救配合措施有哪些?

传染性非典型肺炎又称严重急性呼吸综合征(severe acute respiratory syndrome, SARS),由一种SARS相关冠状病毒感染而引起的具有高度传染性的急性呼吸道传染病。临床主要表现为急起发热、干咳、胸闷,严重者有明显的呼吸困难,并出现快速的呼吸衰竭及累及多个脏器系统。极强的传染性、病情的快速进展与病死率高是本病的特点。2002年11月我国发现并报告首例非典型肺炎,此后世界卫生组织(WHO)将其命名为严重急性呼吸综合征。《中华人民共和国传染病防治法》将SARS列为乙类传染病,但要求按照甲类传染病进行隔离治疗和管理。

【护理评估】

（一）健康史

1. 病原学　SARS 冠状病毒是单股正链 RNA 病毒，有包膜。干燥塑料表面最长可存活 4 天，尿液中至少存活 1 天，腹泻患者粪便中可存活 4 天以上，在 4 ℃温度下培养存活 21 天，−80 ℃保存稳定性佳，但当暴露于常用消毒剂或固定剂后即失去感染性。加热、紫外线照射及过氧乙酸、75％酒精、含氯消毒剂等均可以灭活 SARS 病毒。

2. 发病机制　目前认为 SARS 对肺部损害，主要可能与 SARS 病毒诱导机体细胞免疫损伤有关，是否有病毒的直接作用有待确定。起病早期出现病毒血症，发病期间淋巴细胞减少，表明细胞免疫受损，应用皮质类固醇可改善肺部炎症反应，减轻临床症状，提示 SARS 相关冠状病毒感染诱导的免疫损伤是本病发病的主要原因。

3. 病理　本病肺部的病理改变明显，两肺明显膨胀，主要病变为弥漫性肺泡损伤，有肺水肿及透明膜形成，起病 3 周后，肺泡内机化及肺间质纤维化而致肺泡纤维闭塞、小血管内微血栓、肺出血、散在的小叶性肺炎、肺泡上皮脱落、增生等病变，肺门淋巴结充血、出血及淋巴组织减少。

4. 流行病学

（1）传染源：病人是主要传染源，传染性主要在急性期。但有极个别病人传染性极强，在流行期间可造成数十甚至数百个与其接触过的易感者感染，被称为"超级传播者"。无症状携带者在本病传播中的作用有待进一步证实，且可能存在动物传染源。

（2）传播途径：主要通过飞沫经呼吸道传播，SARS 冠状病毒存在于病人呼吸道黏液或纤毛上皮脱落细胞内，咳嗽、打喷嚏时形成的气溶胶颗粒喷出，易感者吸入而感染。易感者密切接触病人的呼吸道分泌物、消化道排泄物或污染的物品均可感染。

（3）易感人群：人群普遍易感，发病者以青壮年为主，医护人员和病人家属为高危人群，有慢性疾病史、年长者病死率较高。

（4）流行特征：本病以冬春季节发病为主，随气温升高及湿度增加而发病减少。主要流行于人口密集的大城市，农村及偏远地区发病少，有明显的家庭和医院聚集发病现象。人群分布呈现多职业化特点，以医务人员比例最高（约占 1/4）；年龄在 2 月至 92 岁之间，但以青壮年为主，男、女发病无差异；死亡病例中以中老年人比例较多。

（二）临床表现

潜伏期长短不一，一般为 1～16 天，平均为 3～5 天。轻症病人临床症状轻、病程短；重症病人病情重、进展快，易出现呼吸窘迫综合征。

1. 轻型　临床症状轻，以上呼吸道感染症状为主，病程短。多见于儿童或接触时间较短者。

2. 普通型　病情多于 10～14 天达到高峰，病程为 2～4 周。主要表现：①发热与全身中毒症状，常为急性起病，以发热为首发症状，体温一般高于 38 ℃，发热持续 12 周，可伴有头痛、乏力、关节肌肉酸痛及腹泻等。②呼吸系统症状：早期症状不明显，常无鼻塞、流涕等上呼吸道感染症状，后期可有干咳、胸闷，重症病人病情进展迅速，短时间内即可出现呼吸急促或呼吸窘迫，发生呼吸衰竭或多器官功能障碍综合征。肺部体征常不明显，部分病人可闻及少许啰音或有肺实变体征。

3. 重症　符合下列标准中的 1 条即可诊断为重症。①呼吸困难：呼吸频率＞30 次/分。

②低氧血症:在吸氧 3～5 L/min 条件下,动脉血氧分压(PaO_2)<70 mmHg,或血氧饱和度<93%,或已可诊断为急性肺损伤(ALI)或急性呼吸窘迫综合征(ARDS)。③多叶病变且病变范围超过 1/3 或 X 线胸片显示 48 h 内病灶进展大于 50%。④休克或多器官功能障碍综合征(MODS)。⑤具有严重基础性疾病或合并其他感染或年龄>50 岁。

(三) 心理和社会状况

SARS 传染性强,需实施严密隔离,病情进展快,且缺乏特殊有效治疗手段,重症者死亡率较高,使病人容易出现恐惧、焦虑,甚至悲观、失望等不良情绪。

(四) 辅助检查

1. 血常规检查 早期白细胞计数正常或降低,常有淋巴细胞计数减少;晚期合并细菌感染时,白细胞计数可增高;多数重症病人白细胞计数减少,部分病人血小板可减少。

2. 生化检查 多数病人出现肝功能异常,丙氨酸氨基转移酶(ALT)、乳酸脱氢酶(ADH)、肌酸激酶(CK)升高;少数病人白蛋白降低。

3. 血气分析 部分病人出现低氧血症和呼吸性碱中毒,重者出现 I 型呼吸衰竭。

4. 病原学和血清学检查

(1) SARS 特异性抗体检测,应用 IFA 或 ELISA 法,双份血清抗有 4 倍以上升高为确认依据。

(2) SARS-RNA 检测,用 RT-PCR 法检查病人咽拭子、漱口液、粪便等标本,单份或多份标本 2 次以上阳性者可明确诊断。

(3) 病毒分离:采集病人呼吸道分泌物、排泄物、血液等标本进行病毒分离,阳性可明确诊断。

5. 肺部影像学检查 X 线或 CT 检查见肺部以间质性肺炎为主要特征,肺部有不同程度的片状、斑片状浸润阴影或呈网状改变,部分病人进展迅速呈大片状阴影,常为多叶或双侧改变,阴影吸收消散缓慢。肺部阴影与症状体征可不一致。

(五) 诊断要点

包括流行病学史、症状与体征、实验室检查、胸部 X 线检查和抗生素治疗无明显效果等五个方面,并排除其他类似疾病而诊断,其中肺部影像学检查是诊断传染性非典型肺炎的必要指标之一。如果与传染性非典型肺炎病人有密切接触后 2 周内出现发热、咳嗽等症状,即使肺部影像学检查正常,应作为疑似病例进行隔离治疗。

1. 流行病学史 发病前 2 周曾有密切接触过同类病人或者有明确的传染给他人的证据;生活在流行区或发病前 2 周到过本病正在流行的地区。

2. 具备下列临床表现中一项及以上者 发热,体温>38 ℃,伴有头痛、全身酸痛、乏力、腹泻;干咳、呼吸急促;呼吸窘迫综合征;肺部啰音或有肺实变体征。

3. 实验室检查 血白细胞计数正常或降低。

4. 影像学检查 肺部有不同程度的片状、斑片浸润性阴影或呈网状改变。

5. 抗细菌药物治疗 无明显疗效。

6. 排除类似疾病 原发细菌性肺炎、肺结核、肺部肿瘤、非感染性肺间质性疾病、肺水肿、肺不张、肺栓塞、肺血管炎等临床表现类似的肺部疾病。

(六) 治疗要点

早发现、早诊断、及时治疗有助于控制病情发展,以减少对生命的威胁。主要的治疗措施如下。

1. 一般治疗 加强休息、适当补充液体及维生素。

2. 对症治疗 包括退热、止咳、祛痰、吸氧、护肝等。

3. 预防和抗感染治疗 可选用大环内酯类、氟喹诺酮类、内酰胺类抗生素,耐药球菌感染者可选用万古霉素。

4. 糖皮质激素的应用 对有严重中毒症状、高热持续3天不退者,或达到重症病例标准,可酌情使用糖皮质激素治疗。但儿童应慎用。

5. 抗病毒治疗 可选用利巴韦林、干扰素、奥司他韦(达菲)等药物,但疗效不确切。

6. 中医中药及增强免疫功能 包括温病、卫气、营血和三焦辨证论治;输注康复者的血清治疗;亦可使用胸腺素和免疫球蛋白等免疫增强药。

7. 重症病人的处理和治疗 ①按危重病人护理要求进行动态监护。②无创正压通气:首选择气道内正压(CPAP),常用压力水平为 $4\sim10\ cmH_2O$;面罩持续给氧,暂停时间不宜超过30 min,直到病情缓解。③严重低氧血症和呼吸困难,氧合指数<200,经过无创正压通气治疗后无改善,或不能耐受无创正压通气治疗者,应考虑进行有创的正压通气治疗。④出现休克或MODS时及时给予相应的支持处理。

【护理诊断/问题】

1. 体温过高 与病毒或细菌感染有关。

2. 气体交换受损 与肺部病变致有效呼吸交换面积减少有关。

3. 焦虑或恐惧 与起病急、病情重、严密隔离及担心疾病预后有关。

4. 有传播感染的危险 与SARS病原体排出有关。

5. 潜在并发症 休克、急性呼吸窘迫综合征(ARDS)、MODS等。

【护理目标】

(1)能配合降温措施,体温维持在正常范围。

(2)能维持良好的气体交换状态,呼吸困难改善。

(3)情绪稳定,无焦虑、恐惧等不良情绪。

(4)能积极配合实施消毒隔离措施,未发生本病的传播。

(5)无相关并发症的发生。

【护理措施】

(一)严格隔离

1. 隔离治疗 SARS病人实行迅速、就地全封闭隔离治疗,独立设区,关闭中央空调;住院病人服务佩戴口罩,严格管理,不准离开病区,严禁病人间相互接触;严格执行探视制度,不设陪护,不得探视;严格执行出院标准(体温正常7天以上,呼吸系统症状明显改善,X线胸片示有明显吸收,必须同时具备以上3个条件方可出院)。

2. 病区消毒 加强隔离病房、放射科机房、病区值班房、更衣室、配餐室、电梯间、候诊室、病区走廊等空气消毒;地面和物体表面可用过氧乙酸、含氯消毒剂擦拭、拖地或喷洒;病人的排泄物、分泌物和其使用的物品可用含氯消毒剂处理;病人出院、转院或死亡后,病房必须进行终末消毒。

3. 医护人员个人防护 医护办公室应经常通风换气,保持室内空气流通;医护人员进入病区必须戴 N-95 口罩,每次使用时先行检查,以确保口罩紧贴面部覆盖口鼻,进入病房均须穿隔离衣、戴手套、工作帽、鞋套和佩戴防护面罩;在每次接触病人后立即进行手的消毒和清洗

（使用液体肥皂，流动洗手，用一次性手巾擦干或烘干）；进行近距离操作时应戴防护镜。

（二）一般护理

1. 休息与生活　嘱病人卧床休息，取舒适体位，做好生活护理及皮肤、眼、耳、鼻、口腔的清洁护理。

2. 饮食与饮水　给予高热量、高蛋白质、高维生素、清淡易消化的食物，多饮水，必要时给予静脉补充营养，维持水、电解质平衡。

3. 心理护理　应主动关心、爱护病人，加强心理疏导，告知病人有关 SARS 的医学知识及检查治疗方案，耐心解答病人的疑问，使病人对疾病有较正确的认识，以平和的心态接受患病现实，减轻或消除焦虑、急躁的不良情绪；鼓励病人积极配合治疗，树立战胜 SARS 的坚定信念，促进疾病的康复。

（三）病情观察

在发病后 2 周内病人都有可能发生病情快速进展，应严密观察病情变化，动态监测临床症状、体温、呼吸频率、血常规、胸片、血气分析等，注意有无进行性呼吸困难、ARDS 和 MODS 等表现。对于重症 SARS 病人应给予持续心电监测，定时观察神志、瞳孔、脸色、心律及生命体征，尤其是呼吸和发绀的变化，并记录。按医嘱设定输液泵参数并根据病情及时调整，准确记录 24 h 尿量；观察各种管道是否通畅，对使用呼吸机者应严密观察记录各种参数，发现报警及时报告，配合抢救；备好气管插管、气管切开和人工呼吸器等抢救物品。对于严重免疫功能低下者要警惕继发感染发生。

（四）对症护理

1. 发热　体温超过 38.5 ℃、全身酸痛明显者，可按医嘱使用退热药物，注意观察疗效和不良反应，并应及时更换汗湿的衣服，保持皮肤清洁，高热者应积极采取物理降温措施如冰敷、酒精擦浴等，并定时监测记录体温，遵医嘱补液。

2. 咳嗽、咳痰　遵医嘱给予镇咳、祛痰药物，定时翻身拍背以促进排痰，痰液黏稠者给予雾化吸入。

3. 呼吸困难　保持气道通畅，定时雾化吸入以促进分泌物的排出；采用面罩吸氧，密切观察血氧饱和度的情况和血气分析，效果不佳时遵医嘱采用无创或有创机械通气；采用人工气道的病人按气管插管和气管切开护理常规护理，使用密闭式吸痰系统，最大限度地减少病毒、细菌传播的机会。

（五）用药护理

对使用糖皮质激素的病人，应严密观察有无消化道出血、继发感染、血糖升高、骨质疏松症等表现，一旦发生，应及时报告医生并配合处理。应用干扰素等生物制品可引起发热、头痛等流感样症状和皮疹等变态反应，需注意观察。注意抗生素的疗效、过敏反应及其他不良反应。

【健康教育】

1. 疾病知识指导　宣传 SARS 的预防知识，使群众了解本病的特征与预防方法，消除不必要的紧张、恐惧心理。

2. 预防知识指导　教育群众要注意勤洗手，养成良好的个人卫生习惯；室内经常通风换气，搞好环境卫生；平素注意防寒保暖、适当锻炼，增强身体抵抗力；注意饮食均衡、充足休息、减轻压力并戒除烟酒。加强呼吸道传染病的预防教育，流行期间应避免前往人员拥挤、空气流通不畅的公共场所，与呼吸道传染病患者接触时应佩戴口罩。为防止 SARS 在社区的传播，对

SARS 病人或疑似病人的家庭成员或其他密切接触者,应进行医学观察 2 周;疫点要及时采取消毒措施。

3. 出院指导　告知病人出院后在家继续休息 1～2 周,保证充足睡眠,避免过度疲劳,保持情绪乐观及营养摄入,嘱病人 1～2 周后复查胸片。

【预防】

1. 管理传染源　①建立发热门诊,筛查可疑病人。②严格隔离、治疗确诊病人,隔离期限为起病后 3 周。③严格隔离疑似病人,排除诊断后方可解除隔离。并按规定进行疫情报告。④密切接触者医学观察 2 周。⑤加强对相关动物的管理。

2. 切断传播途径　①加强医院内感染控制,工作人员严格执行消毒、隔离制度,做好个人防护;病区常规进行空气、物品、地面等的消毒,病人分泌物随时进行消毒处理。②宣传防治SARS 的有关知识,强调预防的重要性,注意环境卫生,保持居室通风,勤洗手。③流行期间,尽量减少聚会,避免去人多拥挤的公共场所,外出时佩戴口罩。

3. 保护易感人群　本病尚无疫苗或有效的药物治疗方法。平时应注意锻炼身体,加强营养,养成良好的卫生习惯。

【护理评价】

(1)体温是否恢复正常。

(2)呼吸困难和发绀是否减轻或消失。

(3)情绪是否稳定,能否安心接受隔离与治疗。

(4)能否遵守消毒隔离制度,有无发生本病的传播。

(5)病情是否逐渐好转,有无并发症的发生。

第五节　人感染高致病性禽流感病人的护理

 案 例 引 导

　　吴某,女性,35 岁。高热 3 天,伴咳嗽、胸闷、气促及呼吸困难,稍有神志模糊,家附近有菜市场。

　　查体:T 39.1 ℃,R 27 次/分,P 110 次/分,BP 150/100 mmHg。胸部 CT 示双肺大片、片状密度增高影,双侧胸水。

　　实验室检查:WBC 2.80×10^9/L,PO_2 39 mmHg,咽拭子检测 H_7N_9 流感病毒核酸阳性。

　　问题:1. 病人可能的医疗诊断是什么?

　　2. 列出 3 个主要的护理诊断/问题。

　　3. 主要的护理措施有哪些?

人感染高致病性禽流感(human avian influenza)简称人禽流感,是由甲型流感病毒某些感染禽类的亚型中的一些毒株引起的急性呼吸道传染病,是一种人、禽共患的高致病性传染病,以高热、咳嗽、气促等呼吸道症状为主,严重者可因全身多脏器功能衰竭、败血症性休克而死亡。世界卫生组织(WHO)指出,该病可能是对人类潜在威胁最大的疾病之一,我国已将人感染高致病性禽流感列入法定管理的乙类传染病。

【护理评估】

(一)健康史

1. 病原学 禽流感病毒属正黏膜病毒科甲型流感病毒属,呈多形性,有囊膜,基因组为分节段单股负链 RNA。依据其外膜血凝素(H)和神经氨酸酶(N)蛋白抗原性的不同,目前可分为 16 个 H 亚型($H_1 \sim H_{16}$)和 9 个 N 亚型($N_1 \sim N_9$)。甲型禽流感病毒除感染禽外,还可感染人、猪、马和海洋哺乳类动物。到目前为止,已证实感染人的禽流感病毒亚型有 H_5N_1、H_9N_2、H_7N_2、H_7N_3、H_7N_7、H_7N_9 等,其中感染 H_5N_1、H_7N_9 的病人病情重,病死率高。

禽流感病毒对乙醚、氯仿、丙酮等有机溶剂均敏感,65 ℃ 加热 30 min 或煮沸(100 ℃)2 min 以上可灭活。病毒在阳光直射下 40~48 h 即可灭活,紫外线直接照射可迅速破坏其传染性。禽流感病毒对低温抵抗力较强,在较低温度的粪便中可存活 1 周,在 4 ℃ 水中可存活 1 个月,在有甘油保护的情况下可保持活力 1 年以上,且对酸性环境有一定抵抗力。

2. 发病机制 禽流感病毒经呼吸道黏膜等感染人体后,在人体中快速复制,使得人体免疫偏移,出现炎症,从而出现免疫抑制而继发肺部感染。

3. 流行病学

(1)传染源:主要是患禽流感或携带禽流感病毒的鸡、鸭、鹅等禽类,特别是鸡,野禽(如候鸟)在禽流感的自然传播中起非常重要的作用。目前尚无人与人之间传播的确切证据。

(2)传播途径:病毒主要经呼吸道传播,也可通过密切接触感染的家禽分泌物和排泄物、受病毒污染的物品和水等被感染,直接接触病毒株也可被感染。

(3)易感人群:目前人类对禽流感病毒并不易感,各年龄组均可感染,但以 13 岁以下的儿童感染率较高,病情较重。高危人群是从事家禽养殖业者及其同地居住的家属,在发病前 1 周内到过家禽饲养、销售及宰杀等场所者,接触禽流感病毒的实验室工作人员,与禽流感病人有密切接触的人员。

(4)流行特征:本病呈散发性,以冬春季节发病率高。

(二)临床表现

本病潜伏期一般为 1~7 天。

1. 症状和体征 一般急性起病,早期表现类似普通感冒,主要为发热,体温多在 39 ℃ 以上,持续 3~4 天,伴有鼻塞、流涕、咳嗽、咽痛、头痛、肌肉酸痛和全身不适;部分病人有恶心、腹痛、腹泻(稀水样便)等消化道症状。重症病人高热不退,病情发展迅速,有明显的肺实变体征。

2. 并发症 可出现急性肺损伤、急性呼吸窘迫综合征(ARDS)、肺出血、胸水、全血细胞减少,多脏器功能衰竭、休克、继发细菌感染及败血症等多种并发症。

(三)心理和社会状况

重症病人因突然发病、病情进展迅速,加上需要隔离治疗,可出现焦躁不安、紧张、恐惧等心理反应。

（四）辅助检查

1. 血常规检查　白细胞计数正常或降低，重症病人白细胞计数及淋巴细胞减少，并有血小板降低。

2. 血清学检查　发病初期和恢复期双份血清禽流感病毒亚型毒株抗体效价 4 倍或以上升高，有助于回顾性诊断。

3. 病毒抗原与基因检测　病人呼吸道标本采用免疫荧光法或酶联免疫吸附试验（ELISA）检测甲型流感病毒核蛋白抗原（NP）、禽流感病毒 H 亚型抗原；用反转录 PCR 检测禽流感病毒亚型特异性 H 抗原基因。

4. 病毒分离检测　从病人鼻咽分泌物、咽部含漱液、气管吸出物中可分离到禽流感病毒而确定诊断。

5. 影像学检查　胸部 X 线检查可见肺内点片状阴影，重症病人肺内病变进展迅速，呈大片状毛玻璃影及实变影像，少数可合并胸水。

（五）诊断要点

根据流行病学史、临床表现及实验室检查结果，排除其他疾病后，可以做出人禽流感的诊断。

1. 医学观察病例　冬春季节，在禽流感流行地区，与禽类或人禽流感病人有密切接触史，在 1 周内出现临床表现者。

2. 疑似病例

（1）发热（体温＞38 ℃）且有下列症状之一者：咳嗽、咽痛、呼吸急促，并有下列 1 种以上情形。①呼吸道分泌物标本的甲型流感病毒和 H 亚型单克隆抗体抗原检测阳性者；②上述症状出现前 7 天内曾与确诊病例接触；③上述症状出现前 7 天内曾与病死的禽类接触；④上述症状出现前 7 天内曾在从事禽流感检验或研究的实验室工作。

（2）死于不明原因的急性呼吸系统疾病，且有下列 1 种或以上情形：①居住在禽流感疫区；②上述症状出现前 7 天内曾与确诊病例接触史。

3. 确诊病例　有流行病学史和临床表现，从病人呼吸道分泌物或肺活检标本中分离出特定病毒或检出禽流感 H 亚型病毒基因，且双份血清特异性抗体效价上升 4 倍或以上者。

（六）治疗要点

1. 隔离治疗　对疑似和确诊病人进行隔离治疗。

2. 对症治疗　包括卧床休息、多饮水、补充营养、退热、止咳、祛痰等处理。

3. 抗病毒治疗　应在发病 48 h 内使用抗病毒药物。①神经氨酸酶抑制剂：奥司他韦（达菲）为新型抗流感病毒药物，对禽流感病毒 H_5N_1 和 H_7N_9 有抑制作用。②离子通道 M_2 阻滞剂：金刚烷胺可抑制甲型禽流感病毒株的复制，老年人及孕妇慎用，婴幼儿禁用。

4. 抗生素治疗　应积极防治继发性细菌感染，对继发性细菌感染者、有风湿病史者、抵抗力差的幼儿和老年人，尤其是慢性心肺疾病病人，可考虑应用磺胺药或抗生素。

5. 重症病人治疗　包括监护、吸氧，有呼吸窘迫综合征（ARDS）时行机械通气给氧，并采取低潮气量、适当呼气末正压的保护性肺通气策略，正确处理多脏器功能衰竭。

【护理诊断/问题】

1. 体温过高　与禽流感病毒血症有关。

2. 气体交换受损　与并发肺部炎症有关。

3. 知识缺乏　缺乏对人禽流感的相关防治知识。

4. 潜在并发症　急性肺损伤、急性呼吸窘迫综合征(ARDS)、多脏器功能衰竭等。

【护理目标】

(1) 能配合降温措施,体温维持在正常范围。

(2) 能维持良好的气体交换状态,呼吸困难改善。

(3) 能说出有关禽流感的防治知识,情绪稳定。

(4) 无相关并发症的发生。

【护理措施】

（一）一般护理

1. 严格隔离　按甲类传染病进行隔离治疗和管理。

2. 休息　急性期卧床休息。保持室内卫生,注意开窗通风。呼吸困难者取半坐卧位或坐位,保持呼吸道通畅,吸氧。

3. 饮食　给予高热量、高维生素、高蛋白质、易消化的流质或半流质饮食,鼓励多饮水,忌食辛辣、刺激性食物。

4. 心理护理　关心病人,多与病人沟通,及时正确地交流治疗护理信息,以减轻病人的焦虑、孤独和恐惧心理,满足病人的合理需要,取得病人的理解与配合。

（二）病情观察

观察生命体征和意识变化,观察有无肝肾功能损害、败血症和呼吸窘迫综合征等并发症发生,一旦发生,应及时报告医生并配合处理。

（三）对症护理

1. 高热　鼓励病人多饮水,出汗后及时擦汗并更换内衣裤,保持皮肤清洁;体温超过39 ℃者应行降温处理,包括物理或药物降温,并监测体温变化,做好记录。

2. 鼻塞、咽痛与声音嘶哑　可用麻黄碱滴鼻液、含服润喉片等。

3. 咳嗽、咳痰　指导咳嗽技巧,痰液黏稠者给予雾化吸入。

4. 呼吸困难　取半坐卧位或坐位,保持呼吸道通畅,吸氧。

（四）用药护理

注意观察用药疗效与不良反应,服用金刚烷胺注意是否有焦虑、注意力不集中、眩晕、嗜睡、神经过敏等神经系统不良反应及恶心、呕吐、食欲缺乏、腹痛等消化系统不良反应,癫痫病人慎用。

【健康教育】

1. 疾病知识指导　宣传有关禽流感的预防知识,使群众了解本病的特征与预防方法,消除不必要的紧张、恐惧心理。

2. 预防知识指导　教育群众要注意勤洗手,养成良好的个人卫生习惯;室内经常通风换气,搞好环境卫生;平素注意防寒保暖,适当锻炼,增强身体抵抗力;注意饮食均衡、充足休息。公众应避免与禽类及其排泄物接触,尤其是与病、死禽类接触,不吃未煮熟的禽肉及蛋类食品。

【预防】

1. 管理传染源　①加强禽类疾病监测:严格执行病死禽类报告制度,做到早期诊断、划分疫区、严格封锁。动物防疫部门一旦发现疑似禽流感疫情,应立即通报当地疾病预防控制中心,指导职业暴露人员做好防护工作。②加强对密切接触人员的监测:有流行病学接触史,1

周内出现流感样表现者,应进行 7 天医学观察,并可口服神经氨酸酶抑制剂预防。③严格规范收治人禽流感病人医疗单位院内感染控制措施,严格执行专门病房的设置规定和消毒隔离措施;接触人禽流感病人时应佩戴口罩、手套、防护镜和穿隔离衣,接触后洗手。④加强检测标本和实验室禽流感病毒株的管理,严格执行操作规范,防止实验室的感染和传播。

2. 切断传播途径　保持室内卫生,注意开窗通风。注意饮食卫生,不吃未煮熟的肉类及蛋类食品,不进食病死的禽类和可疑病禽蛋,不喝生水。注意个人防护,尽量不与活禽接触,不直接接触病禽及其分泌物、排泄物,因职业关系必须接触者,应勤洗手,工作期间穿工作服和佩戴口罩。不去疫区旅行。

3. 保护易感人群　高危人群可在医生指导下口服金刚烷胺或中草药预防。

第六节　肾综合征出血热病人的护理

案例引导

某病人,男性,27 岁。因"发热、头痛、腰痛、口鼻出血 5 天"入院。伴有畏寒、寒战、恶心、呕吐,纳差。20 天前参加秋收(当地鼠害比较严重)。

查体:BP 90/60 mmHg,T 38.8 ℃。神清,精神欠佳,面色潮红,呈醉酒貌。睑结膜及咽部、颊黏膜充血、水肿并点状出血。全身皮肤散在淤点、淤斑,肾区叩击痛。

辅助检查:WBC $20×10^9$/L,N 0.85,核左移,RBC $60×10^{12}$/L,Hb 156 g/L。尿蛋白(+++),RBC 10 个/HP,可见各种管型。X 线胸片显示肺野清晰。

问题:1. 该病人的医疗诊断是什么?

2. 目前主要的护理诊断/问题有哪些?

3. 如何实施护理措施?

　　肾综合征出血热(haemorrhagic fever with renal syndrome,RSHF)是由出血热病毒引起的自然疫源性传染病,鼠为主要传染源。临床上以发热、休克、充血、出血和急性肾衰竭为主要表现。二十世纪八十年代中期以来,我国本病年发病数已逾 10 万,已成为除病毒性肝炎外危害最大的一种病毒性疾病。本病病死率一般为 5% 左右。病死率高低不同的原因除与病型不同、轻重有关外,还与治疗早晚、措施得当与否有很大关系。死亡原因主要有休克、肺水肿、心功能不全、尿毒症、腔道大出血以及继发感染等。病后恢复一般较顺利,少数重型病人可在病后遗有腰痛、多尿症状达 1 年以上。

【护理评估】

（一）健康史

1. 病原学 肾综合征出血热病毒属汉坦病毒属，为单链 RNA 病毒，呈球形或卵圆形。目前至少有 16 个血清型，我国流行的主要是 Ⅰ 型汉坦病毒（野鼠型）和 Ⅱ 型汉坦病毒（家鼠型）。该病毒不耐热，也不耐酸，56 ℃30 min、100 ℃1 min 和 pH5.0 以下易灭活，对紫外线及一般消毒剂均敏感。

2. 发病机制 病毒进入人体后形成病毒血症，引起发热等感染中毒症状和多器官损害。病毒本身的作用可直接损害毛细血管内皮细胞，造成广泛性的小血管损害，进而导致各脏器的病理损害和功能障碍。病毒在体内复制，病毒抗原刺激机体免疫系统，引起机体一系列免疫应答，一方面清除病原，保护机体；另一方面也可导致组织损伤，其中Ⅲ型变态反应被认为是引起本病血管和肾损害的主要原因。

3. 流行病学

（1）传染源：在我国，黑线姬鼠、褐家鼠和大林姬鼠是出血热病毒的主要宿主动物和传染源。

（2）传播途径：本病的传播途径尚未完全阐明，一般认为有以下几种。①呼吸道传播：鼠类携带病毒的排泄物，如尿、粪、唾液等污染尘埃后形成的气溶胶，能通过呼吸道而感染人体。②消化道传播：食入被鼠类携带病毒的排泄物污染的食物，经过口腔或胃肠黏膜感染。③接触传播：被鼠咬伤或破损伤口接触带病毒的鼠类血液和排泄物等。④母婴传播：孕妇感染本病后病毒可经胎盘感染胎儿。⑤虫媒传播：有人认为寄生于鼠类身上的革螨或恙螨具有传播作用，尚有待进一步证实。

（3）易感人群：人群普遍易感，并以显性感染为主，病后可获得较稳固的免疫力。

（4）流行特征：本病广泛流行于亚、欧等许多国家。我国除新疆、西藏、青海、台湾外的省、市、自治区均有本病流行，疫情由北向南、由农村向城市扩展的趋势。本病虽全年均可发病，但有明显的季节性，其中黑线姬鼠传播的发病高峰在每年 11 月至次年 1 月、次高峰在 5～7 月；以褐家鼠传播者 3～5 月为流行高峰；大林姬鼠传播的流行高峰则在夏季。发病以男性青壮年农民及林业人员较多，不同人群的发病率与接触机会有关。

（二）临床表现

潜伏期 4～46 天，一般 7～14 天。典型病例病程有五期。非典型和轻型病例可以出现越期现象，而重型病人可出现发热期、休克期、少尿期之间相互重叠的现象。

1. 发热期 病程第 1～3 天，除发热外，主要为全身中毒症状、毛细血管损害和肾损伤的表现。

（1）发热：起病多急骤，畏寒、发热，体温达 39～40 ℃，以稽留热多见。热程 3～7 天，较少超过 10 天。体温越高，热程越长，病情越重。

（2）全身中毒症状：表现为疲乏、全身酸痛，尤以头痛、腰痛、眼眶痛（"三痛"）为特征性表现，其产生原因与相应部位血管扩张和组织的充血、水肿有关。多数病人可出现恶心、呕吐、食欲减退、腹泻、腹痛等消化道症状。重症病人可出现嗜睡、躁动不安、谵妄等神经、精神症状。

（3）毛细血管损害表现：主要为充血、水肿和出血的表现，一般出现于发热的第 2～3 天。可见面部、颈部、胸部明显皮肤潮红（皮肤三红），重者呈醉酒貌；眼结合膜、软腭与咽部充血（黏膜三红）。眼睑、球结膜水肿，轻者眼球转动时有漪涟波，重者呈水泡样，甚至突出睑裂。部分病人出现腹水。渗出水肿征越重,病情也越重。皮肤出血多在腋下和胸背部,常呈搔抓样或条索点状淤点。黏膜出血可见软腭呈针尖样出血点,眼结膜呈片状出血。

(4)肾脏损害:出现在发热第 2～3 天,主要表现为蛋白尿和尿镜检发现管型。

2. 低血压休克期 病程第 4～6 天,一般可持续 1～3 天。本期特点为热退后其他症状反而加重。主要表现为低血压及休克,病人心率加快,肢端发凉,尿量减少,烦躁不安,意识不清,口唇及四肢末端发绀,呼吸短促,出血加重。若不能得到有效控制,长期组织灌注不良,则可导致 DIC、脑水肿、急性呼吸窘迫综合征(ARDS)、急性肾衰竭等的发生。

3. 少尿期 多出现在病程第 5～8 天,一般持续 2～5 天。本期以少尿或无尿,尿毒症,水和电解质、酸碱平衡紊乱为特征。尿毒症表现为畏食、恶心、呕吐、呃逆等消化道症状及头昏、头痛、嗜睡、烦躁、昏迷、抽搐等中枢神经系统症状。代谢性酸中毒表现为呼吸快、深或潮式呼吸。严重者可出现高血容量综合征的表现,如水肿、静脉充盈、脉搏洪大、血压升高等。电解质紊乱主要为高钾、低钠、低钙。多数病人由于 DIC、血小板功能障碍或肝素类物质增加而出血现象加重,表现为皮肤淤斑增加、鼻出血、咯血、呕血、便血、血尿等。

4. 多尿期 多发生于病程第 9～14 天,一般持续为 7～14 天。多尿早期,氮质血症可继续存在,甚至加重。随着尿量逐渐增加,氮质血症逐渐好转。到后期尿量可达 4000～8000 mL/d,少数高达 10000 mL/d 以上。若不能及时补充水和电解质,则易发生低血容量性休克、低钠血症、低钾血症等。由于机体抵抗力下降,此期易继发感染,进而引发或加剧休克。

5. 恢复期 随着肾功能的逐渐恢复,尿量减至 2000 mL 以下,精神、食欲好转,体力逐渐恢复。一般需经 1～3 个月恢复正常。

(三)心理和社会状况

因本病起病急、病程长、病情复杂,重症病人还可能几期重叠,同时出现发热期、低血压休克期、少尿期的症状和体征,加上住院隔离治疗、暂时离开亲人、中断社交往来,都可以导致病人心理上的孤独、情绪上的焦虑,甚至恐惧。本病恢复期时间较长,体力、肾功能的完全恢复往往需要 1～3 个月,重者可达数月或数年之久,在此期间,病人需休息加强营养,给家庭带来一定的经济负担。

(四)辅助检查

1. 血常规检查 其变化与病程及病情轻重有关。发热早期白细胞计数多在正常范围,3～4天后逐渐增高,一般可达(15～30)×10^9/L,少数重者可达(50～100)×10^9/L,早期以中性粒细胞升高为主,3～4 天后以淋巴细胞升高为主。出现异常淋巴细胞,有助于早期诊断,且数目越多病情越重。红细胞数、红细胞压积及血红蛋白在发热后期及低血压休克期因血液浓缩而升高,少尿期下降。血小板减少,并可见异型血小板。

2. 尿常规检查 病程第 2 天即可出现蛋白尿,随病情加重而增加,少尿期达高峰。早期出现蛋白尿且短时间内明显升高有助于明确诊断。严重者尿中出现膜状物和絮状物,为大量蛋白和脱落上皮的凝聚物。尿镜检尚可发现管型尿和红细胞。

3. 血液生化检查 血尿素氮、肌酐多在低血压休克期开始升高,少尿期最明显。发热期由于过度通气可有呼吸性碱中毒,而低血压休克期和少尿期则以代谢性酸中毒为主。血中钠、氯、钙在本病各期中多数降低,而血钾在发热期和休克期处于低水平,少尿期升高,多尿期又降低。

4. 血清学检查 早期病人的外周血细胞及尿沉渣细胞中均可检出 EHF 病毒抗原。血清特异性抗体 IgM 于病后 1～2 周即可检出(1∶20 为阳性),IgG 抗体出现较晚(1∶40 为阳性),双份血清滴度升高 4 倍以上有诊断意义。

（五）诊断要点

根据流行季节、疫区野外作业及留宿史,或有鼠类接触史;临床出现三症状(发热、出血、肾脏损害)及五期经过(发热期、低血压休克期、少尿期、多尿期和恢复期);辅助检查示白细胞增加,血小板减少,异型淋巴细胞出现,显著蛋白尿,可初步诊断,血清特异性抗体阳性可进一步明确诊断。

（六）治疗要点

尚无特效治疗措施。"三早一就"为本病的治疗原则,即早发现、早休息、早治疗、就近就地治疗。把好休克、肾衰竭、出血"三关",是病人度过危险期的关键。发热期采用抗病毒、减少血浆外渗、减轻中毒症状、止血及预防 DIC 等治疗措施。通过补充血容量、纠正酸中毒及改善微循环以纠正病人的低血压和休克状态。少尿期的治疗原则为稳定内环境、促进利尿,必要时采用导泻、透析疗法。多尿期主要是维持水、电解质平衡,根据尿量补充水分,注意电解质特别是钾的补充。恢复期应加强营养,注意休息,定期复查。

【护理诊断/问题】

1. 体温过高　与病毒血症有关。

2. 组织灌注量改变　与血管壁损伤、DIC、出血造成血浆外渗导致有效血容量不足有关。

3. 体液过多　与肾脏损害有关。

4. 潜在并发症　出血、急性肾衰竭、肺水肿和继发感染等。

【护理目标】

（1）体温恢复至正常范围。

（2）组织灌注良好,发绀消失,皮肤红润,尿量增加,血压正常。

（3）尿量增加,静脉压恢复正常,肺部啰音消失。

（4）无并发症发生。

【护理措施】

（一）一般护理

1. 隔离与休息　将病人安置在指定病房,患病期间实施血液、体液隔离。接触病人前后认真洗手,穿戴衣帽整洁,治疗时戴口罩,各种诊疗操作尽量集中进行,并严格执行无菌操作原则,减少交叉感染的机会。病初应绝对卧床休息,禁忌随意搬动,以免加重组织脏器出血。恢复期避免过早下床活动,注意休息,逐渐增加活动量。

2. 饮食护理　发热期给予清淡可口、高热量、高维生素、营养丰富的流质或半流质饮食,如挂面、稀粥、米汤、菜汤、鱼汤、肉汤和含钾丰富的食物,少量多餐,做好口腔护理。少尿期有氮质血症的病人应限制蛋白质和盐的摄入,液体入量必须严格遵守"量出为人、宁少勿多"的原则,口渴时可用温开水漱口或棉棒蘸水湿润口唇。多尿期注意液体和钾盐的补充,给予营养丰富易消化的食物。有出血倾向者,应进无渣饮食,以免诱发消化道出血,如已发生消化道出血则应禁食。

3. 心理护理　应关心、体贴病人,耐心向病人解释本病的特点和临床经过,细心倾听病人的诉说,并满足其需求;鼓励病人树立战胜疾病的信心,克服消极悲观情绪和焦虑状态,以最佳的心理状态积极配合治疗和护理。

（二）病情观察

定时测量生命体征。注意有无持续高热,有无呼吸频率、节律的改变,有无脉搏细速、节律不整,有无血压进行性下降,有无嗜睡、昏迷等病情危重征象。加强对病人的巡视,密切观察出血情况。如有无皮肤黏膜出血、尿血、便血、呕血、咯血等,特别应注意隐性出血的存在,如出现剧烈头痛、视力模糊、血压增高等症状,应考虑有颅内出血的可能。严格记录 24 h 出入液量。密切注意病人尿液的量、颜色、性状及常规检查结果的变化。注意观察有无畏食、恶心、呕吐、顽固性呃逆等消化道症状,定时监测血尿素氮、肌酐,以便及时发现氮质血症。

（三）对症护理

1. 高热护理 以物理降温为主,可在头部及体表大血管处冷敷或放置冰袋。也可用温水擦浴,但不能用乙醇,以免加重毛细血管的损害。如物理降温效果不好,可配合药物降温,但忌用大剂量退热剂,以免出汗过多,造成体液丢失,加重或诱发低血压休克。高热伴中毒症状严重者,可遵医嘱短期应用地塞米松,热退即停。若病人在发热的同时,有明显的全身酸痛,可给予按摩或适当使用止痛药物。

2. 补液护理 发热早期的补液量以每天尿量加 1000 mL 计算,如高热、出汗多,可增至 1500 mL,以晶体溶液为主,尽量口服。发热后期,应给予适当低分子右旋糖酐或甘露醇,以对抗血浆外渗,促进利尿。病人有低血压倾向或休克时,应迅速建立静脉通道。补液以早期、快速、适量为原则,根据病情变化调整输液量和速度。遵医嘱输入液体以扩充血容量,并应用碱性液和血管活性药,迅速纠正休克。快速扩容时,密切注意病人的心肺功能变化,避免输液过多、过快导致心力衰竭、急性肺水肿。液体输入前可适当加温,以防冷输液导致的输液反应。少尿期要严格控制液体输入量。每天补液量为前 1 天的出量加 500～700 mL。一般应限制钠盐和钾盐。输液速度宜慢,并在 24 h 内均匀供给。若病人出现脉搏洪大、血压进行性增高、脉压差增大、水肿等,考虑并发高血容量综合征,应立即通知医生。同时立即减慢输液速度或停止输液,让病人取半坐卧位或坐位,双下肢下垂,吸氧,以 30％～50％乙醇湿化吸入,必要时,做好放血疗法和透析疗法的准备工作。利尿、导泄治疗时,密切观察病人用药后的反应,协助排尿、排便,观察其颜色、性状及量,并及时做好记录。在有消化道出血的情况下禁用导泄疗法。多尿期要注意防止病人出现脱水和电解质亲乱。补液以口服为主,不能进食者静脉补液。初期补液量以排出量的 75％为宜,后期应维持出入液量平衡。注意电解质特别是钾的补充。

3. 出血护理 避免情绪波动,以免诱发颅内出血。进行注射时,严格无菌操作,注射后针眼压迫时间宜长,以防止出血和血肿形成。做好出血的抢救准备工作。备好抢救药品和用物,如同型血、肝素、止血药、吸痰器、氧气等。常规查血型、配血,密切注意凝血酶原时间、纤维蛋白原、纤维蛋白降解产物等各项检验指标。一旦发现病人有出血情况,立即配合医生进行抢救。遵医嘱使用止血药,注意观察疗效和药物的不良反应。如发现病人有 DIC 迹象,及早应用肝素治疗。

【健康教育】

1. 疾病知识指导 开展肾综合征出血热预防知识的卫生宣教工作,灭鼠、防鼠是预防本病的关键。耐心解释和精心护理,帮助病人认识本病,了解本病临床表现,了解每项检查、治疗、护理的目的,使其主动配合治疗。

2. 出院指导 肾功能的完全恢复需要较长时间,出院后虽各种症状已消失,但仍需休息 1～3 个月。休息期间,生活要有规律,保证足够睡眠,安排力所能及的体力活动,加强营养,并定期复查肾功能,以了解恢复情况,如有异常,应及时就诊。

【预防】

1. 控制传染源　做好灭鼠、防鼠,野外宿营地或工棚四周应挖防鼠沟,睡离墙高铺,应用药物、机械等方法灭鼠。病人隔离至急性症状消失为止,对病人的血液、尿液及其污染物应随时消毒。

2. 切断传播途径　搞好环境卫生,保管好粮食和各种食品,皮肤伤口及时包扎,避免被鼠排泄物污染环境、粮食和伤口,动物实验时要防止被大、小白鼠咬伤。

3. 保护易感人群　野外作业、疫区工作时应加强个人防护。流行区居民可进行出血热灭活疫苗的预防接种,效果较好,产生特异性抗体的阳性率可达 90% 左右。

【护理评价】

(1)体温是否维持在正常范围。

(2)组织灌注量是否改善。

(3)体液过多情况是否已纠正。

(4)有无并发症的发生。

第七节　艾滋病病人的护理

案例引导

某病人,男性,32 岁。不规则发热、咳嗽,伴间断腹泻、食欲减退及明显消瘦 2 个月,既往有静脉吸毒史。

查体:T 38.2 ℃,全身淋巴结肿大,质韧、无触痛,能活动。

辅助检查:(血常规):WBC 4.0×10⁹/L,血清抗-HIV(+)。

问题:1. 病人可能的医疗诊断是什么?

2. 列出 3 个主要的护理诊断/问题。

3. 主要的护理措施有哪些?

艾滋病即获得性免疫缺陷综合征(acquired immune deficiency syndrome,AIDS),是由人类免疫缺陷病毒(human immunodeficiency virus,HIV)引起的一种严重的慢性致命的传染病。艾滋病通过性接触及输血或血制品等方式侵入人体,特异性地破坏辅助性 T 淋巴细胞(CD4⁺T 淋巴细胞),造成机体细胞免疫功能严重受损。临床上由无症状病毒携带者发展为持续性全身淋巴结肿大综合征和艾滋病相关综合征,最后并发严重机会性感染和恶性肿瘤。本病目前尚无有效防治方法,病死率极高,已成为当今世界最为关注的公共卫生问题。

【护理评估】

（一）健康史

1. 病原学 HIV 属于逆转录病毒科，目前已知 HIV 有 2 个型，即 HIV-1 和 HIV-2，均为单链 RNA 逆转录病毒。HIV 对外界抵抗力较弱，加热 56 ℃ 30 min 和一般消毒剂如 0.5% 次氯酸钠、5% 甲醛、70% 乙醇、2% 戊二醛等均可灭活，但对紫外线不敏感。

2. 发病机制 HIV 通过各种途径进入人体后，有选择地侵犯并破坏辅助 T 淋巴细胞（CD4$^+$ T 淋巴细胞），病毒在细胞内大量复制导致细胞溶解或破裂，使 CD4$^+$ T 淋巴细胞大量减少，由于 CD4$^+$ T 淋巴细胞具有重要的免疫调节功能，CD4$^+$ T 淋巴细胞破坏，导致免疫调节障碍，最终引起全面的免疫功能受损，从而引起机会性感染及恶性肿瘤。单核-巨噬细胞也可受到 HIV 的侵袭，成为病毒贮存场所，并可携带病毒进入中枢神经系统，引起神经系统病变。

3. 流行病学

（1）传染源：艾滋病病人和无症状携带者是本病的传染源，后者可因长期携带病毒而更具有危险性。

（2）传播途径：病毒主要存在于血液、精液、子宫及阴道分泌液中，其他体液如唾液、眼泪和乳汁也带有病毒，其主要通过以下三条途径传播。①性接触传播：是本病的最主要传播途径。以同性恋者发病率高，异性恋也可互相感染。②血液及血制品传播：输入被 HIV 污染的血液及血制品是重要的传播途径；静脉吸毒及药瘾者通过共用被污染的注射器和针头而被感染；应用 HIV 感染者的器官移植或人工授精；被污染的针头刺伤或破损皮肤受污染等都有可能受感染。③母婴传播：感染 HIV 的孕妇在妊娠期间（经胎盘）、分娩过程中及产后哺乳传染给婴儿。

（3）易感人群：人群普遍易感。男同性恋和杂乱性交者、静脉吸毒及药瘾者、经常输血和使用血制品者（如血友病）及感染 HIV 的孕妇的胎儿和感染 HIV 的婴儿为本病的高危人群。

（4）流行特征：无季节性，流行与经济状况、人员交往、人文习俗、卫生知识及预防措施等因素有关。本病 1981 年首先在美国发现，目前流行地区已遍及全球，其中以美国流行最严重，其次是非洲和欧洲。亚洲地区日本、东南亚和我国均有病例发生。发病年龄以 20～50 岁青壮年居多。

（二）临床表现

潜伏期较长，一般经 2～10 年可发展为艾滋病。从 HIV 侵入人体到发病可经历以下四期。

1. 急性感染期（Ⅰ期） HIV 感染后 2～6 周，部分病人可出现类似血清病样症状，如发热、全身不适、头痛、畏食、肌肉关节疼痛和淋巴结肿大等，一般持续 3～14 天后自然消失。因症状轻微，无特异性，易被忽略。此时检查可发现血小板减少，CD4$^+$ 与 CD8$^+$ 比值下降或倒置。

2. 无症状感染期（Ⅱ期） 此期可持续 2～10 年或更长，临床上没有任何症状，但具有传染性，血清中能检出 HIV 及抗-HIV 抗体。

3. 持续性全身淋巴结肿大综合征期（Ⅲ期） 又称艾滋病前期，主要表现为除腹股沟淋巴结肿大外，全身其他部位两处或两处以上淋巴结肿大，直径在 1 cm 以上、质地柔韧、无压痛、无粘连、能自由活动，活检为淋巴结反应性增生，历时 3 个月以上。常伴有间歇性发热、乏力、盗汗、消瘦和腹泻，肝脾肿大，亦可出现原因不明的神经系统症状。

4. 艾滋病期(Ⅳ期) 本期可出现下列五种表现:①体质性疾病:发热、乏力不适、盗汗、体重减轻、畏食、慢性腹泻及肝脾肿大等。②神经系统症状:头痛、癫痫、进行性痴呆、下肢瘫痪等。③机会性感染:主要病原体有卡氏肺孢子虫、隐孢子虫、弓形虫、念珠菌、隐球菌、结核杆菌、巨细胞病毒、EB病毒等。其中以卡氏肺孢子虫所引起的肺炎最常见,占70%～80%,是艾滋病死亡的主要原因。其主要的临床表现是慢性咳嗽、短期发热、渐进性呼吸困难、发绀和动脉血氧分压降低等,而肺部体征不明显。X线表现为间质性肺炎,但无特异性。④继发肿瘤:如卡氏肉瘤、非霍奇金淋巴瘤等。其中卡氏肉瘤最多见,肉瘤呈多灶性,常侵犯下肢皮肤和口腔黏膜,表现为紫红色或深蓝色浸润斑或结节,可融合成大片,表面出现溃疡并向四周扩散。⑤继发其他疾病:如慢性淋巴性间质性肺炎等。目前WHO将艾滋病分为A、B、C三类。A类包括原发感染、无症状HIV感染和持续性淋巴结肿大综合征;B类包括AIDS的一般症状及因细胞免疫所致的机会性感染,如肺炎、脑膜炎等;C类包括神经系统症状、严重机会性感染和肿瘤等。各类根据$CD4^+$淋巴细胞数量分为三级:不小于$0.5\times10^9/L$为Ⅰ级,$(0.2\sim0.49)\times10^9/L$为Ⅱ级,小于$0.2\times10^9/L$为Ⅲ级。

(三)心理和社会状况

因艾滋病目前尚无特效的治疗药物,一旦从病毒携带者发展为艾滋病病人,预后极差。同时本病为性传播性疾病,由于社会对艾滋病相关知识的缺乏,往往"谈艾色变",一旦暴露艾滋病病人身份,就会普遍受到社会的歧视,因此,艾滋病病人精神上的痛苦远远大于疾病本身。病人一旦知道自己感染了HIV,往往表现为情绪低落、焦虑不安,随着病情加重和恶化,表现为沮丧、烦躁易怒、自卑自弃。因害怕将疾病传给家人或遭到家人遗弃而产生犯罪感、绝望感,甚至产生轻生念头。部分病人由于孤独无助、恐惧还会对社会产生报复心理。因怕暴露身份,病人常不敢享受应有的医疗保险,也不敢到正规的医疗单位就诊,给家庭造成很大的经济负担。

(四)辅助检查

1. 血常规检查 不同程度的贫血,白细胞计数减少,血小板减少和红细胞沉降率加快。

2. 免疫学检查 T淋巴细胞亚群检查见T淋巴细胞绝对计数下降,$CD4^+$T淋巴细胞计数降低,$CD4^+/CD8^+$小于1.0。

3. 血清学检查 用酶联免疫吸附试验检测抗-HIV做初筛,如连续2次阳性,再经免疫印迹法或固相放射免疫沉淀法等特异性较高的方法检测,如阳性,则诊断可以确立。

(五)诊断要点

急性感染期可根据高危因素及血清病样表现诊断。慢性感染期结合高危人群、严重机会性感染或继发肿瘤、$CD4^+/CD8^+$倒置应考虑本病的可能。高危人群伴有以下两项或两项以上者为疑似病例:①体重下降10%以上。②慢性咳嗽或腹泻1个月以上。③间歇或持续发热1个月以上。④全身淋巴结肿大。⑤反复带状疱疹或慢性播散性单纯疱疹。⑥口咽念珠菌感染。抗-HIV抗体或抗原的检查及HIV-RNA的检测有助于明确诊断。

(六)治疗要点

目前尚无特效疗法,早期抗病毒治疗可缓解病情、预防和延缓艾滋病相关疾病的出现、减少机会性感染和肿瘤的发生。

1. 抗病毒治疗 可选用核苷类似物反转录酶抑制剂如齐多夫定(AZT)、非核苷类似物反转录酶抑制剂如尼维拉平(NVP)、蛋白酶抑制剂如沙喹那韦、利托那韦等。目前国内外使用的核苷类似物反转录酶抑制剂首选药物为 AZT,每次 300 mg,每天 2 次;因 HIV 在抗病毒治疗过程中易突变产生耐药性,现多主张联合用药,一般采用三至四类药物联合,配伍组成复方让病人服用以提高疗效(如鸡尾酒疗法)。

2. 免疫疗法　可用骨髓移植、同系淋巴细胞输注、胸腺植入等免疫重建疗法。亦可用白细胞介素-2、胸腺素、异丙肌苷等提高免疫功能。

3. 并发症治疗　卡氏肺孢子虫肺炎可采用戊烷眯或复方新诺明,或二药联合应用;隐孢子虫可用螺旋霉素或克林霉素;弓形体病可用乙胺嘧啶和磺胺类;巨细胞病毒感染可用阿昔洛韦或更昔洛韦;卡氏肉瘤可用阿霉素、长春新碱、博莱霉素等联合化疗,亦可应用 ZDV 与干扰素联合治疗。

4. 中医中药　中医中药辨证论治及针灸治疗,可使病情有所好转,值得进一步研究。

5. 预防性治疗　结核菌素试验阳性者,用异烟肼治疗 1 个月。感染 HIV 的孕妇产前 3 个月起服齐多夫定,产前顿服尼维拉平 200 mg,产后新生儿 72 h 内一次性口服 2 mg/kg,可降低母婴传播的概率。

【护理诊断/问题】

1. 营养失调:低于机体需要量　与发热、畏食、腹泻等有关。

2. 活动无耐力　与长期发热、消耗过多、体质虚弱有关。

3. 恐惧　与艾滋病预后不良、受人歧视有关。

4. 有感染的危险　与机体免疫功能受损有关。

5. 知识缺乏　缺乏有关艾滋病的相关防治知识。

【护理目标】

(1)营养状况得到改善。

(2)体力逐渐恢复,活动耐力增强。

(3)恐惧减轻或消失,情绪稳定。

(4)皮肤黏膜完整、无破损,无其他机会性感染发生。

(5)能描述艾滋病传播的主要方式,知道并采取预防传播的措施,未发生艾滋病的传播。

【护理措施】

(一) 一般护理

1. 休息　症状明显的病人应卧床休息,并协助做好生活护理。症状减轻后可逐步起床活动,进行一些力所能及的活动,使活动耐力逐步得到提高。

2. 饮食　给予高热量、高蛋白质、高维生素、易消化饮食,以改善营养。结合病人原有的饮食习惯,设法增进病人的食欲。不能进食、吞饮困难者,予以鼻饲或静脉补充液体,以保证营养供给。若有呕吐,可暂禁食 2 h 后再饮水,病情好转后供给清淡易消化的流质或半流质饮食,做到少食多餐。食物避免过热、过硬。严重者在饭前 30 min 给止吐药。有腹泻者,应鼓励病人多饮水或给肉汁、水果汁等,必要时应给予静脉输液,补充所需的营养和水分,防止水、电解质紊乱。

3. 心理护理　护士首先要以正确的态度对待病人,真正关心体贴病人。不能嫌弃耻笑病人、采取歧视和惩罚性态度,应尊重病人人格,在病人前面不应流露出惧怕被传染的表情。做好卫生宣教,普及艾滋病知识,让病人认识到艾滋病的流行是当前社会问题而不完全是病人个人的问题,理解和同情病人,使病人消除犯罪感,从自责、后悔等不良情绪中解脱出来。多与病人沟通,鼓励病人表述自己的感受,如担心疾病传给亲人、害怕社会歧视、担心经济问题、对未来的恐惧与绝望等,在掌握病人心理状态的前提下,开展有针对性的心理疏导工作。及时解除身心痛苦,增强病人战胜疾病的信心。同时,鼓励病人尽可能进行自我护理,增加生活信念。动员亲属朋友给病人以关怀、同情、支持,给病人提供生活上、经济上和精神上最大限度的帮助。

(二)病情观察

监测有无感染,定时评估一般状况和生命体征,皮肤黏膜有无卡氏肉瘤及感染征象,有无口腔、食管炎症或溃疡,有无肺部啰音,有无癫痫发作、瘫痪、进行性痴呆。

(三)对症护理

1. 预防感染 对艾滋病病人实施保护性隔离,防止继发感染。加强口腔护理,预防病毒性、真菌性口腔炎。保持皮肤清洁,床铺干燥、平整、清洁,勤换衣被。对卧床不起的病人应加强皮肤护理,预防皮肤的破损和感染。每天用温盐水或复方硼酸溶液含漱3~4次,食后刷牙以减少食物残渣滞留。

2. 改善换气功能 指导病人采取一些对症措施以改善呼吸,如根据病情适当调整体位,协助病人取半坐卧位或让病人坐起,以增强肺通气量,减轻呼吸困难。指导有效的咳嗽技巧,协助排痰,如拍背、雾化吸入、应用祛痰剂等。气急者,应给予氧气吸入,以提高血氧饱和度,纠正组织缺氧,改善呼吸困难。遵医嘱早期应用足量、有效的抗生素治疗肺部感染,并注意观察疗效及不良反应,发现异常及时报告医生。

(四)用药护理

目前本病主要的抗病毒治疗药物是齐多夫定(AZT),可减少病毒复制,但不能杀灭病毒,故只能推迟HIV感染者进展为艾滋病,延长病人的存活时间。该药有较严重的不良反应,主要是骨髓抑制,可出现贫血、中性粒细胞和血小板减少,也可出现恶心、呕吐、头痛等症状。应密切观察药物不良反应,定期检查血常规。

【健康教育】

1. 预防知识指导 开展艾滋病预防知识的卫生宣教工作,采取以切断传播途径为主的预防措施。教育公民遵守法律和道德、洁身自爱、反对婚前性行为、反对性乱交是预防经性途径传染艾滋病的根本措施。与艾滋病病人及艾滋病病毒感染者的日常生活和工作接触不会感染艾滋病。不以任何方式吸毒,远离毒品;不使用未经检验的血液制品,减少不必要的输血。

2. 疾病知识指导 发现HIV感染后有很长一段时间可无症状,要尽量为病人提供正常的生活,注意卫生,防止继发感染,对一般性感染要积极治疗,以免产生严重并发症。教育HIV感染者要自觉遵守社会公德,及时去医院就诊,避免传染给他人。

【预防】

艾滋病传染很快,而且目前无特效药。应采取预防措施,减少其发病率。

1. 管理传染源 大力普及艾滋病知识,做好宣传工作,使群众了解本病的病因、流行情况、传播途径及预防措施,对本病有正确的认识。建立艾滋病监测网络,加强对高危人群的监测,及时发现和合理管理病人和无症状携带者。对新发现的病人及HIV感染者应依法报告疫情。采用血液、体液隔离,治疗病人,对感染者可根据病情分别给予留验、医学观察或定期访视。禁止感染者献血、献精液、献器官。病人的血液、排泄物及分泌物要进行彻底消毒。

2. 切断传播途径 加强性道德教育,严禁卖淫、嫖娼等性乱交活动。严禁毒品注射。加强血液和血制品的检验工作,限制和严格管理一切进口的血液制品。加强医疗器械的消毒,推广应用一次性医疗用品,防止医源性传播。做好美容、理发、公共浴池、宾馆、饭店等行业的卫生监督工作。严格进行婚前检查,已感染的育龄妇女,应避免妊娠、哺乳。

3. 保护易感人群　对密切接触者和医护人员应加强自身防护,在接触艾滋病病人时,应穿隔离衣、戴手套,防止病人使用过的针头和医疗器械刺伤皮肤。医疗机构要建立完善的制度与有效的隔离消毒措施,以保障医护人员的安全。定期进行 HIV 检测。

【护理评价】

(1) 营养状况是否改善。

(2) 体力与活动状况有无恢复与增强。

(3) 恐惧有无减轻或消失,情绪是否稳定。

(4) 皮肤黏膜是否完整,有无破损、压疮发生,有无机会性感染发生。

(5) 是否采取预防艾滋病传播的措施,有无发生艾滋病的传播。

第八节　狂犬病病人的护理

案例引导

　　张某,男性,学生。因"狗咬伤 1 周,烦躁、恐水 1 天"入院。入院后病人出现间断发作性惊恐、恐水、恐风,哭闹,语言暗示后可好转,发作间期无恐水、恐风。病人不配合查体。

　　问题:1. 该病人的初步诊断可能是什么?

　　2. 还需要进一步做什么检查?

　　3. 该病人有哪些护理诊断/问题?

　　4. 如何对该病人进行护理?

　　狂犬病(rabies)又称恐水病,是由狂犬病病毒引起的以侵犯中枢神经系统为主的自然疫源性人畜共患急性传染病。狂犬病多因被病犬或病兽咬伤而感染。临床表现为特有的恐水、恐声、怕风、恐惧不安、咽肌痉挛和进行性瘫痪等症状。目前无特效治疗方法,一旦出现临床表现,病死率几乎达 100%。

【护理评估】

(一) 健康史

1. 病原学　狂犬病毒属弹状病毒科、狂犬病毒属,一种形似子弹的 RNA 病毒。包膜上的糖蛋白具有免疫原性,能诱生中和抗体,对抗狂犬病毒的攻击。狂犬病毒对外界抵抗力不强,易被紫外线、强酸、强碱、季胺化合物、乙醇、甲醛、日光等灭活,加热 100 ℃ 2 min 或 56 ℃ 30~

60 min即可灭活;耐低温,−70 ℃或冷冻干燥条件下能存活数年。

2. 发病机制 狂犬病毒自通过皮肤或黏膜破损处侵入人体后,主要对神经组织有强大的亲和力,在伤口附近的肌细胞内小量增殖后再侵入近处的末梢神经,而后沿周围神经的轴索达神经节后,大量繁殖,然后侵入脊髓和中枢神经系统,主要侵犯脑干、小脑等处的神经元,引起中枢神经系统症状。随后病毒从中枢神经向周围神经呈离心性扩散,侵入各器官组织,尤以唾液腺的病毒数量最多。由于迷走、舌咽和舌下神经核受损,致吞咽肌及呼吸肌痉挛,从而出现吞咽和呼吸困难等症状,甚至闻水声即引起痉挛发作,故有"恐水病"之称。交感神经受累时刺激唾液腺和汗腺分泌增加。迷走神经节、交感神经节和心脏神经节受累时,可引起病人心血管功能紊乱或猝死。

3. 流行病学

(1)传染源:病犬为主要传染源,其次为病猫、病狼、病狐狸等。病人唾液中含有少量病毒,但人传人例子甚少。患病动物的唾液中含有大量的病毒,在发病前数日即具有传染性,人被健康的犬、猫抓咬后也可患狂犬病。

(2)传播途径:主要通过患病动物咬伤、抓伤传播,也可通过受损的皮肤或黏膜使人感染。罕有因吸入带病毒的尘埃而发病。

(3)易感人群:人群普遍易感。发病与咬伤部位、创伤程度、伤口局部处理情况、衣着厚薄、被咬伤个体当时的免疫状况、病兽种类及是否及时注射疫苗有关。兽医、动物饲养员更易发生感染。

4. 流行特征 全年均可发生,以散发形式为主,即发生单个病例为多,大多数有被疯病动物咬伤的病史,以春夏或夏秋季稍多,这与犬的活动性有关。

(二)临床表现

潜伏期长短不一,一般为1~3个月,短者5天,长者1年以上。潜伏期长短与病毒毒力、咬伤部位等有关。病毒毒力强且侵入量大、伤口靠近头部、病人年老体弱者,其潜伏期相对较短,病程一般不超过6天。典型者临床经过可分为下列三期。

1. 前驱期 大多数病人在兴奋状态出现前,首先表现为低热、乏力、头痛、倦怠、恶心、食欲不振、全身不适等类似感冒症状,继而出现恐惧不安、烦躁,对声、光、风等刺激敏感,并有喉部紧缩感。特征性表现为原被咬伤处及其附近出现麻木、发痒、疼痛及蚁走感,为病毒刺激神经元所致。本期持续1~4天。

2. 兴奋期 病人逐渐进入高度兴奋状态,突出表现为表情恐怖、恐水、怕风、发作性咽肌痉挛和呼吸困难。恐水为本病的特殊临床特征,约80%的病人可出现,表现为当病人饮水,甚至见到水、听到水声或提及饮水时,都能引起严重的咽肌痉挛,极渴而不敢饮。其他刺激如风、光、声、触动等,也可引起咽肌痉挛。严重发作时可出现全身肌肉阵发性抽搐,因呼吸肌痉挛致呼吸困难、缺氧和发绀。体温可升高达38~40 ℃。因交感神经功能亢进,表现为大量流涎、大汗淋漓、心率增快、血压升高等。多数病人神志清楚,少数可出现精神失常,如幻视幻听等,也可能攻击或咬伤他人。该病进展较快,多数患者在发作中死于循环或呼吸衰竭。本期持续1~3天。

3. 麻痹期 病人逐渐安静,进入昏迷状态,肌肉痉挛停止,进入全身弛缓性瘫痪,尤以肢体软瘫最多见,呼吸变慢而不规则、脉搏细弱、血压下降、神志模糊,最后因呼吸和循环衰竭死亡。本期持续时间短,一般仅为6~18 h。

（三）心理和社会状况

本病发病时极度恐怖、恐水、怕风，几乎 100% 的死亡率导致患者在住院期间承受巨大的心理压力，往往会表现焦虑、烦躁、悲观而对治疗失去信心。家属在病人兴奋期发作时对治疗护理期望值过高，希望能尽快控制症状，减轻病人痛苦，但目前的医疗手段又难以实现，因此，有可能对医院和医护人员产生不满情绪。

（四）实验室及其他检查

1. 血液检查 血常规示白细胞计数轻至中度增多，中性粒细胞百分数占 80% 以上。急性期红细胞沉降率变快。

2. 尿常规检查 可见轻度蛋白尿，偶有透明管型。

2. 脑脊液检查 脑脊液压力稍增高，细胞数及蛋白可轻度增多，糖及氯化物正常。

3. 免疫学检查 应用直接荧光抗体法可在脑组织涂片或病人唾液和尿沉渣中查到病毒抗原，数小时可得结果，阳性率为 40%。测定血清中和抗体对未接种疫苗者有诊断价值。但由于病人发病后很快死亡，其早期血清检出率一般不超过 20%。将死者脑组织印压涂片或做病理切片，用染色模检及直接免疫荧光法检查可找到内基小体，阳性率为 70%～80%。

4. 病毒分离 取病人的唾液、脑脊液、泪液接种鼠脑，分离病毒，但至少需 1 周才能有结果，无早期诊断价值。

（五）诊断要点

根据病人有被患病动物咬伤或抓伤的病史，结合病人有高度兴奋、恐水、怕风、咽肌痉挛等症状和体征即可进行初步诊断。

（六）治疗要点

目前本病尚无特效疗法。发病后治疗措施以对症、支持及综合治疗为主。隔离病人防止唾液污染，尽量保持病人安静，减少光、风、声等刺激，狂躁时可用镇静剂。加强监护与治疗，包括给氧、气管切开、纠正酸中毒、维持体液平衡等措施。有脑水肿时静脉快速滴注 20% 的甘露醇等脱水剂。

【护理诊断/问题】

1. 体液不足 与恐水、不能饮水及发热、多汗有关。

2. 有受伤的危险 与病人极度兴奋、狂躁、幻觉等精神异常有关。

3. 有窒息的危险 与病毒损害中枢神经系统导致呼吸肌痉挛有关。

4. 皮肤完整性受损 与病犬或病猫等动物咬伤或抓伤有关。

5. 恐惧 与疾病引起死亡的威胁有关。

【护理目标】

（1）病人体液充足，水、电解质平衡。

（2）病人无损伤及暴力行为的发生。

（3）病人呼吸道通畅及保证有效的呼吸。

（4）病人皮肤恢复正常。

（5）病人的恐惧感减轻或消失。

【护理措施】

（一）一般护理

对病人实施严格隔离，将病人置于安静、避光的单人房间内，绝对卧床休息，防止一切水、声、光、风等的刺激。烦躁不安时,应加床栏保护或适当约束,以防受伤。在病人尚未发生吞饮困难时,可给流质饮食或少量饮水。但当发生恐水症状时,应尽量避免饮水和进食,改由鼻饲或静脉补液,维持水、电解质平衡。医务人员在对病人进行护理时应做好自我防护。

(二)病情观察

注意观察病人的生命体征,尤其是呼吸频率、节律的改变,观察有无呼吸困难及皮肤黏膜发绀等异常情况。注意病人有无高度兴奋、恐水、怕风表现。观察引起痉挛发作的原因,痉挛的部位、频率、持续时间及伴随症状。麻痹期应密切观察呼吸、循环衰竭及全身肌肉弛缓性瘫痪的进展情况。

(三)对症护理

1. 减少肌肉痉挛发作 ①保持病室安静,尽量减少声光等各种刺激,也不要随便触摸病人。各种检查、治疗与护理尽量集中进行,操作时动作要轻巧,以减少对病人的刺激。②室内不要放盛水容器,不使病人闻到水声,不在病人面前提及"水"字。静脉补液时,应以纸或布遮挡液体部分,避免病人看到注射瓶中的液体,操作过程中勿使液体触及病人,以防咽部肌肉发生痉挛。

2. 维持正常呼吸功能 及时清除唾液及口鼻分泌物,保持呼吸道通畅,吸痰、给氧。备好急救药品及器械,若有严重呼吸衰竭,不能自主呼吸时,应配合医生行气管插管、气管切开或人工呼吸机辅助呼吸。

3. 用药护理 为减轻痛苦,解除病人的高度兴奋状态,常用镇静剂如苯巴比妥,此类药物对呼吸中枢有抑制作用,在使用期间应注意病人有无呼吸抑制。

4. 心理护理 向病人及其家属解释疾病相关知识,应主动关心、爱护病人,语言严谨,尽量减少其忧虑、不安、恐惧的心理,增强病人的安全感。稳定家属情绪,嘱家属尽量不要刺激病人。

【健康教育】

1. 疾病知识指导 宣传狂犬病的基本知识,加强防范意识。应避免接触野生动物和家养动物,特别是狗和猫。

2. 疾病预防指导 一旦被可能感染狂犬病的动物抓、咬伤,应使用消毒剂或肥皂(或清洁剂)和清水彻底清洗伤口至少 30 min,立即求医诊治。同时,注射狂犬病疫苗本着"宁早勿晚""宁补勿缺"的原则进行。未能及时注射狂犬病疫苗者,在潜伏期内仍应抓紧补种。

【预防】

(1)控制传染源:加强动物管理,捕杀病犬、管理和免疫家犬是预防狂犬病最有效的措施。发现病犬或病猫时立即击毙,以免伤人。

(2)伤口处理:及时、有效地处理伤口可明显降低狂犬病的发病率。用 20% 的肥皂水(或者其他弱碱性清洁剂)和一定压力的流动清水交替彻底清洗伤口至少 15 min,用生理盐水(也可用清水代替)将伤口洗净,最后用无菌脱脂棉将伤口处残留液吸尽,避免在伤口处残留肥皂水或者清洁剂。彻底冲洗后用 2%~3% 碘酒或者 75% 酒精涂擦伤口。伤情轻微时,可不缝合伤口,也可不包扎,可用透气性敷料覆盖创面。伤口较大或者面部重伤影响面容或者功能时,在完成清创消毒后,先用抗狂犬病血清或者狂犬病人免疫球蛋白做伤口周围的浸润注射,使抗体浸润到组织中,以中和病毒。数小时后(不少于 2 h)再行缝合和包扎。伤口深而大者应当放置引流条,以利于伤口污染物及分泌物的排出。伤口较深、污染严重者酌情进行抗破伤风处理和使用抗生素等,以控制狂犬病病毒以外的其他感染。

(3) 预防接种:凡被动物咬伤、抓伤以及某些高危人群,均应进行疫苗接种。目前多采用地鼠肾疫苗 5 针免疫方案,即咬伤后第 0、3、7、14 和 28 天各肌注 1 针(2 mL)。严重咬伤者如头面部或颈部受伤,多处或深部受伤,疫苗可加用全程 10 针,即当天至第 6 天每天 1 针,后分别于第 10、14、30、90 天再各注射 1 针。

【护理评价】

(1) 病人体液是否充足,水、电解质平衡是否紊乱。

(2) 病人有无损伤及暴力行为的发生。

(3) 病人呼吸道是否通畅及保证有效的呼吸。

(4) 病人皮肤是否恢复正常。

(5) 病人的恐惧感是否减轻或消失。

第九节　伤寒病人的护理

案例引导

刘某,男性,24 岁。因高热 1 周入院,曾自服退热药,但体温一直未退,并且逐渐上升至 39～40 ℃,伴畏寒、头痛、乏力明显、腹胀、纳差、干咳。

查体:T 39.5 ℃,P 70 次/分,R 20 次/分,BP 120/80 mmHg,前胸部可见散在数十个玫瑰色皮疹,腹软,肝肋下 2 cm,脾肋下 1 cm。

辅助检查:WBC $3.5×10^9$/L,NO 46,E 0.01,粪尿常规(一),胸片示心肺未见明显异常,肥达反应示抗"O"1:160。医疗诊断为"伤寒"。

问题:1. 本病主要的护理诊断/问题有哪些?

2. 应采取的护理措施有哪些?

伤寒(typhoid fever)是由伤寒杆菌引起的急性肠道传染病。临床以持续发热、全身中毒症状和消化道症状、相对缓脉、玫瑰疹、肝脾大与白细胞减少等为主要特征。肠出血、肠穿孔是本病最主要的严重并发症。自广泛应用抗生素药物以来,病死率明显下降。若不发生并发症,一般预后良好。

【护理评估】

(一) 健康史

1. 病原学　伤寒杆菌属于沙门菌属的 D 群,革兰染色阴性,呈短杆状,有鞭毛,能运动,无荚膜,不形成芽孢。能在普通培养基中生长,在含胆汁的培养基中更易生长。主要有鞭毛"H"

抗原、菌体"O"抗原及表面"Vi"抗原,人体感染后可产生相应的抗体。该菌不产生外毒素,菌体裂解时释放的内毒素是重要的致病因素。伤寒杆菌在外界环境中生命力较强,水中可存活2~3周,粪便中可达1~2个月,耐低温,在-20 ℃可长期存活。对于阳光、干燥、热力与消毒剂的抵抗力较弱。加热至60 ℃15 min或煮沸(100 ℃)后即可杀灭。对一般化学消毒剂敏感。

2. 发病机制　伤寒杆菌进入消化道后,通常可被胃酸杀灭。如入侵菌量较多或胃酸缺乏时,细菌进入小肠,侵入肠黏膜后经淋巴管进入肠道淋巴组织及肠系膜淋巴结中生长繁殖,经胸导管进入血液,导致第1次菌血症,此时属潜伏期。伤寒杆菌随血流进入肝、脾、胆囊、骨髓及淋巴结等单核-巨噬细胞内大量繁殖,再次进入血流,引起第2次菌血症,同时释放大量内毒素,产生中毒症状,此时相当于病程第1~2周,血培养常为阳性,骨髓属网状内皮系统,细菌繁殖多,持续时间长,培养阳性率最高。病程第2~3周,经胆管进入肠道的伤寒杆菌,部分再度侵入肠壁淋巴组织,在原已致敏的肠壁淋巴组织中产生严重的炎症反应,引起肿胀、坏死、溃疡。若病变波及血管则可引起出血,若溃疡深达浆膜则致肠穿孔。病程第4~5周,人体免疫力增强,伤寒杆菌从体内逐渐清除,组织修复而痊愈。少数病人由于免疫功能不足等原因引起复发。

3. 病理　伤寒的病理特点是单核-巨噬细胞的增生性反应,以回肠末端集合淋巴结和孤立淋巴结最为显著。此病变镜检的最显著特征是以巨噬细胞为主的细胞浸润,巨噬细胞有强大吞噬能力,可见胞质内含有吞噬的淋巴细胞、红细胞、伤寒杆菌及坏死组织碎屑,称为"伤寒细胞",是本病的特征性病变。若伤寒细胞聚积成团,则称为"伤寒小结"。除肠道病变外,肝、脾也非常显著。胆囊呈轻度炎症病变。少数病人痊愈后伤寒杆菌仍可在胆囊中继续繁殖而成为慢性带菌者。心脏、肾等脏器也有轻重不一的中毒性病变。

4. 流行病学

(1) 传染源:病人和带菌者为传染源。病人从潜伏期末即可通过排便排菌,发病后2~4周内粪、尿中排菌最多,传染性最强。恢复期粪便排菌逐渐减少,2‰~5‰的病人可持续排菌达3个月以上,称慢性带菌者。个别可终生排菌。

(2) 传播途径:病菌随病人或带菌者的粪便排出,污染水和食物,或经手及苍蝇、蟑螂等间接污染水和食物,经粪-口途径传播。水源污染常是暴发流行的主要原因。

(3) 易感人群:人群普遍易感,以儿童及青壮年发病为多。病后免疫力持久,再次患病者极少。

(4) 流行特征:世界各地均有本病发生,以热带和温带地区、发展中国家多见。终年可见,但以夏秋季多见。一般以儿童和青壮年居多。以发为主,一些局部地区可见伤寒流行。

(二) 临床表现

潜伏期一般为10天左右,潜伏期长短与细菌数量有关。

1. 症状与体征　典型临床经过可分为四期。

(1) 初期:病程第1周,缓慢起病,发热是最早出现的症状,体温呈阶梯形上升,于5~7天后可达39~40 ℃,伴全身不适、食欲减退、四肢酸痛等。

(2) 极期:病程第2~3周,常有伤寒的典型表现。肠出血、肠穿孔等并发症多在本期出现。①高热:多呈稽留热,持续10~14天。②消化道症状:食欲缺乏,腹胀,腹部不适或有隐痛,以右下腹明显,亦可有右下腹轻压痛。多有便秘,少数病人有腹泻。③神经系统症状:表情淡漠、呆滞、反应迟钝、听力减退。重者可有谵妄,甚至昏迷。④循环系统症状:常有相对缓脉。如并发心肌炎,则相对缓脉不明显,严重者可致血压下降,甚至出现循环衰竭。⑤肝、脾肿大:

半数以上病人于起病 1 周前后脾脏肿大,质软;部分病人肝脏亦肿大,且可伴 ALT 升高,个别病人出现黄疸。⑥皮疹:病程第 7~13 天,部分病人皮肤出现淡红色小斑丘疹(玫瑰疹),直径 2~4 mm,压之褪色,略高出皮肤。多在 10 个以下,分批出现,以前胸、腹部多见,2~4 天内消退。

(3)缓解期:病程第 3~4 周,体温逐渐下降,食欲好转,腹胀减轻,肿大的脾开始回缩。本期仍有肠出血、肠穿孔的危险。

(4)恢复期:病程第 5 周,体温恢复正常,症状消失,约 1 个月完全康复。

2. 并发症

(1)肠出血:为最常见的并发症,多发生于病程第 2~3 周。饮食不当、腹泻、过早运动等常为诱因。可有大便隐血至大量便血,严重时可出现失血性休克。

(2)肠穿孔:为最严重的并发症,多发生于病程第 2~3 周。表现为突然右下腹剧痛,伴有恶心、呕吐、出冷汗、脉搏细数、体温暂时下降等,但不久体温又迅速上升并出现腹膜炎征象,肝浊音界减少或消失,X 线检查示膈下有游离气体,白细胞计数升高。

(3)其他:中毒性心肌炎、中毒性肝炎、支气管炎、肺炎、急性胆囊炎、溶血性尿毒症综合征等。

(三)心理和社会状况

由于持续高热,全身中毒症状严重,病人体力骤降而致虚弱无力。同时,因腹泻、腹痛等增加了躯体不适,病人心情变得郁闷和焦虑。又由于消化道隔离和饮食上的限制,病人对伤寒疾病知识的缺乏,更易引起病人的不安和紧张。

(四)辅助检查

1. 血常规检查　白细胞计数多为 $(3~4)\times10^9$/L,中性粒细胞减少,嗜酸性粒细胞减少或消失。

2. 细菌培养　血培养为本病的确诊依据。病程第 1 周阳性率可达 90%,骨髓培养阳性率高于血培养,病程各期均可进行,且较少受抗菌药物的影响,粪便培养在发病第 3~4 周阳性率可达 80%,对早期诊断价值不高,常用于判断带菌情况。

3. 肥达反应检测　又称伤寒血清凝集试验。检测伤寒杆菌的血清抗体可辅助诊断。伤寒抗体通常在病后 1 周左右出现,第 3~4 周阳性率可达 70% 以上,并可持续数月。"0"抗体凝集效价≥1:80 及"H"抗体≥1:160 者有辅助诊断价值。5~7 天后复验 1 次,效价递增 4 倍以上方有诊断价值。

(五)诊断要点

据流行病学资料,可作为诊断要点的临床症状和体征为:①持续高热,发热原因未明,尤其对于缓起、呈梯形上升并持续 1~2 周以上者,首先应疑及伤寒的可能。②相对缓脉。③特殊中毒症状,出现伤寒面容、重听、谵妄等。④脾脏肿大,自第 1 周末即出现。也可有肝肿大。⑤玫瑰疹。⑥明显消化道症状。实验室检查中白细胞计数减少,嗜酸性粒细胞减少或消失,结合细菌培养阳性可确立诊断。血清肥达反应阳性对本病有辅助诊断价值。

(六)治疗要点

1. 抗生素治疗　第三代喹诺酮类是目前治疗伤寒的首选药物,对伤寒杆菌有强大抗菌作用。常用诺氟沙星,因此药体内分布广,组织浓度尤其胆囊浓度高,故对并发胆囊炎者治疗尤为有利。诺氟沙星可以单独使用,也可与阿米卡星联合使用,治疗多重耐药菌株引起的伤寒,每天 0.9~1.2 g,分 3~4 次口服,连服 2~3 周。除诺氟沙星外,也可选用氧氟沙星(氟嗪酸)、环丙沙星(环丙氟哌酸)、左氧氟沙星等。其他可选用氨苄西林、第 3 代头孢菌素、磺胺药等。

2. 对症治疗 腹胀时可用松节油腹部热敷及肛管排气,禁用新斯的明,以免诱发肠出血或肠穿孔;便秘者可用开塞露或生理盐水低压灌肠,禁用泻药;高热者降温;毒血症状严重者,在适量、有效抗生素治疗同时,可加用肾上腺糖皮质激素。

3. 并发症治疗

(1)肠出血:绝对卧床休息,如病人烦躁不安,可适当应用地西泮等镇静剂。大出血者禁食,应用止血药物及输新鲜血,注意水、电解质平衡。

(2)肠穿孔:及早确诊,禁食、胃肠减压,做好术前准备,尽快手术治疗。

【护理诊断/问题】

1. 体温过高 与伤寒杆菌感染所致毒血症有关。

2. 营养失调:低于机体需要量 与高热、食欲缺乏、腹胀、便秘、消化吸收功能低下有关。

3. 有体液不足的危险 与高热、液体摄入不足有关。

4. 潜在并发症 肠出血、肠穿孔等。

【护理目标】

(1)体温逐渐降至正常范围。

(2)能切实执行各项饮食要求,营养状况逐步改善。

(3)生命体征平稳,尿量增加。

(4)无肠出血、肠穿孔等并发症发生。

【护理措施】

(一)一般护理

1. 休息 发热期病人必须绝对卧床休息至退热后 1 周后逐渐增加活动量。

2. 饮食 因高热导致机体消耗增多,加上消化吸收功能低下,故应增加营养供给。在疾病进展期,不当的饮食如生冷、过硬的食物或进食过饱等,易诱发肠道并发症,故应向病人及其家属说明控制饮食的重要性,并监督切实执行饮食管理。发热期间应给予营养丰富、清淡、流质饮食,如牛奶、豆浆、蛋汤、青菜汤、新鲜果汁等,少量多餐,避免过饱。必要时禁食,静脉补充营养。热退期间,可给予高热量、无渣或少渣、少纤维素、流质或半流饮食,如米粥、软面条、馒头,加鱼末、肉末、豆腐等,观察进食后反应。恢复期病人食欲好转,可逐渐过渡至正常饮食,但此时仍可能发生并发症,应密切观察进食后反应。切忌暴饮暴食或进食生冷、粗糙、不易消化的食物。逐渐增加进食量。腹胀者,禁食牛奶、糖类及高脂肪食物,注意补充钾盐。

3. 心理护理 应多与病人及其家属交流,了解他们的思想动态,详细介绍疾病知识,以消除病人的不良心理反应,保持情绪稳定,配合治疗,促使早日康复。

(二)病情观察

密切监测生命体征,注意面色及神志变化,有无复发或再燃现象。观察大便次数、颜色、性状、量,有无腹胀、腹痛以及大便隐血等情况。若有突发右下腹剧痛伴有压痛、反跳痛及腹肌紧张,应及时报告医生。注意观察玫瑰疹出现的部位、数量,有无黄疸及肝、脾肿大等。

(三)对症护理

1. 高热护理 监测记录体温变化。典型伤寒病人极期呈稽留热,持续 1~2 周。治疗得当,体温可逐渐下降,但若发生并发症或出现复发,体温可再次上升。体温超过 39 ℃可采用头部放置冰袋冷敷、温水或酒精擦浴等物理降温方法,但病人若有皮疹则禁用擦浴法。不宜滥用退热药,以防虚脱。发热期间必须卧床休息至热退后 1 周,减少或避免并发症的发生。恢复期无并发症者可逐渐增加活动量。做好口腔、皮肤护理。病人抵抗力下降,易并发口腔感染。应协助病人饭前、饭后、睡前漱口;高热出汗后及时用温水擦拭,更换内衣,保持皮肤清洁、干燥。擦浴后注意保暖,以防受凉。鼓励并协助病人多饮水,液体入量不少于 3000 mL/d,口服量不足可静脉补充。必要时记录出入液体量。

2. 肠出血、肠穿孔的护理　向病人及其家属说明本病常见的并发症及其诱因如饮食不当、用药不当、便秘、腹泻等,以及如何观察并发症的出现。除保证休息、合理用药和注意饮食外,还应注意避免便秘发生,保证至少隔天排便 1 次。排便时忌过分用力,必要时用开塞露或生理盐水低压灌肠,忌用泻药。对严重腹胀病人应慎用肾上腺皮质激素和新斯的明,以免诱发肠出血、肠穿孔。密切观察病人的生命体征、神志、面色变化,观察大便颜色、性状,有无大便隐血、腹痛、腹肌紧张等并发症表现,发现异常及时通知医生并配合处理。

（四）用药护理

遵医嘱使用有效抗生素,应注意用药后疗效及不良反应。喹诺酮类药物可引起胃肠道反应、头痛、失眠等副作用。因其可影响骨骼发育,故儿童、孕妇及哺乳期妇女慎用。

【健康教育】

1. 预防知识指导　以加强公共饮食卫生的管理和保护水源为重点,注意个人卫生,消灭苍蝇、蟑螂。养成良好的生活习惯,饭前与便后洗手,不吃不洁食物,不饮用生水及未经消毒的牛奶。在流行地区,对易感者可用伤寒、副伤寒甲、乙三联菌苗进行预防接种。口服 Ty21a 株减毒活菌苗,不良反应少,有一定保护作用。

2. 隔离、消毒指导　按消化道隔离,对病人的呕吐物、粪便及污染物品应进行严格消毒。病人必须隔离治疗至体温正常后 15 天或隔 5～7 天粪便培养 1 次,连续 2 次阴性,方可解除隔离。病人的大小便、便器、食具、衣物等均须做适当的消毒处理。接触者应医学观察 2 周。有发热的可疑伤寒病人,应及早隔离治疗。

3. 出院指导　帮助病人和家属掌握本病的有关知识和自我护理方法,病人出院后,仍应休息 1～2 周,恢复期仍应避免粗纤维、多渣饮食。若有带药出院,应按时规律用药。定期复查,若有发热等不适,应及时随诊,以防止复发。

【预防】

1. 管理传染源　病人应及早隔离治疗,其排泄物及衣物等应彻底消毒。隔离期应自发病日起至临床症状完全消失、体温恢复正常后 15 天为止;有条件者应做粪便培养,如连续 2 次阴性,可解除隔离。带菌者应早期发现,严格登记,认真处理。对托儿所、食堂、饮食行业、自来水厂、牛奶厂等工作人员以及伤寒恢复期病人均应做定期检查,如发现带菌者,应调离工作,并给予彻底治疗。对密切接触者应进行检疫。对有发热可疑者,应及早隔离观察。

2. 切断传播途径　这是预防和降低伤寒发病率的关键性措施。深入开展群众性爱国卫生运动,做好卫生宣传工作,搞好"三管一灭"(粪便管理、水源管理、饮食卫生管理和消灭苍蝇)。养成良好卫生与饮食习惯,坚持饭前、便后洗手,不饮生水,不吃不洁食物等。

3. 保护易感人群　目前国内应用的伤寒、副伤寒甲、乙三联菌苗是用伤寒、副伤寒甲、乙三种杆菌培养后经过加酚处理的死菌苗。一般皮下注射 2 次,间隔 7～10 天,70％～85％的易感者即可获得保护,保护期 3～4 年。近年来,有用伤寒杆菌 Ty21a 变异株制成的口服活菌苗,对伤寒的保护率达 96%,可根据条件选用。

【护理评价】

(1) 体温是否降至正常范围。

(2) 能否说出饮食管理的重要性,营养状况有无改善。

(3) 生命体征是否平稳,尿量有无增加。

(4) 是否有肠出血、肠穿孔等并发症发生。

第十节　细菌性食物中毒病人的护理

案例引导

某病人,男性,18 岁。因"腹痛、腹泻 1 天"入院。饭后出现恶心、呕吐、腹痛、腹泻,黄色稀水样便,共餐者另有 4 人有类似症状。

查体:神清,急性面容,腹部有轻压痛。大便常规:WBC 3~5 个/HP,吐泻物及可疑残存食物细菌培养均可见沙门杆菌。

问题:1. 病人可能的医疗诊断是什么?

2. 本病主要的护理诊断/问题有哪些?

3. 应采取的护理措施有哪些?

细菌性食物中毒(bacterial food poisoning)是由于食用被细菌或其毒素污染的食物而引起的急性感染性中毒性疾病。临床上可分为胃肠型与神经型两类,以胃肠型食物中毒较多见,临床以恶心、呕吐、腹痛、腹泻为主要特征。本节主要阐述胃肠型食物中毒。

【护理评估】

(一) 健康史

1. 病原学

(1) 沙门菌属:最常见的病原菌之一,革兰染色阴性杆菌,需氧,不产生芽孢,无荚膜,绝大多数有鞭毛,能运动。广泛存在于猪、牛、鸡等家畜、家禽的内脏、肠道及肌肉中,肉类、蛋类、乳类及其制品易受本菌污染。在自然环境中抵抗力较强,在水、牛奶、蛋及肉类食品中可存活数月,在适宜的温度(22~30 ℃)下能在食物中大量繁殖。但不耐热,煮沸立即死亡。

(2) 副溶血性弧菌:又称嗜盐杆菌,革兰染色阴性、椭圆形、荚膜杆菌。菌体两端浓染,一端有鞭毛,运动活泼。广泛存在于海蜇、海虾、墨鱼等海产品以及含盐较高的咸菜、咸肉等腌制品中。存活能力强,在抹布和砧板上能生存 4 周以上,在海水中能存活 5~7 周。但对热和酸敏感,56 ℃5~10 min 即可灭活,在普通食醋中 3 min 即死亡。

（3）金黄色葡萄球菌：只限于能产生肠毒素的菌株。革兰染色阳性，本菌广泛存在于外界环境、人体的皮肤、鼻咽部黏膜等处，可污染牛乳、蛋类、淀粉类食物等，在适宜的温度下大量繁殖，产生肠毒素，该毒素煮沸 30 min 仍保持毒性。

（4）其他：大肠埃希菌、变形杆菌、蜡样芽孢杆菌等也可导致胃肠型食物中毒。

2. 发病机制　细菌在被污染的食物中大量繁殖，并产生毒素。当人进食了这些食物后，细菌或毒素随食物进入胃肠道。若进食的细菌或毒素量小，机体抵抗力较强，可不发病或出现轻微症状；反之，可引起人体剧烈的胃肠道反应。因频繁呕吐、腹泻，细菌毒素能迅速被排出体外，故严重毒血症或败血症者少见。

3. 流行病学

（1）传染源：被上述致病菌感染的人或动物是传染源。

（2）传播途径：因进食被细菌或其毒素污染的食物而传播。苍蝇、蟑螂亦可作为沙门氏菌、大肠埃希菌污染食物的媒介。

（3）易感人群：人群普遍易感，病后无明显免疫力，可重复感染。

（4）流行特征：多发生于夏、秋季节，可散发，亦可暴发流行。常因食物采购疏忽（食物不新鲜、病死牲畜肉）、保存不好（各类食品混合存放、贮存条件差）、烹调不当（肉块过大、加热不够、凉拌菜）、生熟刀板不分或剩余物处理不当而引起。病人有不洁饮食史，共餐者在短期内集体发病。

（二）临床表现

潜伏期短，多为数小时，短者 1 h 以内，长者 1～3 天。

1. 症状　起病急，初为腹部不适，继而腹痛，以上腹部、脐周较明显，呈持续性或阵发性绞痛。伴恶心、呕吐、腹泻等急性胃肠炎症状。呕吐物多为进食的食物，可呕出胆汁和胃液，部分含血液或黏液。以金黄色葡萄球菌性食物中毒呕吐最剧烈。腹泻每天数次至数十次不等，多为黄色稀水样便或黏液便。剧烈吐泻可引起脱水、酸中毒，甚至周围循环衰竭。少数病人出现畏寒、发热、乏力、头痛等全身中毒症状。

2. 体征　上腹部、脐周轻度压痛，肠鸣音亢进。病程短，多在 1～3 天内恢复。

（三）心理和社会状况

因起病急，加之呕吐、腹泻、腹痛等带来躯体不适，病人及家属可产生紧张、焦虑等心理反应。

（四）辅助检查

对可疑食物、病人呕吐物、粪便等做细菌培养，找到病原体即可确诊。

（五）诊断要点

根据大批共餐者在短期内暴发急性胃肠炎，结合季节及饮食情况（厨房卫生情况、食物质量、保管及烹调方法的缺点）即可做出临床诊断。有条件时，应取病人吐泻物及可疑的残存食物进行细菌培养，若阳性即可确诊。

（六）治疗要点

1. 一般治疗及对症处理　由于病原菌和肠毒素多于短期内排出体外，病程短，故以对症治疗为主。适当休息，进食易消化流质或半流质饮食。静脉补充葡萄糖生理盐水，以纠正脱水。有酸中毒者酌情补充 5% 碳酸氢钠或 11.2% 乳酸钠溶液，同时予抗休克治疗。腹痛剧烈者可用解痉剂阿托品 0.5 mg 肌注或口服普鲁本辛等。

2. 抗生素药物治疗 一般不用抗生素,如有高热或排黏液脓血便时,可针对不同病原体选用喹诺酮类、氨基糖苷类等敏感抗生素。

【护理诊断/问题】

1. 有体液不足的危险 与细菌及其毒素作用于胃肠道黏膜导致呕吐、腹泻有关。

2. 疼痛:腹痛 与炎症引起胃肠道痉挛有关。

3. 潜在并发症 休克、酸中毒。

【护理目标】

(1)生命体征稳定,尿量正常。

(2)腹泻次数减少,腹痛症状缓解。

(3)无并发症的发生。

【护理措施】

(一)一般护理

1. 休息 对感染性食物中毒病人进行消化道隔离。急性期应卧床休息,病情好转后,逐渐增加活动量。

2. 饮食 呕吐严重者应暂时禁食,待呕吐停止后,才能给予易消化、清淡流质或半流质饮食。

3. 心理护理 应多与病人交流,耐心细致地解答各种疑问,指导病人正确面对疾病,促进病人早日康复。

(二)病情观察

观察呕吐和腹泻的量、性质、次数,及时采集大便送检。定时测量体温、脉搏、呼吸、血压、尿量,观察病人的神志、面色、皮肤黏膜弹性等变化,结合血液生化检查结果,一旦发现脱水、酸中毒、周围循环衰竭等,应立即通知医生,配合处理。

(三)对症护理

呕吐、腹泻有助于消除消化道内残留的毒素,故一般早期不予止吐、止泻处理。鼓励病人多饮糖盐水,以补充丢失的水分、电解质,且可促进毒素排出。有脱水者应及时补充液体,或遵医嘱静脉滴注生理盐水和葡萄糖生理盐水。对于休克者,迅速协助医生抗休克处理。腹痛者,应注意腹部保暖,禁用冷饮。剧烈泻吐、腹痛者遵医嘱口服颠茄合剂或皮下注射阿托品,以缓解疼痛。

(四)用药护理

严重腹泻、呕吐伴有高热等重症病人,遵医嘱使用敏感抗生素,注意观察疗效和不良反应。用阿托品后可出现口干、心动过速、瞳孔扩大、视力模糊等,如有异常,及时报告。

【健康教育】

1. 预防知识指导 本病应以预防为主。注意个人及环境卫生,尤其在夏、秋季节,应注意不要暴饮暴食,不吃不洁和腐败变质食物。食物应充分加热,生与熟食品应分开放置。广泛开展爱国卫生运动,消灭蟑螂、苍蝇、老鼠,防止食品被污染。

2. 用药指导与病情监测 进食后若出现呕吐、腹泻等症状应及时就诊。指导病人按医嘱用药,教会病人观察药物疗效和不良反应。

【预防】

做好饮食卫生监督,对炊事人员定期进行健康检查及卫生宣传教育,认真贯彻《中华人民共和国食品卫生法》,应特别加强节日会餐的饮食卫生监督。禁止食用病死禽畜。因伤致死,经检验肉质良好者,食用时应注意弃去内脏,彻底洗净,肉块要小,煮熟、煮透;刀板用后洗净消毒。已变质的肉坚决不食。肉类、乳类在食用前应注意冷藏(6℃以下)。接触熟食的一切用具要事先用流水洗净,切生鱼、生肉的刀板要经清洗消毒后才能切熟食。生鱼、生肉和蔬菜应分开存放。剩余饭、菜、粥等要摊开存放于通风阴凉处,以防变馊,下餐食前须彻底加热。饭菜按就餐人数做好计划,现做现吃,避免剩饭剩菜。消灭苍蝇、鼠类和蚊类,不在食堂附近饲养家畜家禽。沙门氏菌、葡萄球菌感染者及带菌者,应暂时调离饮食工作岗位,并予适当治疗。

第十一节　细菌性痢疾病人的护理

案例引导

某病人,女性,5岁半。发热,39℃,微感咽痛,无咳嗽,无呕吐,血常规示白细胞$19.3×10^9$/L,初步诊断为上呼吸道感染,静脉注射青霉素等,体温不退,发病20 h左右开始腹泻,20~30 min大便1次,量少,黄色黏液便,有脓血,呕吐胃内容物1次。入院前2 h突发惊厥,表现为双目上翻,四肢强直、抖动,口周青紫、意识丧失,持续15 min左右,经针刺人中缓解,止抽后一直昏迷,发病前有不洁饮食史,既往无高热惊厥史。

查体:T 38℃,P 160次/分,R 22次/分,BP 80/50 mmHg,体重18 kg。急性面容,面色灰暗,昏睡,神志尚清,压眶有反应,不能应答。口腔黏膜光滑,咽微充血,四肢末端发凉、发绀。心率160次/分,律齐,心音高有力,双肺呼吸音清,腹平软,肝、脾未触及,肠鸣音活跃。膝腱、跟腱反射未引出,颈强直(—)、Kernig征(—)、Brudzinski征(+)。

实验室检查:①血红蛋白109 g/L,白细胞$23.4×10^9$/L,中性杆状细胞8%,中性分叶细胞70%,淋巴细胞22%,PLT$110×10^9$/L。②粪常规:黄色黏液便,WEC30~40个/HP,RBC3~8个/HP。

请回答:1. 该病人患有哪种疾病?

2. 请你制订出该病人的相关护理诊断/问题及护理措施。

细菌性痢疾(bacillary dysentery)简称菌痢,是由志贺菌(又称痢疾杆菌)引起的肠道传染病,故亦称志贺菌病。临床表现主要为腹痛、腹泻、排黏液脓血便以及里急后重等,可伴有发热及全身毒血症状,严重者可有感染性休克和(或)中毒性脑病。本病发病率高,是夏、秋季的常见病。若无并发症,多于1～2周内痊愈,少数病人转为慢性。中毒型菌痢预后差,病死率高。

【护理评估】

(一)健康史

1. 病原学痢疾杆菌 属肠杆菌科志贺菌属,革兰阴性杆菌,有菌毛,无鞭毛、荚膜及芽孢,无动力,兼性厌氧,但最适宜于需氧生长。根据生化反应和O抗原的不同分为四群(痢疾、福氏、鲍氏及宋内志贺菌),共47个血清型。其流行菌型不断变迁,我国多数地区多年来以B群福氏志贺菌、D群宋内志贺菌为主要流行菌群,近年来少数地区有A群流行。本菌各型均可产生内毒素,是引起全身毒血症的主要因素。志贺菌还可产生外毒素(又称志贺毒素),具有神经毒、细胞毒和肠毒样作用,分别引起相应的临床症状。痢疾杆菌在外界环境中生存力较强,耐低温,喜潮湿,在瓜果、蔬菜及污染物上可生存10～20天,对酸和一般消毒剂敏感。不耐热及干燥,日光照射30 min、加热至60 ℃10 min、煮沸2 min即死亡。

2. 发病机制 痢疾杆菌侵入后是否发病,取决于细菌数量、致病力和人体抵抗力。当机体抵抗力下降,或病原菌数量多时,痢疾杆菌主要侵入乙状结肠与直肠黏膜上皮细胞和固有层中繁殖、裂解、释放内毒素,引起局部炎症反应和全身毒血症。当肠黏膜固有层下小血管循环障碍,水肿、渗出、上皮细胞变性、坏死,形成浅表性溃疡等炎性病变时,刺激肠壁神经丛使肠蠕动增加,发生腹痛、腹泻、里急后重、黏液脓血便等临床表现。感染A群痢疾志贺菌可释放外毒素,由于外毒素的特性,出现肠黏膜细胞坏死,表现以水样腹泻及神经系统症状明显。因病变部位有大量吞噬细胞,且细胞极少侵入黏膜下层,故一般不侵入血流,引起菌血症少见。中毒性菌痢的发生可能与本菌产生强烈内毒素及机体对之敏感而产生强烈的过敏反应有关。内毒素可致血中儿茶酚胺等多种血管活性物质增加,引起急性微循环障碍,导致血栓形成及DIC,使多器官功能衰竭,出现感染性休克、脑水肿,甚至脑疝、呼吸衰竭等,这也是中毒性菌痢死亡的主要原因。

3. 病理变化 主要发生于大肠,以乙状结肠与直肠为主,严重者可以波及整个结肠及回肠末端。急性期表现为弥漫性纤维蛋白渗出性炎症,病变一般仅限于固有层,很少引起穿孔和大出血。慢性期病人肠黏膜水肿和肠壁增厚,肠黏膜溃疡不断形成和修复,导致瘢痕和息肉形成。

4. 流行病学

(1)传染源:为菌痢病人及带菌者,其中非典型病人、慢性病人及无症状带菌者由于症状不典型而容易误诊或漏诊,故在流行病学中具有重要意义。

(2)传播途径:经消化道传播,病原菌通过污染食物、水和生活用品,经口使人感染。还可通过接触病人或带菌者的生活用具而感染。

(3)易感人群:人群普遍易感,病后可获得一定的免疫力,但持续时间短,不同菌群及血清型间无交叉保护性免疫,故易反复感染。

(4)流行特征:本病终年均可发生,但夏、秋季多发,这与进食生冷瓜果食品及苍蝇密度高有关。以儿童发病率最高,多见于卫生条件较差的地区。流行季节的污染食物或水源可引起暴发流行。

(二)临床表现

潜伏期一般1～4天,短者数小时,长者可达7天。不同菌群临床表现轻重有所不同。痢疾志贺菌感染者临床表现多较重,但预后大多良好;宋内志贺菌感染多较轻,非典型病例多,易被漏诊或误诊;福氏志贺菌介于以上两者之间,易转为慢性。

根据病程长短和病情轻重可以分为下列各型。

1. 急性菌痢

1)普通型(典型) 起病急,畏寒、高热,伴头痛、乏力、食欲减退,并出现腹痛、腹泻,大便次数每天十余次至数十次,量少,开始为稀便,1～2天后转为黏液脓血便,伴里急后重。体检有左下腹压痛及肠鸣音亢进。多于1～2周恢复,少数病程迁延转为慢性。

2)轻型(非典型) 全身毒血症状轻微,无明显发热。急性腹泻,大便次数每天10次以内,稀黏液便,可无脓血。腹痛、里急后重不明显。病程短,3～7天可痊愈,但亦可转为慢性。

3)重型 多见于老年、体弱、营养不良病人,急起发热,腹泻每天30次以上,为稀水脓血便,偶尔排出片状假膜,甚至大便失禁,腹痛、里急后重明显。后期可出现严重腹胀及中毒性肠麻痹,常伴呕吐,严重失水可引起外周循环衰竭。部分病例以中毒性休克为突出表现者,体温不升,常有酸中毒和水、电解质平衡失调,少数患者可出现心、肾功能不全。

4)中毒型 多见于2～7岁体质好的儿童,成人罕见。起病急骤,突起畏寒、高热,病势凶险,临床以严重毒血症状、休克和(或)中毒性脑病为主,而局部肠道症状轻微或缺如。根据其主要临床表现,可分为三型。

(1)休克型(周围循环衰竭型):较多见,以感染性休克为主要表现,出现面色灰白、肢冷、发绀、皮肤花斑、心率快、脉细速、血压下降或测不出,还可出现心、肾功能不全等表现。

(2)脑型(呼吸衰竭型):此型最为严重,病死率高,由于脑血管痉挛引起脑缺氧,导致脑水肿甚至脑疝。病人表现剧烈头痛、频繁呕吐、烦躁、惊厥、昏迷、瞳孔不等大、对光反射消失等,严重者可出现中枢性呼吸衰竭等临床表现。

(3)混合型:可同时具有上述两型的临床表现,病情最为凶险,病死率高达90%以上。

2. 慢性菌痢 病程反复发作或迁延不愈达2个月以上,即为慢性菌痢。根据临床表现可以分为以下三型。

(1)慢性隐匿型:有急性痢疾史,无明显临床症状,大便培养可检出志贺菌,乙状结肠镜检查有肠黏膜炎症甚至溃疡等病变。此型占少数。

(2)慢性迁延型:在慢性菌痢中最多见。急性菌痢发作后,迁延不愈,常有腹痛、腹泻、稀黏液便或脓血便,或便秘与腹泻交替。黏液脓血便病人可有营养不良、贫血、乏力等表现。此型病人常间歇排菌。有左下腹压痛,可扪及增粗的乙状结肠。

(3)慢性期急性发作型:有慢性痢疾史,急性期后症状已不明显,常因进食生冷食物或受凉、劳累等因素诱发,可出现腹痛、腹泻、脓血便,发热常不明显。

(三)心理和社会状况

急性菌痢起病急、症状明显、中毒性痢疾症状重等会引起病人及家属的紧张和恐惧感;慢性菌痢迁延不愈,易使病人情绪低落,产生焦虑心理,进而影响工作和学习。

(四)实验室及其他检查

1. 血常规检查 急性期白细胞计数增多,多在(10～20)×10⁹/L,中性粒细胞增多,核左移。慢性病人可有贫血表现。

2. 粪便检查 粪便外观多为黏液脓血便。镜检有大量脓细胞、白细胞及红细胞。粪便培养是本病确诊的依据。为提高培养阳性率,宜在用抗生素治疗前采集新鲜标本,取脓血部分立即送检。连续多次送检亦可提高阳性率。

3. 乙状结肠镜检查 急性菌痢一般不宜采用。慢性菌痢病人可见结肠黏膜充血、水肿及浅表溃疡,黏膜可呈颗粒状且可见息肉等增生性改变,刮取黏液脓性分泌物做细菌培养,可提高阳性率。

（五）诊断要点

根据流行病学史,结合临床表现及粪便镜检等实验室检查可做出细菌性痢疾的诊断,确诊有赖于粪便培养发现痢疾杆菌。

（六）治疗要点

1. 急性菌痢

（1）一般治疗:按消化道传染病消毒隔离。毒血症状重者必须卧床休息。注意饮食、补充水分,维持水、电解质平衡等支持治疗。

（2）病原治疗:近年来志贺菌属对抗生素耐药性逐年增强,且呈多重耐药。故用药时应参考当前菌株药物敏感情况进行选择。抗菌药疗程一般为 3～5 天。常用药物有:①喹诺酮类药物:具有抗菌谱广、口服易吸收、不良反应少等优点,对耐药菌株亦有较好的疗效,是目前最为理想的药物。首选环丙沙星,0.5 g/d,每天 2 次;病重或口服吸收不良者肌内注射或静脉滴注,疗程 3～5 天;亦可选用其他氟喹诺酮类药物,如诺氟沙星、氧氟沙星等,孕妇、儿童及哺乳期妇女慎用。②其他:如头孢菌素类抗生素亦有较好的疗效,必要时可选用。③中药治疗:黄连素每次 0.1～0.3 g,每天 3 次,7 天为 1 个疗程。或用生大蒜口服,或白头翁汤煎剂口服,均有一定疗效。

（3）对症治疗:高热可采取物理降温或使用退热药,腹痛剧烈者可用解痉药,如阿托品或颠茄合剂,毒血症状严重者,可酌情小剂量应用肾上腺糖皮质激素。有失水者应酌情补液,如口服补液（ORS）,对反复呕吐或严重脱水者,可考虑静脉补液。

2. 慢性菌痢

（1）病原治疗:根据药敏试验结果选择适当抗生素,联合应用两种不同类型的抗菌药物,疗程 10～14 天,重复 1～3 个疗程。对肠黏膜病变经久不愈者可采用药物保留灌肠疗法,用 5%大蒜素液,每次 100～200 mL,每晚 1 次,10～14 天为 1 个疗程,灌肠液中添加小剂量肾上腺皮质激素可提高疗效。

（2）对症治疗:慢性菌痢由于长期使用抗菌药物,常出现肠道菌群失调。可用微生态制剂或双歧杆菌制剂。

3. 中毒性菌痢 本病病势凶险,力争早期针对危象及时采取综合措施抢救治疗。

（1）病原治疗:宜采用静脉滴注给药,可用环丙沙星、氧氟沙星或三代头孢菌素类抗生素。情况好转后改为口服,剂量和疗程同急性菌痢。

（2）对症治疗:高热者给予物理降温,必要时给予药物降温,如高热伴烦躁、惊厥者,可用亚冬眠疗法;积极进行抗休克治疗,扩充血容量及纠正酸中毒,给予山莨菪碱（654-2）改善重要脏器血流灌注;积极防治脑水肿,如应用 20%甘露醇或 25%山梨醇静脉推注,限制钠盐摄入;保持气道通畅,给氧,如出现呼吸衰竭则可用呼吸兴奋剂,必要时可应用呼吸机。

【护理诊断/问题】

1. 体温过高 与痢疾杆菌感染释放内毒素有关。

2. 疼痛:腹痛 与肠蠕动增强、肠痉挛有关。

3. 腹泻 与胃肠道炎症、溃疡形成导致胃肠蠕动增强、肠痉挛有关。

4. 组织灌注无效　与内毒素导致微循环障碍有关。

5. 营养失调:低于机体需要量　与发热、腹泻、食欲下降导致摄入不足有关。

6. 潜在并发症　呼吸衰竭、脑水肿、休克等。

【护理目标】

（1）体温逐渐恢复至正常。

（2）腹痛症状缓解或消失。

（3）排便次数减少,大便性状逐渐恢复正常。

（4）组织灌注改善,血压正常,尿量增多。

（5）食欲增加,营养状况改善。

（6）无并发症发生。

【护理措施】

（一）一般护理

对病人实施消化道隔离,病室环境安静、整洁,病人的粪便及呕吐物必须严格消毒后再处理。急性期病人应卧床休息,中毒型菌痢病人应绝对卧床休息,专人监护,取仰卧位或中凹卧位,注意保暖,以缓解肢端循环障碍。饮食上给予高热量、高蛋白质、高维生素、低脂、低纤维素、清淡流质或半流质易消化食物,少量多餐,忌生冷多渣、油腻或刺激性食物。严重腹泻、呕吐病人暂禁食,给予静脉补充营养,待病情缓解后逐渐恢复饮食。

（二）病情观察

密切观察病人的生命体征,神志、面色、尿量变化及双侧瞳孔大小、对光反射等,如有异常及时向医生报告,配合抢救治疗;观察记录腹泻次数、量、性状及伴随症状,必要时记录 24 h 出入液量。

（三）对症护理

1. 发热护理　发热时应卧床休息,采取物理降温,必要时遵医嘱给予药物降温。病人出汗时应及时擦干,更换衣服和被褥,防止虚脱和受凉,并加强口腔护理,以防止感染并增进食欲。对高热者可采用物理降温或药物降温,观察降温效果。对高热伴频繁惊厥者可遵医嘱用亚冬眠疗法(氯丙嗪及异丙嗪各 $1 \sim 2$ mg/kg 肌内注射)。

2. 腹泻护理　向病人及家属介绍本病的相关知识,避免诱发病情加重的不良因素,如饮食不当、腹部受凉、劳累等。记录大便次数、性状,在用抗生素前采集新鲜脓血便立即送检做细菌培养。卧床休息,对频繁腹泻伴发热、乏力、严重脱水者应协助病人床边解大便(注意屏风遮挡),以减少体力消耗。腹痛剧烈者可给予热水袋热敷,或遵医嘱使用阿托品或颠茄制剂等药物止痛。给予高蛋白质、高维生素、清淡流质或半流质易消化饮食,如米汤、脱脂奶、温热果汁、藕粉等,忌食生冷、多渣、油腻或刺激性食物。少量多餐,多饮淡盐水。病情好转后逐渐过渡至正常饮食。严重腹泻伴呕吐者,可暂禁食,静脉补充所需营养。加强肛周皮肤护理,每次便后清洗。每天用 1:5000 高锰酸钾溶液坐浴,以保持肛周皮肤清洁,防止感染。肛周涂以凡士林,防糜烂。伴明显里急后重者,嘱病人排便时不要过度用力,以免脱肛。遵医嘱使用有效抗生素药物,如环丙沙星等。注意观察胃肠道反应、肾毒性、过敏、粒细胞减少等副作用。严重腹泻者,注意维持水和电解质平衡,记录 24 h 出入液量。

3. 腹痛护理　轻症腹痛病人可采取腹部保暖及禁食冷饮来缓解疼痛,必要时可用山莨菪碱等解痉药或镇静剂,注意药物的不良反应。

4. 并发症的护理 严密观察病情,及时发现有无呼吸衰竭、颅内高压、休克等征象。若有烦躁、嗜睡、抽搐、双侧瞳孔不等大、对光反应迟钝或消失、进行性呼吸困难、呼吸频率超过 35 次/分、节律不整、吸氧后不见好转者,立即与医生联系,配合抢救。

（四）中毒性菌痢的护理

应绝对卧床休息,专人监护。每 30 min 至 1 h 测量 1 次生命体征、神志、尿量,若有面色苍白、四肢湿冷、血压下降、脉搏细速、尿少、烦躁等休克征象,应及时通知医生,配合抢救。病人平卧或置于休克体位（头部和下肢稍抬高）,去枕平卧,头偏向一侧。减少不必要的搬动。注意保暖,可调高室温,加盖棉被或放置热水袋。保持呼吸道通畅、吸氧。迅速建立静脉通路以便及时用药,必要时开放两条通路,记录 24 h 出入液量。遵医嘱予扩容、纠正酸中毒等抗休克治疗,注意观察药物的疗效和不良反应。抗休克治疗有效的指征是病人面色转红、发绀消失、肢端回暖、血压渐回升、尿量大于 30 mL/h、收缩压维持在 80 mmHg 以上、脉压大于30 mmHg。

（五）用药护理

早期禁用止泻药,便于毒素排出,微生态制剂应在饭后半小时温水口服,儿童用药酌减。使用抗菌药物时,应密切观察药物疗效及其引起的胃肠道反应、肾毒性、过敏、粒细胞减少等不良反应。

（六）心理护理

对病人及其家属进行细菌性痢疾相关知识的教育,尽可能增加与病人交谈的时间与次数,给予病人真诚的安慰和帮助,与病人充分沟通,了解其思想动态,及时给予心理支持,以消除病人的紧张、焦虑等不良情绪。慢性菌痢因病程迁延,治疗效果欠佳,应鼓励别人树立战胜疾病的信心,耐心介绍治疗方法,告知病人按医嘱坚持用药,以促进早日康复。

【健康教育】

1. 疾病知识指导 向病人及家属进行急性菌痢有关知识教育,讲解患病时对休息、饮食、饮水的要求;教给病人做肛门周围皮肤护理的方法,留取粪便标本的方法。嘱病人遵守医嘱及时、按量、按疗程坚持服药治疗,一定要在急性期彻底治愈,以防转变成慢性痢疾,影响今后的生活和工作

2. 预防知识指导 广泛宣传菌痢的发生及传播方式,注意饮食、饮水及个人卫生,以预防细菌性痢疾的发生。

3. 出院指导 告知慢性菌痢病人可诱发急性发作的因素,如进食生冷食物、暴饮暴食、过度紧张和劳累、受凉、情绪波动等。加强体育锻炼,保持生活规律,增强体质。

【预防】

1. 管理传染源 尽早对病人及带菌者采取消化道隔离,隔离至症状消失,粪便培养连续 2 次阴性方可解除隔离。早治疗,彻底治疗。对于托幼机构保教人员、饮食行业、供水等单位人员,定期进行健康检查,以便及时发现带菌者,对于慢性菌痢带菌者,应调离工作岗位,彻底治愈后方可恢复原工作。

2. 切断传播途径 认真贯彻执行"三管一灭",注意个人卫生,养成良好的卫生习惯。切断传播途径是预防菌痢的主要措施。

3. 保护易感人群 目前尚无获准生产的可有效预防志贺菌感染的疫苗。我国主要采用

口服减毒活菌苗,活菌苗对同型志贺菌保护率约为80%,而对其他型别菌痢可能无保护作用。

【护理评价】

(1) 病人体温是否恢复正常。

(2) 腹痛是否减轻或缓解。

(3) 排便次数及粪便性状是否恢复正常。

(4) 有无潜在并发症的发生。

第十二节　霍乱病人的护理

案例引导

周某,男性,40岁。于夜市吃夜宵后(炒嗦螺),深夜出现腹泻,先为稀水样便,后转为米汤样便,约10次,不伴里急后重;随后呕吐米泔水样内容物6次,伴腹部不适、头痛、乏力、尿少及四肢抽搐。

查体:T 36.5 ℃,P 126次/分,BP 78/50 mmHg,精神萎靡,面色苍白,心肺无异常,肠鸣音活跃。

实验室检查:①血常规:WBC 18×10⁹/L,NO:89。②大便常规:WBC 6~8个/HP,RBC 0~2个/HP,大便涂片镜检见"鱼群"样排列的弯曲弧菌,动力试验(＋)。

问题:1. 霍乱属于哪类传染病? 应该如何报告?

2. 本病存在哪些主要的护理诊断/问题?

3. 本病的护理措施及健康教育内容是什么?

霍乱(cholera)是由霍乱弧菌引起的烈性肠道传染病。典型病人由于剧烈的腹泻和呕吐,可引起脱水、肌肉痉挛,严重者导致周围循环衰竭和急性肾衰竭。经污染的水和食物传播,发病急,传播快,属国际检疫的传染病,在我国《中华人民共和国传染病防治法》中列为甲类传染病。本病的预后与所感染霍乱弧菌的生物型、临床症状轻重、治疗是否及时正确有关,死亡原因主要是循环衰竭和急性肾衰竭。

【护理评估】

(一) 健康史

1. 病原学　霍乱弧菌属于弧菌科弧菌属,革兰染色阴性,呈弧形或逗点状杆菌,无芽孢,无荚膜。菌体尾端有一根鞭毛,运动活泼,在暗视野悬滴镜检可见穿梭状运动。粪便直接涂片并染色可见弧菌排列呈"鱼群"样。在普通培养基中生长良好,属兼性厌氧菌,耐碱不耐酸。在碱性(pH8.0~9.0)蛋白胨培养基上可以快速增菌。该菌具有耐热的菌体(O)抗原和不耐热的鞭毛(H)抗原,根据霍乱弧菌的 O 抗原特异性、生化性状、致病性等不同,将霍乱弧菌分为 O_1、非 O_1 和不典型 O_1 群三群,其中仅 O_1 与非 O_1 群中的 O_{139} 可引起霍乱流行。霍乱弧菌对热、干燥、酸和一般消毒剂如含氯消毒剂等均敏感,加热 55 ℃10 min、干燥 2 h、煮沸 1~2 min 即可死亡。在正常胃酸中,霍乱弧菌仅能存活 4 min,但在自然环境中存活时间较长,如在江水、河水中可存活 1~3 周。

2. 发病机制 霍乱弧菌侵入人体后是否发病,取决于机体的免疫力和霍乱弧菌的致病力。霍乱弧菌经口进入胃后,一般可被胃酸杀灭,但当胃酸缺乏时,如胃酸分泌减少,或大量饮水致胃液稀释,抑或侵入细菌数量较多时,未被胃酸杀死的弧菌进入小肠,在小肠的碱性环境中黏附于小肠黏膜上皮细胞表面并迅速大量繁殖,产生外毒素性质的霍乱肠毒素,是致病的主要原因。霍乱肠毒素有 A、B 两个亚单位,B 亚单位先与小肠黏膜上皮细胞膜表面受体-神经节苷脂结合,然后 A 亚单位与整个毒素脱离,并移行至细胞内侧。A 亚单位激活腺苷酸环化酶活性,从而促使三磷酸腺苷(ATP)转变为环磷酸腺苷(cAMP)。当细胞内 cAMP 浓度升高时,即刺激肠黏膜隐窝细胞分泌水、氯化物和碳酸氢盐,同时抑制肠绒毛细胞对钠的正常吸收,使水与氯化钠在肠腔大量聚积,因而引起严重的水样腹泻。霍乱肠毒素还能促使黏膜肠杯状细胞分泌黏液增多,使腹泻水样便中含大量黏液。此外,腹泻导致的失水,使胆汁分泌减少,故腹泻粪便可为白色"米泔水"样。由于剧烈的呕吐和腹泻,丢失大量水分、碱性肠液及电解质,因而导致脱水、代谢性酸中毒和电解质紊乱,严重脱水者可出现周围循环衰竭。若纠正失水不及时,进一步可引起急性肾衰竭。由于脑供血不足,脑缺氧而出现意识障碍。

3. 流行病学

(1) 传染源:病人及带菌者是本病的主要传染源,尤其是中、重型病人排菌量大,传染性强。轻型及隐性感染者易被忽视,得不到及时隔离和治疗,也是重要的传染源。

(2) 传播途径:主要通过水、食物、生活密切接触和苍蝇等进行传播,其中水源受污染可引起暴发流行。

(3) 易感人群:人群普遍易感。本病隐性感染较多,而显性感染则较少。病后可获得一定程度免疫力,但免疫力维持时间短暂,有再感染的可能。

(4) 流行特征:在我国,霍乱流行季节为夏、秋季,以 7~10 月为多。流行地区以沿江沿海等省市为多。

(二) 临床表现

潜伏期一般为 1~3 天,短者数小时,长者可达 7 天。典型病人多起病急骤,少数病人病前 1~2 天可有头昏、腹胀和轻度腹泻等前驱症状。

1. 典型的临床经过可分三期

(1) 泻吐期:腹泻是本病的第一个症状,继之呕吐,多无发热、腹痛,亦无里急后重。腹泻次数由每天数次至数十次不等。大便性状起初为含粪质稀便,后为黄色水样或"米泔水"样便,有肠道出血者为"洗肉水"样便,无粪臭。呕吐多呈喷射状,呕吐物初为食物残渣,后为水样,重者可呈"米泔水"样液体。本期持续数小时至 2 天。

(2) 脱水期:频繁的泻吐使病人出现脱水、电解质紊乱和代谢性酸中毒,严重者出现循环衰竭、急性肾衰竭。轻度脱水可见皮肤黏膜干燥,皮肤弹性略差;中度脱水可见皮肤弹性差,眼窝凹陷,声嘶,血压下降及尿量减少;重度脱水者出现皮肤皱缩,两颊深凹,舟状腹,神志淡漠,少尿或无尿。代谢性酸中毒表现为呼吸深快的库斯莫尔(Kussmaul)呼吸或意识障碍;低钠血症可引起腓肠肌及腹直肌痉挛;低钾血症可引起全身肌肉张力减低,腱反射消失,甚至心律失常等。此期一般为数小时至 3 天。

（3）恢复期或反应期：腹泻停止，脱水纠正后，大多数病人症状消失，尿量增加，体温及血压逐步恢复。但亦有少数病例在循环改善后肠毒素吸收增加而引起反应性低热，一般持续 1～3 天可自行消退。

2. 临床类型　霍乱病情表现轻重不一。根据脱水程度、血压、脉搏及尿量等将霍乱分为轻、中、重三型（表 10-2）。此外，尚有一种罕见的暴发型或称中毒型，又称"干性霍乱"，起病急骤，尚未出现泻吐症状即迅速进入中毒性休克而死亡。

表 10-2　各型霍乱病人的临床表现

临床表现	轻型	中型	重型
脱水（体重％）	5％以下	5％～10％	10％以上
精神状态	尚好	呆滞或不安	极度烦躁或静卧不动
音哑	无	轻度	音哑失声
皮肤	稍干，弹性略差	干燥，缺乏弹性，易抓起	弹性消失，抓起后久不恢复
发绀	无	轻、中度	明显
口唇	稍干	干燥	极度干裂
眼窝、囟门凹陷	稍陷	明显下陷	深凹，目闭不紧，眼窝发青
指纹皱缩	不皱	皱瘪	干瘪
腓肠肌痉挛	无	痉挛	明显痉挛
脉搏	正常	细速	微弱而速或无
血压（收缩压）	正常	12.0～9.3 kPa	9.3 kPa 以下或测不清
尿量	稍减少	很少，500 mL/24 h 以下	少尿或无尿
血浆比重	1.025～1.030	1.030～1.040	1.040 以上

3. 并发症

（1）急性肺水肿：代谢性酸中毒可导致肺循环高压和肺水肿，补充大量不含碱的生理盐水也可加重肺循环高压。表现有胸闷、呼吸困难或端坐呼吸、发绀、咳粉红色泡沫状痰、颈静脉怒张及肺底湿啰音等。

（2）急性肾衰竭：是最常见的严重并发症，也是常见的死因。发病初由于剧烈吐泻导致脱水，可出现肾前性少尿，经及时补液可不发生肾衰竭。如得不到及时纠正，可由于肾脏供血不足，肾小管缺血性坏死，出现氮质血症，严重者可出现尿毒症而死亡。

（三）心理和社会状况

因霍乱起病急，病情发展迅猛，剧烈泻吐导致体液大量丢失，机体状况可迅速恶化，加之本病属于烈性肠道传染病，必须实施消化道严格隔离，给病人带来极度紧张和恐惧的心理反应。

（四）实验室及其他检查

1. 血液检查　脱水可引起血液浓缩，红细胞计数和血红蛋白升高，白细胞也可增至（10～30）×10⁹/L，中性粒细胞及大单核细胞计数增多。血尿素氮和肌酐升高，而血清钾、钠、氯均可见降低，碳酸氢离子下降。

2. 尿液检查 多数病人尿液呈酸性,比重在 $1.010\sim1.025$ 之间,少数病人可有蛋白、红细胞、白细胞及管型尿。

3. 粪便检查 常规检查可见黏液和少数白细胞;涂片染色镜检可见呈"鱼群"样排列的革兰阴性弧菌;粪便悬滴镜检,可见穿梭运动的弧菌;将粪便标本接种于 pH8.4 的碱性蛋白胨水增菌后,置 $36\sim37$ ℃培养 $6\sim8$ h 后,再转种到霍乱弧菌能生长的选择性培养基,可为明确诊断提供依据,并可鉴定出其生物型及血清型。

4. 血清学检查 主要用于流行病学的追溯诊断和粪便培养阴性可疑病人的诊断。

（五）诊断要点

霍乱流行地区、流行季节,任何有腹泻和呕吐的病人,均应疑有霍乱可能,因此,均需做排除霍乱的粪便细菌学检查。凡有典型症状者,应先按霍乱处理。

1. 诊断标准 有下列之一者可诊断为霍乱。①有泻吐症状,粪便或呕吐物培养霍乱弧菌阳性者。②霍乱流行期间,在疫区内有典型的霍乱泻吐症状,迅速出现严重脱水、循环衰竭和肌肉痉挛者,虽然粪便培养未见霍乱弧菌,但无其他原因可查者,做双份血清凝集试验、滴度 4 倍以上者可以诊断。③在疫源检索中,发现粪便培养阳性前后 5 天内有腹泻症状者,可诊断为轻型霍乱。

2. 疑似诊断 具有以下之一者可诊断为疑似霍乱。①具有典型霍乱症状的首发病例,病原学检查尚未肯定前。②霍乱流行期间与霍乱病人有明确接触史,并发生泻吐症状,而无其他原因可查者。应进行消毒、隔离,做疑似霍乱的疫情报告,并每天做粪便培养,若连续 2 次阴性可否定诊断,并做疫情订正报告。

（六）治疗要点

治疗原则:严格隔离,及时补液,辅以抗生素和对症治疗。

1. 严格隔离 按甲类传染病对病人进行严格隔离,及时上报疫情。确诊病人和疑似病例应分别隔离,病人排泄物应彻底消毒。隔离至病人症状消失后,隔天粪便培养 1 次,连续 2 次阴性方可解除隔离。

2. 补液疗法 补充液体和电解质是治疗本病的关键。补液疗法分为口服补液和静脉补液。现代医学提倡口服补液治疗霍乱。

(1) 口服补液:霍乱病人肠道对氯化钠的吸收较差,但对葡萄糖的吸收能力并无改变,而且葡萄糖的吸收能促进水和钠的吸收。一般应用口服补液盐溶液(ORS)。适用于轻、中型病人,为减少静脉输液量,亦可用于重型经静脉输液后已纠正休克的病人。口服量可按成人 750 mL/h,儿童(<20 kg)250 mL/h,$5\sim6$ h 后视情况调整。

(2) 静脉补液:适用于重度脱水、不能口服的中度脱水及极少数轻度脱水病人。补液的原则:早期、快速、足量;先盐后糖,先快后慢,纠酸补钙,见尿补钾。输液的剂量和速度应视病情轻重、脱水程度、血压、脉搏、尿量及血浆比重等而定。治疗开始以生理盐水做快速静脉推注或滴注,待血压回升后可改用含糖 541 溶液(每升含氯化钠 5 g、碳酸氢钠 4 g、氯化钾 1 g,另加 50% 葡萄糖溶液 20 mL)或 $3:2:1$ 溶液(5% 葡萄糖溶液 3 份、生理盐水 2 份、1.4% 碳酸氢钠及 11.2% 乳酸钠 1 份)。开始 24 h 的补液量在轻、中和重型分别为 $3000\sim4000$ mL、$4000\sim8000$ mL 和 $8000\sim12000$ mL。在脱水纠正且有排尿时,可予以氯化钾稀释于上述溶液中滴注,计量按 $0.1\sim0.3$ g/kg 计算,浓度不超过 0.3%。

3. 病原治疗 有效的抗生素治疗能减少腹泻次数、清除粪便中病原菌,缩短病程,临床仅作为液体疗法的辅助治疗。常选用喹诺酮类如环丙沙星,成人每次 250～500 mg,每天 2 次口服;诺氟沙星,成人每次 200 mg,每天 3 次;或多西环素,成人每次 100 mg,每天 2 次。

4. 对症治疗 少数重症病人经补液后血容量基本恢复,但血压仍低者,可用肾上腺皮质激素如地塞米松或氢化可的松静脉滴注,并可加用血管活性药物如多巴胺静脉滴注。如出现心力衰竭及肺水肿,应暂停补液,同时给予强心剂、利尿剂及镇静剂。严重低钾血症者静脉滴注氯化钾;急性肾衰竭者应积极纠正酸中毒和电解质紊乱,必要时可进行血液透析。氯丙嗪和小檗碱(黄连素)有抗肠毒素作用,可用于减轻病人的临床症状。

【护理诊断/问题】

1. 腹泻 与霍乱肠毒素作用导致肠黏膜分泌功能增强有关。

2. 组织灌注不足 与剧烈频繁的呕吐和腹泻导致严重脱水、循环衰竭有关。

3. 恐惧 与突然起病、病情发展迅速、严重脱水导致极度不适,实施严密隔离有关。

4. 活动无耐力 与频繁泻吐导致丢失大量营养物质、休克导致机体缺血低氧有关。

5. 潜在并发症 急性肾衰竭、急性肺水肿等。

【护理目标】

(1) 腹泻次数和大便性状恢复正常。

(2) 皮肤弹性恢复,尿量增加,血压正常。

(3) 情绪稳定,恐惧心理减轻或消除。

(4) 体力逐渐恢复。

(5) 无并发症发生。

【护理措施】

(一) 严格隔离消毒

按甲类传染病就地进行严格消化道隔离,并立即上报卫生防疫部门,采取消毒措施、确保疫情不蔓延。病人泻吐物严格消毒,可用 20% 漂白粉乳剂、2%～3% 来苏儿"84"消毒液浸泡,2 h 后再倒入或排入专用化粪池中做消毒处理。便器、餐具、衣被、地面用次氯酸钠溶液消毒;枕芯、床垫等进行日光暴晒 6 h。护理病人后应彻底洗手,以防交叉感染。

(二) 病情观察

每 0.5～1 h 测量及记录 1 次病人生命体征、神志、皮肤黏膜弹性及尿量改变,以判断病人脱水程度;密切观察排泄物的量、颜色、性状及次数;严格记录 24 h 出入液量;结合实验室检查如血中钠、氯、钾、钙离子含量等,评估水、电解质和酸碱平衡情况,发现异常及时报告医生。

(三) 对症护理

1. 补液护理 注意补液原则。轻、中度脱水可采用口服补液,严重脱水应迅速建立静脉通道,保证输液通畅,必要时可建立两条输液通道。根据病情轻重、脱水程度,确定输液量和速度,做好输液计划。一般 24 h 内轻度脱水病人输液速度以 3～5 mL/min 为宜,重度脱水者,在最初按 40～80 mL/min 速度静脉推注,以后按 20～30 mL/min 的速度通过两条静脉快速滴注。大量或快速输入溶液时,应有专人守护,以免出现不良反应;加压输液或快速输液过程中,应适当加温至 37～38 ℃,以免因快速输入大量液体出现不良反应,同时观察输液效果。根据血压、脉搏、尿量等变化,随时调整输液量和输液速度。

2. 腹泻与呕吐的护理 严格卧床休息,做好生活护理。呕吐时协助病人头偏向一侧,避免吸入性肺炎或窒息。剧烈腹泻伴呕吐时暂禁食。待呕吐停止、腹泻缓解,可予温热低脂流质饮食,如果汁、米汤、淡盐水等,不宜摄入牛奶、豆浆等不易消化、加重肠胀气的食物。少量多餐,缓慢增加饮食量。协助床边排便(注意遮挡),减少病人往返如厕的体力消耗,便于对排泄物进行测量处理。腹泻病人应加强臀部及肛周皮肤护理,保证皮肤干燥清洁,防止感染。遵医嘱使用敏感抗生素药物,减少腹泻量和缩短泻吐期。肌肉痉挛时,如腹直肌、腓肠肌痉挛,应按医嘱给予药物治疗,使用局部热敷、按摩等方法解除肌痉挛。

(四)用药护理

遵医嘱正确使用抗生素、血管活性药、碳酸氢钠及氯化钾等药物,用药过程中注意观察疗效及不良反应。

(五)心理护理

向病人及家属解释严密隔离的重要性。应与病人进行有效沟通,了解病人的顾虑、困难,满足合理需要。帮助病人及时清除排泄物,及时更换污染的床单,创造清洁舒适的环境。工作中不可有躲避嫌弃的表情,帮助病人树立战胜疾病的信心和增强安全感。

【健康教育】

1. 疾病知识指导 向病人及其家属介绍本病发生、发展过程,消毒隔离的重要性及隔离期;告知被病人污染的衣物、用具等均必须消毒处理;做好随时消毒和终末消毒工作;与病人有接触者应严密检疫5天,留粪便培养并服药预防。

2. 预防知识指导 介绍霍乱的早期症状,及时发现病人,尽早隔离治疗,防止疫情蔓延。大力加强以预防肠道传染病为重点的宣传教育,提倡喝开水,不吃生的或未煮熟的水产品,饭前便后要洗手,养成良好的卫生习惯,以切断传播途径。

【预防】

1. 控制传染源 建立健全肠道门诊,发现病人立即隔离治疗,对疑似病人行隔离检疫,接触者应严密检疫5天,留粪便培养并服药预防。

2. 切断传播途径 改善环境卫生,加强饮水和食品的消毒管理,对病人和带菌者的粪便及其他排泄物和用具等应严格消毒。消灭传播媒介苍蝇等。

3. 提高人群免疫力 目前口服霍乱疫苗主要有两种:一种是由纯化的重组霍乱类毒素 B 亚单位和灭活 O_1 群霍乱全菌体组成的疫苗 rBS/WC;另一种是利用基因工程技术使霍乱弧菌缺失主要毒力基因,保留有效抗原基因构建成高效的口服减毒活疫苗——CVD103-HgR。目前,这些霍乱疫苗主要用于保护地方性流行区的高危人群。

【护理评价】

(1)腹泻次数和大便性状是否恢复正常。

(2)皮肤弹性、尿量及血压是否恢复正常。

(3)情绪是否稳定,恐惧心理是否减轻或消除。

(4)体力是否逐渐恢复。

(5)有无并发症发生。

第十三节　流行性脑脊髓膜炎病人的护理

案例引导

　　某病人，男性，15 岁。因"高热、头痛、频繁呕吐 3 天来院"就诊。病人 3 天前突然高热达 39 ℃，伴发冷和寒战，同时出现剧烈头痛，频繁呕吐，呈喷射性，吐出食物和胆汁，无上腹部不适，进食少，二便正常。既往体健，无胃病和结核病史，无药物过敏史，所在学校有类似病人。

　　查体：T 39.1 ℃，P 110 次/分，R 22 次/分，BP 120/80 mmHg，急性面容，神志清楚，皮肤散在少量出血点，浅表淋巴结未触及，巩膜不黄，咽充血（＋），扁桃体（－），颈有抵抗，两肺叩诊清音，无啰音，心界叩诊不大，心率 110 次/分，律齐，腹平软，肝脾肋下未触及，下肢不肿，Brudzinski 征（＋），Kernig 征（＋），Babinski 征（－）。

　　实验室检查：血 Hb 124 g/L，WBC 14.4×10^9/L，N 84%，L 16%，PLT 210×10^9/L，尿常规（－）。

　　问题：1. 该病人可能的诊断是什么？还需要做什么检查？

　　　　　2. 该病人的主要护理诊断/问题是什么？

　　　　　3. 该病人需要采取怎样的护理措施？

　　流行性脑脊髓膜炎（epidemic cerebrospinal meningitis）简称流脑，是由脑膜炎奈瑟菌引起的急性化脓性脑膜炎。主要临床特征为突发高热，剧烈头痛，频繁呕吐，皮肤黏膜淤点、淤斑及脑膜刺激征，严重者可出现败血症、休克及脑实质损害，常可危及生命。一般早期治疗效果好，若是暴发起病，可迅速死亡。

【护理评估】

（一）健康史

1. 病原学　脑膜炎奈瑟菌（又称脑膜炎球菌）属奈瑟菌属，革兰氏染色阴性，为肾形双球菌，直径 $0.6 \sim 0.8\ \mu m$，多成对排列或四联排列，凹面相对。该菌专性需氧，对培养基要求较高。根据菌体表面特异性荚膜多糖抗原可分为 13 个亚群，以 A、B、C 三个亚群最常见，我国目前流行的菌群仍以 A 群为主（90% 以上），C 群致病力最强，B 群次之，A 群最弱。人是本菌的唯一天然宿主，本菌对外界环境抵抗力弱，对干燥、寒冷、阳光及一般消毒剂极为敏感，在体外易自溶而死。

2. 发病机制　病原体自鼻咽部侵入人体后，发病与否与机体免疫功能密切相关。当机体免疫力强时，则入侵的细菌迅速被消灭；当免疫力较弱时，细菌可在鼻咽部繁殖，成为无症状带菌状态,或表现为上呼吸道炎症。败血症期,细菌侵袭皮肤血管内皮细胞,迅速繁殖并释放内毒素,并作用于小血管和毛细血管,引起坏死、出血,表现为全身中毒症状及皮肤淤点、淤斑。脑膜炎期,软脑膜和蛛网膜血管壁充血、出血、炎症和水肿,血管周围纤维蛋白、中性粒细胞和血浆外渗,引起脑脊液混浊,临床表现为头痛、呕吐、脑膜刺激征。暴发型流脑与脑膜炎球菌释放内毒素引起急性微循环障碍有关,大量内毒素引起周围血管阻力改变,通透性增加,血管活性物质释放、形成脑水肿和脑实质严重损害,颅内压显著升高,严重者可导致脑疝。

3. 流行病学

(1)传染源:为病人和带菌者。本病隐性感染率高,流行期间人群带菌率高达50%,故带菌者是最重要的传染源。

(2)传播途径:病原菌主要是通过咳嗽、打喷嚏等经飞沫直接通过呼吸道传播。密切接触如同睡、怀抱、喂奶、接吻等易向2岁以下婴幼儿传播本病。

(3)易感人群:人群普遍易感,以5岁以下儿童尤其是6个月至2岁的婴幼儿发病率最高。病后可产生持久的免疫力。各群之间虽有交叉免疫,但不持久。

(4)流行特征:本病遍布全球,全年经常有散发病例出现,但在冬、春季会出现季节性高峰。

(二)临床表现

流脑病情复杂多变,轻重不一。潜伏期1~7天,一般为2~3天。临床可分以下四型。

1. 普通型 最常见,占全部病例的90%。

(1)上呼吸道感染期(前驱期):多数病人症状不明显,少数可有低热、全身不适、咽痛、咳嗽或鼻炎等上呼吸道感染症状,本期持续1~2天,因发病急,进展快,故此期易被忽视。

(2)败血症期:起病急,寒战、高热,体温达40℃以上,伴头痛、呕吐、乏力、全身不适及精神萎靡等全身中毒症状。幼儿常表现哭闹、拒食、烦躁不安及惊厥,70%以上的病人出现皮肤黏膜淤点和淤斑,多在发病后数小时即可出现。病情重者,淤点和淤斑迅速扩大,中央呈紫黑色坏死或形成大疱。约10%病人可见口周单纯疱疹。本期持续1~2天后进入脑膜炎期。

(3)脑膜炎期:此期高热及毒血症持续,全身仍有淤点和淤斑,中枢神经系统症状加重。出现剧烈头痛、喷射性呕吐、烦躁不安、惊厥、意识障碍、脑膜刺激征阳性等表现。部分婴儿脑膜刺激征缺如,前囟未闭者可隆起,对诊断有很大意义。应注意因呕吐脱水等造成前囟下陷。本期经过治疗后2~5天进入恢复期。

(4)恢复期:治疗后体温逐渐下降至正常,神志逐渐清醒,皮肤淤点、淤斑吸收或结痂愈合。神经系统检查正常。一般在1~3周内痊愈。

2. 暴发型 多见于儿童。此型起病急骤,病势凶险,如不及时治疗可在24h内危及生命,病死率高,可分为三型。

(1)休克型:出现严重的全身毒血症状,急起高热、寒战,重者体温不升,伴头痛、呕吐,皮肤淤点和淤斑迅速增多。可见面色苍白、四肢厥冷、口唇发绀、血压下降、脉搏细速、尿量减少。脑脊液大多清亮,细胞数正常或轻度升高,血培养常呈阳性。

(2)脑膜脑炎型:以脑膜及脑实质损害为主要表现,除高热、淤斑外,病人剧烈头痛、喷射性呕吐、意识障碍甚至昏迷,严重者出现脑疝。体检可见脑膜刺激征、锥体束征阳性、颅内压升高。

(3)混合型:同时或先后出现休克型及脑膜脑炎型的表现,为最严重的类型,病死率极高。

3. 轻型 多见于流脑流行后期,表现为轻微头痛、低热等上呼吸道感染症状,皮肤可出现少量出血点。脑脊液改变不明显。

4. 慢性型 本型不多见,多见于成人,病程常迁延数周或数月。反复出现寒战、高热、皮肤淤点和淤斑,关节疼痛、脾脏肿大及血液白细胞增多亦多见。血培养可为阳性。

（三）心理和社会状况

因起病急,病人及家属对本病知识认识不足,且暴发型流脑病情严重、死亡率高,故病人多产生紧张、焦虑、恐惧等心理反应。

（四）实验室及其他检查

1. 血常规检查 白细胞计数明显增加,多在 $20 \times 10^9 / L$ 以上,中性粒细胞明显升高,并发 DIC 时血小板显著减少。

2. 脑脊液检查 确诊流脑的重要方法。典型的脑膜炎期可见脑脊液压力显著升高,外观混浊如米汤样或脓样,白细胞计数高达 $1000 \times 10^6 / L$ 以上,以中性粒细胞为主,蛋白含量升高,糖和氯化物明显减少。由于此时腰椎穿刺容易并发脑疝,故对流行期间诊断明确者,已尽量不做此项检查。

3. 细菌学检查 确诊的重要手段。标本采集后应及时送检。①涂片:皮肤淤点组织液或脑脊液离心沉淀物涂片,革兰染色镜检,阳性率 60%～80%。②细菌培养:可取淤斑组织液、血液或脑脊液检测,但阳性率较低,在应用抗生素治疗之前进行标本采集,可提高阳性率。

4. 血清免疫学检查 应用于已用抗生素治疗,细菌学检查阴性的病人,可协助诊断。可检测血清或脑脊液中的细菌抗原及血清中的特异性抗体。

（五）诊断要点

根据流行病学史,冬、春两季发病,主要见于儿童和青少年;临床表现为突然高热、剧烈头痛、频繁呕吐、皮肤黏膜淤点或淤斑及脑膜刺激征;结合血白细胞升高,多在 $20 \times 10^9 / L$ 以上,中性粒细胞升高,脑脊液呈化脓性改变等,临床上可诊断为流脑。确诊有赖于皮肤淤点和脑脊液涂片发现脑膜炎球菌,或血清和脑脊液培养阳性。

（六）治疗要点

1. 普通型

（1）一般治疗:强调早期诊断,就地住院隔离治疗。注意水、电解质的平衡。做好护理,保持皮肤清洁,防止淤斑破溃感染;昏迷病人要保持呼吸道通畅,防止肺炎、角膜炎、压疮等的发生。

（2）病原治疗:治疗的关键是早期、足量应用敏感且易通过血脑屏障的抗生素,疗程一般为5～7天。常用以下抗菌药物。①青霉素:为目前本病的首选抗菌药物,但其不易透过血脑屏障,故需大剂量使用才能使脑脊液内达到有效浓度。成人 800 万 IU,每 8 h 1 次。儿童 20 万～40 万 $IU/(kg \cdot d)$,分次静脉滴注。②头孢菌素:第三代头孢菌素对脑膜炎球菌抗菌活性强、易透过血脑屏障且不良反应小,这类药物有头孢噻肟钠或头孢曲松。

（3）对症治疗:高热时给予物理降温或药物降温;惊厥时可给予地西泮或水合氯醛;颅内高压时给予 20% 甘露醇快速静脉滴注,根据病情 4～6 h 1 次,可重复使用,但应注意其对肾脏的损害。

2. 暴发型

（1）休克型:在有效抗生素如青霉素、头孢菌素治疗的同时,采取抗休克措施。取平卧位,头偏向一侧,注意保暖;及时应用含电解质的平衡盐液或胶体溶液扩容;根据 CO、CP、pH 等补充碱性溶液,如 5%碳酸氢钠,以纠正酸中毒;经上述处理,血压仍未回升,可应用血管活性药物,一般首先选用多巴胺,并根据治疗反应调整滴注速度和浓度;必要时,应用糖皮质激素及抗凝治疗。同时给予氧气吸入,改善组织低氧状况,保护重要脏器功能,如心率明显增快可用强心剂。

(2) 脑膜脑炎型:治疗重点是减轻脑水肿,防止脑疝及呼吸衰竭。抗生素治疗同休克型。减轻脑水肿,防止脑疝及呼吸衰竭可选用 20%甘露醇静脉快速滴注。应用肾上腺糖皮质激素可减轻脑水肿和降低颅内压,常用地塞米松静脉滴注。加强支持和对症治疗,昏迷病人要加强护理,呼吸衰竭病人应保持呼吸道通畅,吸氧,必要时给予呼吸兴奋剂,如呼吸停止应立即做气管插管或气管切开给氧。高热及惊厥者应用物理降温及镇静剂,如地西泮 10 mg 肌注或 10%水合氯醛保留灌肠,必要时可用亚冬眠疗法。

【护理诊断/问题】

1. 体温过高 与脑膜炎球菌感染导致败血症有关。

2. 组织灌注量改变 与脑膜炎球菌内毒素导致循环障碍有关。

3. 皮肤完整性受损 与内毒素作用皮肤出现淤点、淤斑有关。

4. 有受伤的危险 与意识障碍、惊厥有关。

5. 潜在并发症 脑疝、呼吸衰竭等。

【护理目标】

(1) 体温维持于正常范围。

(2) 血压稳定,组织灌注量及尿量正常。

(3) 皮肤未发生破损和继发感染,淤点、淤斑减退或消失。

(4) 意识逐渐恢复,未发生外伤及其他并发症。

【护理措施】

(一) 一般护理

对病人实施呼吸道隔离,卧床休息,减少机体消耗,有利于体力恢复。保持室内空气流通,每天通风至少 3 次,空气消毒,每天 1～2 次,室内光线不宜过强,避免刺激,室内保持适宜温度。给予高热量、高维生素、易消化流食或半流食,多饮水。呕吐频繁不能进食者,静脉补充足够水分和营养。昏迷者可给鼻饲营养。病人痰液应先消毒后弃去,痰具每天消毒。

(二) 病情观察

流脑发病急骤,病情变化快,需要密切观察病情。注意观察头痛程度、呕吐的性状及生命体征的改变;观察淤点、淤斑的部位、大小、消长情况,有无破溃;有无迅速加重的意识障碍,瞳孔是否忽大忽小或两侧不对称,是否有抽搐先兆等。一旦发现颅内高压、脑疝、呼吸衰竭、循环衰竭等征象,应及时通知医生。

(三) 对症护理

(1) 对高热、休克者做好相关护理。

(2) 皮肤护理:观察皮肤有无受损及受损的部位、程度,协助病人翻身,按摩受压部位,防止压疮形成。床褥保持清洁、平整,内衣裤应柔软、宽松、勤换洗,防止大、小便后浸渍。若局部出现痒感,应避免搔抓。皮肤淤点、淤斑部位应重点保护,避免搔抓。瘀斑破损时,可用无菌生理盐水清洗,涂以抗生素软膏保护,防止继发感染。昏迷病人翻身时避免拖、拉、拽等动作,防止皮肤擦伤,受压部位用气垫、空心圈等加以保护。

（3）并发症的护理:密切观察病情,及时识别颅内高压、脑疝征象,如剧烈头痛、频繁呕吐、血压增高而脉搏缓慢、烦躁、惊厥、意识障碍、两侧瞳孔大小不等、对光反射迟钝等。保持呼吸道通畅,吸氧。准备好各种抢救物品和药品,如吸痰器、气管插管或气管切开包、呼吸兴奋剂等。遵医嘱使用脱水剂、肾上腺糖皮质激素等以减轻脑水肿,降低颅内压。呼吸衰竭者,在应用脱水治疗同时,可用洛贝林等呼吸兴奋剂。若有呼吸停止者,应配合气管切开、气管插管或应用人工呼吸器,进行人工辅助间歇正压呼吸,忌压胸做人工呼吸。若有颅内高压者,不宜行腰椎穿刺以免诱发脑疝。

（四）用药护理

若使用青霉素治疗,应注意给药次数、间隔、疗程及青霉素过敏反应;如应用磺胺类药,应注意是否过敏,使用过程中鼓励病人多饮水,遵医嘱使用碱性药物以碱化尿液,避免出现肾损害。定时复查尿常规。应用甘露醇等脱水剂时,应在规定时间内输完,注意监测电解质和肾功能状况。

（五）心理护理

因本病起病急,病人及家属对本病认识不够,且暴发型流脑病情严重、进展迅速,故病人多产生紧张、焦虑、恐惧等心理反应。故应与病人进行有效的沟通,尊重病人,态度和蔼,耐心倾听病人叙述。应保持镇静,守候在病人身边,密切观察病情变化,及时采取措施,动作迅速,技术熟练,取得病人及家属的信赖,使其产生安全感。提供安全、舒适的环境,减少对病人的不良刺激。耐心做好安慰、解释工作,使病人增强治疗信心。

【健康教育】

1. 疾病知识指导　向病人及家属宣讲有关本病的基本常识,冬、春季若有小儿患感冒,要密切观察,如有高热、头痛、呕吐、颈强直、皮肤淤点等,应立即去医院就诊。发现病人就地隔离治疗,需隔离至症状消失后3天,一般不少于7天。平时要注意个人卫生,尤其是冬、春季,呼吸道感染性疾病多发,居室应开窗通风,衣被勤洗勤晒。尽量避免到人多拥挤的公共场所,外出时戴口罩。

2. 出院康复指导　少数病人可有神经系统后遗症,如耳聋、失语或肢体瘫痪等,应指导病人和家属尽早施行切实可行的功能锻炼、按摩等,以帮助病人早日康复。

【预防】

1. 管理传染源　对病人和带菌者做到早发现、早隔离、早报告。病人须隔离至症状消失后3天,但不少于发病后7天。对密切接触者医学观察7天。

2. 切断传播途径　流脑流行期间应做好卫生宣教,注意个人及环境卫生。保持室内通风,尽量避免到人多拥挤的公共场所,外出戴口罩。

3. 保护易感人群　主要以6个月龄至15岁以下儿童为疫苗接种对象。目前国内多年来应用脑膜炎球菌A群流脑多糖疫苗,保护率达90%以上。近年由于C群流行,我国已开始接种A+C群流脑多糖疫苗,也有很高的保护率。对密切接触者,除做医学观察外,可用磺胺甲噁唑进行药物预防,剂量均为每天2g,儿童50～100 mg/kg,连用3天。另外,头孢曲松、氧氟沙星等也能起到良好的预防作用。

【护理评价】

（1）病人体温是否恢复正常。

（2）血压是否稳定，组织灌注量及尿量是否正常。

（3）皮肤是否发生破损和继发感染，淤点、淤斑是否减退或消失。

（4）意识是否逐渐恢复，有无发生外伤及其他并发症。

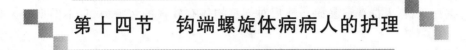

第十四节　钩端螺旋体病病人的护理

钩端螺旋体病（leptospirosis）简称钩体病，是由致病性钩端螺旋体引起的急性动物源性传染病。临床特点：早期为钩端螺旋体败血症，中期为各脏器损害和功能障碍，后期为各种变态性反应后发症。本病预后相差悬殊，与治疗的早晚、个体差异和疾病类型有关。起病 48 h 内接受抗生素与相应治疗者恢复快，很少死亡。但如迁延至中、晚期，则病死率增高。免疫状态低下者易演变为重型，肺弥漫性出血型病死率高达 10％～20％。葡萄膜炎与脑动脉栓塞者可有后遗症。

【护理评估】

（一）健康史

1. 病原学　钩端螺旋体纤细，有 12～18 个螺旋，一端或两端弯曲成钩状，使钩端螺旋体呈 C 形或 S 形，穿透能力强，革兰染色阴性，镀银染色呈棕褐色。在暗视野显微镜下沿长轴做旋转运动。钩端螺旋体需氧，常用含兔血清的培养基培养，生长繁殖缓慢，一般需 1 周左右。钩端螺旋体对干燥、热、日光直射的抵抗力较弱，56 ℃10 min 或 60 ℃10 s 即可死亡，对常用消毒剂如 1％漂白粉、0.5％来苏水等敏感。但在湿土及弱碱环境中生存较久，在河沟及田水中能存活数日至月余。

2. 发病机制　钩端螺旋体经黏膜或受损的皮肤进入血流，迅速繁殖并产生毒素，引起钩端螺旋体败血症。多数病人为单纯败血症的表现，内脏损害较轻，但少数病人钩端螺旋体大量侵入内脏后引起严重的内脏损害，如肺出血、黄疸、间质性肾炎、脑膜脑炎等。本病的临床表现复杂，病情轻重差别很大，主要与入侵钩端螺旋体的型别及机体的免疫力有关。入侵钩端螺旋体毒力强或初入疫区未接受过预防接种，缺乏免疫力的机体可出现严重临床表现；而久居疫区者或接受免疫接种者，病情多较轻。

3. 病理　本病病变基础是全身毛细血管感染中毒性损伤。轻者除中毒反应外，无明显的内脏损伤，重者可有不同脏器的病理改变。①肺脏：钩端螺旋体的毒素作用于肺毛细血管，使内皮细胞损伤及完整性功能受损，影响了肺微循环。主要表现为肺毛细血管广泛扩张充血、弥漫性点片状出血。②肝脏：肝脏肿大，包膜下出血，肝细胞混浊肿胀，脂肪变性、坏死；炎性细胞浸润，胆小管内胆汁淤滞。③肾脏：肾组织广泛充血、水肿，肾小管退行性变与坏死。肾间质水肿、单核和淋巴细胞浸润，见小出血灶。④其他：脑膜及脑实质充血、出血，神经细胞变性及炎性细胞浸润。心肌呈点状出血、灶性坏死及间质炎。骨骼肌尤其是腓肠肌肿胀、灶性坏死。出血倾向与菌体内毒素损伤、血液内凝血酶原降低及微循环障碍有关。

4. 流行病学

（1）传染源：钩端螺旋体的动物宿主非常广泛，主要传染源为鼠类和猪，其次为犬。鼠类以黑线姬鼠、黄胸鼠、褐家鼠最为重要,是我国南方稻田型钩体病的主要传染源,猪是我国北方钩体病的主要传染源;钩端螺旋体在动物的肾脏内生长繁殖,随尿排出,污染水及土壤。人尿为酸性,不适宜钩端螺旋体生存,故人作为传染源的意义不大。

(2)传播途径:直接接触被钩端螺旋体污染的水或土壤均可受到感染;病原体通过破损的皮肤或黏膜侵入体内而受染是最主要的入侵途径;进食被钩端螺旋体污染的食物,可经消化道感染。

(3)易感人群:人群普遍易感。病后对同型构体有较强的免疫力,但不同型间无交叉免疫力。

(4)流行特征:本病几乎遍布世界各地,以热带和亚热带为主要流行区。我国钩体病流行主要集中于夏秋之交,多于6～10月发病,常为散发,青壮年发病多,男性高于女性。农民、渔民发病率较高,畜牧业及屠宰工人常与病畜接触,亦易发病。

(二)临床表现

潜伏期一般7～14天,长者达28天,短者2天。根据临床表现的主要特点,分为三期。

1. 早期(钩端螺旋体败血症期) 多在起病3天内,出现发热,体温达39 ℃以上,呈稽留热,部分为弛张热,伴畏寒或寒战。全身酸痛和肌痛明显,多见于四肢和腰背肌,以腓肠肌为主。全身乏力,肢体酸软,甚至难以下床站立和行动,部分病人全身乏力比体征更为明显。结膜充血在第1天即可出现,无分泌物,少有畏光、疼痛感觉,呈持续性,退热后仍可持续数天。腓肠肌压痛,重者拒压。浅表淋巴结肿大、压痛,于发病第2天可出现,以腹股沟和腋下淋巴结群常见。

2. 中期(器官损伤期) 起病后3～10天,为症状明显阶段,其表现因临床类型而异。

(1)流感伤寒型:无明显器官损害,是早期临床表现的继续,经治疗热退或自然缓解,病程一般5～10天。此型最多见。

(2)肺出血型:为病情最重、病死率最高的类型。起病初期与感染中毒型相似,但3～4天后病情加重,可呈现下述类型。①普通肺出血型:咳嗽或痰中带血,为鲜红色泡沫。肺部可闻及少量湿啰音,X线胸片见肺纹理增粗或见散在点、片状阴影,及时适当治疗较易痊愈。②肺弥漫性出血型:又称"肺大出血型",以迅速发展的广泛肺微血管出血为特点。病人面色苍白、烦躁、恐惧不安、心慌、呼吸进行性加快、心率加速。肺部啰音不断增多,咳嗽、咯血、发绀、面色灰暗。X线检查示双肺广泛点片状阴影或大片融合。如果病情继续恶化,则极度烦躁,意识模糊,甚至昏迷。多因呼吸循环衰竭引起死亡。

(3)黄疸出血型:早期表现同感染中毒型。于病程3～5天,退热前后出现以下状况。①黄疸与肝损害:多数病例于发病后4～8天出现黄疸,于病程10天左右达高峰。肝脏轻至中度肿大,触痛伴肝区叩击痛。②出血倾向:表现为皮肤、黏膜淤斑或咯血、呕血与便血等内脏出血现象。③肾损害:此型几乎均伴有肾功能损害,且为本型死亡的重要原因,占死亡病例的60%～70%。轻者少量尿蛋白,镜下血尿,少量白细胞和管型。重者肾衰竭,表现为少尿、氮质血症及尿毒症。

(4)肾衰竭型:单纯的肾衰竭型钩体病极为少见。临床上将蛋白尿、血尿、管型尿且有氮质血症,但无黄疸者列为本型。

(5)脑膜脑炎型:病后2～3天出现头痛、呕吐、神志不清、颈抵抗等脑膜炎及脑炎的表现,严重者出现脑水肿、脑疝、呼吸衰竭。脑脊液检查见压力增高,白细胞计数增多,以淋巴细胞为主,蛋白含量增高,糖和氯化物正常,易分离出钩端螺旋体。

3. 后发症期　少数病人在发热消退，进入恢复期后可再次出现症状和体征，称为后发症。①后发热：多在发热消退后 1～5 天，再次出现发热，可达 38 ℃左右，持续 1～3 天而自退。②反应性脑膜炎：少数病人在后发热期同时出现脑膜炎症状与体征，但脑脊液钩端螺旋体培养阴性，预后良好。③眼后发症：见于波摩那群感染，主要为虹膜睫状体炎、脉络膜炎或葡萄膜炎。多于退热后 1 周至 1 个月出现。④闭塞性脑动脉炎：多于病后半个月至 5 个月出现。临床表现为偏瘫、失语，可为短暂的肢体瘫痪反复发作。

（三）心理和社会状况

本病各型轻重悬殊，轻者可自愈；重者可能出现肝肾功能障碍、皮肤黏膜甚至内脏的出血等，病死率较高，故病人常有恐惧、焦虑、悲观等心理反应。

（四）实验室及其他检查

1. 血液生化检查　血常规、白细胞计数和中性粒细胞升高。黄疸出血型病例有胆红素及转氨酶升高。

2. 尿常规检查　多数病人尿常规示轻度蛋白尿，可见红细胞、白细胞和管型。

3. 病原学检查　病人的血液、脑脊液或尿液可进行钩端螺旋体培养，还可进行动物（豚鼠）腹腔接种，分离钩端螺旋体。

4. 血清学检查　显微镜下凝集试验（显凝试验）是常用的诊断方法，特异性和敏感性均较高。起病第 7～8 天出现阳性，效价 1：400 以上。起病初及 2 周后的双份血清效价增加 4 倍以上有诊断意义。酶联免疫吸附试验（ELISA）：敏感性和特异性均高于显凝试验，稳定性好。

5. 肺部 X 线检查　双肺呈毛玻璃状或双肺弥漫性点状、片状或融合性片状阴影。

（五）诊断要点

根据流行病学资料，在流行地区、流行季节及病前 3 周内接触疫水和有临床表现，如急性起病、发热、眼结膜充血、极度乏力、全身酸痛、腓肠肌疼痛、腹股沟淋巴结肿大及压痛或出现明显的多器官损害等可诊断本病。确诊有赖于钩端螺旋体的分离、培养阳性或血中特异性抗体阳性。

（六）治疗要点

对钩体病各型均应特别强调“三早一就地”的治疗原则，即早期发现、早期诊断、早期治疗及就地治疗。

1. 一般治疗　卧床休息，减少搬动；给予易消化饮食，维持水、电解质、酸碱平衡。

2. 病原治疗　病原治疗是本病治疗的关键和根本措施。青霉素为治疗钩体病首选药物。首剂 40 万 IU 肌内注射，每 6～8 h 给药 1 次，直至体温下降 3 天，一般疗程 5～7 天。青霉素过敏者，可改用庆大霉素肌内注射 8 万 IU，每 8 h 1 次，疗程 5～7 天；或口服四环素，每次 0.5 g，每天 3 次。病原治疗时应预防和减少赫氏反应，赫氏反应的发生是因为短时间内大量的钩端螺旋体被杀死而释放毒素引起临床症状加重的反应。部分病人在首剂治疗后 30 min 至 4 h 内，突然出现寒战、体温骤升，头痛、心率及呼吸加快，原有症状加重，部分病人出现体温骤降、四肢厥冷，持续 30 min 至 1 h，严重者出现低血压、休克或发生超高热，伴神志不清，抽搐，呼吸、心搏停止。应立即使用镇静药、激素及对症治疗，对症治疗为降温、适量输液、纠正酸中毒、强心、抗休克和使用呼吸兴奋药等。

3. 对症治疗

（1）肺出血型：采取抗感染、解毒、镇静、止血、强心为主的综合措施。抗生素同上述病原治疗。镇静药物可用氯丙嗪、异丙嗪各 25～50 mg 肌内注射,哌替啶 50～100 mg 肌内注射;亦可用 10％水合氯醛 20～30 mL 灌肠。氢化可的松 200～300 mg 加入 5％葡萄糖溶液中静脉滴注,每天可用地塞米松 10～20 mg 静脉推注。根据心脏情况可将毒毛花苷 K 0.25 mg 加入 10％葡萄糖溶液 10～20 mL 中静脉推注;必要时可重复应用,每次 0.125～0.25 mg,24 h 内不超过 1 mg。酌情给予云南白药、三七、维生素 K 等。无心血管疾病者可用垂体后叶素 5～10 IU 溶于 20 mL 葡萄糖溶液中,缓慢静脉推注。有播散性血管内凝血者可给予肝素治疗,亦可输新鲜全血、血小板等。保持呼吸道通畅,及时吸出呼吸道分泌物和血凝块。如血凝块堵塞气管须气管插管或气管切开,清除血凝块,加压或高速给氧。病情严重者输液速度不宜过快,一般每分钟 20 滴左右。如合并感染,中毒休克,可在严密观察下适当加快输液速度。

(2) 黄疸出血型:参见急性黄疸型肝炎的治疗。

(3) 脑膜脑炎型:参见流行性乙型脑炎的治疗。

4. 后发症的治疗 多不需抗菌治疗,轻症者可自行缓解,眼后发症者可酌情应用糖皮质激素,闭塞性脑动脉炎可应用大剂量青霉素联合糖皮质激素,辅以血管扩张药物治疗。

【护理诊断/问题】

1. 体温过高 与钩端螺旋体毒血症有关。

2. 疼痛:肌肉酸痛 与钩端螺旋体毒血症和肌肉损害有关。

3. 活动无耐力 与钩端螺旋体毒血症有关。

4. 有窒息的危险 与肺出血有关。

5. 潜在并发症 急性肾衰竭、肝性脑病、呼吸衰竭、脑水肿等。

【护理目标】

(1) 能配合降温的各项措施,体温逐渐恢复正常。

(2) 情绪稳定,全身肌肉酸痛减轻或消失。

(3) 体力逐渐恢复。

(4) 呼吸道保持通畅,呼吸困难减轻或消失。

(5) 无相关并发症的发生。

【护理措施】

(一) 一般护理

急性期病人均应卧床休息,重症病人,尤其是肺大出血早期病人,应强调绝对卧床休息,避免一切不必要的检查和搬动,最好有专人护理。宜给予易消化的高热量、高维生素、低脂、适量蛋白质的易消化饮食,保证充足的营养。供给充足的水分,每天水分摄入量应保持 2500～3000 mL,必要时可静脉输液。病人的尿液应用漂白粉消毒后弃去;被血液污染的物品可用次氯酸钠浸泡或擦拭消毒;床垫、棉絮、枕芯等放于日光下暴晒。协助做好生活护理,如口腔护理、皮肤护理等,以减少病人的体力消耗,缓解不适。如有皮肤出血者,不用酒精擦拭降温。

(二) 病情观察

严密观察病情,注意生命体征及皮肤、黏膜是否有出血点及淤斑,有无呕血、便血、血尿等出血现象。注意观察瞳孔、意识状态、尿量的变化,有无黄疸、少尿或无尿,了解肝、脾及浅表淋巴结有无肿大,同时应监测肝、肾功能的改变以及早发现脏器受损情况。如病人突然面色苍白、烦躁不安、呼吸急促、心率加快、肺部出现干湿啰音、咯血丝痰,是肺出血的先兆表现,应及时通知医生。对肺大量出血者应注意观察有无窒息先兆及出血性休克等表现。

（三）对症护理

高热者可行物理降温,维持水、电解质和酸碱平衡。肺咯血者可适当使用镇静剂,并主张用糖皮质激素;心力衰竭病人可使用毛花苷丙 0.4 mg 加入 5％或 10％葡萄糖溶液中静注。首先指导病人通过深呼吸或分散注意力缓解疼痛。严重头痛伴全身肌肉酸痛者,可遵医嘱给予镇静剂,如水合氯醛、异丙嗪或哌替啶。局部肌肉疼痛严重者,可予热敷,每次 15～20 min,每天 3～4 次,以松弛肌肉,促进血液循环,缓解疼痛。

（四）用药护理

遵医嘱正确使用抗菌药物,青霉素使用期间,应密切监测药物反应,一旦发生赫氏反应,应积极配合医生抢救,给氧,遵医嘱使用镇静剂,实施降温措施及给予糖皮质激素等。

（五）肺弥漫性出血病人的护理

病人应绝对卧床休息,保持侧卧位,以利血液引流。恢复期亦不宜过早活动,直至临床症状体征完全消失后,才能逐渐增加活动量。避免不必要的检查、操作或搬动,以避免诱发大出血。加强心理护理,保持情绪稳定,有利于止血,并鼓励病人轻轻地将血咯出。必要时遵医嘱给予哌替啶、苯巴比妥钠等镇静剂。给予氧气吸入,氧流量为 4～6 L/min。保持呼吸道通畅,如病人出现呼吸困难、烦躁、发绀等呼吸道阻塞的征象,应及时吸出血块;如积血已堵塞气道,应配合医生施行紧急气管切开。遵医嘱使用止血药、氢化可的松等。因病人多并发心肌损害,静脉滴注时速度不宜过快,以免增加心脏负担。如出血严重或有失血性休克者,应及时配血,争取少量多次输新鲜血,并用低分子右旋糖酐或平衡盐溶液等补足血容量,纠正循环衰竭。

（六）心理护理

向病人及其家属详细介绍疾病的临床类型、治疗方法及其预后,有可能出现的并发症,帮助病人建立康复信心,减轻或消除紧张、焦虑情绪。及时发现病情的变化并及时处理,增强病人的安全感和信任感。

【健康教育】

1. 防治知识指导 开展防鼠、灭鼠运动,以控制传染源。加强疫水、粪便管理,防止食物被污染。从事污水作业的人员尤应加强个人防护,以切断传播途径。在疫区流行季节前 1 个月,可行多价钩端螺旋体菌苗预防接种。对高度怀疑已受钩端螺旋体感染者,可用青霉素 G20～40 万 IU 肌注,每天 2～3 次,连用 2～3 天。宣传本病有关知识,介绍本病的早期表现,指导病人及早就医。

2. 出院指导 出院后仍需避免过劳,加强营养。如有视力障碍、发音不清、肢体运动障碍,可能是钩体病的"后发症",应及时就诊。

【预防】

采取综合性预防措施,灭鼠和预防接种是控制钩体病流行、减少发病的关键。

1. 管理传染源 灭鼠、防鼠为预防本病的首要措施,家畜提倡圈养,猪圈要能防鼠,以防本病在猪群的传播。对病人的血、脑脊液等严密消毒处理。

2. 切断传播途径 流行地区、流行季节应避免在池塘或河沟内游泳、捕鱼等,减少不必要的疫水接触。保护水源和食物,防止鼠尿和病畜尿污染水源和食物。

3. 提高人群免疫力 在常年流行地区采用多价钩端螺旋体菌苗进行预防接种。因钩端螺旋体菌苗预防接种后需 1 个月左右才能产生免疫力,故应在本病流行前 1 个月对易感人群注射;对进入疫区短期工作的高危人群,可口服多西环素 0.2 g,每周 1 次进行预防;对高度怀疑已受钩端螺旋体感染但尚无明显症状者,可每天肌注青霉素 80～120 万 IU,连续 2～3 天,亦可达到预防目的。

【护理评价】

(1)病人能否配合降温的各项措施,体温是否逐渐恢复正常。

(2)病人情绪是否稳定,全身肌肉酸痛是否减轻或消失。

(3)体力是否逐渐恢复。

(4)呼吸道是否保持通畅,呼吸困难是否减轻或消失。

(5)有无相关并发症的发生。

第十五节　阿米巴病病人的护理

案例引导

　　沈某,女性,6 岁。因"腹泻 9 天,发热、腹痛及脓血便 7 天"而入院,发病前 8 天有跌进粪坑病史。

　　查体:T 38 ℃,BP 110/70 mmHg,精神萎靡,全腹有轻压痛,脐中可触及肠样肿块,可以移动。

　　大便常规:RBC 少量及巨噬细胞 0～3 个/HP。入院后用链霉素治疗,入院第 5 天大便呈果酱色,腹痛加重,出现全腹痛伴肌紧张。

　　问题:1. 该病人的初步诊断是什么? 还需要做什么检查以确诊?

　　2. 该病人的主要护理诊断/问题是什么?

　　3. 请为该病人制订合理的护理方案。

阿米巴病(amebiasis)是溶组织内阿米巴侵入人体引起的疾病。根据病变部位和临床表现的不同可分为肠阿米巴病(阿米巴痢疾)及肠外阿米巴病(主要为阿米巴肝脓肿)。

一、肠阿米巴病

肠阿米巴病又称阿米巴痢疾,是由溶组织内阿米巴侵入结肠内引起的疾病。临床特征为腹痛、腹泻、排暗红色带有腥臭味的果酱样粪便。本病预后一般良好,有肠道并发症或治疗不彻底者易复发。暴发型病人预后较差。

【护理评估】

（一）健康史

1. 病原学 溶组织内阿米巴的生活史有包囊和滋养体两期。包囊呈类圆形,直径为 $10\sim16~\mu m$,外层为透明的囊壁,成熟的包囊内有 4 个核,具有感染能力（感染型）。包囊对外界环境的抵抗力强,在潮湿的环境中能存活数周或数月,不易被人体胃液杀灭。滋养体在结肠肠腔或肠壁内以二分裂进行繁殖。可分为小滋养体和大滋养体。小滋养体无吞噬红细胞能力,是其生活于肠腔中的形态（共生型）;大滋养体有伪足,运动活跃,有吞噬红细胞、分泌多种溶组织酶、侵入机体组织的能力,是致病性形态（侵袭型）。滋养体对外界环境的抵抗力弱,易被胃液杀灭。

2. 发病机制 包囊经口进入人体消化道之后,在小肠下段受碱性消化液的作用,囊壁变薄,虫体活动,并从囊壁小泡逸出而形成滋养体,随粪便下降,寄生在盲肠、结肠、直肠等部位的肠腔,以肠腔内细菌及表浅上皮细胞为食。在适宜条件下,如肠腔破坏、抵抗力下降、饮食不当等,滋养体凭借伪足的机械运动和所分泌酶的水解作用侵入肠壁,并释放各种水解酶,肠腔组织破坏形成口小底大的烧瓶样溃疡。从中可排出黏液、脓血、阿米巴原虫等内容物,出现痢疾样症状。滋养体亦可分泌具有肠毒素样活性的物质,可引起肠蠕动增快、肠痉挛而导致腹痛、腹泻。

3. 病理 主要病变部位在结肠,病变初期为细小、散在的浅表糜烂,继而形成较多孤立而色泽较浅的小脓肿。脓肿破溃后形成边缘不整、口小底大的烧瓶样溃疡,基底为结肠肌层,腔内充满棕黄色坏死物质,内含溶解的细胞碎片、黏液和滋养体。溃疡由针帽大小至 4 cm,圆形或不规则,溃疡间黏膜正常。重症者病变可破坏血管引起出血,穿透肠壁导致肠穿孔、腹腔脓肿或弥漫性腹膜炎。慢性期可见肠黏膜上皮增生,溃疡底部出现肉芽组织,溃疡周围有纤维组织增生、肠腔变狭窄,息肉样组织伸入肠腔或肠黏膜组织增生肥大,可出现大块状肉芽肿（称为阿米巴瘤）。肠组织内的滋养体可随血流进入肝、肺、脑等部位,形成脓肿或溃疡。

4. 流行病学

（1）传染源:慢性病人、恢复期病人及无症状包囊携带者。

（2）传播途径:主要经粪-口途径传播,通过进食被包囊污染的水和食物等造成传染,如水源被污染,可导致地方流行或高感染率,也可通过苍蝇、蟑螂等媒介间接传播。

（3）易感人群:普遍易感。病后产生的抗体对机体无保护作用,故可反复感染。

（4）流行特征:本病遍及全球,以热带、亚热带及温带地区多见。农村高于城市,夏、秋季发病多,大多呈散发性。

（二）临床表现

潜伏期一般为 3 周,可短至数天或长达 1 年以上。可分为下列几种临床类型。

1. 无症状型（包囊携带者） 本型无症状,多于粪检时查到包囊。但在被感染者的免疫力低下时可转为急性阿米巴痢疾。

2. 急性阿米巴痢疾

（1）轻型:临床症状轻微,表现为腹痛、腹泻,粪检可找到溶组织内阿米巴滋养体和包囊。在机体抵抗力下降时可发生菌痢。

（2）普通型:起病缓慢,典型表现为以腹痛、腹泻开始,大便每天 10 次左右,量中等,粪质较多,为黏液血便,呈暗红色果酱样,味腥臭,内含滋养体,多无里急后重。腹痛和腹部压痛常限于右下腹。全身中毒症状较轻,多无发热或仅有低热。上述症状可持续数天至数周自行缓解,未经治疗者易复发或转为慢性。

(3)暴发型:此型少见,多发生于体弱、营养不良、感染严重、孕妇或接受激素治疗者。起病急骤,全身中毒症状明显,有寒战、高热及极度衰竭。大便次数迅速增多至每天十余次,含明显脓血与大量滋养体,甚至大便失禁,呈水样或血水样,有奇臭,伴呕吐、剧烈腹痛、里急后重及腹部明显压痛。病人有不同程度的脱水与电解质紊乱,甚至休克;易出现肠穿孔及肠出血等并发症。如治疗不及时,可在1~2周内死亡。

3. 慢性阿米巴痢疾 常为急性阿米巴痢疾病人未经彻底治疗,临床表现持续存在2个月以上,则转为慢性。腹泻反复发作,或腹泻与便秘交替出现。一般大便每天不超过5次,大便呈黄糊状,带少量黏液及血液,有腐臭,常伴脐周或下腹部疼痛。症状可持续存在或有间歇,间歇期长短不一。间歇期间可无任何症状,常因疲劳、饮食不当、暴饮暴食、受凉及情绪变化等诱因而发作。病程长者常伴有贫血、乏力、消瘦等。大便检查可找到滋养体或包囊。

4. 并发症 肠道并发症有肠出血、肠穿孔、阑尾炎、结肠肉芽肿和直肠-肛周瘘管等。肠外并发症以阿米巴肝脓肿最常见,其他如肺、脑、泌尿生殖系阿米巴病等。

(三)心理和社会状况

由于病情反复发作,病程迁延,加上消化道隔离,给病人生活、工作带来了不利的影响,因此,容易产生郁闷、沮丧及焦虑不安等心理反应;少数暴发型病人,因起病急骤,剧烈腹泻、腹痛,甚至发生严重并发症而危及生命,故病人及其家属有紧张、恐惧等不良心理反应。

(四)实验室及其他检查

1. 血常规检查 轻型、慢性阿米巴痢疾白细胞计数和分类均正常,暴发型与普通型阿米巴痢疾伴细菌感染时,血白细胞计数和中性粒细胞比例增高。

2. 大便检查 为确诊的重要依据。肉眼可见大便呈暗红色果酱样,含血及黏液,味腥臭;取新鲜标本直接涂片镜检找到包囊(慢性)或可见较多的红细胞和少量的白细胞和脓细胞,若发现有吞噬红细胞、有活动能力的滋养体(急性)可以确诊。

3. 免疫学检查 可用阿米巴纯抗原做多种免疫血清学试验,检测血清中的特异性 IgG、IgM 抗体。当体内有侵袭性病变时才有抗体形成,无症状包囊携带者抗体检测为阴性。血清学检查 IgG 抗体阴性者,一般可排除本病。特异性 IgM 抗体阳性提示近期或现在感染。

4. 结肠镜检查 可见大小不等的散在溃疡,中心区有渗出,边缘整齐,溃疡间的黏膜正常。溃疡边缘部分涂片及活检可发现滋养体。

5. X 线钡剂灌肠检查 阿米巴瘤部位可见充盈缺损或狭窄等。

(五)诊断要点

典型阿米巴痢疾诊断不难,根据有进食不洁食物史或与慢性腹泻病人密切接触史,结合腹痛、腹泻、排暗红色果酱样大便的临床表现,大便检查找到阿米巴滋养体和包囊可明确诊断。血清阿米巴 IgG 抗体阳性有助于诊断。

(六)治疗要点

1. 一般治疗 急性期应卧床休息,给予流质或少渣饮食,慢性病人加强营养,避免进食刺激性食物。重症者给予输液、输血等支持疗法,腹泻严重时可适当补液及纠正水、电解质紊乱。

2. 病原治疗 甲硝唑对阿米巴滋养体有较强的杀灭作用,是目前治疗肠内、肠外阿米巴病的首选药物。治疗剂量为 0.4 g,每天 3 次口服,10 天为 1 个疗程。妊娠 3 个月以内、哺乳妇女、有血液病史和神经系统疾病者禁用。也可选用替硝唑、奥硝唑等,重症病人可静脉给药。二氯尼特是目前最有效的杀包囊药物,每次口服 0.5 g,每天 3 次,连服 10 天。巴龙霉素口服后作用于肠道共生菌而影响阿米巴生长,尤其在合并细菌感染时效果较好,每次口服 0.5 g,每天 2~3 次,7 天为 1 个疗程。也可选用喹诺酮类抗菌药物。

3. 并发症的治疗 暴发型常合并细菌感染,应加用抗生素治疗。肠出血者给予止血、输血治疗。肠穿孔伴腹膜炎者应在病原治疗和广谱抗生素控制下进行手术治疗。

二、阿米巴肝脓肿

阿米巴肝脓肿(amebic liver abscess),又称肠外阿米巴病,是指溶组织内阿米巴通过门静脉到达肝脏,引起肝细胞溶化坏死成为脓肿,为肠阿米巴病最多见的肠外并发症。以长期发热、全身性消耗、肝区痛、肝肿大有压痛为主要临床表现。脓肿的大小、部位,病人的个体差异及是否得到及时有效的治疗影响该病的预后。

【护理评估】

(一)健康史

1. 病原学 发病机制:侵入肠壁的阿米巴滋养体经门静脉、淋巴管或直接蔓延到达肝脏。如果抵达肝脏的原虫数量不多,且人体抵抗力强时,原虫立即被消灭;若抵抗力低下,且合并有肝脏淤血或细菌感染时,少数可存活并在肝内繁殖,引起小静脉炎或静脉周围炎。阿米巴原虫在门静脉分支内引起栓塞,造成该部位肝组织缺血、缺氧,大滋养体从被破坏的血管内逸出,借助溶组织及原虫的分裂作用造成肝脏局部液化形成微小脓肿,并逐渐融合成脓肿,平均需时 1 个月以上。脓肿可因不断扩大,逐渐浅表化,向邻近体腔或脏器穿破。慢性脓肿多会引起继发性细菌感染。

2. 病理 以组织溶解液化和脓肿形成为特征。早期以多发性小脓肿较为常见,以后互相融合成单个大脓肿,多位于肝右叶,因肝右叶接纳来自肠阿米巴病主要病变的盲肠和升结肠的血液。脓液为液化的肝组织,呈巧克力酱样,有肝腥味,含有溶解和坏死的肝细胞、红细胞、白细胞、脂肪等。

(二)临床表现

起病多缓慢,以不规则发热、盗汗,或以突然寒战、高热开始。发热以弛张型为多,多于夜间退热,伴有多汗,可持续数月直至做出诊断。肝区痛为本病的重要症状,疼痛的性质可呈持续性钝痛、胀痛等,深呼吸及体位变更时加剧。肝肿大、肝区疼痛及叩击痛。由于脓肿位于肝右叶顶部,右侧反应性胸膜炎多见,由于脓肿压迫右下肺而发生肺炎,病人可有气急、咳嗽、胸痛、肺部啰音;当脓肿向肝脏顶部进展时,刺激右侧膈肌,疼痛可向右肩部放射。左叶肝脓肿疼痛出现早,类似溃疡病穿孔样表现或有中、左上腹部包块。

(三)实验室及其他检查

1. 血常规检查 阿米巴肝脓肿病人急性期白细胞计数及中性粒细胞常显著增多。慢性期白细胞计数大多正常,血红蛋白降低,红细胞沉降率可增快。

2. 粪便检查 少数病例可找到阿米巴原虫。

3. 血清学检查 血清中抗阿米巴滋养体的特异性 IgG 和 IgM 抗体阳性,则支持本病的诊断。阴性者基本上可排除本病。

4. 肝脓液检查　典型脓液为棕褐色或巧克力色,找到阿米巴滋养体或其可溶性抗原可确诊。

5. 影像学检查　B超、CT扫描和磁共振等检查,均有助于诊断和定位。可明确脓肿大小、部位及数目,也可指导临床医师做肝穿刺排脓或手术治疗。

（四）诊断要点

根据有阿米巴痢疾史,有不规则发热、肝肿大、肝区痛及叩击痛,影像学检查发现单个占位性病变,肝脓肿穿刺抽出典型脓液,可诊断本病。血清学检查有助于本病诊断。如仍不能确诊,可选用高效抗阿米巴药物进行诊断性治疗,如疗效确切,可确立诊断。

（五）治疗要点

1. 一般治疗　嘱病人卧床休息,给予高营养、高维生素、易消化的食物。

2. 病原治疗　抗阿米巴治疗应该选用组织内杀阿米巴药物,并配合肠腔内抗阿米巴药物以根治。目前国内外首选药物为甲硝唑,治疗剂量为每次 0.4 g,3 次/天,10 天为 1 个疗程;也可用替硝唑,口服吸收好,能进入各种液体,对本病有较好疗效。若混合细菌感染,应选敏感抗生素。

3. 肝穿刺引流　肝脓肿直径 3 cm 以上、靠近体表者,在应用药物的同时进行穿刺引流。穿刺并向脓肿内注射抗阿米巴药物比单独内外科治疗更有效。脓液稠厚、不易抽出时,可向腔内注射药物使脓液变稀,有利于穿刺引流。

4. 外科治疗　对内科治疗疗效欠佳或已穿破的阿米巴肝脓肿,应做手术治疗。

三、阿米巴病病人的护理

【护理诊断/问题】

1. 腹泻　与溶组织内阿米巴感染引起肠道病变有关。

2. 疼痛:腹痛、肝区痛　与肠道阿米巴感染,肝脏液化、坏死、脓肿形成有关。

3. 营养失调:低于机体需要量　与消化吸收功能下降、反复腹泻或长期发热有关。

4. 有皮肤完整性受损的危险　与剧烈腹泻、粪便刺激肛周皮肤有关。

5. 体温过高　与肝脓肿形成,大量坏死物质等致热原释放入血有关。

6. 潜在并发症　肠出血、肠穿孔、休克等。

【护理目标】

（1）大便次数与性状恢复正常。

（2）情绪稳定,肝区疼痛、腹痛缓解。

（3）食欲好转,体重增加,营养状况改善。

（4）无肛周皮肤溃烂发生。

（5）体温下降至正常范围。

（6）无并发症发生。

【护理措施】

（一）一般护理

实施消化道隔离。隔离至症状消失或大便连续 3 次找不到滋养体及包囊。病人的粪便应消毒后弃去,保证室内无苍蝇、无蟑螂。肠道急性期,协助病人卧床休息,以减少体力消耗。环境安静,减少不良刺激。症状改善后逐渐恢复活动量。保持皮肤清洁,尤其对于肛周皮肤,便后及时用温水清洗或用 1∶5000 高锰酸钾溶液坐浴,以增加舒适感,保持清洁干燥,防止肛周皮肤损伤和感染发生,并局部涂以植物油或抗生素软膏,保护肛周皮肤。

(二) 饮食护理

告知病人合理饮食的重要性,避免暴饮暴食,养成良好的饮食习惯。急性期给予米汤、稀饭、牛奶、米粉等易消化饮食。避免粗纤维、刺激性、高糖食物,以减轻肠道负担,避免加重腹胀,利于疾病愈合。嘱病人多饮水,必要时,静脉补充葡萄糖、电解质等,以维持体液平衡。急性发作控制后,逐渐增加热量以防止营养不良、贫血等并发症,可给予高热量、高蛋白质、高维生素饮食。急性期或慢性发作期,病人多有食欲不振、口臭等,应加强口腔护理,以促进食欲,避免口腔溃疡、感染等并发症。重度营养不良、贫血者可静脉补充各种营养素或输血,以纠正贫血,增强机体免疫能力,防止继发感染。定期检查血常规,每周测体重 1 次,评估病人营养改善情况。

(三) 病情观察

应密切观察重症病人的生命体征、面色、皮肤弹性、神志及尿量等休克表现,及时通知医生。注意观察粪便的次数、性状、量和气味,是否伴有出血;观察有无突然发生的腹痛、腹肌紧张、腹部压痛及反跳痛等肠穿孔表现;肝脓肿者应严密观察肝脏肿大程度、质地及肝区疼痛、压痛、叩击痛情况;有无咳嗽、胸闷、气促、肩背部疼痛;有无脓肿穿破并损伤邻近组织器官所造成的如心包炎、腹膜炎等并发症。

(四) 对症护理

发热者应多饮水,注意休息,保持皮肤、口腔清洁,必要时行物理降温或遵医嘱药物降温。频繁腹泻伴明显腹痛者,遵医嘱给予颠茄合剂或肌注阿托品等解痉剂,亦可使用腹部热敷等方法,以缓解不适。肝脓肿肝区疼痛者急性期应卧床休息,帮助病人采取左侧卧位,以缓解疼痛。避免剧烈活动,以免脓肿溃破。如出现腹肌紧张、压痛或发跳痛等腹膜炎征象,应配合医生及时处理。疼痛严重影响休息、睡眠时,遵医嘱给予镇静剂或止痛剂。配合医生进行肝穿刺抽脓,以防脓肿溃破,严格无菌操作,以防感染,术后及时将脓液送检。

(五) 粪便标本采集的注意事项

采取新鲜脓血便。留取标本的容器应清洁,不要混有尿液及消毒液。送标本的容器应设法保持一定温度并立即送检,以免影响检查结果。若有服用油类、钡剂及铋剂者,应在停用以上药物 3 天后留取粪便标本送检。

(六) 用药护理

遵医嘱使用抗阿米巴药物,注意观察药物的不良反应。硝基咪唑类药物的不良反应以胃肠道反应为主,可有恶心、腹痛、腹泻等,应饭后用药,不能口服者,可静脉滴注,妊娠 3 个月以内和哺乳妇女忌用。

(七) 心理护理

护士要多与病人及家属沟通,态度和蔼,认真倾听病人的诉说。耐心解释本病相关知识,介绍治疗方法及疗效,鼓励其积极配合治疗,消除紧张、恐惧、焦虑。

【健康教育】

1. 疾病知识指导 向病人及其家属解释阿米巴病的相关知识,严格执行消化道隔离措施。治疗期间加强营养,勿暴饮暴食,养成良好的生活习惯,劳逸结合。初验后 3 个月应每月复查大便 1 次。

2. 预防知识指导 改善公共卫生条件,加强粪便管理,消灭苍蝇和蟑螂。养成良好的个人卫生习惯,饭前饭后要洗手,不吃不洁、未洗净或未煮熟的蔬菜。从事餐饮服务、幼托机构的工作人员应定期体检,发现有慢性病人或包囊携带者,应接受治疗,确认痊愈后方可恢复原岗位工作。

【预防】

本病预防原则与细菌性痢疾相同。应首先抓好"三管一灭"。重点注意饮食卫生,及时发现和治疗包囊携带者及慢性病人。

【护理评价】

(1) 大便次数与性状是否恢复正常。

(2) 情绪是否稳定,肝区疼痛、腹痛是否缓解。

(3) 病人是否食欲好转、体重增加、营养状况改善。

(4) 有无肛周皮肤溃烂发生。

(5) 体温是否下降至正常范围。

(6) 有无并发症发生。

第十六节　血吸虫病病人的护理

血吸虫病(schistosomiasis)是指由血吸虫寄生在人体门静脉系统所引起的疾病。急性期主要表现为发热、肝肿大与压痛,伴腹泻或脓血便,血中嗜酸性粒细胞显著增多;慢性期以肝、脾肿大或慢性腹泻为主;晚期则以门静脉周围纤维化病变为主,可发展为肝硬化,伴门静脉高压、巨脾和腹水。血吸虫病病人若能早期接受病原治疗,预后大多良好。晚期病人有高度顽固性腹水,并发上消化道出血、肝性脑病等并发症者,预后差。

【护理评估】

(一) 健康史

1. 病原学 寄生在人与哺乳动物体内的血吸虫种类很多,分类学上为同一属,具有的共性为雌雄分体,合抱一起,均寄生在静脉血管内,分为成虫、虫卵、毛蚴、胞蚴与尾蚴不同时期形态。生活史中以人与哺乳动物为终宿主,钉螺为中间宿主。寄生于人体的血吸虫主要有日本血吸虫、埃及血吸虫、曼氏血吸虫、湄公血吸虫、间插血吸虫和马来血吸虫六种。在我国流行的主要为日本血吸虫病。

日本血吸虫成虫雌雄异体,常雌雄合抱一起,寄生在人门静脉系统内(主要在肠系膜下静脉内)。雌虫在肠壁黏膜下层末梢静脉内产卵。虫卵破坏肠黏膜而进入肠腔,随粪便排入水中,在适宜的温度(25~30 ℃)下孵出毛蚴。毛蚴遇钉螺时,即侵入其体内,经母胞蚴和子胞蚴两代发育繁殖即有尾蚴不断逸出,并在水面浮游。当人、畜接触疫水时,尾蚴很快从皮肤或黏膜侵入人体内,尾蚴脱去尾部发育为童虫。童虫随血经右心、肺、左心进入体循环终达肝脏并发育为成虫,逆血流移行到肠系膜下静脉的末梢血管内交配产卵。从尾蚴经皮肤感染至成虫交配产卵,一般约为 30 天,成虫可在人体内生存 2~5 年,长者可达 30 年。

2. 发病机制 尾蚴所致的皮炎,为速发型变态反应的结果。当尾蚴再次接触人体皮肤时,抗原即与肥大细胞或嗜碱性粒细胞表面的 IgE 结合,引起细胞释放出组胺、慢反应物质、激肽等活性物质,作用于皮肤可使毛细血管扩张、血管通透性增加,伴局部水肿、出血、中性粒细胞及嗜酸性粒细胞浸润,皮肤出现小丘疹或荨麻疹。童虫在人体内移行,通过血液循环到达肺部,由于其分泌物、排泄物及虫体死亡后分解产物导致炎症和变态反应,产生肺微血管损伤,引起肺脏点状出血和细胞浸润,出现咳嗽、发热、荨麻疹及血中嗜酸性粒细胞增多等;成虫刺激、直接破坏、堵塞等原因,引起定居静脉发生静脉炎及周围静脉炎;沉积在组织内的虫卵,释放出可溶性虫卵抗原,致敏 T 淋巴细胞分泌各种细胞因子,在虫卵肉芽肿的形成与调节以及肝纤维化过程中起着重要作用。

3. 病理 以肝脏和结肠病变最为显著。肝脏早期明显充血、肿胀,晚期则形成肝硬化。还可通过门静脉高压引起上消化道大出血。脾脏早期轻度充血、水肿,晚期由于肝硬化而继发脾亢。结肠病变主要在直肠、乙状结肠和降结肠。早期黏膜充血水肿、片状出血及出现浅表溃疡等。

4. 流行病学

(1) 传染源:主要是病人和保虫宿主,如牛、羊、猪、狗、野鼠等。

(2) 传播途径:本病传播必须具备带虫卵的粪便入水、钉螺滋生和皮肤、黏膜接触疫水三个条件。

(3) 易感人群:人群普遍易感。以男性青壮年农民和渔民为多,与经常接触疫水有关。男性高于女性,夏、秋季为感染高峰,感染后有部分免疫力。

(4) 流行特征:目前尚处于流行状态。主要分布在湖北、湖南、江西、安徽和江苏水位难以控制的江湖州滩地区和四川、云南环境复杂的大山区,夏、秋季节感染率高。

(二) 临床表现

从尾蚴侵入至出现临床症状的潜伏期长短不一,80% 的病人为 30~60 天,平均 40 天。根据病期早晚、感染轻重、虫卵沉着部位及人体免疫反应不同,临床上可分为急性血吸虫病、慢性血吸虫病、晚期血吸虫病及异位损害。

1. 急性血吸虫病 病人常有明确疫水接触史,多为初次重度感染。潜伏期一般为 1 个月左右。在尾蚴侵入处可出现蚤咬样红色皮损,2~3 天可自行消退。常因症状轻微而被忽视。急性发病表现:①发热:病人均有发热。以间歇热型、弛张热型多见,发热期限短者持续 2 周,但多数 1 个月左右。重者发热可长达数月,常伴有意识模糊、听力减退、严重贫血、消瘦、水肿等表现。②过敏反应:以荨麻疹多见,约见于 1/3 病人。还可有淋巴结轻度肿大及血管神经性水肿等。血中嗜酸性粒细胞常显著增多,具有重要诊断参考价值。③消化系统症状:半数以上病人有食欲不振、腹痛、腹泻等,每天 2~5 次,粪便稀薄,有时与便秘交替,重型腹部有柔韧感,甚至形成腹水。少数排脓血便。90% 以上病人肝肿大伴有不同程度压痛,尤以左叶肝脏为显著。

2. 慢性血吸虫病 在流行区占绝大多数。急性症状消退而未经治疗或反复感染,病程经过半年以上者,成为慢性血吸虫病。感染轻者无明显症状,仅在粪便普查或因其他疾病就医时被发现。有症状者以腹痛、腹泻为常见,每天 2~3 次稀便,偶尔带血,时发时愈。重者排脓血便,伴里急后重。慢性血吸虫病常有肝、脾肿大及消瘦、贫血等。

3. 晚期血吸虫病 根据其主要表现分为巨脾型、腹水型、结肠肉芽肿型和侏儒型四型,各种类型可单独或合并存在。①巨脾型最为常见。脾脏呈进行性肿大,下缘达脐下甚至盆腔,质硬,表面光滑,病人均伴有脾功能亢进,表现为全血细胞减少。②腹水型是晚期肝功能失代偿的表现。其形成与门脉高压症、低蛋白血症及肝淋巴循环障碍等有关。病人感腹胀,腹部膨隆,下肢高度水肿,呼吸困难,腹壁静脉怒张等。③结肠肉芽肿型除有慢性和晚期血吸虫病的表现外,肠道症状较为突出。大量虫卵沉积肠壁,因虫卵肉芽肿纤维化腺体增生、息肉形成等致肠腔狭窄与梗阻。病人有经常性腹痛、腹泻、便秘或腹泻与便秘交替,大便变细或不成形。可有不全性肠梗阻。左下腹可触及肿块,有压痛。④侏儒型现已很少见。儿童期反复感染血吸虫后,内分泌腺可出现不同程度萎缩和功能减退,以性腺和垂体功能不全最为明显。

4. 异位损害 门静脉系统以外的器官或组织的血吸虫虫卵肉芽肿称为异位损害。肺血吸虫病多见于急性病人。轻者仅有咳嗽,重者有气急、哮喘、胸闷或咳血痰,肺内有少量干啰音,痰中有嗜酸性粒细胞。X线摄片检查,可见弥漫云雾状、雪花状及粟粒样浸润阴影,以中、下肺为多,肋膈角模糊不清。脑血吸虫病多见于病程早期,以青壮年为多。急性期似急性脑膜脑炎,表现为嗜睡、意识和精神障碍,脑膜刺激征及锥体束征阳性,脑脊液细胞数和蛋白偏高。慢性期以局限性癫痫发作为主,可伴头痛、偏瘫等,无发热,脑脊液检查一般无明显变化。

(三)心理和社会状况

急性血吸虫病多数起病较急,症状严重,发热时间较长,同时病人及家属对疾病认识不足,易产生紧张、焦虑甚至恐惧心理;慢性和晚期病人,由于病程迁延,久治不愈,同时常有肝脾肿大、腹水而致腹部膨隆,引起形象的改变,故容易出现烦躁、悲观、厌世等情绪,对治疗丧失信心。

(四)实验室及其他检查

1. 血常规检查 急性期白细胞计数和嗜酸性粒细胞均增高,嗜酸性粒细胞在 20%~40%,偶有高达 90%。慢性期嗜酸性粒细胞仍可增高,但多在 20% 以内。晚期可因脾功能亢进,有全血细胞减少。

2. 大便检查 从粪便中查到虫卵和孵化出毛蚴是确诊血吸虫病的直接证据。急性期病人阳性率高,晚期病人阳性率低。

3. 肝功能检查 急性血吸虫病病人血清中球蛋白显著增高,血清 ALT、AST 也轻度增高。晚期病人血清蛋白明显降低,并常有 A 与 G 比例下降或倒置。

4. 免疫学检查 包括皮内试验、环卵沉淀试验、ELISA 试验、间接凝集试验等,其敏感性和特异性高。但由于病人血清中抗体在治愈后持续时间长,不能区别既往感染与现症病人,并有假阳性、假阴性等缺点。

5. 结肠镜及直肠黏膜活组织检查 采用结肠镜检查,取病灶处米粒大小黏膜压于两玻片之间,在显微镜下观察,发现血吸虫卵的阳性率很高。

6. 影像学检查 超声、CT 扫描等检查可了解肝脾大小、门静脉直径及肝纤维化程度、有无腹水等。

(五)诊断要点

有明确的血吸虫疫水接触史是本病诊断的必要条件。临床表现具有急性、慢性晚期血吸虫病的症状或体征,如有发热、过敏反应、腹痛、腹泻、肝脾肿大或门脉高压等症状,结合寄生虫学与免疫学检查即可做出临床诊断。粪便中查到虫卵或孵化出毛蚴,或结肠镜及直肠黏膜活组织检出活虫卵是确定诊断的依据。

（六）治疗要点

1. 病原治疗 目前首选药物是吡喹酮,本药为一广谱抗蠕虫药,对各期各型血吸虫均有良好杀虫作用,对日本血吸虫的作用尤强,具有高效、低毒、可口服、疗程短等优点。急性血吸虫病成人总剂量为 120 mg/kg,6 天分次服完,体重超过 60 kg 者按 60 kg 计算。慢性血吸虫病成人总剂量为 60 mg/kg,2 天内分次服完,儿童小于 30 kg 者,总剂量为 70 mg/kg,30 kg 以上者按成人剂量。晚期血吸虫病因肝功能减退,且药物可由门静脉经侧支循环直接进入体循环,故血药浓度明显增高,因而药物剂量宜适当减少。一般可按总剂量 40 mg/kg,1 次或分 2 次服,1 天口服完。

2. 对症治疗 急性期高热、中毒症状严重者给予补液,保证水和电解质平衡,加强营养及全身支持治疗。晚期血吸虫病按肝硬化治疗。巨脾型超过脐线,有明显脾功能亢进、胃底-食管静脉曲张及上消化道出血史者,应积极改善全身情况,为外科治疗创造条件。为降低门脉高压、消除脾亢,巨脾型可做脾切除加大网膜腹膜后固定术或静脉断流术,脾-肾静脉分流术也可选择性地采用。脾切除能降低人体抗感染免疫力,故对仅有脾肿大者一般不主张立即行脾切除术。腹水型病人应适当控制钠盐和水分,必要时使用利尿剂如螺内酯、呋塞米或氢氯噻嗪间歇治疗,对顽固性腹水病例可行腹水浓缩回输治疗。并发症如肝昏迷等的治疗同门脉性肝硬化。

【护理诊断/问题】

1. 体温过高 与血吸虫急性感染后虫卵和毒素的作用有关。

2. 腹泻 与虫卵沉积于结肠,导致结肠黏膜充血、水肿、溃疡形成有关。

3. 疼痛:腹痛 与结肠、直肠病变有关。

4. 营养失调:低于机体需要量 与肠道损害和肝功能下降有关。

5. 活动无耐力 与长期发热、贫血、营养缺乏及肝脏病变有关。

6. 潜在并发症 上消化道出血、肝性脑病等。

【护理目标】

（1）病人体温逐渐下降或恢复正常。

（2）排便次数及性状恢复正常。

（3）腹痛缓解或消失。

（4）营养状况改善,体力逐渐恢复。

（5）病人体力逐渐恢复,乏力症状减轻。

（6）无并发症发生。

【护理措施】

（一）一般护理

1. 休息与体位 对病人实施接触性隔离。对病人的粪便,应进行消毒处理。急性血吸虫病病人应卧床休息,慢性者可适当活动,避免劳累。晚期病人因腹水活动不便,应加强生活照顾,置半坐卧位,以减轻呼吸困难。

2. 饮食护理 急性期给予高热量、高蛋白质、高维生素等清淡易消化饮食。有脓血便者给予无渣半流质饮食,有贫血者给予富含铁的食物。应注意减少脂肪摄入。②慢性病人给予营养丰富食物,改善机体营养状态,提高抵抗力,坚持少食多餐原则,避免进食不易消化或刺激性食物。晚期应给予优质蛋白质、易消化食物。有严重腹水的病人,应限水、钠摄入量,避免进食粗硬、多纤维和有刺激性的食物。明显腹泻者应给予低脂、少渣饮食。

（二）病情观察

注意观察体温的变化及其热型；长期发热者，营养消耗大，应注意全身状况的评估。观察腹泻的次数，大便的性状、量及气味，有无脓血便及里急后重感。有腹痛者要注意观察疼痛部位、性状、程度，并做记录。询问病人有无腹胀、腹部不适，观察有无腹部膨隆、脐疝等现象，定时称体重、量腹围，记录尿量，以了解腹水消长情况及利尿的效果。注意肝、脾肿大的程度、质地及肝功能的变化；观察有无呕血、黑便、意识障碍等上消化道出血、肝性脑病现象，如有异常，及时报告。

（三）对症护理

1. 腹泻护理　指导病人合理休息和饮食，注意腹部保暖。可给予营养丰富易消化的少渣或无渣食物，少量多餐，避免煎炸、油腻、产气食物，减少脂肪摄入，戒烟、酒。腹泻有助于胃肠道内毒素的清除，故早期不宜用止泻剂，但要保证供给足够水分，维持体液平衡。慢性及晚期病人，尤应避免进食粗、硬、刺激性强的食物，以免诱发上消化道出血。伴有明显腹痛、发热者，应卧床休息，并做好相关护理。慢性病人可适当活动，避免劳累。若有消瘦、贫血、营养不良性水肿等表现，可遵医嘱静脉补充血浆、白蛋白、输新鲜血。

2. 皮肤护理　经常用温水清洗，保证皮肤清洁。协助病人更换体位，按摩骨骼隆突处，以免压疮形成。腹泻者便后及时清洗、擦干肛周皮肤，并涂油膏保护。尾蚴性皮炎所致皮肤瘙痒者，可遵医嘱给予抗组胺药，或局部涂止痒剂，防止抓破引起皮肤感染。

（四）用药护理

吡喹酮毒性小，不良反应短暂而轻微，主要有头晕、头痛、乏力、恶心、呕吐、食欲不振等副作用，少数可有过敏反应，一般不需处理。但若服用剂量偏大或过量，也可引起严重心律失常。应指导病人遵医嘱用药，并观察可能出现的不良反应。在使用利尿药治疗时，应定期称体重、量腹围，记录尿量，观察利尿效果，维持水、电解质、酸碱平衡。避免应用对肝脏有害的药物。

（五）心理护理

护理人员应主动与病人及其家属沟通，耐心解释疾病的特点、治疗方法及预后，提高病人主观能动性，积极配合治疗，防止并发症发生。

【健康教育】

1. 疾病知识指导　向病人及家属介绍本病的流行病学资料及病变的特点。急性病人应及早就医，争取彻底治愈。慢性病人要多休息，避免紧张、劳累，防止合并感染。注意合理饮食，戒烟、酒，以免加重肝损害。定时复查。若有呕血、黑便等应及时就医。

2. 预防知识指导　消灭钉螺是预防血吸虫病的关键。积极治疗病人、病畜，做好粪便无害化处理。在流行区尽量避免与疫水接触，必须接触时可穿长筒套靴，或采用氯硝柳胺、邻苯二甲酸二丁酯油膏涂抹下水肢体，或用1%氯硝柳胺碱性溶液浸湿衣裤，这对尾蚴侵入人体有预防作用。

3. 出院指导　嘱咐病人注意休息，避免劳动；注意保证适宜的营养，改善体质，以便顺利完成病原治疗；避免应用对肝脏有害的药物，注意勿滥用保肝药物，并禁烟、酒；避免诱发并发症的因素，如粗糙食物、剧烈咳嗽、用力排便等；指导病人注意个人卫生，避免皮肤黏膜损伤及其他部位感染。

【预防】

1. 管理传染源 血吸虫病的传染源是病人及病畜等,应早发现、早治疗。

2. 切断传播途径 消灭钉螺是预防血吸虫病的关键,可因地制宜选用土埋及焚烧方法灭螺,或使用五氯酚钠、氯硝柳胺、贝螺杀等化学药物灭螺。粪便无害化处理,可采用粪尿混合加盖储存,建造化粪池、沼气池等以减少粪便对水源的污染。保护水源,提倡用井水或自来水。不在江河中洗马桶,不去池塘洗澡。

3. 保护易感人群 避免接触疫水;对需接触疫水者,可采用用氯硝柳胺、邻苯二甲酸二丁酯油膏涂抹下肢,或穿长筒套靴等个人防护措施。

【护理评价】

(1) 病人体温是否逐渐下降或恢复正常。

(2) 排便次数及性状是否恢复正常。

(3) 腹痛是否缓解或消失。

(4) 营养状况、体力是否改善或恢复。

(5) 病人体力是否逐渐恢复,乏力症状是否减轻。

(6) 有无并发症发生。

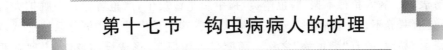

第十七节 钩虫病病人的护理

钩虫病(ancylostomiasis)是由钩虫寄生于人体小肠所引起的肠道寄生虫病。主要临床特征是贫血、胃肠功能紊乱及营养不良。轻者可无症状,仅在粪便中查到钩虫卵,称钩虫感染。严重者可引起心功能不全及发育障碍。本病经病原治疗大多预后良好。

【护理评估】

(一) 健康史

1. 病原学 在人体寄生的钩虫主要是十二指肠钩口线虫(十二指肠钩虫)和美洲板口线钩虫(美洲钩虫)两种。钩虫生活史包括虫卵、幼虫(可分为杆状蚴和丝状蚴)、成虫几个阶段。成虫长约 1 cm,形态细长呈灰白色,雌雄异体。成虫寄生于小肠的上段,以空肠为主。虫卵随宿主粪便排出,污染土壤,在温暖(25～30 ℃)、潮湿(湿度70％)的条件下经 24～48 h 发育为杆状蚴,经 5～7 天发育为具有感染性的丝状蚴。丝状蚴对外界的抵抗力较强,可在土壤中生存数周之久。它具有向温性,当接触人体皮肤或黏膜时侵入人体,经局部微血管或淋巴管随血流进入右心至肺,穿破肺微血管进入肺泡,沿支气管上行至咽部,随人的吞咽活动经食管、胃而到达小肠,发育为成虫,交配产卵。从感染性丝状蚴侵入皮肤至成虫成熟产卵一般需5～7周。成虫可活5～7年,但多数于1～2年内被排出体外。

2. 发病机制 丝状蚴侵入皮肤后,短时间内可导致局部皮肤充血、水肿及细胞浸润的炎症反应。当钩虫幼虫经过微血管或淋巴管移行至肺部时,可引起肺部点状出血及炎性病变。钩虫成虫则借口囊咬附在小肠黏膜绒毛上,以摄取黏膜上皮与血液为食。钩虫每天更换吸血位置 4～6 次,同时分泌抗凝物质,即使钩虫移动位置,原有的黏膜伤口仍持续渗血,造成慢性失血,而导致缺铁性贫血。长期严重缺铁性贫血可引起心、肝、肾等重要脏器出现不同程度的脂肪变性、指甲扁平、反甲、毛发干枯及胃黏膜萎缩等病理变化。儿童期严重感染可导致生长发育障碍。

3. 流行病学

(1) 传染源:为钩虫病病人和钩虫感染者。

(2) 传染途径:主要感染方式是丝状蚴经皮肤侵入人体。如赤足行走、下田劳动时接触污染的土壤而被感染。少数亦可因进食含有丝状蚴的蔬菜或生水直接经口腔黏膜感染。

(3) 易感人群:人群普遍易感。多见于从事与污染的土壤或农田相接触工作的人群,男性高于女性,并可多次重复感染。

(4) 流行特征:钩虫感染遍及全球,尤其是热带和亚热带地区。夏、秋季为感染季节。

(二) 临床表现

(1) 幼虫所致临床症状:①钩蚴性皮炎:俗称"粪毒"或"粪疙瘩"。钩蚴侵入处的皮肤局部如足趾间、足底、踝部、手背等出现红色点状丘疹或小疱疹,奇痒。若局部皮肤抓破,易继发细菌感染。一般于1周后自行消失。②钩蚴性肺炎:钩蚴移行至肺,可引起肺部点状出血及炎症反应。一般于感染后3~5天内出现咳嗽、咳痰,偶有痰中带血、咽痒、发热或气喘等症状,一般持续数天至数十天后自行消失。胸部X线检查可显示肺纹理增粗,偶见肺部浸润病灶。

(2) 成虫所致临床症状:①贫血症状,是钩虫病的主要症状。可有头昏、头痛、耳鸣、乏力、心悸、气促等表现。病人精神不振,脸色蜡黄,指甲扁平或反甲,严重者导致心脏扩大,甚至心力衰竭。可伴有营养不良性水肿。儿童重症病人可影响生长发育。②消化系统症状,病初食欲亢进,但乏力、易倦,故有"懒黄病"之称。肠壁受虫体损害,形成慢性炎症,表现有恶心、呕吐、腹痛、腹泻及消瘦,偶有消化道大出血。部分病人喜食生米、泥土、粉笔等,称为"异嗜症"。

(三) 心理和社会状况

由于病人缺乏疾病相关知识,贫血又导致病人日常生活受影响,劳动力下降,病人多有焦虑不安的心理反应。

(四) 实验室及其他检查

(1) 血液检查:常有不同程度贫血,属于小细胞低色素性贫血。嗜酸性粒细胞可轻度增多。血清铁浓度显著降低,一般在9 μmol/L 以下。

(2) 粪便检查:粪便隐血试验可呈阳性。检出虫卵或培养出钩蚴,即可确诊。

(3) 骨髓检查:骨髓象可见红系造血旺盛,中幼红细胞显著增多。含铁血黄素与铁粒细胞减少或消失。

(五) 诊断要点

根据流行病学史,如有接触污染的粪便、泥土史,或有生饮、生食史;结合病人有头昏、乏力、气促、心悸、面色蜡黄等贫血诊治;血红细胞及血红蛋白减少,嗜酸性粒细胞增高,粪便检出虫卵或钩蚴培养阳性即可诊断。

(六) 治疗要点

1. 局部治疗 钩蚴性皮炎在感染后24 h内,局部可用左旋咪唑或15%阿苯达唑软膏涂擦,每天2~3次,重者连用2天。皮炎部位广泛时可酌情口服药物治疗。

2. 对症治疗 补充铁剂、维生素C、叶酸或维生素 B_{12} 以纠正贫血。如治疗无效,可酌情输血。严重贫血者可给予高蛋白质、高维生素等营养丰富的饮食。

3. 驱虫治疗 苯咪唑类药物如阿苯达唑(肠虫清)为广谱驱虫药,具有杀死成虫和虫卵的作用,但其驱虫作用缓慢,一般在治疗后3～4天才能排出钩虫,适用于各型钩虫病。成人常用0.4 g,1次/天,连续服用2～3天;或甲苯达唑,成人0.2 g,1次/天,连服3天,1～2岁儿童剂量减半,2岁以上儿童剂量同成人。也可选用奥苯咪唑、氟苯咪唑、左旋咪唑等。

【护理诊断/问题】

1. 活动无耐力 与贫血有关。

2. 营养失调:低于机体需要量 与长期慢性失血、胃肠功能紊乱有关。

3. 焦虑 与缺乏本病相关知识有关。

4. 皮肤完整性受损 与钩蚴引起局部皮肤受损有关。

5. 潜在并发症 心力衰竭等。

【护理目标】

(1) 贫血症状改善,体力逐渐恢复。

(2) 营养状况改善,体重增加。

(3) 焦虑减轻或消失,情绪稳定。

(4) 皮肤无破损或破损已愈合。

(5) 无并发症发生。

【护理措施】

(一) 一般护理

1. 休息与活动 根据病人贫血程度及原有身体状况,帮助病人制订活动计划。轻、中度贫血病人,活动量以不感到疲劳、不加重症状为度;重度贫血伴显著低氧者,应卧床休息,并注意保暖,必要时给予氧气吸入、输血或输成分血。

2. 饮食护理 应进食高蛋白质、高热量、高维生素、含铁丰富的易消化食物,如瘦肉、动物血、动物肝脏、蛋黄等。驱虫期间宜给予半流质饮食,忌食油腻及粗纤维食物。加强口腔、皮肤的护理,避免受凉。鼓励病人多喝水,勤排尿,防止泌尿系统感染发生。

(二) 病情观察

观察咳嗽情况及伴随症状。注意观察消化道症状,如进食情况,有无腹痛、腹泻或便血,有无头昏、眼花或异嗜症等表现。密切观察贫血程度及是否出现胸闷、气促,有无心脏扩大,一旦出现心律失常、心力衰竭,立即报告医生。

(三) 用药护理

应用苯咪唑类药物驱虫治疗时,指导病人掌握用法、剂量和不良反应,观察病人有无头晕、恶心、腹痛、腹泻等副作用。铁剂治疗贫血期间,应做好铁剂治疗的护理。

(四) 心理护理

向病人及其家属介绍钩虫病的相关知识,包括本病的传染过程、引起贫血的原因,说明本病的治疗方法和效果,以解除病人思想顾虑,使其积极配合治疗。对有异嗜症的儿童,应向家长做好解释工作,不可对病人打骂、讥笑、歧视,要耐心教育,以自觉克服异嗜症心理,并告知家长该表现将随病愈而消失。

【健康教育】

1. 疾病知识指导 向病人及家属介绍钩虫病的感染过程、临床经过、治疗、预防方法。指导病人及其家属配合驱虫治疗。说明服用铁剂的方法和注意事项。

2. 预防知识指导 加强粪便管理,将粪便进行无害化处理。加强个人防护,避免赤足下田劳动,应穿胶鞋或局部涂擦防护药物。不吃生冷食物。有赤足劳动、局部出现症状者,应及时治疗。

3. 出院指导 说明坚持规律用药的重要性,在贫血纠正后仍应遵医嘱完成整个疗程用药。嘱病人于治疗后 1 个月内复查大便,如仍有钩虫卵,可重复驱虫 1 次。

【预防】

1. 管理传染源 应对流行地区病人进行治疗,防止土地被含有虫卵的粪便污染,改善卫生,指导合理地积肥。

2. 切断传播途径 加强粪便卫生管理和无害化处理措施,杀灭大便中虫卵。尽量避免接触被污染的土壤,防止钩蚴侵入皮肤。不吃不卫生蔬菜,防止钩蚴经口感染。

3. 保护易感人群 广泛开展卫生宣教,宣传钩虫的传播方式,加强个人防护,尽可能地防止钩蚴侵入人体。目前预防钩虫感染的疫苗尚处于实验研究阶段。

【护理评价】

(1)贫血症状有无改善,体力是否逐渐恢复。

(2)营养状况是否改善,体重有无增加。

(3)焦虑是否减轻或消失。

(4)皮肤有无破损或破损是否已愈合。

(5)有无心力衰竭等并发症发生。

References | 主要参考文献

［1］ 袁爱娣,黄涛,褚青康.内科护理学［M］.武汉:华中科技大学出版社,2015.

［2］ 高健群,熊红霞.内科护理学［M］.南昌:江西科学技术出版社,2008.

［3］ 姚影鹏.内科护理学［M］.北京:北京大学医学出版社,2006.

［4］ 王克惠.健康评估［M］.北京:人民卫生出版社,2004.

［5］ 罗先武,王冉.2017护士执业资格考试［M］.北京:人民卫生出版社,2016.

［6］ 陆再英,钟南山.内科学［M］.7版.北京:人民卫生出版社,2008.

［7］ 张静平,李秀敏.内科护理学［M］.北京:人民卫生出版社,2012.

［8］ 尤黎明,吴瑛.内科护理学［M］.北京:人民卫生出版社,2009.

［9］ 尤黎明.内科护理学［M］.6版.北京:人民卫生出版社,2017.

［10］ 全国护士执业资格考试用书编写专家委员会.2017全国护士执业资格考试指导同步练习题集［M］.北京:人民卫生出版社,2016.

［11］ 刘俊香.内科护理［M］.北京:人民卫生出版社,2016.

［12］ 李丹,冯丽华.内科护理学［M］.3版.北京:人民卫生出版社,2015.

［13］ 刘成玉.健康评估［M］.3版.北京:人民卫生出版社,2014.

［14］ 葛均波,徐永健.内科学［M］.8版.北京:人民卫生出版社,2013.